中国近代
中医药
期刊汇编
索引

主编 段逸山

上海辞书出版社

4

著作者索引

（中）

J～W

J

鸡　鸣

为政府处理中医问题献议/鸡鸣//医林一谔.-4 -10-356

鸡鸣医报社

杭州鸡鸣医报社为政府处理中医问题献议/鸡鸣医报社//医学杂志.-2-15-198

姬建谋

腰软问治/姬建谋//国医砥柱月刊.-5-15 -582

姬乾园

自然愈与医疗/姬乾园//北京医药月刊.-5-21 -589

嵇　觐

治蜂刺之新药/嵇觐//中西医学报.-1-40 -596

激　声

悲观乎乐观乎/激声//绍兴医药学报.-1-12 -139

蔡松坡与医药界/激声//绍兴医药学报.-1-12 -27

取缔西医为急乎取缔中医为急乎/激声//绍兴医药学报.-1-12-28

取缔欤取消欤/激声//绍兴医药学报.-1-9 -315

要求条件中之医院问题/激声//绍兴医药学报.-1-9-313

医学上五行废止问题/激声//绍兴医药学报.-1-11-375

游戏问题一百则(连载)/激声//绍兴医药学报星期增刊.-1-21-40,384,400

中华医学会/激声//绍兴医药学报.-1-10 -319

忠告大麻金氏/激声//绍兴医药学报.-1-11 -376

及　春

疟疾/及春//新中医刊.-5-19-114

吉

蓖麻油之服法/吉//中西医学报.-1-36-494

吉乐平

六淫解/吉乐平//现代中医.-4-43-337

谈中国医药无用论/吉乐平//现代中医.-4-43 -161

阴阳交解/吉乐平//现代中医.-4-43-583

吉链康

恶寒发热的病理/吉链康//现代中医.-4-42 -413

洄溪语录按(连载)/吉链康//现代中医.-4-43 -87,203

食物之质与量的研究/吉链康//现代中医.-4- 42-441

现代中医所必须要有的知识/吉链康//现代中医.-4-43-40

吉培尔·乌伊

阿维森纳诞生一千周年纪念/吉培尔·乌伊// 医史杂志.-5-39-268

吉田玄壶

叩汉方医学之门/[日]吉田玄壶(著);徐名山(译)//苏州国医杂志.-5-2-181

吉益东洞

创伤疗法序/[日]吉益东洞//中西医学报.-1- 25-99

建殊录(一)至(四)/[日]吉益东洞(著);宋向元(录)//国医正言.-5-5-486,535,587,631

刺地谟(Badium)略说/[日]吉益东洞//中西医学报.-1-25-481

临床试验记事(腺病疗法)/[日]吉益东洞//中西医学报.-1-25-101

内脏外科概说/[日]吉益东洞//中西医学报.-1-25-429

伤寒论/[日]吉益东洞//国医文献.-5-15-13

伤寒论评/[日]吉益东洞//国医文献.-5-15-32

上海吉益医院六百六号液实验/[日]吉益东洞//中西医学报.-1-25-287

吉益赢齐

伤寒论/[日]吉益赢齐//国医文献.-5-15-17

吉　云

孕妇分娩日期的预测法/吉云//神州国医学报.-4-18-359

计德千

肺脏的解剖与构造/计德千//文医半月刊.-5-14-517

计寿乔

产后用药要法/计寿乔//现代中医.-4-42-442

纪会杰

答问/纪会杰(问);谢诵穆(答)//中医新生命.-5-7-520

纪良臣

灸刺规则/纪良臣//国医正言.-5-3-344

针灸论/纪良臣//国医正言.-5-3-39

针灸脏腑经络论(一)至(二)/纪良臣//国医正言.-5-3-139,188

纪正亭

答黄彩彬君伤寒论中之一疑问/纪正亭//医界春秋.-3-14-94

答郑步云君阳盛阴虚下之则愈汗之则死阴盛阳虚汗下之则愈下之则亡之疑问/纪正亭//医界春秋.-3-11-320

石膏之讨论/纪正亭//医界春秋.-3-10-106

再答黄君彩彬栀子豉汤后得吐者止后服之意义/纪正亭//医界春秋.-3-14-373

季爱人

国药刍言/季爱人,丁绿溪//国医公报.-4-19-299

滑石之研究(连载)/季爱人//医学杂志.-2-12-266,428

季爱人征求编辑同志/季爱人//医林一谔.-4-10-518

肾分内外之我见/季爱人//中医杂志.-2-27-67

苏州中医师季爱人告全国同胞努力医药公有书/季爱人//国医砥柱月刊.-5-18-348

为统一团体名称以便整理国医事上中央国医馆书/季爱人//医林一谔.-4-8-259

季陈夔

退庐医案序/季陈夔//绍兴医药学报.-1-11-279

季　杰

外科诊疗要诀序言/季杰//中西医学报.-1-32-195

季理斐

美人丹倪尔演说癫病/[英]季理斐//绍兴医药学报.-1-13-211

季立如

时疫医案/季立如//中医世界.-3-27-595

无伤胃气新说/季立如//中医世界.-3-27-156

季　良

绍兴医药界破天荒之新建设/季良//三三医报.-2-30-162,222,260

季鸣九

伤寒结胸证之研究/季鸣九//光华医药杂志.-4
　-40-353

汪艺香先生验案(连载)/季鸣九//光华医药杂
　志.-4-40-381.-4-41-203,279

医界国选代表果以何者为标准乎/季鸣九//光
　华医药杂志.-4-41-441

季　勤

再论目为肝窍/季勤//文医半月刊.-5-14
　-100

季　青

返老还童与生殖灵(连载)/季青//医界春秋.-3
　-5-514,549

季融五

书霍乱沿革考补遗后/季融五//自强医学月刊
　.-3-41-556

季少三

新感与伏邪之我见/季少三//光华医药杂志.-4
　-41-371

季士京

不眠症 INSOMNIA/季士京(译)//中西医学报
　.-1-25-435

大脑之责务/季士京(译)//中西医学报.-1-26
　-37

说胃/季士京(译)//中西医学报.-1-26-33

季廷栻

惊风服丹砂多愚辨/季廷栻//中医杂志.-2-21
　-244

临证笔谈(连载)/季廷栻//中医杂志.-2-23-
　97,276,467.-2-25-68.-2-26-406

临证治验/季廷栻//国医杂志.-4-12-431

临症治验笔记/季廷栻//国医杂志.-4-13-45

生化汤论/季廷栻//中医杂志.-2-22-477

太阳病下之后其气上冲者可与桂枝汤论/季廷
　栻//中医杂志.-2-26-48

医学笔记/季廷栻//中医杂志.-2-22-498

中西医学论/季廷栻//国医杂志.-4-12-222

季筱亭

伤寒忌下歌/季筱亭//中医世界.-3-31-238

燥气之研究/季筱亭//中医世界.-3-28-138

季　寅

国医馆之成立/季寅//中医世界.-3-27-69

女医志/季寅//中医世界.-3-25-320

日人和田氏之阴阳观/季寅//中医世界.-3-25
　-56

季雨苍

欢送毕业同学辞/季雨苍//复兴中医.-5-31
　-217

上海病/季雨苍//中国医学.-5-34-40

生理上胡须之研究/季雨苍//复兴中医.-5-31
　-407

季卓人

胃病验案/季卓人//中医世界.-3-27-280

济

时疫治误之惨剧/济//神州医药学报.-1-46
　-327

济　川

河豚毒之研究/济川//中西医学报.-1-37
　-365

济　航

戏拟民国老先生身体培补法/济航//绍兴医药
　学报.-1-13-285

济　生

闲谈贫血症/济生//国药新声.-5-26-116

心理疗法/济生//国药新声.-5-25-601

济 云

读讣与悲/济云//现代中医.-4-42-333

济 舟

肺病治脾之研究/济舟//中国医学月刊.-3-15-377

继林枝

感言/继林枝//国医杂志.-4-5-205

寄 尘

三十六行的祖师/寄尘//光华医药杂志.-4-37-249

寄 观

记莫斯科之睡病/寄观//医界春秋.-3-5-151

寄 痕

设立中国制药厂之必要/寄痕//绍兴医药学报.-1-19-264

寄 萍

立春正辰鸡鸭卵可直立平地(附图)/寄萍//神州国医学报.-4-18-451

冀孔德

汗吐下和清消温补八法应用之方法/冀孔德//复兴中医.-5-31-17

汗吐下和清消温补为医门之八法以何种方式支配此种法度为实地应用之工作试言其旨以资研究/冀孔德//医学杂志.-2-14-567

卫生之我见/冀孔德//医学杂志.-2-15-612

细菌与六气/冀孔德//医学杂志.-2-15-58

由中国病源说到医士应负的使命/冀孔德//医学杂志.-2-15-401

冀 泽

记南川国医砥柱分社的成立/冀泽//国医砥柱月刊.-5-18-173

加藤浩及

实用针灸学(连载)/[日]加藤浩及(著);锌绎//绍兴医药学报.-1-8-21,63

嘉翰清

废止五行生克问题之正确解决/嘉翰清//绍兴医药学报.-1-11-427

嘉惠森

培植医生刍言/[美]嘉惠森(著);李绍昌(译)//中西医学报.-1-33-81

嘉善医学研究会

嘉善医学研究会暂定简章/嘉善医学研究会//中西医学报.-1-24-375

嘉善医药学会

嘉善医药学会编辑部启事/嘉善医药学会//三三医报.-2-32-104

嘉善医药学会启事/嘉善医药学会//三三医报.-2-32-176,220

嘉善医药学会征求会员启/嘉善医药学会//三三医报.-2-29-617

嘉兴中医协会

嘉兴中医协会电/嘉兴中医协会//杏林医学月报.-3-16-112

甲装准一

从汉医一治验例所得之观感/[日]甲装准一(著);阮士元(译述)//中国医药月刊.-5-33-371

贾端甫

徐灵胎轶事/贾端甫//中西医学报.-1-24-264

贾 芬

读温病条辨/贾芬//医界春秋.-3-11-430

贾黻卿

茶与卫生之研究/贾黻卿//国医砥柱月刊.-5-16-446

吞金验方/贾黻卿//国医砥柱月刊.-5-16-359

验方五则/贾黻卿//医界春秋.-3-11-131

医药所以救弊补偏哀多益寡非真能起死回生也/贾黻卿//国医砥柱月刊.-5-16-449

贾鸿儒

妊娠伤胎腹痛下血则一胎已堕与未堕治法则异试分别详言其理/贾鸿儒/医学杂志.-2-9-587

问结胸虚烦二症相似而实不同其分别何在/贾鸿儒//医学杂志.-2-8-362

贾　鉴

论温病今昔不同/贾鉴//医学公报.-1-7-25

吴鞠通/贾鉴//医学公报.-1-7-101

贾景星

公开秘不传人之刺疗术/贾景星//针灸杂志.-4-29-430

论运气/贾景星//针灸杂志.-4-28-219

脉大慎灸之研究/贾景星//针灸杂志.-4-28-576

疑问二则/贾景星//针灸杂志.-4-28-486

针灸验案六则/贾景星//针灸杂志.-4-29-105

贾青云

读第一期刊有感/贾青云//国医砥柱月刊.-5-15-545

贾瑞甫

贾瑞甫治验二则(连载)/贾瑞甫//医学公报.-1-7-70,191

贾省之

崩漏诊治要略/贾省之//国医砥柱月刊.-5-17-30//中国女医.-5-34-187

贾文波

中国医学杂志创刊颂词/贾文波//国医砥柱月刊.-5-18-539

贾燮卿

石膏功用之研究/贾燮卿//医学杂志.-2-13-400

治癫痫龙虎丸方/贾燮卿//医学杂志.-2-11-494

贾　镒

论扬中抑西之非/贾镒//中西医学报.-1-25-323

论尊古黜今之非/贾镒(瑞甫)//中西医学报.-1-25-94

贾宗谊

问石瘕生于胞中月事不以时下岐伯谓可导而下血下而瘕自可去肠覃客于肠外而月事以时下既以时下内无恶血可知而马氏谓二症皆可导而下之其导之法或针或灸是否异同试详论之/贾宗谊//医学杂志.-2-7-120

假　醒

神药签经妨害病人生命/假醒//三三医报.-2-31-371

坚　白

平民化的北京百效膏/坚白//光华医药杂志.-4-39-426

坚白子

中秧毒方/坚白子//神州国医学报.-4-15-540

坚斋主人

急救癫狗神效方/坚斋主人//中医杂志.-2-19-103

监察院

刘瑞恒沈克非付惩戒/监察院//国医杂志.-4-7-461

简井德光

子宫实质炎/[日]简井德光(著);许氏信(译)//国医砥柱月刊.-5-18-29

简爵勋

论徒恃三指按脉不足以知病/简爵勋//中西医学报.-1-27-93

简为良

左耳失聪/简为良//光华医药杂志.-4-38-552

剑

时事新闻报评华医/剑//医林一谔.-4-8-303

为取缔华医讲句公道话/剑//医林一谔.-4-8-302

自由报论华医优点/剑//医林一谔.-4-8-303

剑虹

咳血/剑虹//光华医药杂志.-4-37-265

剑明

编辑导言/剑明//针灸杂志.-4-32-187

剑平

酒鉴/剑平//中西医学报.-1-34-64

剑屏

透发麻疹的土药/剑屏//新中医刊.-5-19-288

健心

健身长命之捷径/健心//中西医学报.-1-27-429

涧东

中国医学中之尺寸/涧东//神州国医学报.-4-18-331

渐

青年之两危险时期/渐//中西医学报.-1-37-91

鉴光

中华医史学会第二届大会记略/鉴光//医史杂志.-5-38-123

江保传

论微生物/江保传//医界春秋.-3-5-29

释左肝右肺/江保传//医界春秋.-3-5-40

江昌绪

四川药材之产销概况/江昌绪//光华医药杂志.-4-40-55

江长春

鼠疫临诊集/江长春//中医世界.-3-30-214

江都中医公会

江都中医公会对于学术整理委员会统一病名建议书之批评及意见/江都中医公会//医学杂志.-2-15-195

江逢治

药不分中西医治病为上篇/江逢治//绍兴医药月报.-2-41-213

江广智

我所望于医界春秋社之几种工作/江广智//医界春秋.-3-5-185

中医为何须亟亟革命/江广智//医界春秋.-3-5-162

江鸿之

看护病人要诀四则/江鸿之//中医世界.-3-39-58

江晦鸣

存乎废乎(关于中国旧医学存废问题的检讨)/江晦鸣(著);庞京周(校评)//中西医药.-5-10-552

国药亟应积极研究之必要/江晦鸣//医界春秋.-3-8-384

怎样改进我们中医的医学教育/江晦鸣//北平医药月刊.-5-9-439

怎样能使中国科学医之普及/余云岫(讲);江晦鸣(记)//神州国医学报.-4-16-333

中国医学教育之前瞻后顾/江晦鸣//北平医药月刊.-5-9-470

江惠民

骨蒸与虚劳/江惠民//自强医学月刊.-3-40-105

痢疾论治/江惠民//自强医学月刊.-3-40-43

麻黄发汗的讨论/江惠民//医界春秋.-3-7-283

麻疹病拾要/江惠民//医界春秋.-3-9-197

湿温浅说/江惠民//医界春秋.-3-8-10

小柴胡汤治疟之感言/江惠民//自强医学月刊.-3-40-293

虚劳与骨蒸/江惠民//医界春秋.-3-9-65

中风论治/江惠民//医界春秋.-3-7-345

中医存亡问题的概观/江惠民//自强医学月刊.-3-41-9

江景文

记妇人危症治验/江景文//中医杂志.-2-20-242

江静波

斑疹疥痧麻痘病名新释/江静波//新中华医药月刊.-5-35-487

从发明听诊器的赖奈克 Laennec 说起/江静波//华西医药杂志.-5-36-510

从医学革命谈到中医科学化/江静波//华西医药杂志.-5-37-515

读中国医学史后的感想/江静波//复兴中医.-5-31-478

傅青主先生/江静波//华西医药杂志.-5-37-49

改进中医须取函授之途径/江静波//国医砥柱月刊.-5-18-327

更正启事/江静波//华西医药杂志.-5-37-197

瓜州医药界情况/江静波//国医砥柱月刊.-5-18-330

记郝希允先生/江静波//华西医药杂志.-5-36-283

津市中医调查录/江静波//复兴中医.-5-31-643

麻黄与桂枝/江静波//华西医药杂志.-5-37-494

名医之机变/江静波//复兴中医.-5-31-402

情绪周期/江静波//华西医药杂志.-5-36-309

谈温病条辨/江静波//华西医药杂志.-5-37-310

下意识/江静波//华西医药杂志.-5-37-198

医学与医术杂谈/江静波//华西医药杂志.-5-36-402

由伤寒论自序中引出之数部伪书/江静波//华西医药杂志.-5-37-256

中医的脾脏/江静波//复兴中医.-5-31-560

江俊孙

何谓虎列拉/江俊孙//中西医学报.-1-36-375

虎列拉论/江俊孙//绍兴医药月报.-2-40-388

江骏声

便血效方/江骏声//光华医药杂志.-4-35-471

读王孟英先生喘咳文之一得/江骏声//中医世界.-3-36-122

耳聋妙方/江骏声//光华医药杂志.-4-35-469

关节疼痛效方/江骏声//光华医药杂志.-4-35-473

行医在白苑/江骏声//光华医药杂志.-4-35-252

救鸦片之中药/江骏声//光华医药杂志.-4-35-470

痰饮浅说/江骏声//光华医药杂志.-4-35-554

献给中国医学杂志创刊号/江骏声//国医砥柱月刊.-5-18-538

治烂腿方/江骏声//光华医药杂志.-4-35-472

中医重哲学论/江骏声//中医世界.-3-37-14

祝光华医药杂志一周纪念/江骏声//光华医药杂志.-4-36-413

江亢虎

旅行与娱乐/江亢虎//德华医学杂志.-1-39-151

江堃

肝合胆胆者筋其应说/江堃//中医杂志(广东).-3-4-165

惠林医案选录(一)至(五)/江堃//杏林医学月报.-3-18-118,153,190,219,267

脾者主为卫使之迎粮视唇舌好恶以知吉凶说/江堃//中医杂志(广东).-3-4-46

三一七耻辱纪念碑/江堃//杏林医学月报.-3-17-48

腰脊者身之大关节也论/江堃//中医杂志(广东).-3-4-48

江崐犠

医镜(连载)/江崐犠//三三医报.-2-36-401,444

江立生

经带/江立生//光华医药杂志.-4-40-559

江丽春

温热抉微(连载)/江丽春(著)//光华医药杂志.-4-38-370,465.-4-39-56,227

江　南

对于祝敬铭的意见/江南//中医新生命.-5-6-427

江宁医学研究会

江宁医学研究会章程(连载)/江宁医学研究会//医学报.-1-6-17,49,81

江宁忠

征求视嗅味觉神经瘫废治法/江宁忠//医界春秋.-3-9-119

江浦清

二阳之病发心脾不得隐曲女子不月之我见/江浦清//杏林医学月报.-3-22-291

今昔用药和医疾之比较/江浦清//杏林医学月报.-3-23-173

金匮妊娠篇第一条之管见/江浦清//中医世界.-3-36-134

科学化的中医/江浦清//杏林医学月报.-3-23-91

临症四诊不可缺一论/江浦清//杏林医学月报.-3-22-189

水肿症之研究/江浦清//杏林医学月报.-3-22-250

江仁浒

杏仁治咳之研讨/江仁浒//国医砥柱月刊.-5-18-393

江绍原

为医学革命告青年党员/江绍原//中西医药.-5-13-263

中央卫生委员会之地位/江绍原//中西医药.-5-13-261

江士瑜

凡医必须兼通针灸说/江士瑜//针灸杂志.-4-32-222

古本伤寒之讨论/江士瑜//中医指导录.-4-4-

26

论会诊/江士瑜//中医指导录.-4-1-175

秋日山行/江士瑜//中医指导录.-4-4-121

山村/江士瑜//中医指导录.-4-3-472

送别姚君返梓/江士瑜//中医指导录.-4-1
-248

题家藏松鹰图/江士瑜//中医指导录.-4-3
-501

题坡公爱砚图/江士瑜//中医指导录.-4-1
-248

闲居/江士瑜//中医指导录.-4-4-121

雨后途归口占/江士瑜//中医指导录.-4-3
-501

浙江江士瑜先生对于本杂志之贡议/江士瑜//
医林一谔.-4-11-46

针灸源流论/江士瑜//针灸杂志.-4-32-223

针灸杂志三周纪念/江士瑜//针灸杂志.-4-32-5

正经与奇经之意义/江士瑜//针灸杂志.-4-32
-225

指力与心神并重论/江士瑜//针灸杂志.-4-32
-225

中国针灸研究社社员对于复兴针灸所负之责任
/江士瑜//针灸杂志.-4-32-221

江树溪

征求答案/江树溪//杏林医学月报.-3-19
-343

江松石

今后对国医药界之愿望/江松石//国医杂志.-4
-5-441

江苏国医分馆秘书处

江苏国医分馆通告/江苏国医分馆秘书处//光
华医药杂志.-4-39-466

江苏全省中医联合会

江苏全省中医联合会宣言/江苏全省中医联合
会//三三医报.-2-33-91

苏省警察所管理医士甲子三月实行之警告/江

苏全省中医联合会//三三医报.-2-30-132

江苏全省中医联合会正副会长

学校系统应加入中医学校之又一建议/江苏全
省中医联合会正副会长//绍兴医药月报.-2
-39-378

江苏省国医馆

江苏省国医馆通启/江苏省国医馆//医林一谔
.-4-8-290

江苏省政府

江苏省政府复函(民字二九八号)/江苏省政府
//国医正言.-5-4-326

修正江苏省管理中医暂行规则/江苏省政府//
苏州国医杂志.-5-1-271

江苏松江映雪庐图书馆

江苏松江映雪庐图书馆来函附本刊复函/江苏
松江映雪庐图书馆//现代医药月刊.-4-27-
138

江天遯叟

桁山草阁笔记/江天遯叟//神州国医学报.-4-
14-125

江维忠

痘疮新医案/江维忠//中医世界.-3-26-579

桂枝汤与银翘散症辨/江维忠//中医世界.-3-
27-382

新发明消痘说/江维忠//中医世界.-3-26
-264

治验杂记/江维忠//中医世界.-3-26-660

江伟民

少女的难言之隐/江伟民//中医世界.-3-39
-264

江卧云

溧阳国医界临时后援会快邮代电/江卧云等//

杏林医学月报.-3-21-256

江西警察厅

江西警察厅取缔医生章程/江西警察厅//神州
医药学报.-1-45-194

江西省国医馆筹备处

江西省国医馆筹备处快邮代电/江西省国医馆
筹备处//医林一谔.-4-8-289

江西省国医馆筹备处来函/江西省国医馆筹备
处//医学杂志.-2-13-94

江一豪

阿胶详解/江一豪//光华医药杂志.-4-39
-500

江苏省名医传泰县江丽春传/江一豪//光华医
药杂志.-4-38-388

江志贤

江氏医案/江志贤(遗著);吴诚(录)//中医杂志
.-2-27-135

江周海

女子膀胱无力症之疗法/江周海//中西医学报
.-1-29-321

人参之医疗应用/江周海//中西医学报.-1-29
-245

十二指肠溃疡之诊断及疗法/江周海//中西医
学报.-1-29-246

舞蹈病之疗法/江周海//中西医学报.-1-29
-319

江竹安

治咽喉浅说/江竹安//绍兴医药学报.-1-8
-237

江子卿

疮疡经络论/江子卿//绍兴医药学报.-1-17
-206

疮疡阴阳论/江子卿//绍兴医药学报.-1-17

-421

疮疡用金银花论/江子卿//绍兴医药学报.-1-
17-423

冻疮论治/江子卿//绍兴医药学报.-1-19
-435

古今医学源流论/江子卿//绍兴医药学报.-1-
17-269

霍乱论/江子卿//绍兴医药学报.-1-17-203

论病家之自误/江子卿//绍兴医药学报.-1-18
-241

脑疽有偏正之别论治/江子卿//绍兴医药学报
.-1-17-208

牛痘余论/江子卿//绍兴医药学报.-1-17
-487

劝各乡镇施种牛痘说/江子卿//绍兴医药学报
.-1-17-465

痧喉论/江子卿//绍兴医药学报.-1-19-431

问药一则/江子卿//绍兴医药学报星期增刊.-1
-21-356

医家切戒/江子卿//绍兴医药学报.-1-17-280

江祖韩

函授新医学讲义序二/江祖韩//中西医学报.-1
-24-319

癫病俗名大麻风东西洋皆无治法我国古时颇有
特效之方试历举之以谱系法之不足/江祖韩
//中西医学报.-1-23-159

拟劝各系遍投中西医研究会启/江祖韩//中西
医学报.-1-23-157

江左国医讲习所

江左国医讲习所启事/江左国医讲习所//三三
医报.-2-35-495

姜白鸥

糖尿病一证候/姜白鸥//中医新生命.-5-7
-20

应如何处治/姜白鸥(问);陆渊雷(答)//中医新
生命.-5-6-133

中医脉学之检讨(一)至(十)/姜白鸥//中医新

生命.-5-6-202,397,572.-5-7-13,196,309,431,476,596.-5-8-170

姜常材

余之养病法/姜常材//中西医学报.-1-29-248//三三医报.-2-33-318

姜成堃

八年腰痛一旦解除神哉针术/姜成堃//针灸杂志.-4-28-506

姜楚城

小孩病/姜楚城//光华医药杂志.-4-37-365

姜春华

奔豚/姜春华//国医砥柱月刊.-5-18-7

本草治疗效用释例/姜春华//华西医药杂志.-5-36-15

常疢心室随笔(连载)/姜春华//华西医药杂志.-5-36-37,135,225.-5-37-341,549

悼如皋缪俊德先生/姜春华//中国医药月刊.-5-33-588

读书偶记(论热忌汗)/姜春华//国医砥柱月刊.-5-18-109

读书偶记(论吴鞠通)/姜春华//国医砥柱月刊.-5-18-176

读书杂记(连载)/姜春华//中医新生命.-5-7-604.-5-8-13

读者偶记/姜春华//国医砥柱月刊.-5-18-162

对于现阶段中医学派的意见/姜春华//中国医药月刊.-5-32-541

饿不死伤寒问题/姜春华//新中华医药月刊.-5-35-595

关于伤寒论即流行性感冒之创解者/姜春华//中国医药月刊.-5-33-345

国医砥柱复刊敬献短文/姜春华//国医砥柱月刊.-5-18-38

金匮要略读法/姜春华//中国医药月刊.-5-33-382

金匮要略新论(连载)/姜春华//中国医药月刊.-5-32-593.-5-33-55,179

可——不可/姜春华//华西医药杂志.-5-37-67

流行性脑脊髓膜炎考/姜春华//华西医药杂志.-5-37-15

流行性脑脊髓膜炎最早之记载/姜春华//中国医药月刊.-5-33-549

论木克土风热病/姜春华//华西医药杂志.-5-36-508

南方读者鉴/姜春华//华西医药杂志.-5-37-62

热病之冷水疗法/姜春华//新中医刊.-5-20-558

如何解决当前的医药问题/姜春华//中西医药.-5-13-453

谈中医科学化和科学化中医/姜春华//中国医药月刊.-5-32-476

谭次仲先生小传/姜春华//华西医药杂志.-5-36-138

为行政院准许中医师担任校医向同仁进一言/姜春华//新中华医药月刊.-5-35-467

卫道(正告青年中医切勿攻击旧说)/姜春华//中国医药月刊.-5-33-295

卫生部中医委员宋大仁医师传略/姜春华//华西医药杂志.-5-37-180

现阶段中药问题/姜春华//新中华医药月刊.-5-35-672

消发灭定对于砂眼有伟效/姜春华//国医导报.-5-29-361

一个问题:古之鲜药捣敷与今之组织疗法/姜春华//新中华医药月刊.-5-35-350

阴阳之研究/姜春华//中国医药月刊.-5-33-469

再论中国医药问题/姜春华//国医砥柱月刊.-5-18-279

章次公先生/姜春华//华西医药杂志.-5-36-85

致读者第三书(谈读内经的态度)/姜春华//中国医药月刊.-5-33-129

中医病名之科学观:黄疸/姜春华//国医砥柱月
　刊.-5-18-427

中医病名之科学观:痰饮/姜春华//国医砥柱月
　刊.-5-18-363

中医病名之科学观:消渴/姜春华//国医砥柱月
　刊.-5-18-481

中医内科学(连载)/姜春华//中国医药月刊.-5
　-32-549,587.-5-33-14

中医热病三方证释例/姜春华//中国医药月刊
　.-5-32-493

中医证候疗法发凡(连载)/姜春华//国医导报
　.-5-30-16,82,149,205,291,357

中医证候疗法发凡/姜春华//国医导报.-5-29
　-400

中医症候疗法发凡(总论篇)(连载)/姜春华//
　中国医药月刊.-5-33-269,315,336,359,
　431,517,561,575,591

子宫癌与中医妇科上之疾病/姜春华//新中华
　医药月刊.-5-35-305

姜贯虹

黑热病用针灸治疗之研究/姜贯虹//光华医药
　杂志.-4-37-116

黑热病针灸治疗之我见/姜贯虹//针灸杂志.-4
　-29-501

月经病之种种及其针灸疗法/姜贯虹//光华医
　药杂志.-4-37-494

姜筠

关于麻疹新闻的纠正/姜筠/现代中医.-4-42
　-383

投胎的故事(生命之原理之一部分)/谢利恒(讲
　述);姜筠(笔记)/现代中医.-4-42-153

原气/姜筠//现代中医.-4-42-131

姜启忠

胆腑见症/姜启忠//绍兴医药学报.-1-15
　-355

男女说/姜启忠//绍兴医药学报.-1-15-439

左右偏枯辨/姜启忠//绍兴医药学报.-1-15

-438

姜秋霞

白带病用针灸治疗之我见/姜秋霞//光华医药
　杂志.-4-37-504

姜天哀

伤寒论一二七条吐后之商治/姜天哀//中医新
　生命.-5-6-37

医学研究二:癃/姜天哀//杏林医学月报.-3-
　23-117

医学研究一:遗失与失气/姜天哀//杏林医学月
　报.-3-23-94

余云岫中国淋病第一例之商榷/姜天哀//中医
　新生命.-5-8-179

姜天叙

风痨臌膈论(一)至(十)/姜天叙(辑)//中医杂
　志.-2-21-25,213,394.-2-22-27,233,
　428.-2-23-33,208,398.-2-24-13

杂病论治/姜天叙(辑)//中医杂志.-2-24
　-163

姜鑫

公开秘不传人之刺疗术有相类之印证/姜鑫//
　针灸杂志.-4-30-60

国医治病之诱导法/姜鑫//针灸杂志.-4-30
　-405

寒湿脚气应用艾灸之我见/姜鑫//针灸杂志.-4
　-29-633

火薰艾灸皆可取汗何以独不宜于太阳表症论/
　姜鑫//针灸杂志.-4-32-480

霍乱病之艾灸法/姜鑫//针灸杂志.-4-31
　-171

金先生别传/姜鑫//针灸杂志.-4-33-171

疟疾用艾灸治疗所以有效之研究/姜鑫//针灸
　杂志.-4-30-142

人身穴道何以面部诸穴多是禁灸/姜鑫//针灸
　杂志.-4-31-253

谈谈内经所言之阴阳学说以明针灸能统治百病

之理/姜鑫//国医公报.-4-25-341 //针灸杂志.-4-31-83

因取断针法而发生医籍所载取枪弹法之引证/姜鑫//针灸杂志.-4-31-102

预防惊风天痘之良好方法/姜鑫//针灸杂志.-4-30-220

针灸为医学中之一种科学论/姜鑫//针灸杂志.-4-30-379

针灸种类谈/姜鑫//针灸杂志.-4-32-43

姜堰植林医社

姜堰植林医社征求启示/姜堰植林医社//神州国医学报.-4-14-346

姜赞文

霍乱紧急防治/姜赞文//国医砥柱月刊.-5-18-174

请赐治法/姜赞文//光华医药杂志.-4-38-532

祝总社三周纪念/姜赞文//光华医药杂志.-4-40-342

姜振勋

血枯症/姜振勋//国药新声.-5-22-76

针科浅说/姜振勋//现代中医.-4-43-449

姜竹君

痧疹别论/姜竹君//现代中医.-4-42-518

姜佐景

悼黄膺白先生并论肝癌治法/姜佐景//光华医药杂志.-4-41-56

桂枝二麻黄一汤证(一)至(三)/曹颖甫(著);姜佐景(拟)//国医砥柱月刊.-5-15-512,575,627

桂枝汤之研究/姜佐景//光华医药杂志.-4-40-208

国立同济大学学术展览会参观记/姜佐景//光华医药杂志.-4-39-417

江阴曹颖甫先生小传/姜佐景//光华医药杂志.-4-39-532

金匮发微序/姜佐景//神州国医学报.-4-17-363 //光华医药杂志.-4-39-431

经方不盛行的原因和补救/姜佐景//中医世界.-3-38-49

经方实验录(连载)/曹颖甫(撰述);姜佐景(编)//光华医药杂志.-4-39-318

经方实验录(连载)/曹颖甫(撰述);姜佐景(编按)//医学杂志.-2-17-295,395.-2-18-152 //医界春秋.-3-13-363,468.-3-14-33 //杏林医学月报.-3-22-430,470,551.-3-23-32,74 //中医世界.-3-37-40,145 //神州国医学报.-4-17-257,320,356 //光华医药杂志.-4-39-124,218,392,495.-4-40-208 //现代中医.-4-43-29,126,173,291,361,413,475 //国医正言.-5-4-501,549,597.-5-5-18,63,111,160,214,267,322,373,435,466,522,576,616 //文医半月刊.-5-14-229,245,310,358,373

经方实验录(续)/曹颖甫(撰述);姜佐景(编按)//中国医药月刊.-5-32-429

经方实验录/曹颖甫(撰述);姜佐景(编按)//苏州国医杂志.-5-2-220

麻黄附子甘草汤治验/姜佐景//中医新生命.-5-7-445

伤寒论中虚字的检讨(连载)/姜佐景//神州国医学报.-4-17-185,251

伤寒温病辨/姜佐景//光华医药杂志.-4-41-555

再论戈公振氏之死与盲肠炎/姜佐景//现代中医.-4-43-107

蒋柏梁

课卷/蒋柏梁//中医新生命.-5-6-527.-5-7-168

课卷一/蒋柏梁//中医新生命.-5-6-526

蒋璧山

答张子清君治花柳病及脱弹出丸之汉药/蒋璧山//绍兴医药学报星期增刊.-1-22-3

癫狂变症转成呆疾治验二案/蒋璧山//三三医报.-2-35-269

复高思潜君函/蒋璧山//绍兴医药学报.-1-20-219

论高思潜君脱离阴阳五行范围之不可/蒋璧山//绍兴医药学报.-1-18-470

论高思潜君五行之分析的批判/蒋璧山//绍兴医药学报.-1-20-28

论阴阳五行之精义/蒋璧山//绍兴医药学报.-1-20-171

论阴阳新学说/蒋璧山//三三医报.-2-34-477//绍兴医药月报.-2-40-270

论阴阳之真理并复侃如思潜二君/蒋璧山//绍兴医药学报.-1-20-169

批判胡剑华君以科学注释伤寒之价值(连载)/蒋璧山//三三医报.-2-32-116,153,189

三三医报三年纪念颂词二首/蒋璧山//三三医报.-2-35-8

预宜研究辛酉年发生瘟疫说/蒋璧山//绍兴医药学报.-1-19-422

治癫狗咬伤效方/蒋璧山//三三医报.-2-30-135

治蛇咬伤秘传验方披露/蒋璧山//三三医报.-2-30-133

中西医学抵触批判之一斑/蒋璧山//医学杂志.-2-15-411

中西医学说抵触案之批判/蒋璧山//三三医报.-2-33-369

蒋超尘

病人身体忽长数尺之研究/蒋超尘//光华医药杂志.-4-35-111

蒋承菊

家庭中牛乳之准备及贮藏/蒋承菊//中医世界.-3-37-368

蒋定英

奇症之讨论/蒋定英//中医指导录.-4-3-399

时气用药/蒋定英//中医指导录.-3-37-588

阴阳五行之价值/蒋定英//中医指导录.-4-4-404

中医与自然化学(连载)/蒋定英//中医世界.-3-33-333.-3-34-115,245,379,491,611,719.-3-35-91,199,263,355,369,457,563

蒋逢春

答第二卷第二期独善君问丸药/蒋逢春//三三医报.-2-31-243

答吕四袁爱仁君/蒋逢春//三三医报.-2-31-242

述误药之函/蒋逢春//三三医报.-2-32-483

笑谈/蒋逢春//三三医报.-2-31-391

再答李君鹤访救急问题/蒋逢春//医学公报.-1-7-88

质疑/蒋逢春//三三医报.-2-31-67

蒋光汉

对于中医必亡说贡献补救意见之两封信/杨济衷,蒋光汉//光华医药杂志.-4-38-157

伤风不醒便成痨说/蒋光汉//光华医药杂志.-4-40-371

蒋桂芬

会友题名录/蒋桂芬//医学报.-1-5-17

蒋洪钧

内经论女子之月经以二七至七七为止然有或迟或早者其故为何试研究之/蒋洪钧//苏州国医杂志.-5-1-87

蒋鸿礼

阴阳人/蒋鸿礼//神州国医学报.-4-16-443

蒋鸿声

健眼与沙眼预防法/蒋鸿声//神州国医学报.-4-14-24

蒋怀民

春假旅行后我对于学习针灸术之观念谈/蒋怀

民//针灸杂志.-4-33-59

蒋蕙芬

惊风漫谈/蒋蕙芬//光华医药杂志.-4-36
　-422

女子藏燥病/蒋蕙芬//光华医药杂志.-4-37
　-501

乳病的病理和治疗/蒋蕙芬//光华医药杂志.-4
　-35-410

蒋极青

各温症之研究/蒋极青(录寄)//光华医药杂志
　.-4-41-127

蒋济周

生人大论(连载)/蒋济周//沈阳医学杂志.-3-
　1-83,187,256,318,378

蒋景鸿

茯苓之检讨/蒋景鸿//光华医药杂志.-4-35
　-175

六经之领域及生理与病理/蒋景鸿//光华医药
　杂志.-4-36-469

蒋景山

中风之针灸疗法(中风各证取穴之一斑)/蒋景
　山//现代中医.-4-42-475

蒋镜寰

脉学系统之略说(连载)/蒋镜寰//医学杂志.-2
　-4-441.-2-5-77

三焦考证篇/蒋镜寰//医学杂志.-2-5-54

生化篇/蒋镜寰//三三医报.-2-29-501

治验不语症三则/蒋镜寰(案);郁济煐(录)//医
　学杂志.-2-4-88

仲圣脉学数则/蒋镜寰//神州医药学报.-1-47
　-146

蒋可久

铁樵医药事务所质疑答案(连载)/蒋可久//铁

樵医学月刊.-4-44-434,478,501

蒋可均

金山中西医学研究会缘起/蒋可均(拟);徐偁奴
　(录登)//中西医学报.-1-24-428

蒋匡可

髓海有余则轻劲多力自过其度论/蒋匡可//中
　医杂志(广东).-3-4-266

牙齿卫生谈/蒋匡可//杏林医学月报.-3-19
　-37

蒋乐安

答陈君读灵枢经脉篇之疑问/蒋乐安//绍兴医
　药学报星期增刊.-1-21-477

答吴君精滑治法/蒋乐安//绍兴医药学报星期
　增刊.-1-21-456

答五十一号问药/蒋乐安//绍兴医药学报星期
　增刊.-1-21-451

蒋乐庵

华西医药杂志社分社长王治华先生小史/蒋乐
　庵//华西医药杂志.-5-37-181

蒋立人

感冒性的舌骨筋挛急症/蒋立人//针灸杂志.-4
　-34-313

血崩灸治/蒋立人//针灸杂志.-4-34-314

牙关紧闭之治效/蒋立人//针灸杂志.-4-34
　-312

针与单方救治了全村霍乱/蒋立人//针灸杂志
　.-4-34-313

蒋履曾

筹辩医学堂说帖(附录张啸图书)/蒋履曾//中
　西医学报.-1-23-296

瘄死脱(Peot)即黑死病即鼠疫/蒋履曾//中西
　医学报.-1-24-245

上盛宫保书(代论)/蒋履曾//中西医学报.-1-
　23-294

蒋汝正

治黄病神效方/蒋汝正//国医公报.-4-25
-350

蒋瑞骐

上医医国论/蒋瑞骐//利济学堂报.-1-2-99

蒋尚锦

临诊一得录/蒋尚锦//神州国医学报.-4-15
-130

蒋树杞

恭祝三三医报迁杭改组三年纪念之庆/蒋树杞
//三三医报.-2-35-43

蒋颂南

痘疹述要(连载)/蒋颂南//中国医药月刊.-5-
33-397,450,495,526,536,554,583

对于统一病名建议书之批评及意见/蒋颂南//
医林一谔.-4-10-330

对于学术整理委员会统一病名建议书之批评及
意见/蒋颂南//现代医药月刊.-4-27-118

疟疾概论/蒋颂南//中国医药月刊.-5-33
-204

痧疹述要(连载)/蒋颂南//中国医药月刊.-5-
32-521,552,590.-5-33-17,59,123,332

铁樵医药事务所读者园地:口味诊断辨(其一)/
蒋颂南//铁樵医学月刊.-4-44-715

铁樵医药事务所读者园地:痛觉诊断辨(其二)/
蒋颂南//铁樵医学月刊.-4-44-720

蒋文芳

白喉忌表之商榷/蒋文芳//新中医刊.-5-20
-119

对于国医馆工作上组织上筹备上之意见/蒋文
芳,张梅庵,张始生//医林一谔.-4-8-228

对于同业相残案之感想/蒋文芳//医界春秋.-3
-6-28

对于卫生局解释之疑义/蒋文芳//绍兴医药月
报.-2-40-529

干姜附子汤主治症之商榷/蒋文芳//新中医刊
.-5-20-37

膏滋药与各种补剂之比较(连载)/蒋文芳//新
中医刊.-5-20-465,513

国医馆成立与中国医药改进方案/蒋文芳//中
医世界.-3-27-21

记中医校列入学系之失败及其善后/蒋文芳//
医界春秋.-3-5-546

梦交/蒋文芳//新中医刊.-5-19-204

去年流行痘疮之检讨/蒋文芳//新中医刊.-5-
19-147

全国医药团体联合会派员赴京访问国医馆后之
报告书/张梅庵,蒋文芳,张始生//医林一谔
.-4-8-182

全国医药总会建设方略刍议/蒋文芳//广东医
药月刊.-3-24-434

三一七请愿珍闻/蒋文芳//新中医刊.-5-19
-177

伤寒方之足以治疗肠窒扶斯者/蒋文芳//新中
医刊.-5-20-230

神经衰弱症之古训/蒋文芳//新中医刊.-5-20
-66

十七年国庆日医界应有之觉悟/蒋文芳//医界
春秋.-3-6-121

统一病名案评议(连载)/蒋文芳//新中医刊.-5
-20-497,538

小柴胡证临床实验扶疑/蒋文芳//新中医刊.-5
-19-391

业务上过失之刑事责任/蒋文芳//光华医药杂
志.-4-35-114

医界名人之评语/张锡纯,蒋文芳,张山雷,吴克
潜//中医世界.-3-26-137,247

医生使孕妇堕胎在法律上之刑罪/蒋文芳//光
华医药杂志.-4-35-49

诱因疗法之价值/蒋文芳//光华医药杂志.-4-
38-353

中国医学院教务方针及今后之改进/蒋文芳//
国医文献.-5-15-182

中药兴奋剂之范围/蒋文芳//新中医刊.-5-19
-323

中医登记给证概况/蒋文芳//新中医刊.-5-19
-588

中医与科学(上海全国团体总联合会来件)/蒋
文芳//医学杂志.-2-12-195

中医与科学/蒋文芳//中医世界.-3-27-235

组织国医馆之节略/蒋文芳//医界春秋.-3-8-
92//杏林医学月报.-3-18-31//医林一谔
.-4-8-223

蒋椊庵

记传血症误治与治验/蒋椊庵//中医杂志.-2-
25-79

伤寒咳嗽误治将成痨症之治验/蒋椊庵//中医
杂志.-2-24-374

蒋星华

答董润芳阳强泄精/蒋星华//三三医报.-2-30
-89

答任伯和征求诊治冻疮法/蒋星华//三三医报
.-2-30-90

答如皋李慰农君问药一则/蒋星华//三三医报
.-2-30-90

答问鹤膝风症/蒋星华//三三医报.-2-30-90

蒋栩庄

味古庐医案(连载)/蒋栩庄//中医世界.-3-29
-40,182

蒋荫椿

脑脊髓膜炎管窥录/蒋荫椿//国医杂志.-4-6-
127

蒋有孚

卫生略言/蒋有孚//医学杂志.-2-12-88

蒋右良

谈谈胎前痢/蒋右良//光华医药杂志.-4-37
-498

蒋雨塘

答李君急救问题其二/蒋雨塘//医学报.-1-6-
365

公函照录/张筱村,蒋雨塘,蓝月恒//医学公报
.-1-6-519

挽全社许菊泉先生/蒋雨塘//医学报.-1-6
-366

蒋　誉

疑问五条/蒋誉//神州医药学报.-1-43-345

蒋云塘

和诗汇录(步访洞天不值原韵)/蒋云塘//医学
报.-1-6-244

蒋泽久

小灵兰医案杂录/蒋泽久(著);何心怡(录)//神
州医药学报.-1-46-234

蒋兆桂

记产后病两则/蒋兆桂//中医杂志.-2-23
-111

蒋拯青

光华医药杂志二周纪念小言/蒋拯青//光华医
药杂志.-4-38-295

江苏药材运销杭州市况/蒋拯青//光华医药杂
志.-4-38-244

天医与药王(连载)/董志仁(演讲);蒋拯青(速
记)//光华医药杂志.-4-40-52,146

浙江省出产之药材杭州市况/蒋拯青//光华医
药杂志.-4-38-74

蒋稀庵

记温毒症传里用大黄石膏之治验/蒋稀庵//中
医杂志.-2-23-279

疟疾治验二则/蒋稀庵//中医杂志.-2-27
-375

治验笔记两则/蒋稀庵//中医杂志.-2-26
-398

蒋中正

国医节蒋大总统训词/蒋中正//华西医药杂志.-5-37-405

蒋院长致焦馆长函/蒋中正//国医公报.-4-24-479

蒋仲贤

病案求答/蒋仲贤//神州医药学报.-1-47-275

蒋仲彦

改良食米之研究/吕鹏搏(译);蒋仲彦,朱蓉镜(注)//中西医学报.-1-41-409

蒋宗涛

蒋氏世传治毒膏方/蒋宗涛(录)//三三医报.-2-31-529

焦 东

胃气痛/焦东//中国医学月刊.-3-15-445

焦会元

伤风未解传变温毒疫痧病论及治法(连载)/焦会元//国医砥柱月刊.-5-16-536,631

焦勉斋

补泻迎随之商榷/焦勉斋//中国医药月刊.-5-32-275

关于羊毛疹之治疗法/焦勉斋//中国医药月刊.-5-33-460

实验心得针术补泻法(连载)/焦勉斋//中国医药月刊.-5-33-171,248,287

温针疗法之研究/焦勉斋//中国医药月刊.-5-32-576

针灸解答/焦勉斋//中国医药月刊.-5-33-378

针灸术之消毒法/焦勉斋//中国医药月刊.-5-32-429

针灸问答/焦勉斋//中国医药月刊.-5-33-313

针灸医学之重要意义谈/焦勉斋//中国医药月刊.-5-32-223

针灸治疗头痛眩晕之经验谈/焦勉斋//中国医药月刊.-5-33-41

针灸治疗验案/焦勉斋//中国医药月刊.-5-32-135

针术补泻之奏效须明心理哲理说/焦勉斋//中国医药月刊.-5-32-339

针术运气之经验谈/焦勉斋//中国医药月刊.-5-32-394

治疗霍乱针灸之简易特效术/焦勉斋//中国医药月刊.-5-32-498

焦三者

邪之所凑其气必虚论/焦三者//绍兴医药学报.-1-20-266

焦易堂

筹备首都国医院第一期收款报告书/焦易堂//光华医药杂志.-4-41-492

筹备委员会定期举行大会请各省市各医药团体派代表预临通电/焦易堂等//国医公报.-4-19-89

古今药物别名考序/焦易堂//文医半月刊.-5-14-285

国民政府立法院法制委员会焦委员易堂题词/焦易堂//医林一谔.-4-8-143

国医药界应有政治眼光/焦易堂//国医公报.-4-21-301//现代医药月刊.-4-27-443

函汪院长提议四中全会拨款建设国医事业文/焦易堂//国医公报.-4-21-365

汉和处方学津梁/焦易堂//医林一谔.-4-9-393

江苏省立医政学院开学演词/焦易堂//国医公报.-4-21-389

焦馆长易堂演词/焦易堂//国医公报.-4-24-509

焦易堂等提议责成教育部制定中医教育规程全文/焦易堂等//中西医药.-5-13-318

焦易堂题词/焦易堂//国医砥柱月刊.-5-18

－517

焦易堂致陕西省政府祝主席函/焦易堂//华西医药杂志.-5-37-112

敬告全国医药界同人书/焦易堂//国医杂志.-4-6-300//国医公报.-4-19-253

请责成教育部明令制定中医教学规程编入教育学制系统以便兴办学校而符法令案(提案第十六号)/焦易堂等//国医正言.-5-5-409//国医砥柱月刊.-5-15-541

请制定中医教学规程编入教育学制系统案/焦易堂等//医学杂志.-2-18-289

三中全会通过中医提案两起/焦易堂等//医学杂志.-2-18-289

伤寒论改正并注序/焦易堂//光华医药杂志.-4-36-291

伤寒论之演析序(一)/焦易堂//国医砥柱月刊.-5-16-635

伤寒杂病论集注序/焦易堂//医学杂志.-2-16-129

伤寒杂病论集注序/焦易堂,陈逊斋,周柳亭//光华医药杂志.-4-35-574

伤寒卒病论集注序二则/焦易堂,陈逊斋//医界春秋.-3-11-147

伤寒卒病论集注序一/焦易堂//国医公报.-4-21-367

上海市国医分馆馆长就职纪略/焦易堂//医界春秋.-3-9-540

为呈请规定祭祀医圣日期以报功德而资纪念案/焦易堂//国医公报.-4-22-422

为创设首都国医院募捐告全国同胞书/焦易堂//中医世界.-3-39-337//针灸杂志.-4-33-193

为国医条例告国人书/焦易堂//中医世界.-3-32-9

为拟编纂国医妇儿内外各科诊治全书案/焦易堂//国医公报.-4-22-396

为拟定国医条例敬告国人书/焦易堂//国医杂志.-4-6-383//国医公报.-4-20-13

为什么中国有中国的医学/焦易堂//光华医药杂志.-4-36-342

为选印本馆审定医书以扬学术而宏利济案/焦易堂//国医公报.-4-22-395

西医兜了大圈子/焦易堂//光华医药杂志.-4-35-52

药物图考序/焦易堂//国医公报.-4-23-357//光华医药杂志.-4-38-138

药物图考序一/焦易堂//医界春秋.-3-12-432

医学杂志出版十五周年纪念题字六则/焦易堂等//医学杂志.-2-17-96,318

针灸经穴图考序/焦易堂//医学杂志.-2-16-202//医界春秋.-3-11-409//现代医药月刊.-4-27-559

针灸经穴图考序一/焦易堂//国医公报.-4-21-469//光华医药杂志.-4-36-493

只求效验都应/焦易堂//光华医药杂志.-4-35-231

中国国民党第五届中央执行委员会第三次全体大会中关于中医之两提案/焦易堂;李宗黄//医界春秋.-3-14-281

中委焦易堂谈筹备国医院概况/焦易堂//光华医药杂志.-4-41-535//国医砥柱月刊.-5-18-596

中西医学有效研究沟通之必要/焦易堂//国医砥柱月刊.-5-18-541

中央党部代表焦易堂训词/焦易堂//医学杂志.-2-16-375//国医公报.-4-22-393

中央国医馆馆长焦易堂君在江苏省立医政学院开学演词/焦易堂//国医正言.-5-3-265

中央国医馆馆长焦易堂氏二十六年元旦在中央国医馆中演辞/焦易堂//光华医药杂志.-4-41-135

中央国医馆馆长焦易堂氏在江苏省立医政学院开学之演词/焦易堂//医界春秋.-3-11-311

中央国医馆馆长题词/焦易堂//医林一谔.-4-9-16

中央国医馆须由政府赋予管理权说明书/焦易堂//医学杂志.-2-15-169//杏林医学月报.-3-20-293

中央国医馆须由政府赋予管理权之说明/焦易

堂//国医公报.-4-20-333

中央国医馆长焦易堂氏亲莅江苏省立医政学院
　　开学演词/焦易堂//医学杂志.-2-16-132

中医条例公布感言/焦易堂//医界春秋.-3-13
　　-289

中医系统学伤寒论六经原文读法篇（序）/焦易
　　堂//国医砥柱月刊.-5-15-429

中医系统学序/焦易堂//文医半月刊.-5-14
　　-323

中医药条例公布感言/焦易堂//国医公报.-4-
　　24-513

中医之在今日/焦易堂//光华医药杂志.-4-41
　　-359//国医砥柱月刊.-5-16-85

焦拯民

验案两则/焦拯民//国医导报.-5-30-335

针灸纪验/焦拯民//复兴中医.-5-31-568

蕉岑山人

蕉芋同食并无毒质/蕉岑山人//神州国医学报
　　.-4-17-30

蕉桐馆主

问女病治法/蕉桐馆主//三三医报.-2-32
　　-237

教育部

筹办学堂医院之部批/教育部,内务部//绍兴医
　　药学报.-1-12-89

教育部函复卫生署设立中医学校手续/教育部
　　//新中华医药月刊.-5-35-418

教育部令中医学校改称传习所布告/教育部//
　　杏林医学月报.-3-16-205//广东医药月刊
　　.-3-24-298

教育部通令中医学校改名学社/教育部//中西
　　医药.-5-13-297

教育部之批示/教育部//神州医药学报.-1-43
　　-39

中医专科学校暂行课目表草案/教育部//复兴
　　中医.-5-31-43

中医专科学校暂行通则草案/教育部//复兴中
　　医.-5-31-40

中医专校课目各学年及每周时数表/教育部//
　　新中医刊.-5-19-471

教育专门委员会

教育专门委员会审查中医学校之立案报告原文
　　/教育专门委员会//中西医药.-5-13-319

接允中

伟大的凤仙花/接允中//国医砥柱月刊.-5-18
　　-659

子　予

火车上怪病/子予//光华医药杂志.-4-36-67

劫

吃屎不可得/劫//绍兴医药学报.-1-13-291

观音痧与金刚痧/劫//绍兴医药学报.-1-11
　　-338

国贼条例之本草……成（连载）/劫//绍兴医药
　　学报.-1-9-323,375

医生本草/劫//绍兴医药学报.-1-8-29

劫余寒蝉

论日本以医药政策灭中国/劫余寒蝉//绍兴医
　　药学报.-1-15-382

洁

娱乐与养生/洁//中西医学报.-1-37-386

解纯一

废止五行生克问题之正确解决/解纯一//绍兴
　　医药学报.-1-11-473

介　生

说药引/介生//绍兴医药学报星期增刊.-1-22
　　-51

借 光

王用宾会治霍乱/借光//光华医药杂志.-4-38
-452

今日生

要求中西医平等待遇的问题/今日生//中西医
药.-5-12-449

知彼知己/今日生//中西医药.-5-12-232

中医教育列入学制系统以后/今日生//中西医
药.-5-13-339

中医训练(二)/今日生//医界春秋.-3-13
-488

金宝善

新运与卫生/金宝善//华西医药杂志.-5-36
-493

金葆卿

金葆卿先生致山西中医改进研究会书/金葆卿
//医学杂志.-2-2-231

金拨云

验案三则/金拨云//针灸杂志.-4-33-57

金博仁

细菌学原理/金博仁//国医砥柱月刊.-5-18
-123

金长康

斥中华医学会请驳斥国医条例之荒谬/金长康
//神州国医学报.-4-15-49

悼恽夫子铁樵/金长康//铁樵医学月刊.-4-44
-689

对于卫生局之讨论/金长康//医界春秋.-3-5-
106

三一七国医节的沉痛语/金长康//国医杂志.-4
-13-396

三一七国医节纪念感/金长康//神州国医学报
.-4-18-282

整理中医学及整理的我见(连载)/金长康//神

州国医学报.-4-14-51,92

金冲汉

外感内伤病源不同病状多同请略言其辨别大要
/金冲汉//国医杂志.-4-5-94

仲景治病分汗吐下和四法何者宜汗何者宜吐何
者宜下何者宜和汗用何剂吐用何药下用何方
和用何法试概括言之/金冲汉//国医杂志.-4
-5-295

金丹书

清太医院之针灸掌故/金丹书//针灸杂志.-4-
33-196

金 鼎

中国经验良方/金鼎//中西医学报.-1-36-
257

金钢侠

我们对于中国医药存亡之关系/金钢侠//广东
医药月刊.-3-24-217

金 铬

原才说/金铬//利济学堂报.-1-2-573

金国良

消发灭定治丹毒及疔疮之报告/金国良//国医
导报.-5-29-152

金鹤琴

扶云轩录案/金鹤琴//中医杂志.-2-20-103

金鹤书

取断针法的我见/金鹤书//针灸杂志.-4-31
-453

金 华

西行琐记/金华//中西医学报.-1-23-440

金惠屏

金惠屏医案/金惠屏//医学报.-1-4-412

治疯狗咬伤方/金惠屏//医学报.-1-4-491

治脐风新法(映溪草堂笔记)/金惠屏,周维翰(辑)//医学报.-1-4-314

金惠卿

金惠卿医案二则/金惠卿//中西医学报.-1-24-47

金吉祥

来函求治/金吉祥//沈阳医学杂志.-3-2-184

金鉴明

治干霍乱症丹方/金鉴明//中医世界.-3-37-352

治绞肠痧症要方/金鉴明//中医世界.-3-37-353

金里千

春常在室医话/金里千//复兴中医.-5-31-346

答二十/金里千//绍兴医药学报.-1-11-304

问二十二/金里千//绍兴医药学报.-1-11-176

金陵下工

麻杏石甘汤之新解剖观/金陵下工//国医公报.-4-21-58

糖疗法之研究/金陵下工//国医公报.-4-20-379

金履升

杨梅搜毒丸方/金履升//三三医报.-2-32-246

金懋清

痉厥外伤肿疾初试针治立见奇功/金懋清//针灸杂志.-4-28-95

金明熙

黄疸病谈/金明熙//中国医学.-5-34-142

金鸣宇

反对设立中央国医馆/金鸣宇//医林一谔.-4-8-268

金乃基

卫生易简方序/金乃基//绍兴医药学报.-1-10-461

金广郎

与棘荆中羊劝戒酒诗四绝/金广郎//医界春秋.-3-5-239

金千里

问七十三/金千里//绍兴医药学报.-1-13-43

金溁波

赤痢篇(连载)/金溁波,何廷槐//华西医药杂志.-5-37-87,153

疟疾篇(连载)/金溁波,何廷槐//华西医药杂志.-5-37-68,125

金人玉

通信三/金人玉//神州医药学报.-1-45-283

金少陵

从热入血室说到寒入血室/金少陵//新中医刊.-5-19-292

从医之真谛说到读医书法之一助/金少陵//新中医刊.-5-20-545

答孙君问某妇怪产理由及引证治以明之/金少陵//新中医刊.-5-20-442

答吴青尘君问/金少陵//新中医刊.-5-20-522

读洄溪医案治莫秀东奇病有感/金少陵//新中医刊.-5-20-342

读上期读中医学校之愿望后的贡献/金少陵//新中医刊.-5-20-470

读陶节庵用麻黄汤止吐血案书后/金少陵//新中医刊.-5-20-290

读王肯堂治疬闭症之我见/金少陵//新中医刊

.-5-20-375

国医节的感想/金少陵//新中医刊.-5-19
-174

论温病风温瘟疫湿温温毒温疟/金少陵//新中
医刊.-5-20-17

论雁来风/金少陵//新中医刊.-5-20-189

妊娠恶阻谈/金少陵//光华医药杂志.-4-38
-17

痛经验案及辨证/金少陵//华西医药杂志.-5-
36-223

金神子

蒿庵蕖话/金神子//中医世界.-3-36-195

金实善

民国以来卫生事业发展简史/金实善//医史杂
志.-5-38-214

金寿山

评皇汉医学/金寿山//新中华医药月刊.-5-35
-194

与张子英先生论桂枝去桂加茯苓白术汤/金寿
山//新中华医药月刊.-5-35-324

诊余随笔/金寿山//新中华医药月刊.-5-35
-277

金受申

萧龙翁太夫子古稀大庆倚声为祝成千秋岁/金
受申//北京医药月刊.-5-21-481

金述之

生殖器发育不健全的治疗/金述之//光华医药
杂志.-4-37-436

育婴常识讲座/金述之//光华医药杂志.-4-36
-406,491.-4-37-245

金天石

特效经济戒烟法/金天石//光华医药杂志.-4-
36-115

金天佑

读药书感言/金天佑//医界春秋.-3-9-140

对于国医之感想/金天佑//医界春秋.-3-9-8

金　亭

时应验方/金亭//国医砥柱月刊.-5-17-146

金　童

妇人经血之际应注意各项/金童//文医半月刊
.-5-14-18

金蔚卿

妇科证治略说(连载)/金蔚卿//绍兴医药学报
.-1-9-19,77

金文明

妇科医案/金文明//绍兴医药学报.-1-9-81

金箫雷

读针学后之感词/金箫雷//针灸杂志.-4-28
-90

论神经系的组织和针灸的关系/金箫雷//针灸
杂志.-4-28-253

谈谈韭叶许/金箫雷//针灸杂志.-4-28-458

问病五则/金箫雷(问);承淡安(答)//针灸杂志
.-4-28-158

问眼病三则/金箫雷//针灸杂志.-4-28-381

针灸杂志的论坛/金箫雷//针灸杂志.-4-28
-533

金晓初

询问二则/金晓初//光华医药杂志.-4-39
-450

金孝仁

臌胀谈/金孝仁//复兴中医.-5-31-114

柳枝和万年青/金孝仁//新中医刊.-5-20
-484

金学仁

鱼鳞薛/金学仁//光华医药杂志.-4-37-79

金勋衢

脾胰心包之研究/金勋衢//医林一谔.-4-10
-459

金彦之

答二十二/金彦之//绍兴医药学报.-1-14
-141

金银花

上海中医的概况/金银花//中西医药.-5-13
-364

金雨时

金匮妇人杂症篇答问/金雨时//绍兴医药学报
星期增刊.-1-22-69

疑问两则/金雨时//绍兴医药学报星期增刊.-1
-22-35

金煜声

惊后不语/金煜声//光华医药杂志.-4-40
-176

金冤禽

妊娠恶阻呕吐与流涎治疗之商榷/金冤禽//光
华医药杂志.-4-37-505

金择明

论痈疔百效丸/金择明//医界春秋.-3-5-362

金　泽

朝鲜金泽先生来函/金泽//复兴中医.-5-31
-257

金曾洵

论医学与科学之关系/金曾洵//中西医学报.-1
-26-439

胃之摄生法/金曾洵//中西医学报.-1-33

-377

金真如

持脉法/金真如//神州国医学报.-4-18-238
//光华医药杂志.-4-41-196//现代中医.
-4-43-399//中医新生命.-5-8-480//国
医砥柱月刊.-5-15-560

对于卫生署管理中医之表示/金真如//神州国
医学报.-4-18-72

反对卫生署管理中医理由书/金真如//医学杂
志.-2-18-103//针灸杂志.-4-32-173//
现代中医.-4-43-270//中医新生命.-5-8
-283//国医砥柱月刊.-5-15-424

反对卫生署管理中医之理由书(连载)/金真如
//国医正言.-5-5-198,253//文医半月刊
.-5-14-322,338

归脾汤之运用/[日]矢数道明(著);金真如(摘
译);耿旻众(录)//神州国医学报.-4-18-
248//光华医药杂志.-4-41-213//现代中
医.-4-43-405//中医新生命.-5-8-482
//国医砥柱月刊.-5-15-568,620.-5-16-
633.-5-17-71

请国医馆南京国医公会南京市政府及行政院释
疑关于卫生署管理中医问题(连载)/金真如
//文医半月刊.-5-14-421,437,455

请国医馆南京国医公会南京市政府及行政院释
疑关于卫生署管理中医问题/金真如//国医
砥柱月刊.-5-15-484

请国医馆南京国医公会南京市政府及行政院释
疑最后意见/金真如//国医砥柱月刊.-5-15
-543

卫生署中医委员会之性质及权限(连载)/金真
如//神州国医学报.-4-18-349,396//国医
正言.-5-5-517,567//文医半月刊.-5-14
-515,548,569,589,611//国医砥柱月刊.-5
-16-11,78

卫生署中医委员会之性质及权限/金真如//中
医新生命.-5-8-535

再论卫生署不应管理中医及此后办法/金真如
//中医新生命.-5-8-289//文医半月刊.-5

－14－397//国医砥柱月刊.－5－15－426

金正希

问耳鸣耳聋治法/金正希//绍兴医药学报星期
增刊.－1－21－358

问手裂预防及治疗方法/金正希//绍兴医药学
报星期增刊.－1－21－397

金正愚

驳傅孟真所谓国医/金正愚//中医新生命.－5－
6－79

铁道部金正愚君来函/金正愚//中医新生命.－5
－6－168

中药可尽用化学方法分析乎/金正愚//中医新
生命.－5－6－103

金志澄

鼻咽头炎症候群与极轻症肺结核症等的区别事
项(连载)/[日]山崎春三(著);金志澄(译)
//华西医药杂志.－5－36－164,214,265

金志翔

养阴法之应用/金志翔//复兴中医.－5－31
－190

金峙程

读新医自觉悟之感想/金峙程//中西医学报.－1
－36－445

金　重

治误服银块或铜钱法/金重//文医半月刊.－5－
14－43

金子长

花近楼联话/金子长//中西医学报.－1－40
－456

金子久

金氏医案辑按/金子久(著);凌树人(辑)//国医
砥柱月刊.－5－18－679

问松堂医案(连载)/金子久//中医杂志.－2－20
－476.－2－21－131

金子宜

问鼓胀反胃治法/金子宜//绍兴医药学报星期
增刊.－1－21－318

金子膺

汉药鹿茸中国文献的研究/[日]峰下銕雄
(著);金子膺(译述)//医文.－5－34－591

谨

对于国医今后之希望/谨//现代医药月刊.－4－
27－481

恢复青春有术/谨//光华医药杂志.－4－37
－346

婚姻卫生之重要/谨//现代医药月刊.－4－27
－747

寄生虫病之特效药(连载)/谨//现代医药月刊
.－4－27－745,747,749

乳汁缺乏之原因及通乳良方/谨//现代医药月
刊.－4－27－757

意想不到之奇嗜/谨//光华医药杂志.－4－36
－49

整理与创作/谨//现代医药月刊.－4－27－511

谨　庸

形与气相任则寿说/谨庸//神州国医学报.－4－
14－383

锦

患病期中之食饵/锦//中国医药月刊.－5－32
－292

劲秋医学函授社

劲秋医学函授社招生简章/劲秋医学函授社//
三三医报.－2－34－383

进　步

肺痨预防与社会改良之关系/进步//中西医学

报.-1-35-165

晋陵下工

大蒜之研究/晋陵下工(译)//中西医学报.-1-41-427//医界春秋.-3-8-283

敬告本会会员研究医学者(连载)/晋陵下工//中西医学报.-1-27-249,335

日光浴一夕谈(连载)/晋陵下工//国药新声.-5-22-572.-5-23-34

新本草纲目序例/晋陵下工//中西医学报.-1-41-125

靳国英

卫生要则/靳国英//医学杂志.-2-2-445

靳子愚

为国医砥柱六十期纪念献词/靳子愚//国医砥柱月刊.-5-18-357

经利彬

动物药材鹿茸阿胶底野迦与蟾酥/经利彬//新中华医药月刊.-5-35-101

芎劳之生理作用(连载)/经利彬,石原皋//苏州国医杂志.-5-2-291,596

经寿彬

肺痿肺痈略述/经寿彬//中医指导录.-4-3-103

风温论治/经寿彬//中医指导录.-4-3-39

经文彬

春温论治/经文彬//中医指导录.-4-2-389

湿温论治/经文彬//中医指导录.-4-2-424

荆家鼐

问题三则/荆家鼐//医学杂志.-2-18-458

荆武蒙

当归确有调经种子之伟功/荆武蒙//中西医学报.-1-41-439

井川俊一

几种日本流行的民间草药/[日]井川俊一(著);汤慕殷(译)//国药新声.-5-28-176

井庆滋

梅核咽气/井庆滋//光华医药杂志.-4-38-551

井上正贺

高峰氏弟阿司打西之简易制法/[日]井上正贺(原稿);顾任伊(译)//中西医学报.-1-28-445

日本农学士井上正贺自然疗治法(连载)/[日]井上正贺//医学杂志.-2-3-579.-2-4-81

景德镇中医联合会

景德镇中医联合会简章/景德镇中医联合会//中医杂志(广东).-3-4-196

景 飞

肺风痰喘/景飞//中国女医.-5-34-246

食养一束/景飞//中国女医.-5-34-173

景鉴和

问咳嗽痰血常见治法/景鉴和//绍兴医药学报星期增刊.-1-22-46

景开基

痢症之名不一噤口痢有休息有酒客痢有老年痢又有久痢试就各证及其治法详言之/景开基//医学杂志.-2-9-121

景 莲

和马瘦吟原玉有序/景莲//沈阳医学杂志.-3-1-411

景叔甫

时症新治验/吴庆时,景叔甫//绍兴医药学报.-1-17-300

景淑祖

失笑散之神效/景淑祖//医学杂志.-2-18-444

景　桐

红花能治血闷/景桐//医林一谔.-4-8-89

景贤医院

疝气/景贤医院//医学杂志.-2-18-84

景仰山

白虎加人参汤解/景仰山//沈阳医学杂志.-3-2-85

胆汁入小肠取汁奉心化血说/景仰山//沈阳医学杂志.-3-2-225

古方不能治今病辩/景仰山//沈阳医学杂志.-3-2-217

古人用甘草有数义说/景仰山//沈阳医学杂志.-3-2-313

津门出水说/景仰山//沈阳医学杂志.-3-2-74

奇证一则/景仰山//沈阳医学杂志.-3-2-193

气由廉泉玉英出入说/景仰山//沈阳医学杂志.-3-2-226

人参鹿茸本性不热说/景仰山//沈阳医学杂志.-3-1-339

十二经脉名义解/景仰山//沈阳医学杂志.-3-2-161

食汁由小肠入别肠说/景仰山//沈阳医学杂志.-3-2-224

受暑暴(下附气结胸案)/景仰山(遗著)//沈阳医学杂志.-3-3-36

熟地论/景仰山//沈阳医学杂志.-3-1-340

汤膏丸散各有所宜说/景仰山//沈阳医学杂志.-3-2-313

吐血/景仰山//沈阳医学杂志.-3-3-35

温热论/景仰山//沈阳医学杂志.-3-2-413

瘟疹内陷/景仰山//沈阳医学杂志.-3-3-146

小柴胡汤解/景仰山//沈阳医学杂志.-3-2-85

医书愈多医道愈晦说/景仰山//沈阳医学杂志.-3-2-147

医学从正论自序(连载)/景仰山//沈阳医学杂志.-3-1-330,414

中西医学论/景仰山//沈阳医学杂志.-3-2-75

景贻孙

答徐庄君夫人病治法/景贻孙//绍兴医药学报星期增刊.-1-22-142

敬告多吃僵蚕的利害并叩求戒救的方法/景贻孙//三三医报.-2-29-181

景芸芳

国药研究十二种/景芸芳//中医世界.-3-30-96

淮南子大戟去水莩苈愈张述/景芸芳//医界春秋.-3-5-346

香附乌药各论/景芸芳//光华医药杂志.-4-35-417

景　赵

浴身的研究/景赵(译);史介生(述)//三三医报.-2-29-16

净土生

问青盲治法/净土生//绍兴医药学报星期增刊.-1-21-47

竟　成

问枸杞子性味/竟成//绍兴医药学报星期增刊.-1-21-132

问遗精一症丁一山先生之方究可服否/竟成//绍兴医药学报星期增刊.-1-21-134

敬　熙

胡说病理(一)至(三)/敬熙//文医半月刊.-5-14-11,21,86

新韵语二则/敬熙//文医半月刊.-5-14-43

敬斋古今黈

拨涌泉穴能愈足疾/敬斋古今黈//中医杂志(广东).-3-4-319

静 庵

蟾酥/静庵//新中医刊.-5-19-303

静 盦

两性教育的几条原理/静盦//中西医学报.-1-36-357

静 溪

治疗下颌脱臼法之解剖/静溪//文医半月刊.-5-14-71

静 英

临终之催眠术/静英//中西医学报.-1-34-107

静 真

午后睡眠之利益/静真//光华医药杂志.-4-35-571

镜 澄

活剖/镜澄//自强医学月刊.-3-40-539

镜 清

漫谈脚气/镜清//中国医药月刊.-5-32-370

九 初

问右臂胛手臂酸痛治法/九初//绍兴医药学报星期增刊.-1-21-382

九峰山农

问肛门虫出治法/九峰山农//绍兴医药学报星期增刊.-1-22-47

问梦遗治法/九峰山农//绍兴医药学报星期增刊.-1-21-398

问肉疗治法/九峰山农//绍兴医药学报星期增刊.-1-21-485

问下颚浮肿治法/九峰山农//绍兴医药学报星期增刊.-1-22-48

问眼猝盲治法/九峰山农//绍兴医药学报星期增刊.-1-22-47

问眼疾治法/九峰山农//绍兴医药学报星期增刊.-1-21-398

问治二则望速赐答/九峰山农//绍兴医药学报星期增刊.-1-21-485

九华山人

温病条辨上焦篇用桂枝汤之平议/九华山人//国医砥柱月刊.-5-18-506

哮症论治/九华山人//国医砥柱月刊.-5-18-480

药物研究录:元明粉/九华山人//国医砥柱月刊.-5-18-412

九江医学会中医部赣鄂国药研究会

国医馆之人选问题/九江医学会中医部赣鄂国药研究会//医林一谔.-4-8-267

九先通

张仲景伤寒论的要旨/九先通//光华医药杂志.-4-39-213

九一四州府大医生

脚气症考原/九一(三天)四州府大医生//三三医报.-2-32-282

久保田晴光

汉药/[日]久保田晴光(著);宋大仁(译)//中西医药.-5-10-119

汉药之知识(连载)/[日]久保田晴光//中医新生命.-5-7-76,122,187,247,305,370,419,470,531,593.-5-8-10,90,165,232,292,372,451,508,567,612

旧 黑

中医/旧黑//绍兴医药学报星期增刊.-1-22-363

鹜峰樵

医林外史(连载)/鹜峰樵//绍兴医药学报.-1-
9-139,199,265

居龙太

性的内分泌(一)至(二)/居龙太(撰);陈震异
(意译)//光华医药杂志.-4-41-303,483

鞠安

关于鼠疫疗法之贡献之商榷之驳斥/鞠安//新
中医刊.-5-20-582
关于鼠疫治法之贡献之商榷/鞠安//新中医刊
.-5-20-408

鞠前

石斛之种类谈/鞠前//医林一谔.-4-11-133

菊屏

痧妖记/菊屏(述);沈仲圭(录)//三三医报.-2
-34-55

菊秋

消炎增福良方二十味/菊秋//医界春秋.-3-5-
240

菊影

铁肺人返美记(附图)/菊影,宗义//神州国医学
报.-4-18-446

橘圃

医药/橘圃//中医世界.-3-38-184

觉

欲望与痛苦/觉//德华医学杂志.-1-39
-151

觉非

女科初阶上编(连载)/觉非//绍兴医药月报.-2
-41-140,191,231
女科初阶序言/觉非//绍兴医药月报.-2-41

-139
人之伤于寒也则为病热热虽甚不死释义/觉非
//三三医报.-2-36-52
喜伤心恐胜喜论/觉非//三三医报.-2-36-52

觉迷

看护婴儿之方针(录女子世界)/常觉,觉迷(译)
//中西医学报.-1-31-195

军事委员会后方勤务部

公私立医院优待警察机关伤病员警办法/行政
院内政部卫生署,军事委员会后方勤务部//
新中华医药月刊.-5-35-49

钧大

乳母食品之宜忌/钧大//中西医学报.-1-38
-104

骏

书梅七绝四首/骏//医学报.-1-6-191

K

卡勒

人之谜(连载)/[法]卡勒(原著);杨明光(译)
//医文.-5-34-325,387,445,502,559

开朗

增进健康的玻璃/开朗//中西医学报.-1-38
-113

楷

肺结核与 Potossium-Sulpho-Guaiacol 制剂/
[奥]罗臣司登(著);楷(译)//中西医药.-5-
12-501

侃如

请问五十九号的(质疑一束)/侃如//绍兴医药
学报星期增刊.-1-22-164
问病/侃如//绍兴医药学报星期增刊.-1-22

－303

我对于研究蟯虫的意见/侃如//绍兴医药学报
星期增刊.－1－21－325

质疑一束/侃如//绍兴医药学报星期增刊.－1－
21－467

致蒋璧山君书/侃如//绍兴医药学报.－1－19
－372

欿然轩主人

验方/欿然轩主人//三三医报.－2－31－280

阙勉

按摩须知/阙勉//医学杂志.－2－1－239

按摩之原始/阙勉//医学杂志.－2－1－455

流行性感冒之实扶的里血清疗法/阙勉//医学
杂志.－2－1－117

针治须知/阙勉//医学杂志.－2－1－341

康北海

广东中医药专门学校康北海先生来函/康北海
//医学杂志.－2－17－394

康浩

疔肿痈疽(大背)之保存疗法/康浩(译)//医学
杂志.－2－7－502

康华

戒鸦片烟良方/康华//文医半月刊.－5－14
－296

康焕章

答陈君问鼻塞的治法/康焕章//绍兴医药学报
星期增刊.－1－21－430

答九峰山农问眼病方/康焕章//绍兴医药学报
星期增刊.－1－21－406

答沈耕莘君问遗精方/康焕章//绍兴医药学报
星期增刊.－1－21－430

康济民

答黄子秀代戚问疾治法/康济民//绍兴医药学

报星期增刊.－1－22－301

妇科经症指迷序/康济民//沈阳医学杂志.－3－
1－182

康氏医院治疗验案(连载)/康济民//沈阳医学
杂志.－3－3－94,146

痢症指南(连载)/康济民//沈阳医学杂志.－3－
2－356,417.－3－3－25,74,130,176

痢症指南并序/康济民//沈阳医学杂志.－3－2－
298

沈水庆云阁救时浅说(连载)/康济民//沈阳医
学杂志.－3－1－382,443.－3－2－78

验方辑录序(附咳嗽验方)/康济民//沈阳医学
杂志.－3－1－464

医事绪言(附论肺病)/康济民//沈阳医学杂志
.－3－1－322

杂谈/康济民//沈阳医学杂志.－3－2－254

康健

谈补/康健//国药新声.－5－28－479

卫生之研究(连载)/康健//国医新声.－5－27－
509,587

医治婴儿良方/康健//国医新声.－5－27－667

最新发明伤科救命丹说明书/康健//国药新声
.－5－28－559

康乐

脑力之休养/康乐//现代医药月刊.－4－27－
745,747

康乃尔医学院

头痛试验(纽约通讯)/康乃尔医学院//中西医
药.－5－10－591

康念尧

国医砥柱月刊社征求社员启事/康念尧//国医
砥柱月刊.－5－15－416

康衢

妇女应注意的卫生/康衢//文医半月刊.－5－14
－20

康升亭

漫谈中药与西药/康升亭//医界春秋.-3-14
-386

康惟恂

近世取缔医生序/康惟恂//绍兴医药学报星期
增刊.-1-22-183

眼科验方两则/康惟恂//中医杂志.-2-21
-157

康维新

更正表/康维新//绍兴医药学报.-1-14-85

简明眼科学序例/康维新//绍兴医药学报.-1-
16-537

谨告婴儿弥月不宜剃去胎发/康维新//绍兴医
药学报.-1-13-466

老子之卫生精语/康维新//绍兴医药学报.-1-
15-512

墨子论疾之由来/康维新//绍兴医药学报.-1-
15-507

目闭不开治疗一得/康维新//绍兴医药学报.-1
-14-38

目病预防法略述/康维新//绍兴医药学报.-1-
13-194

目病最急性之黄液上冲说(附方)/康维新//绍
兴医药学报.-1-14-35

释彩蛋/康维新//绍兴医药学报.-1-14-99

说目之卫生/康维新//绍兴医药学报.-1-15
-39

问八十四/康维新//绍兴医药学报.-1-14
-140

问百十五/康维新//绍兴医药学报.-1-15
-217

药店宜检方配药勿误杀人说/康维新//绍兴医
药学报.-1-13-487

康维恂

答陈君问目中生金花的治法/康维恂//绍兴医
药学报星期增刊.-1-21-420

答甘棠徐召南君/康维恂,燹忱氏//绍兴医药学

报星期增刊.-1-22-431

答杭州柴德新君问口疾治法/康维恂//绍兴医
药学报星期增刊.-1-21-486

答何君问目疾/康维恂//三三医报.-2-29
-374

答胡翁解虫毒/康维恂//三三医报.-2-30
-588

答揭阳黄君/康维恂//绍兴医药学报星期增刊
.-1-21-462

答净土生君问青盲治法/康维恂//绍兴医药学
报星期增刊.-1-21-71

答潘阳李氏/康维恂//绍兴医药学报星期增刊
.-1-22-489

答王肖舫兄药物质疑/康维恂//绍兴医药学报
星期增刊.-1-21-246

答亚鹤君问睫毛倒入治法/康维恂//绍兴医药
学报星期增刊.-1-22-21

答张春圃君问虚证治法/康维恂//绍兴医药学
报星期增刊.-1-21-30

答张黼章君/康维恂//绍兴医药学报星期增刊
.-1-22-308

答张君问偶感风寒两手酸痛/康维恂//三三医
报.-2-29-177

答折背叟启事第三则/康维恂//三三医报.-2-
30-190

妇幼广意附家庭实验序/康维恂//三三医报.-2
-30-22

复卢仪征/康维恂//三三医报.-2-30-412

告惠家母治疮良方/康维恂//三三医报.-2-30
-515

国医百家第八种简明眼科学勘误/康维恂//三
三医报.-2-32-377

行医叹/康维恂//绍兴医药学报星期增刊.-1-
21-440

和徐君二十感怀/康维恂//三三医报.-2-29
-564

急性目病之黄液上冲说(附方)/康维恂//中医
杂志.-2-19-449

敬告眼科医士速备时疫夺命散/康维恂//绍兴
医药学报星期增刊.-1-21-279

敬请各界诸君注意利用闲暇研究卫生留神医药从速预订目病浅治法启/康维恂//绍兴医药学报星期增刊.-1-21-488

敬求治遗尿的良方/康维恂//绍兴医药学报星期增刊.-1-21-168

救解燐毒法辨证(连载)/康维恂//沈阳医学杂志.-3-1-398,462.-3-2-41

救解燐毒法序/康维恂//沈阳医学杂志.-3-1-398

叩求医疮良方/康维恂//三三医报.-2-30-341

马丹阳十二穴考正穴道主治歌括/康维恂//绍兴医药学报星期增刊.-1-22-231

目病浅治法/康维恂//沈阳医学杂志.-3-1-374

目病浅治法验方/康维恂//沈阳医学杂志.-3-2-21

目病预防略述/康维恂//中医杂志.-2-20-126

请求治鬓发渐稀方/康维恂//三三医报.-2-29-33

妊娠分娩起算表/康维恂//绍兴医药学报.-1-19-435

神州医药学报复活颂词/康维恂//神州医药学报.-1-47-226//三三医报.-2-30-22

时疫夺命散神效除痛散之治疗/康维恂//绍兴医药学报星期增刊.-1-21-184

时疫治验/康维恂//绍兴医药学报.-1-20-181

颂绍兴医药月刊并引/康维恂//三三医报.-2-30-564

泰西本草序/康维恂//绍兴医药学报.-1-19-25

挽江都杨辅臣翁联/康维恂//三三医报.-2-31-42

卫生必读颂词/康维恂//三三医报.-2-30-94

卫生四少诀/康维恂//三三医报.-2-29-43

未病时之却病十法/康维恂//绍兴医药学报.-1-16-553

问百二十六/康维恂//绍兴医药学报.-1-15

问一百四十三/康维恂//绍兴医药学报.-1-16-32

问制乳香等善法/康维恂//绍兴医药学报星期增刊.-1-21-196

问治冻疮特效药/康维恂//绍兴医药学报星期增刊.-1-21-12

修身归一诀/康维恂//三三医报.-2-29-44

医病有六不治/康维恂//绍兴医药学报.-1-16-554

医铎题词七绝/康维恂//绍兴医药学报.-1-16-336

医学会开议外交/康维恂//绍兴医药学报星期增刊.-1-22-338

遗精五年一旦霍然/康维恂//绍兴医药学报星期增刊.-1-21-86

已病时有十不治/康维恂//绍兴医药学报.-1-16-554

银海验方/康维恂//中医杂志.-2-19-335

应方君征治婴孩脐风屡试屡验之鼠肾方/康维恂//绍兴医药学报星期增刊.-1-22-259

应任伯和问目疾治法/康维恂//三三医报.-2-29-176

又复卢仪征讯/康维恂//三三医报.-2-31-65

赠社长裘吉生翁之杭设院联/康维恂//三三医报.-2-31-42

赠镇江医学公会联/康维恂//三三医报.-2-31-42

张刘李朱四家行医总诀诗/康维恂//三三医报.-2-29-44

治疗述异初编序/康维恂//绍兴医药月报.-2-37-347

致古杭柴君书/康维恂//绍兴医药学报星期增刊.-1-22-296

致兰溪方肇元君书/康维恂//绍兴医药学报星期增刊.-1-22-264

致凌永言诸君/康维恂//绍兴医药学报星期增刊.-1-22-24

致裘吉生君书/康维恂//绍兴医药学报.-1-19-369

康宜勤

读秦伯未先生除夕沪变之作回环讽诵足见慈肠
侠胆流露字里行间谨步原韵乞为哂正/康宜
勤//中医指导录.-4-2-437

考试院

中医检核面试办法/考试院//新中华医药月刊
.-5-35-166,676

中医考试廿三日晚揭晓录取颜景华等廿七名/
考试院//国医砥柱月刊.-5-16-50

柯等和

代姚美宰君征求中消良方/柯等和//医界春秋
.-3-8-198

改良中国医药之我见/柯等和//医界春秋.-3-
8-501

感冒的新理解书后/柯等和//医界春秋.-3-8-
314

石硫磺之研究/柯等和//医界春秋.-3-8-285

太阳病略解/柯等和//医界春秋.-3-8-424

柯集庵

回生丹方论/柯集庵//医学杂志.-2-10-158

柯生原

肥人卫生论(录进步杂志)/[美]柯生原//三三
医报.-2-29-70,121

柯湘帆

初夏述怀用先君自题小影原韵/柯湘帆//三三
医报.-2-31-80

附录先严泽舟公乙卯述怀兼自题小影原唱敬请
海内大吟坛赐和曷胜感祷/柯湘帆//三三医
报.-2-31-81

说肺/柯湘帆//中医杂志.-2-19-436

雨阻庄川联句/章叔和,柯湘帆//三三医报.-2
-31-80

杂感(二律)/柯湘帆//三三医报.-2-31-80

柯与参

病菌传染与本能抵抗/柯与参//医林一谔.-4-
11-314

风之病理及治法(连载)/柯与参//医林一谔.-4
-11-195,243

请中央国医馆对于各分馆之内容务求充实案/
柯与参//国医公报.-4-22-428

提案由中央国医馆确定管理国医规则案/柯与
参//国医公报.-4-22-443

由中央国医馆呈请经委会拨款若干元以便筹设
西北国药制造厂案/柯与参//国医公报.-4-
22-414

由中央国医馆为甘肃国医分馆年补助经费若干
以利进行案/柯与参//国医公报.-4-22
-433

中央国医馆赶发国医学校教材以便统一教授案
暨呈请行政院令饬教育部在全国各大学设立
国医专科案又请中央国医馆呈请行政院转函
经委会或中英庚款董事会年拨经费若干元以
便举办甘肃国医专校及国医院案/柯与参//
国医公报.-4-22-399

中央国医馆理事甘肃分馆馆长柯与参先生演讲
录/柯与参//苏州国医杂志.-5-1-319

柯泽菴

妇科症治一束/柯泽菴//光华医药杂志.-4-37
-512

科学针灸医学院

科学针灸医学院招生/科学针灸医学院//复兴
中医.-5-31-701

请研究科学针灸/科学针灸医学院//复兴中医
.-5-31-494

可 久

旧有嘲懒学诗戏续二首/可久//铁樵医学月刊
.-4-44-299

可 琴

和相臣老弟咏怀七绝二首/可琴//三三医报.-2

－30－604

克 励

关于药单之贴印花/克励//医林一谔.-4-8
-15

由外商攫夺土制火柴联想及我们的种种/克励
//医林一谔.-4-8-58

克明医学会

克明医学会来函/克明医学会//医学杂志.-2-
15-631

课 余

脾脏之研究/课余//医界春秋.-3-11-266

空 我

科学可以延长生命/空我//光华医药杂志.-4-
38-390

孔蔼如

成氏伤寒营风伤卫驳议/孔蔼如//三三医报.-2
-31-209

释气与血/孔蔼如//医学杂志.-2-14-431

中西医学根本不同论/孔蔼如//三三医报.-2-
30-437

孔霭士

眩晕论/孔霭士//中医世界.-3-25-478

孔伯华

充实中央及各省市国医馆建议案/孔伯华//国
医公报.-4-22-431

核定中央及各省市国医馆经费建议案/孔伯华
//国医公报.-4-22-434

家庭常识/孔伯华//北平医药月刊.-5-9-69

提议统一病名建议案/孔伯华//国医公报.-4-
22-440

中央国医馆应实行管理医药事业案/孔伯华//
国医公报.-4-22-418

孔伯毅

答问/孔伯毅(问);谢诵穆(答)//中医新生命.-
5-7-50

动物试验之疑问与食物相克/孔伯毅//现代中
医.-4-43-110

关于橙皮橘皮之答案/孔伯毅//中医新生命.-5
-8-177

黄疸证治/孔伯毅//中国医药月刊.-5-32
-355

鸡鸣室札记(连载)/孔伯毅//中国医药月刊.-5
-32-475,506

孔伯毅问诵穆答/孔伯毅(问);谢诵穆(答)//中
医新生命.-5-6-596

论食积/孔伯毅//现代中医.-4-43-278

身体之研究/孔伯毅//中医新生命.-5-6-591

习医日记(连载)/孔伯毅//中医新生命.-5-7-
269,310,435,486,540,602.-5-8-32,96

习医日记自序/孔伯毅//中医新生命.-5-7
-85

腺体之研究(连载)/孔伯毅//中医新生命.-5-
7-45,102,166,230,291,354,403,452,521,
572,638

验方丛话(连载)/孔伯毅//中医新生命.-5-7-
140,194,256,331,433,484,538,599.-5-8
-31,94,178,238,315,379,449,501,573,630

验方丛话(一)至(六)/孔伯毅//现代中医.-4-
43-92,206,260,324,448,614

孔达朝

今余问于夫子令言而可知视而可见扪而可得
(素问三十九篇举痛论)/孔达朝//杏林医学
月报.-3-16-366

孔繁禄

五载眼翳请赐根治药方/孔繁禄//医学杂志.-2
-18-186

孔繁煜

读余云岫答张弓泉先生来信后/孔繁煜//华西
医药杂志.-5-36-155

沟通中西医创造新中国医学/孔繁煜//华西医药杂志.-5-36-198

记录鼠疫验案一则/孔繁煜//华西医药杂志.-5-36-387

疟疾证治概要/孔繁煜//华西医药杂志.-5-37-79

伤寒挟杂症之肺炎治验案/孔繁煜//华西医药杂志.-5-37-227

中国古代公医制度/孔繁煜//华西医药杂志.-5-37-195

中西医育统一的又一榷商榷/孔繁煜//华西医药杂志.-5-36-244

孔　庚

湖北国医专科学校第一届毕业生同学录序/孔庚//光华医药杂志.-4-39-533

孔南炎

外症治验录/孔南炎//国医导报.-5-30-67

孔时亮

百思不得其解/孔时亮//光华医药杂志.-4-35-211

孔肃然

孔肃然君来书/孔肃然//中医新生命.-5-8-468

孔宪杰

小儿病后聋哑老妇不辨臭味/孔宪杰//医学杂志.-2-18-365

孔宣礼

冬不藏精春必病温/孔宣礼//杏林医学月报.-3-16-461

妇人不月何为妊娠何为闭经/孔宣礼//杏林医学月报.-3-16-528

少阴下利便脓血桃花汤主之厥阴热利下重白头翁汤主之/孔宣礼//杏林医学月报.-3-18-110

食物相犯与宜忌之认识(一)至(四)/孔宣礼//杏林医学月报.-3-17-481,529.-3-18-29,75

太阴为开厥阴为阖少阴为枢释义/孔宣礼//杏林医学月报.-3-20-21

卫气并脉循分为肤胀说/孔宣礼//杏林医学月报.-3-17-101

自汗盗汗解/孔宣礼//杏林医学月报.-3-17-24

孔正道

山东曲阜孔正道函—报告张氏八宝拨云散之功效/孔正道//医界春秋.-3-10-370

孔仲华

论妇女之乳症/孔仲华//北平医药月刊.-5-9-101

孔壮公

习题第十三号/孔壮公//中医新生命.-5-8-465

寇孟杰

瘢疹喉痧论文第二名/寇孟杰//北京医药月刊.-5-21-395

桂枝麻黄大青龙三方等级说/寇孟杰//北京医药月刊.-5-21-218

论产后禁用白芍/寇孟杰//北京医药月刊.-5-21-49

论生地黄熟地黄/寇孟杰//北京医药月刊.-5-21-219

论温热病混用犀角/寇孟杰//北京医药月刊.-5-21-50

论用药宜通权变/寇孟杰//北京医药月刊.-5-21-427

论治嗽须顾中气/寇孟杰//北京医药月刊.-5-21-351

伤寒论乃为六气之全书不与瘟疫同论论/寇孟杰//北京医药月刊.-5-21-353

伤寒温热瘟疫三者症治不同之辨论/寇孟杰//北京医药月刊.-5-21-527

寇宪民

家母腿痛内子白带请赐治方/寇宪民//医学杂
志.-2-17-407

苦 虫

封建制度下的奴隶医家/苦虫//中西医药.-5-
11-295

漫谈奴才的走狗/苦虫//中西医药.-5-12
-346

什么是中国医学革命的真正阻碍/苦虫//中西
医药.-5-11-13

祝由与由祝/苦虫//中西医药.-5-10-669

苦 梅

枇杷琐话/苦梅//医林一谔.-4-8-431

苦学生

日本女医士生活/苦学生//光华医药杂志.-4-
38-62

蒯修永

答徐在民许馥莘二君之征方/蒯修永//医界春
秋.-3-7-254

匡第春

论疮疖证治/匡第春//中医杂志.-2-26-220

问三治痰疑问/匡第春//神州医药学报.-1-45
-477

振兴中国医药实为当今急务论/匡第春//神州
医药学报.-1-44-442

匡克衡

桂枝之利尿功效/匡克衡//国医导报.-5-30
-322

匡 麟

日人的汉药观/[日]中尾万三(著);匡麟(译)
//新中医刊.-5-20-321

匡 时

发秃之原因及预防/匡时//三三医报.-2-31
-231

况乾五

艾灸救治垂死之蛔厥/况乾五//针灸杂志.-4-
34-307

大麻风治愈记录/况乾五//针灸杂志.-4-34
-453

蛔痛二则/况乾五//针灸杂志.-4-34-309

麻风初起极易消灭/况乾五//针灸杂志.-4-34
-369

又一奇症奇效/况乾五//针灸杂志.-4-34
-232

傀儡生鸢雏

头发异脱祈赐治法/傀儡生鸢雏//沈阳医学杂
志.-3-3-152

崑 冈

议复整顿书院并乡会试兼考时务折/崑冈等//
利济学堂报.-1-1-673

L

来鸿尧

金针治愈惊风及暴厥之奇效/来鸿尧//针灸杂
志.-4-28-81

来 仪

吗啡试验法/来仪//中西医学报.-1-23-467

来作城

肺结核概论/来作城//国药新声.-5-26-191

赖斗岩

医史碎锦/赖斗岩//医史杂志.-5-38-303

印度的医史和卡尔提阿及波斯的医史/赖斗岩,
朱席儒//医史杂志.-5-39-219

赖汉滨

寸口脉分配脏腑之淆论质疑及管见所拟之十四纲脉学/赖汉滨//医林一谔.-4-9-192

赖华锋

庆祝中医条例公布国医药同人一致拥戴蒋副主席赋此纪念/赖华锋//国医公报.-4-25-120

养生与卫生/赖华锋//中医世界.-3-37-48

赖化育

李沛原先生治愈内室后遂学针灸两月来之实验报告/赖化育//针灸杂志.-4-33-153

赖际熙

光汉中医专科学校广州市医学卫生社光汉医院等联合来函/赖际熙,潘茂林,黄焯南//医界春秋.-3-14-262

赖俊卿

言动头晕脑胀/赖俊卿//光华医药杂志.-4-40-562

赖良蒲

北京国医砥柱月刊五周年纪念感言/赖良蒲//国医砥柱月刊.-5-17-390

国医砥柱月刊社复刊序言/赖良蒲//国医砥柱月刊.-5-18-55

痢疾赘言/赖良蒲//国医砥柱月刊.-5-16-282

淋浊浅说/赖良蒲//国医砥柱月刊.-5-16-342

内中风与脑充血/赖良蒲//国医砥柱月刊.-5-18-108

气化与细菌/赖良蒲//国医砥柱月刊.-5-16-530

伤寒非传染病温热疫疠及肠窒扶斯非伤寒驳义/赖良蒲//国医砥柱月刊.-5-16-171

赖佩瑜

破迷说/赖佩瑜//神州医药学报.-1-42-61

问一/赖佩瑜//神州医药学报.-1-42-243

赖琴南

问鼻渊治法/赖琴南//绍兴医药月报.-2-41-45

赖文辉

斑疹伤寒实验案/赖文辉//华西医药杂志.-5-36-27

赖筱梅

治验两则/赖筱梅//神州医药学报.-1-46-86

赖醒非

试言诊热病所当注意之点分四层说明之/赖醒非//铁樵医学月刊.-4-44-754

铁樵函授医学学员课艺选刊:伏暑之病因如何/赖醒非//铁樵医学月刊.-4-44-171

赖有训

赖有训君来函/赖有训//中医指导录.-4-1-23

赖云清

论痘证中之误治及验案各一/赖云清//国医砥柱月刊.-5-16-345

谈谈痢疾之治疗并验方列后/赖云清//国医砥柱月刊.-5-16-282

赖植卿

国朝名医拾遗/赖植卿//医学报.-1-4-439

兰陵梦痴

纪述常州医家病家之习惯/兰陵梦痴//绍兴医药月报.-2-37-393

兰叟手

救急便览/兰叟手//三三医报.-2-31-169

兰兮

阴阳五行的认识及其在医学上的地位/兰兮//文医半月刊.-5-14-99

兰溪公立中医专门学校

兰溪公立中医专门学校第二次招生简章/兰溪公立中医专门学校//绍兴医药学报.-1-18-296

兰溪县中医药团体

兰溪县中医药团体来电/兰溪县中医药团体//医学杂志.-2-18-280

兰溪药业私立中医专门学校

浙江兰溪中医学校为更改学社名称呈兰溪实验县政府文/兰溪药业私立中医专门学校//医界春秋.-3-13-35

兰溪中医专校

复武昌医学研究会书/兰溪中医专校//三三医报.-2-29-73

兰州市中医师公会

兰州市中医师公会聘状/兰州市中医师公会//国医砥柱月刊.-5-18-258

岚光

健康之测验/岚光//中西医学报.-1-41-155

蓝天伴

谵语非热蒸心包辨/蓝天伴//医界春秋.-3-13-120

蓝逸庵

痢症之原因及疗法/蓝逸庵//国医杂志.-4-12-426

蓝月恒

公函照录/张筱村,蒋雨塘,蓝月恒//医学公报.-1-6-519

靖江调查员蓝月恒先生来书/蓝月恒//医学报.-1-6-173

澜平

送第四届毕业男女同学夏少泉蔡志铭等学成旋里序/澜平//针灸杂志.-4-33-61

郎桂生

答问/郎桂生(问);陆渊雷(答)//中医新生命.-5-7-570

郎桂生君来书/郎桂生//中医新生命.-5-6-359

郎桂生问渊雷夫子答/郎桂生(问);陆渊雷(答)//中医新生命.-5-6-593

习题第十三号/郎桂生//中医新生命.-5-8-465

习题第十四号/郎桂生//中医新生命.-5-8-407

朗译

奉天除疫大会之速记(工部局医员史君谈礼稿)/朗译//中西医学报.-1-25-184

劳尘

发刊词/劳尘//中国医学月刊.-3-15-5

劳少齐

咳嗽肺病杂谈/劳少齐//铁樵医学月刊.-4-44-65

劳逸

读内经随笔(连载)/劳逸//中医新生命.-5-8-295,354

老张

悬壶/老张//文医半月刊.-5-14-108

烙声峻

国医历史及其复兴/烙声峻//文医半月刊.-5-14-242

乐安泐

来函照录/乐安泐//医学报.-1-4-550

乐蟾

北平的一幕/乐蟾//文医半月刊.-5-14-28

乐山

河北武清县医药状况一瞥/乐山//光华医药杂志.-4-35-189

乐绍虞

提议改进药业先筹设药业传习所案/乐绍虞//国医公报.-4-22-410

提议请国府明令地方当局切实保护国医国药勿再自行摧残案/乐绍虞//国医公报.-4-22-442

雷典如

医医五言广义/包桃初(著);雷典如(广义)//神州医药学报.-1-45-393

雷鸣夏

金鸣宇反对国医馆之无理取闹/雷鸣夏//医林一谔.-4-8-280

雷少逸

谷类赋/雷少逸(著);费溥泉(录)//中医杂志.-2-21-269

冷观

医弊一夕话/冷观//绍兴医药学报.-1-15-503

冷目

清洁街道关系公众卫生之我见/冷目//绍兴医药月报.-2-40-397

冷秋

郑连山夫子医案(一)至(四)/冷秋//文医半月刊.-5-14-464,501,535,600

冷水

抵制劣货之医药观/冷水//绍兴医药学报.-1-16-466

离尘山人

论西医治病或愈或不愈之理训兄子克明/离尘山人//绍兴医药月报.-2-37-237

论夏秋服生化汤之流弊/离尘山人//绍兴医药月报.-2-37-389

黎庇留

黄满荣治验一则/黎庇留//医学公报.-1-6-560

黎伯概

北绛舟中作/黎伯概//神州医药学报.-1-46-237

充补管见书/黎伯概//国医公报.-4-20-98

广金匮人因风气生长义/黎伯概//神州医药学报.-1-44-21

精神卫生根本在道德/黎伯概//医学杂志.-2-16-331//杏林医学月报.-3-21-453//医林一谔.-4-11-509

论科学不能打消神话与中医之非神话的而为物理的本国的悬谈的而非化学的世界的又绝非迷信的也/黎伯概//神州医药学报.-1-43-195

论中医之学据象数西医之学据物质二者俱宜互用/黎伯概//神州医药学报.-1-43-305

伤寒论著作之真诠/黎伯概//国医文献.-5-15-103

与同志论医学书/黎伯概//神州医药学报.-1-43-473

与袁君桂生书/黎伯概//神州医药学报.-1-46-399

中华医学盛衰历史评论/黎伯概//针灸杂志.-4-28-315

中央国医馆整理国医药学术标准大纲草案批评书/黎伯概//国医公报.-4-20-89

中药整理运用谈(连载)/黎伯概//现代医药月

刊.-4-27-595,621

黎萃拔

大柴胡汤应否有大黄议/黎萃拔//中医世界.-3-26-552

黎棣初

心胃气痛之原理/黎棣初//中医杂志.-3-4-336

黎灵生

黎灵生先生致广东新中医学会函/黎灵生//广东医药月刊.-3-24-341

黎　民

鼻嚏/黎民//光华医药杂志.-4-38-255

硕大无朋之大头/黎民//光华医药杂志.-4-37-463

黎年祉

白喉喉痧麻疹之鉴别与治疗/黎年祉//国医杂志.-4-13-317//光华医药杂志.-4-35-27

气与胃肠病/黎年祉//光华医药杂志.-4-35-155

千金方科学整理/朱华谷,黎年祉//光华医药杂志.-4-35-305

黎琴石

本会关于立法院通过中医条例呈中央国医馆转请解释文/何佩瑜(主稿);黎琴石(修订)//国医杂志.-4-6-461

对于行政院令改中医学校为学社之意见/黎琴石//国医杂志.-4-6-221

菲律宾取缔中医之感言/黎琴石//国医杂志.-4-7-275

霍乱症之商榷/黎琴石//国医杂志.-4-6-13

令季干事长尤老先生八秩开一荣寿志庆/黎琴石//国医杂志.-4-7-403

论咳有外感内伤之别/黎琴石//国医杂志.-4-5-33

论中医学宜公开研究/黎琴石//国医杂志.-4-7-173

论中医宜有团结实力/黎琴石//国医杂志.-4-6-310

论中医阴阳五行学说之非谬/黎琴石//国医杂志.-4-7-48

论中医之系统与科学/黎琴石//国医杂志.-4-5-347

侨港中华国医学会快邮代电/黎琴石,何佩瑜,梁朝浦,庐梓登//医林一谔.-4-10-517

讨论脑膜炎症/黎琴石//国医杂志.-4-5-557

为中央国医馆进刍言/黎琴石//国医杂志.-4-6-123

以科学方法整理国医之意见/黎琴石//国医杂志.-4-6-425

中国医药关系于民生经济说/黎琴石//国医杂志.-4-5-235

中西医学宜沟通论/黎琴石//国医杂志.-4-5-445

中央国医馆成立三载之慨言/黎琴石//国医杂志.-4-6-471

中医条例公布之感言/黎琴石//国医杂志.-4-7-451

邹静存老先生六十寿辰敬呈拙作二首借申庆祝/黎琴石//国医杂志.-4-7-116

组织国医学会与杂志之问答/黎琴石//国医杂志.-4-5-133

黎　青

读经尊孔论/黎青//国药新声.-5-23-341

黎若愚

瘰螺痧奇方治验/黎若愚//杏林医学月报.-3-18-508

对于瞿绍衡由产科学方面观察旧医所谓瘀血之辩误之商榷/黎若愚//光华医药杂志.-4-35-90

黎士曼

亚拉伯的医药和科学/黎士曼(著);李德慕(译)

//医史杂志.-5-39-286

黎肃军

鼻加答儿治疗法/黎肃军//绍兴医药学报.-1-12-537

答三:答包君识生问五问二/黎肃军//神州医药学报.-1-45-482

喉头加答儿之治法/黎肃军//绍兴医药学报.-1-12-538

解剖学:肝脏/黎肃军//神州医药学报.-1-43-409

温知录/黎肃军//三三医报.-2-29-195

问/黎肃军//神州医药学报.-1-44-491

西医尚在研究时代之凭证(连载)/黎肃军//神州医药学报.-1-46-45,541

征求胃癌药方/黎肃军//神州医药学报.-1-43-256

中西会通医学初集/黎肃军//绍兴医药学报.-1-11-383

中西医同琐谈(连载)/黎肃军//神州医药学报.-1-45-404.-1-46-123,231

中西医学会通:神经系统疾病/黎肃军//绍兴医药学报.-1-12-356

中西医学会通:消化器疾病(连载)/黎肃军//绍兴医药学报.-1-12-53,355

黎天佑

广州会友黎天佑先生来书/黎天佑//医学报.-1-6-281

核疫治验之一斑(一)至(二)/黎天佑//医学报.-1-6-316,327

论毒药治病(附医案)/黎天佑//医学公报.-1-7-125

论考试医生宜先论选考医之才/黎天佑//医学公报.-1-6-547

论李蓉裁治章仙芸之妻医案/黎天佑//医学报.-1-6-377

论温病/黎天佑//医学公报.-1-7-180

伤寒论辨/黎天佑//医学公报.-1-7-149

虚劳辨/黎天佑//医学公报.-1-7-49

黎万孚

光华杂志二周纪念颂词/黎万孚//光华医药杂志.-4-38-291

医学药学和时间空间/黎万孚//光华医药杂志.-4-40-329

黎志宁

砂授子/黎志宁//华西医药杂志.-5-37-564

礼 部

议复台湾寄籍内地考试折/礼部//利济学堂报.-1-3-652

议复褚给事(成博)奏考试策问请准引用本朝人名书名折/礼部//利济学堂报.-1-3-75

李宝琦

读恽氏医书札记(其四)脉学/李宝琦//铁樵医学月刊.-4-44-432

铁樵函授医学课艺选刊:归纳伤寒太阳证不可发汗诸条并申述其病理(二)/李宝琦//铁樵医学月刊.-4-44-339

五种肝病课卷/李宝琦//中医新生命.-5-6-12

李宝树

答方君肇元问小儿初生脐风预防法/李宝树//绍兴医药学报星期增刊.-1-22-171

王君肖舫问苦桔梗产地/李宝树//绍兴医药学报星期增刊.-1-22-121

问药数则/李宝树//绍兴医药学报星期增刊.-1-22-479

李葆真

恭颂社长杨君医亚氏/李葆真//国医砥柱月刊.-5-16-636

国医砥柱月刊总社祝词/李葆真//国医砥柱月刊.-5-16-636

祝兴城国医砥柱分社诗/李葆真//国医砥柱月刊.-5-16-636

李北川

征求遗精疗法/李北川//医界春秋.-3-10
-496

李冰妍

湿温病论治/李冰妍//光华医药杂志.-4-35
-395

李秉衡

复陈酌减东省钱漕并漕粮卷尾及耗米随正征收
情形折/李秉衡//利济学堂报.-1-3-647

李秉顺

疑问三则/李秉顺//医学杂志.-2-18-87

李秉中

质疑三则/李秉中//医学杂志.-2-17-502

李炳旸

治愈物入气管的信/李炳旸//沈阳医学杂志.-3
-1-406

李伯卢

麻黄汤与麻黄附子细辛汤方解/李伯卢//中医
杂志.-2-23-522
三承气汤方解及主治/李伯卢//中医杂志.-2-
23-520

李伯时

白术服后腹胀之原理及遗尿症之治法/李伯时
//医学杂志.-2-17-69
鼓胀/李伯时//医学杂志.-2-16-395
膨胀/李伯时//医学杂志.-2-18-460
吐痰带血乞赐方调治/李伯时//医学杂志.-2-
18-366
问胀病治法/李伯时//医学杂志.-2-18-563

李博文

说蚊之害/李博文//中西医学报.-1-34-11
细菌学的治疗法及预防法/李博文//中西医学

报.-1-26-411

李长春

危重之关节痛风症(历节风)/李长春//针灸杂
志.-4-34-376

李长广

止痛妙灵散/李长广//国医砥柱月刊.-5-16
-629

李超凡

头发脱落/李超凡//医学杂志.-2-16-498

李超甫

国医馆今后应有之责任/李超甫//杏林医学月
报.-3-22-277
汉医心典片断(九)(见金匮释义片段)/李超甫
//杏林医学月报.-3-23-427
汉医心典片断(一)至(二)/李超甫//国医砥柱
月刊.-5-17-342,457
汉医心典片断/李超甫//文医半月刊.-5-14
-375
金匮释义片断(一)至(八)/李超甫//杏林医学
月报.-3-18-425.-3-22-335,374,419,
505.-3-23-61,185,264
杏林医学月报百期纪念刍言/李超甫//杏林医
学月报.-3-23-472
仲景伤寒论旨义之商讨/李超甫//国医砥柱月
刊.-5-15-446

李朝扬

征求良方以疗家严奇病谨述所患苦楚及经过医
药情形如左/李朝扬//医学杂志.-2-14
-417
征求奇病良方/李朝扬//医界春秋.-3-9-314

李柽平

针刺赤游风之经验/李柽平//医学杂志.-2-7-
388

李成勋

改良中医中药与西医西药/李成勋//杏林医学
　月报.-3-19-288

谈脑膜炎/李成勋//杏林医学月报.-3-19
　-365

李程九

答百二十九/李程九//绍兴医药学报.-1-16
　-111

答百三十四/李程九//绍兴医药学报.-1-16
　-112

答观海卫韩问久病治法与张君树筠代友人问脾
　泄症治法并拟赠药粒/李程九//绍兴医药学
　报星期增刊.-1-21-197

答和杨君尚诚三十初度原韵下里卑陋自笑荒唐
　殊甚录供吟坛惟希嗓政/李程九//三三医报
　.-2-31-361

答刘君焕章再问骨槽风治法/李程九//绍兴医
　药学报星期增刊.-1-21-128

答任君问治冻疮等法/李程九//三三医报.-2-
　30-337

答陶君光瑞问母患肝胃痛症治法/李程九//绍
　兴医药学报星期增刊.-1-21-207

答杨君燧熙问睾丸偏大治法/李程九//绍兴医
　药学报星期增刊.-1-21-172

答张家口刘焕章君问骨槽风治法/李程九//绍
　兴医药学报星期增刊.-1-21-12

答周李二君问各药/李程九//三三医报.-2-30
　-339

答竹君余芳问产后治法/李程九//绍兴医药学
　报星期增刊.-1-21-172

代友人李寿山为其妻疮症求高明酌惠良方/李
　程九//绍兴医药学报星期增刊.-1-22-291

河南督理政治顾问牛书治令政陈夫人奇症征求
　/李程九//三三医报.-2-30-15

简便方治验/李程九//绍兴医药学报.-1-20
　-387

李程九先生征求化除烟瘾良方启/李程九//医
　学杂志.-2-3-346

三三医报第二卷第一期社友俱乐部登有凌翁赠

余姚康燮忱兄伉俪三十岁集句联瑜读之有感
　率成俚句聊作称觞之颂录呈吟坛嗓政/李程
　九//三三医报.-2-31-127

问七十九/李程九//绍兴医药学报.-1-14-25

牙粉与卫生之关系/李程九//绍兴医药学报.-1
　-16-397

研究异物二种/李程九//医学杂志.-2-6-517

医话五则/李程九//绍兴医药学报.-1-14-99

治齁病验方/李程九//绍兴医药学报.-1-14
　-343

治喉咙肿塞水谷不下秘方/李程九//绍兴医药
　学报.-1-14-343

李程元

产后用补剂之经过/李程元//医学杂志.-2-6-
　508

弟脚痧证之经过/李程元//医学杂志.-2-6
　-507

李春洪

茧唇/李春洪//光华医药杂志.-4-38-544

李春霖

伏暑治验(连载)/李春霖//绍兴医药学报.-1-
　13-155.-1-15-472

喉痛治验/李春霖//绍兴医药学报.-1-15
　-473

论黄疸/李春霖//绍兴医药学报.-1-12-392

社友治验录:暑湿验案/李春霖//绍兴医药学报
　.-1-11-204

说秋燥/李春霖//绍兴医药学报.-1-12-49

问痹症病与中风如何分别/李春霖//绍兴医药
　学报.-1-12-46

问金匮论病不分六经但分部位是何用意/李春
　霖//绍兴医药学报.-1-12-390

问瘟疫初起其病状与伤寒略同如何分别/李春
　霖//绍兴医药学报.-1-12-393

问胸痹结胸之病状治法如何分别/李春霖//绍
　兴医药学报.-1-12-47

仲景谓阳病见阴脉者死吴又可云阳病见阴脉亦

有不死者试言其理/李春霖//绍兴医药学报
.-1-12-48

李春生

我也谈几句关于中医的事/李春生//国医砥柱
月刊.-5-18-419

李春熙

题赠针灸特刊/李春熙//针灸杂志.-4-30-16

李春芝

八十四号星刊问异病治法/李春芝//绍兴医药
学报星期增刊.-1-22-205

瘢疹痧痔暗五种分别论治/费浩然(著述);王普
耀(鉴定);李春芝(录存)//沈阳医学杂志.-3
-1-89

答/李春芝//三三医报.-2-30-193

答当阳郭炳垣问症一则/李春芝//绍兴医药学
报星期增刊.-1-22-427

答复周君函询辽产药品/李春芝//三三医报.-2
-29-227

答胡天中君问春令时病治法/李春芝//绍兴医
药学报星期增刊.-1-22-134

答钱心石君问恶痔流血生虫之治法(二)/李春
芝//绍兴医药学报星期增刊.-1-22-181

答杨君涧请问自汗治法/李春芝//绍兴医药学
报星期增刊.-1-22-134

答月影女士问痛经治法/李春芝//绍兴医药学
报星期增刊.-1-22-80

答张汉东君问遗精症治法/李春芝//绍兴医药
学报星期增刊.-1-22-441

奉天全城药店调查表/李春芝//三三医报.-2-
31-381

奉天医士公会春季全体大会会议速记录/李春
芝//沈阳医学杂志.-3-1-277

复如皋李慰农书/李春芝//三三医报.-2-30
-409

复镇江杨燧熙先生函/李春芝//绍兴医药学报
星期增刊.-1-22-288

复朱清泉先生函/李春芝//沈阳医学杂志.-3-

2-440

厥痫癫狂与精神病/李春芝//沈阳医学杂志.-3
-2-353

可怕之猩红热/李春芝//沈阳医学杂志.-3-1-
45

客观的国医研究法/李春芝//沈阳医学杂志.-3
-1-173

李春芝特别启事/李春芝//沈阳医学杂志.-3-
2-392

论切脉/廖仲航(著);李春芝(录)//沈阳医学杂
志.-3-3-239

驱蝇/李春芝(选录)//三三医报.-2-31-145

胎妊论/李春芝//医学杂志.-2-5-179

题方肇元君玉照/李春芝//沈阳医学杂志.-3-
1-480

为更正奉天未解散医会并未停止医刊事/李春
芝//三三医报.-2-31-66

问史介生君经典一则/李春芝//绍兴医药学报
星期增刊.-1-22-132

问异病治法/李春芝//绍兴医药学报星期增刊
.-1-22-181

五脏六腑皆令人咳论/李春芝//医学杂志.-2-
2-198

药物学游记录(连载)/李春芝//医学杂志.-2-4
-575//沈阳医学杂志.-3-1-120,212,270

药物学游记录展缓出版/李春芝//三三医报.-2
-34-496

医学源流考/廖仲航(著);李春芝(录)//沈阳医
学杂志.-3-3-10

疫病之研究/李春芝//沈阳医学杂志.-3-2-347

痛疽症诊余小书/李春芝//三三医报.-2-30
-419

致张君汉东书/李春芝//绍兴医药学报星期增
刊.-1-22-288

钟山氏笔记/李春芝//三三医报.-2-30-420

走马牙疳原因及治法/李春芝//医学杂志.-2-
2-199

李莘川

二个病症/李莘川//光华医药杂志.-4-38

－558

李大超

改进中医药之我见/李大超//中西医药.－5－12
－261

李丹五

疟疾病原说/李丹五/国医正言.－5－3－95

李道仁

会阴发疹/李道仁//医学杂志.－2－18－91

李德甫

胎脉男女之经验/李德甫//医学杂志.－2－17
－33

问病一则/李德甫//医学杂志.－2－17－182

庸医之实录/李德甫//医学杂志.－2－16－208

李德鉴

阴阳五行通释/李德鉴//中医世界.－3－25－23

李德慕

亚拉伯的医药和科学/黎士曼(著);李德慕(译)
//医史杂志.－5－39－286

李德裕

波兰医学博士波兰大学教授意生诺夫先生在湖
北国医专科学校对全体同学讲演/李德裕
(译);罗家诚(记)/国医公报.－4－25－381

李钧云

附药物当明制剂论/李钧云//神州医药学报.－1
－44－111

李调之

第九卷第二号正误表/李调之//绍兴医药学报
.－1－15－126

开封医俗/李调之//绍兴医药学报.－1－14
－215

李调之君来函/李调之//绍兴医药学报.－1－15

－117

秋燥论/李调之(辑录);裘吉生(校刊)//绍兴医
药学报.－1－16－273

秋燥论自序/李调之//绍兴医药学报.－1－16
－272

问一百〇四/李调之//绍兴医药学报.－1－15－93

问一百〇五/李调之//绍兴医药学报.－1－15
－93

致本社主任裘吉生君书/李调之//绍兴医药学
报.－1－16－61

李鼎

本草经药物产地表释/李鼎//医史杂志.－5－39
－393

李定恩

痄症(俗锁喉症)/李定恩//中西医学报.－1－35
－179

李东初

祈指示关节炎治法/李东初//医学杂志.－2－18
－460

李杜

鼻血如涌船头人灸治而愈之奇验/李杜//针灸
杂志.－4－29－314

李葶芳

轻信不知医者以自害其子说/李葶芳//医学报
.－1－6－240

李斐如

读陈和相君劝戒酒论书后/李斐如//三三医报
.－2－31－567

读周小农翁立医校须防流弊说书后/李斐如//
三三医报.－2－31－586

风温论治/李斐如//三三医报.－2－34－122

痁疾源流论/李斐如//三三医报.－2－34－124

浩然庐转投医学稿件之宣言/李斐如//三三医
报.－2－34－159

李斐如先生来函/李斐如//绍兴医药月报.-2-39-573

疲药杀人论/周缵先(著);李斐如(录)//绍兴医药月报.-2-39-337

三阴结谓之水解/李斐如//医学杂志.-2-13-251//三三医报.-2-33-151

上工治未病/李斐如//三三医报.-2-34-122

瘘与痹之分别/李斐如//三三医报.-2-34-165

小儿五金胶之成绩/李斐如//三三医报.-2-31-459

医学救亡论/李斐如//三三医报.-2-34-147

中西医学之面面观/李斐如//三三医报.-2-33-150

李 菜

答姜君问人面疮/李菜//神州国医学报.-4-15-315

黑热病之真相/李菜//神州国医学报.-4-16-311

李凤棋

问小儿哑病治法/李凤棋//绍兴医药学报星期增刊.-1-21-205

李奉藻

美人之中国医学评论/李奉藻(述)//中西医学报.-1-31-251

李奉璋

和张相臣先生咏怀七律二首/李奉璋//三三医报.-2-30-533

李福昌

问伤寒寒火二证脉证之辨/李福昌//医学杂志.-2-8-360

问伤寒已罢手心汗出下之遂利不止腹部有水声/李福昌//医学杂志.-2-8-616

李福文

反胃/李福文//光华医药杂志.-4-40-97

李复光

李复光启事/李复光//华西医药杂志.-5-36-290

中国医药指南自序/李复光//新中华医药月刊.-5-35-242

重庆市中医训练所第一届毕业同学录序/李复光//华西医药杂志.-5-37-234

李赋京

西洋解剖学源流论(连载)/李赋京//光华医药杂志.-4-40-143,226.-4-41-137

中国解剖学源流论/李赋京//光华医药杂志.-4-40-49

李杲

用药忌速/李杲//北平医药月刊.-5-9-158

李根源

创刊序/李根源//苏州国医杂志.-5-1-5

李贡三

改良陋习小言/李贡三//绍兴医药学报.-1-19-185

烹珠煮玉之研究/李贡三//绍兴医药学报星期增刊.-1-22-344

李贡珊

答问鼻塞流浊涕治法/李贡珊//绍兴医药学报星期增刊.-1-22-324

李贡廷

读仲景伤寒论太阳经篇之研究(连载)/李贡廷//医界春秋.-3-9-234,284

论柴胡之功用/李贡廷//医界春秋.-3-14-491

咏兰医馆验案/李贡廷//医界春秋.-3-10-30

中西医学各有实用不能偏重论/李贡廷//医界春秋.-3-9-92

李观明

苏州国医学校参观记/李观明//医界春秋.-3
-12-354

苏州医专访问纪/李观明//国医公报.-4-23
-361

李冠群

胃痛呕吐/李冠群//医学杂志.-2-18-462

李冠仙

发明黑芝麻荚之功用/李冠仙(著);沈仲圭(录)
//中医杂志.-2-25-415

仿寓意草(一)至(三)/李冠仙(遗著);吕叔平
(录)//中医杂志.-2-19-187,412.-2-20-
15

李冠雄

国医治疗烟瘾法之我见/李冠雄//苏州国医杂
志.-5-2-141

李 光

医学博士施嘉理论泻药之效用/李光//医林一
谔.-4-9-427

李光健

问产后忌服人参疑义/李光健//绍兴医药学报
星期增刊.-1-22-172

李光楣

疑问七则/李光楣//光华医药杂志.-4-38-527

李桂生

问喉病治法/李桂生//三三医报.-2-34-168

问气郁呕吐等治法/李桂生//绍兴医药月报.-2
-40-99

李国维

肾气通于耳之解释/李国维//广东医药月刊.-3
-24-105

李海钦

九江李海钦君来函渊雷复函/李海钦;陆渊雷//
中医新生命.-5-6-172

李翰芬

妇科有三十六疾之难治论/李翰芬//国医杂志
.-4-5-51

妇女闭经与崩带/李翰芬//国医杂志.-4-6
-40

妇女血症之辩论/李翰芬//国医杂志.-4-5
-266

好吸香烟之害/李翰芬//国医杂志.-4-5-513

解释六经六气之功用/李翰芬//国医杂志.-4
-6-137

救自缢死法/李翰芬//国医杂志.-4-5-185

咳嗽与吐血之难治/李翰芬//国医杂志.-4-5-
453

论妇女月事不来关于心脾胞络之脉闭/李翰芬
//国医杂志.-4-5-261

论饮酒能伤害人之肢体/李翰芬//国医杂志.-4
-7-83

呕血与吐血之别论/李翰芬//国医杂志.-4-5-
167

说霍乱症之危险/李翰芬//国医杂志.-4-6
-323

说小儿痫伤眼疾/李翰芬//国医杂志.-4-5
-269

铁针入肉治法/李翰芬//国医杂志.-4-5-185

为父母者当谨防其婴孩及儿童之泻症/李翰芬
//国医杂志.-4-5-589

医学常识序/李翰芬//国医杂志.-4-5-92

孕妇痨伤咳血之辨别/李翰芬//国医杂志.-4-
5-376

李和义

关于伤寒论中之寒热(一)至(六)/[日]森田幸
门(著);李和义(译)//文医半月刊.-5-14-
121,139,154,171,189,252

名灸物语(咽喉之部)/李和义(译)//文医半月
刊.-5-14-201

李鹤访

湖北陆军夏时卫生稿/李鹤访//医学报.-1-6-359

救急问题/李鹤访//医学报.-1-6-318

六气偏见说/李鹤访//医学公报.-1-7-254

论膏滋药/李鹤访//医学公报.-1-6-581

前湖北军医教习(神保涛次郎中野太郎)避疫法大意稿/李鹤访//医学报.-1-6-347

李鸿庆

医学新语(连载)/徐衡之,李鸿庆//自强医学月刊.-3-40-37,132

李鸿仪

伤寒六经传经入腑与直中三阴之原论/李鸿仪//国医正言.-5-3-98

李厚庵

中央研究院科学化验之新发现/李厚庵//医界春秋.-3-9-282

李华光

谈谈过膣针之的穴/李华光//国医砥柱月刊.-5-16-631

李怀德

河北东桑村分社成立演讲词/李怀德//国医砥柱月刊.-5-16-637

李怀仁

中国医药研究的新法门/李怀仁//医林一谔.-4-10-103

李焕卿

伴竹书屋临症笔记卷二/李焕卿//国医砥柱月刊.-5-17-73

痘(连载)/李焕卿//杏林医学月报.-3-23-395,435//文医半月刊.-5-14-231,248,263

读常居漱波志结婚夜性交之男性出血之第一例之感言(连载)/李焕卿//文医半月刊.-5-14-278,297,312,327

二阳之病发心脾有不得隐曲女子不月/李焕卿//医学杂志.-2-15-511//杏林医学月报.-3-21-110

服药法与煎药法/李焕卿//华西医药杂志.-5-36-548

花柳病之研究/李焕卿//杏林医学月报.-3-23-64

痢疾/李焕卿//中医世界.-3-39-137//国医正言.-5-5-611//国医砥柱月刊.-5-16-263

盲肠炎/李焕卿//国医砥柱月刊.-5-17-447

石女病之手术治疗与应当注意/李焕卿//杏林医学月报.-3-23-272,313

鼠疫(连载)/李焕卿//国医砥柱月刊.-5-16-619.-5-17-42

胃肠病/李焕卿//国医砥柱月刊.-5-17-199

性交男性出血之我见(连载)/李焕卿//杏林医学月报.-3-23-108,150

研究治疗石女病之手术与应当注意之我见(连载)/李焕卿//现代医药月刊.-4-27-751//针灸杂志.-4-33-329//文医半月刊.-5-14-427,443//国医砥柱月刊.-5-15-506,613//现代医药月刊.-5-27-745,747,749,753

治愈阴挺之经过/李焕卿//华西医药杂志.-5-36-437

李徽韬

致本社张主席书/李徽韬//医界春秋.-3-13-426

李惠民

答问/李惠民(问);谢诵穆(答)//中医新生命.-5-8-415

育儿卫生法/李惠民//中西医学报.-1-36-7

李济舫

霍乱经验谈/李济舫//光华医药杂志.-4-38

－27

李济人

谈冬季滋补品/李济人//光华医药杂志.－4－40
－458

李济深

褒奖状/李济深等//中医杂志(广东).－3－4
－718

附录运动大会公函/李济深等//中医杂志(广
东).－3－4－718

李佳白

中国宜广新学以辅旧学说/李佳白//利济学堂
报.－1－3－665

李嘉鎏

肺朝百脉输精于皮毛论/李嘉鎏//中医杂志(广
东).－3－4－44

李甲群

痘症论治/李甲群//中医世界.－3－38－393

李简青

答问/李简青(问);陆渊雷(答)//中医新生命.
－5－8－651

答问/李简青(问);谢诵穆(答)//中医新生命.
－5－8－137,415,519

答问/李简青(问);赵锡庠(答)//中医新生命.
－5－8－582

答问四/李简青(问);谢诵穆(答)//中医新生命
.－5－8－137

桂枝症自汗与解汗之分别之商讨/李简青//中
医新生命.－5－8－628

针能救治卒倒之原理/李简青//针灸杂志.－4－
32－133

针能救治卒倒之原理案/李简青//针灸杂志.－4
－33－34

李建昌

读段梦兰先生时疫温疹论治之后/李建昌,刘明
言,张百塘,秦厚生//北京医药月刊.－5－21－
282

伤寒衄后不解是否再发其汗说/李建昌//北京
医药月刊.－5－21－133

李建新

余姚中医联合会宣言/黄惠健,李建新,于白萍
//三三医报.－2－36－264//中医杂志(广东)
.－3－4－194

李剑奇

半身麻痛头痛难止一针便愈/李剑奇//针灸杂
志.－4－28－399

瘰疬特效灸法/李剑奇//针灸杂志.－4－29－52

致同学书(说明瘰疬之灸法)/李剑奇//针灸杂
志.－4－30－75

李健夫

征求良方——以治多年不愈之脚疾/李健夫//
医界春秋.－3－9－25

李健颐

阿胶之功用/李健颐//医界春秋.－3－6－497

阿片之害/李健颐//中医杂志.－2－28－190

崩漏概论/李健颐//医界春秋.－3－13－261

崩漏之新解及治疗/李健颐//现代医药月刊.－4
－27－599

病发于阳者六日愈发于阴者七日愈之研究/李
健颐//医界春秋.－3－8－427

补脑特效药/李健颐//光华医药杂志.－4－36
－115

补中益气汤有堕胎之害/李健颐//中医世界.－3
－36－149//现代医药月刊.－4－27－577

产后泄泻/李健颐//医林一谔.－4－9－200

肠痈腹痛/李健颐//医林一谔.－4－9－250

答陈德华征求血崩后治法/李健颐//现代医药
月刊.－4－27－400

答天津张方舆书并挽张寿甫先生诗/李健颐//

医界春秋. - 3 - 11 - 182

大便下脓血之治验/李健颐//医界春秋. - 3 - 7 -
457

登革热中医名时毒及治疗之我见/李健颐//国
医砥柱月刊. - 5 - 18 - 170

癫狗咬伤疗法/李健颐//医林一谔. - 4 - 10
- 474

癫狂病/李健颐//中医世界. - 3 - 29 - 305

痘疮汇参(一)至(五)/李健颐//医界春秋. - 3 -
9 - 102,153,246,294,342

痘疮热症/李健颐//医林一谔. - 4 - 9 - 382

痘疮热症之治例/李健颐//医林一谔. - 4 - 11
- 80

痘疮新编/李健颐//中医杂志. - 2 - 28 - 280

杜仲之功用/李健颐//医界春秋. - 3 - 5 - 456

对口疽之简捷疗法/李健颐//光华医药杂志. - 4
- 36 - 115

二个验案/李健颐//光华医药杂志. - 4 - 35
- 240

二一解毒注射液之制法/李健颐//医界春秋. - 3
- 11 - 288 //杏林医学月报. - 3 - 20 - 502 //
现代医药月刊. - 4 - 27 - 246

二一解毒注射液之治验/李健颐//杏林医学月
报. - 3 - 21 - 67

服鸦片急救治验/李健颐//中医指导录. - 4 - 3 -
432

妇女健康指南(连载)/李健颐//中医世界. - 3 -
37 - 363,474,571 . - 3 - 38 - 79,196,315,
415,499,611 . - 3 - 39 - 60,363

妇女健康指南(一)至(十六)/李健颐//杏林医
学月报. - 3 - 21 - 327,373,413 . - 3 - 22 -
105,149,195,283,327,413,452,496,539 . - 3
- 23 - 15,56,95,135

妇女经病之新解及疗法/李健颐//光华医药杂
志. - 4 - 37 - 492

妇女经期内是否应停止一切运动试申论之/李
健颐//现代医药月刊. - 4 - 27 - 729

妇女淋浊病之原因及疗法/李健颐//现代医药
月刊. - 4 - 27 - 627

腹痛吐泻治验/李健颐//中医指导录. - 4 - 3

- 431

疳积妙方/李健颐//中医世界. - 3 - 25 - 366

干血痨证之治例/李健颐//医林一谔. - 4 - 10
- 473

干血痨之原因及疗法/李健颐//医界春秋. - 3 -
9 - 400

干血痨治验谈/李健颐//医界春秋. - 3 - 6 - 308

瓜蒂治疗之研究/李健颐//国医砥柱月刊. - 5 -
18 - 372

寒格哮喘/李健颐//医学杂志. - 2 - 15 - 50

好用热药忌用凉药之害/李健颐//现代医药月
刊. - 4 - 27 - 202

喉痧之验方/李健颐//现代医药月刊. - 4 - 27
- 558

滑石之功用/李健颐//医界春秋. - 3 - 14 - 493

患痔疮下血治疗之经过/李健颐//医界春秋. - 3
- 13 - 516

霍乱治验谈/李健颐//医界春秋. - 3 - 10 - 256

几个神效单方/李健颐//光华医药杂志. - 4 - 38
- 41

结胸与痞之鉴别/李健颐//医界春秋. - 3 - 8 -
16 //杏林医学月报. - 3 - 18 - 69

金匮百合病之研究/李健颐//现代医药月刊. - 4
- 27 - 749,751,753 //光华医药杂志. - 4 - 41
- 43

金匮狐惑病之研究/李健颐//现代医药月刊. - 4
- 27 - 755 //国医砥柱月刊. - 5 - 15 - 445

金匮中风病之研究/李健颐//国医砥柱月刊. - 5
- 16 - 343

近代名医医案一脔:平潭李健颐先生医案/李健
颐//中医世界. - 3 - 26 - 154

精之原理论/李健颐//医界春秋. - 3 - 5 - 544

酒积误下之害(连载)/李健颐//医学杂志. - 2 -
15 - 514,543

酒与生育之关系/李健颐//医学杂志. - 2 - 13
- 51

抗毒素之研究/李健颐//医界春秋. - 3 - 5 - 512

哭子酿成噎膈治愈之略历/李健颐//医界春秋
. - 3 - 11 - 94

李健颐先生题字/李健颐//现代医药月刊. - 4 -

27－142

痢服泻药之害/李健颐//现代医药月刊.-4-27-661

临床笔记(伏热深薂)/李健颐//现代医药月刊.-4-27-684

临床笔记(霍乱急症)/李健颐//现代医药月刊.-4-27-682

临床笔记(霍乱误用利温)/李健颐//现代医药月刊.-4-27-683

临床笔记(热痢误攻伤胃)/李健颐//现代医药月刊.-4-27-430

临床笔记(危在旦夕)/李健颐//现代医药月刊.-4-27-682

临床笔记(温热痹症不语湿温热痹)/李健颐//现代医药月刊.-4-27-341

临床笔记(温热自汗)/李健颐//现代医药月刊.-4-27-391

临床笔记(瘟毒热甚血热发癍)/李健颐//现代医药月刊.-4-27-717

临床实录临症医案/李健颐//中医世界.-3-34-314

临证录/李健颐//中医世界.-3-33-64

临证医案/李健颐//中医世界.-3-34-658

临症医案(连载)/李健颐//中医世界.-3-27-397,493

论五脏/李健颐//中医杂志.-2-28-161

盲肠炎用大下剂之效验/李健颐//复兴中医.-5-31-392

闽医李健颐氏经验良方/李健颐//医学杂志.-2-15-71

尿血奇验方/李健颐//中医杂志.-2-28-243

怒气与胃病之关系/李健颐//医界春秋.-3-12-201

疟痢能食不死/李健颐//医林一谔.-4-10-66

脾伤变臌胀/李健颐//医学杂志.-2-15-427

气脉筋精之宗派论/李健颐//中医杂志.-2-28-193

气郁不孕之治例/李健颐//医林一谔.-4-10-513

热遏内盛因发闷痧/李健颐//复兴中医.-5-31-340

热霍乱用二一解毒液之经验/李健颐//国医公报.-4-22-565

热痢误投利水/李健颐//现代医药月刊.-4-27-659

热痢误用温涩/李健颐//现代医药月刊.-4-27-660

热深厥深之研究/李健颐//医界春秋.-3-7-92

人死气绝之研究/李健颐//现代医药月刊.-4-27-678

妊娠热迫胎动漏红方/李健颐//中医杂志.-2-28-243

三症各论:小儿胀泻小儿夜啼痘/李健颐//光华医药杂志.-4-39-314

色欲病自疗记/李健颐//医界春秋.-3-5-488

伤寒标本之研究/李健颐//医界春秋.-3-7-200//中医世界.-3-26-427

伤寒病发于阳者六日愈发于阴者七日愈之研究/李健颐//中医世界.-3-26-468

伤寒温病之定义是否以寒热多少为标准/李健颐//医学杂志.-2-18-245//现代医药月刊.-4-27-759,761

伤寒虚寒虚热之讨论/李健颐//医界春秋.-3-8-425

伤寒与温病之鉴别/李健颐//光华医药杂志.-4-41-566//国医砥柱月刊.-5-16-415

少阳病之研究/李健颐//医界春秋.-3-12-152

生理新诠(连载)/李健颐//中医世界.-3-34-425,573

生理新诠(一)至(四)/李健颐//杏林医学月报.-3-20-113,152,196,244

实用汉药便览/李健颐//医学杂志.-2-16-459

鼠疫传染之讨论/李健颐//中医世界.-3-28-294

鼠疫二一解毒汤之研究/李健颐//中医世界.-3-30-418

鼠疫将脱/李健颐//医界春秋.-3-10-455

鼠疫误认少阴/李健颐//医界春秋.-3-10-455

鼠疫新编/李健颐//中医杂志.-2-28-298

鼠疫新篇(一)至(六)/李健颐//杏林医学月报.-3-17-293,344,384,415,450,503

鼠疫杂论/李健颐//中医世界.-3-27-285

鼠疫之传染谈/李健颐//中医世界.-3-33-105

鼠疫之概论/李健颐//中医世界.-3-31-591

鼠疫之治疗及验案/李健颐//医界春秋.-3-14-368

鼠疫之中西治疗观/李健颐//中医世界.-3-31-407

鼠疫治验谈/李健颐//中医世界.-3-26-570

衰弱不孕之治例/李健颐//医林一谔.-4-10-472

胎毒/李健颐//中医世界.-3-26-73

太阳病之研究(连载)/李健颐//医界春秋.-3-8-178//国医杂志.-4-13-25,96

谈伪药/李健颐//中国医学月刊.-3-15-448

痰盛心弱之治例/李健颐//医林一谔.-4-10-514

痛风特效方/李健颐//中医世界.-3-37-350

吐血之原因及治疗法/李健颐//医界春秋.-3-7-239

为现代医药月刊二周纪念感言/李健颐//现代医药月刊.-4-27-696

畏寒梦遗之奇病/李健颐//复兴中医.-5-31-392

胃病治疗之管见与治验/李健颐//光华医药杂志.-4-40-30

胃病治疗之我见/李健颐//现代医药月刊.-4-27-737//光华医药杂志.-4-41-274

胃痛及呕酸灵药之发明/李健颐//医界春秋.-3-12-243

温病之原因及治法/李健颐//国医砥柱月刊.-5-17-640

温热服热药热入血室治案/李健颐//复兴中医.-5-31-341

问南洋所产之乌头骨/李健颐//医界春秋.-3-7-24

乌梅丸非治厥阴专方/李健颐//中医世界.-3-26-457

五脏五液论/李健颐//医界春秋.-3-6-401

五脏之神魂魄意志论/李健颐//医界春秋.-3-6-252

西医治伤寒无疗法议/李健颐//医界春秋.-3-5-505

下血痢危病/李健颐//国医砥柱月刊.-5-17-482

下血痢危症/李健颐//复兴中医.-5-31-340

现代医药月刊一周年纪念序/李健颐//现代医药月刊.-4-27-311

小柴胡汤柴平汤九味羌活汤人参败毒饮不宜治温病说/李健颐//医学杂志.-2-18-329

小产昏迷治验谈/李健颐//中医世界.-3-26-163

小儿耳内流脓汁/李健颐//现代医药月刊.-4-27-559

小儿风痰急症方/李健颐//中医指导录.-4-2-176

小儿胀泻之中西治法/李健颐//现代医药月刊.-4-27-152

血崩急救法/李健颐//光华医药杂志.-4-36-202

血崩急救治验/李健颐//医界春秋.-3-11-43

血郁方案/李健颐//中医世界.-3-35-538

研究肝着病即想及孙总理患肝癌之死/李健颐//现代医药月刊.-4-27-552

羊肉积聚/李健颐//医林一谔.-4-9-468

阳明病之研究/李健颐//现代医药月刊.-4-27-417

夜啼/李健颐//中医世界.-3-26-73

医界春秋十一周年纪念序/李健颐//医界春秋.-3-14-339

医界春秋五周序四则/钟去恶,于汉皋,程可均,李健颐//医界春秋.-3-8-361

医药新闻记者之功能/李健颐//光华医药杂志.-4-40-24

医医悷书(连载)/李健颐//现代医药月刊.-4-

27 - 61,89,125,157,205,244,290

疫诊用药之禁忌/李健颐//现代医药月刊.-4-27 - 35

阴病见阳脉者生阳病见阴脉者死之原理/李健颐//中医世界.-3-26-662

阴阳易病之原因及治疗/李健颐//医界春秋.-3-9-48

用二一解毒液治鼠疫之实验/李健颐//国医公报.-4-22-335

用中药注射之进步/李健颐//现代医药月刊.-4-27-577

用中药注射之新发明/李健颐//国医公报.-4-22-552

余庆轩随笔(连载)/李健颐//医界春秋.-3-7-494,538.-3-12-403,447//医林一谔.-4-8-388,433,547,589.-4-9-78,118,160

余庆轩医案(一)至(十七)/李健颐//杏林医学月报.-3-18-194,225,269,342,389,435,473,496.-3-19-25,69,101,189,236,337,448,487,530

原巫觋之过/李健颐//中医杂志.-2-28-189

月经与生产后子宫脱出症之自疗/李健颐//中医世界.-3-39-261

针灸与注射/李健颐//针灸杂志.-4-30-29

针灸治病之感言/李健颐//针灸杂志.-4-30-30

针灸治疗秘笈序/李健颐//现代医药月刊.-4-27-612

征求答案二则/赵静明,李健颐//医界春秋.-3-6-418

征求臌胀之治法/李健颐//医界春秋.-3-7-541

治二个最重之血痢/李健颐//国医砥柱月刊.-5-16-235

治鼠疫二一解毒汤之研究(连载)/李健颐//杏林医学月报.-3-19-223,268,306

治血痢经验良方/李健颐//现代医药月刊.-4-27-10

中西药合用治验/李健颐//中医世界.-3-27-248

中西药物治疗鼠疫之经验谈/李健颐//中医世

界.-3-36-241

中医界新药之发明/李健颐//医学杂志.-2-15-64//医界春秋.-3-10-350

肿胀误补/李健颐//医林一谔.-4-9-201

诸病皆由于伤寒之原理/李健颐//医界春秋.-3-7-122

祖传药方吝存之害(连载)/李健颐//医学杂志.-2-15-513,542

李江中

妇女月经不调及不通之研究/李江中//现代中医.-4-43-532

妇人产后痉与血脱/李江中//现代中医.-4-43-667

李介平

华医会投使署呈文/李介平//医林一谔.-4-8-299

李锦帆

辨疫浅说/李锦帆//绍兴医药学报.-1-8-103

疫气浅说/李锦帆//绍兴医药学报.-1-8-17

治病用药宜勿执略说/李锦帆//绍兴医药学报.-1-8-76

李近圣

金匮百合病见于阴者以阳法救之议/李近圣//中医杂志.-2-22-64

李进修

暑病说/李进修//沈阳医学杂志.-3-1-31

李经民

眼科/李经民//广东医药月刊.-3-24-44

李警美

疑问一则/李警美//医学杂志.-2-18-564

李净尘

发热/李净尘//中国医药月刊.-5-32-403

家庭单方疗法(一)至(二)/李净尘//中国医药
月刊.-5-32-292,334

李竞华

驳凉月君医学校男女同学之我见/李竞华//医
界春秋.-3-5-131

李靖桂

两个疑问/李靖桂//光华医药杂志.-4-35
-596

李静子

鲜药展览会开幕前奏/李静子//苏州国医杂志
.-5-2-465

李鞠珊

气寒气凉治以寒凉气温气热治以温热解/李鞠
珊//医学杂志.-2-6-201

李菊荪

目疾经验谈/李菊荪//国医导报.-5-29-253

针述闲谈/李菊荪//复兴中医.-5-31-273

李觉先

王氏实验医铎序/李觉先//三三医报.-2-31
-320

振兴中医须铲除守妒忌之管见/李觉先//绍兴
医药月报.-2-39-63

李钧衡

神州医药总会成立祝词/姚长寿,李钧衡//神州
医药学报.-1-43-375

李钧宇

颂医界春秋社词/李钧宇//医界春秋.-3-11
-148

李俊民

妇女月经之生理(连载)/李俊民//广东医药月
刊.-3-24-48,107

李可训

两个问题/李可训//光华医药杂志.-4-38
-551

李克蕙

卜通一跳跳上数百倍的高/李克蕙//文医半月
刊.-5-14-500

催生丹/李克蕙//光华医药杂志.-4-41-267

当归素药理研究/李克蕙//中医新生命.-5-7-
259

恶性疟与格阳症/李克蕙//中国医药月刊.-5-
33-457

肺炎医案/李克蕙//中国医药月刊.-5-33
-561

个人治疗格阳症之经验/李克蕙//中国医药月
刊.-5-33-474

古人对格阳症之医案(补遗)/李克蕙//中国医
药月刊.-5-33-507

关于黑热病/李克蕙//中医新生命.-5-6-372

国医的科学(药理篇)/李克蕙(编);叶橘泉(校
正))/光华医药杂志.-4-41-190//文医半
月刊.-5-14-292

焊肺丹/李克蕙//文医半月刊.-5-14-531

黑热病国医疗法/叶古红(鉴定);李克蕙(撰述)
//中医新生命.-5-6-374

化痰用那些药/李克蕙//自强医学月刊.-3-40
-675

精子 种子/李克蕙//文医半月刊.-5-14-282

救饥方/李克蕙//国医砥柱月刊.-5-17-473

论细菌生于热并答客难(一)至(二)/李克蕙//
医林一谔.-4-10-359,409

论细菌滋生于热并答客难/李克蕙//国医公报
.-4-26-194

母体里面的小宝宝是寄生物却也有寄生的植物
/李克蕙//文医半月刊.-5-14-298

脑部位置和睡眠的研究/李克蕙//医界春秋.-3
-11-171

人的呼吸器是肺植物呼吸器是叶:肺叶/李克蕙
//文医半月刊.-5-14-265

人的吸收系与植物的根/李克蕙//文医半月刊

. - 5 - 14 - 481

三论脾膵胰之纠纷/李克蕙//中国医药月刊. - 5 - 33 - 415

伤寒论胃病鸟瞰/李克蕙//医界春秋. - 3 - 12 - 197

生理的战争/李克蕙//文医半月刊. - 5 - 14 - 404

体工调和血液之自然良能/李克蕙//苏州国医杂志. - 5 - 1 - 407

为国医药之发明谨告立法院委员书/李克蕙//国医砥柱月刊. - 5 - 15 - 421

为中国医药之发明谨告立法委员书/李克蕙//医学杂志. - 2 - 18 - 224 //医界春秋. - 3 - 14 - 318 //国医公报. - 4 - 26 - 409

我国固有之防疫方法/李克蕙//国医公报. - 4 - 26 - 65 //中医新生命. - 5 - 7 - 487

纤维质与运动系/李克蕙//文医半月刊. - 5 - 14 - 181

血与循环器/李克蕙//医界春秋. - 3 - 13 - 201

研究胖和瘦的问题/李克蕙//中国医药月刊. - 5 - 33 - 188

药理谈屑:药物的自然性江山易改本性难移/李克蕙//文医半月刊. - 5 - 14 - 169

再论脾膵胰之纠纷与聂云台先生商榷书/李克蕙//中国医药月刊. - 5 - 33 - 277

章太炎先生论霍乱书/李克蕙//文医半月刊. - 5 - 14 - 213

整理国药的一点意见/李克蕙//中医新生命. - 5 - 8 - 17

中国发明的科学方/李克蕙//光华医药杂志. - 4 - 41 - 194 //国医砥柱月刊. - 5 - 16 - 293

中国发明之科学药方(连载)/李克蕙//国医砥柱月刊. - 5 - 17 - 295, 357, 412, 476, 547, 571, 592, 612, 625, 644, 662. - 5 - 18 - 14

种痘法沿革说略/李克蕙//国医砥柱月刊. - 5 - 15 - 558

祝颂诗词八则/李克蕙等//医界春秋. - 3 - 10 - 409

拙庵医案/李克蕙//文医半月刊. - 5 - 14 - 535

拙盦医话(连载)/李克蕙//中国医药月刊. - 5 - 33 - 45, 254

拙盦医话/李克蕙//中国医药月刊. - 5 - 33 - 314

子宫收缩迟缓与国药/李克蕙//中医新生命. - 5 - 7 - 319

李　逵

疟疾治疗良方/李逵//光华医药杂志. - 4 - 36 - 114

李来轩

疑问三条/李来轩//医学杂志. - 2 - 18 - 462

李阆侯

铁樵函授医学学员课艺选刊:伤寒论所称六经其定义云何(一)/李阆侯//铁樵医学月刊. - 4 - 44 - 18

铁樵函授医学学员课艺选刊:试言大青龙汤小青龙汤主治异同之点(三)/李阆侯//铁樵医学月刊. - 4 - 44 - 255

李力仁

接骨仙桃草之说明/李力仁//中医新生命. - 5 - 7 - 435

李良邨

梅溪医话/李良邨//华西医药杂志. - 5 - 37 - 499

李良模

旧剂新评(砒素制剂治愈疟疾之高记录)/李良模//国医公报. - 4 - 26 - 520

为中医学持哲学论者商榷(连载)/李良模//国医公报. - 4 - 25 - 419, 432

为中医学持哲学论者商榷/李良模//中国医药月刊. - 5 - 33 - 355

李烈钧

介绍良医/唐绍仪,王一亭,李烈钧等//医界春秋. - 3 - 5 - 554

李临氏

针灸治疗验案十则/李临氏//针灸杂志.-4-32
-503

李麟书

脑膜炎受病并治法/李麟书//杏林医学月报.-3
-19-77

李灵华

瘙痒病之经验谈/李灵华//国医砥柱月刊.-5-
15-617

痒疹与汗疱之异同/李灵华//国医砥柱月刊.-5
-16-522

李伦敦

从整理国医说到纠正病名/李伦敦//医界春秋
.-3-9-279

读毛近仁先生论中国膳食事改良之必要/李伦
敦//中国医学月刊.-3-15-582

李梅龄

硬化性肝脏内腺肿生成的研究/李梅龄//德华
医学杂志.-1-40-21

李梦庚

广播秘方(一)至(二)/李梦庚//国医砥柱月刊
.-5-16-431.-5-17-63

李　明

冬令卫生要点/李明//光华医药杂志.-4-36
-572

李明道

问吐酸症素问以为热东垣以为寒试言其理/李
明道//医学杂志.-2-6-549

李明哲

巧对/李明哲//中医世界.-3-28-334

李目谆

痉挛遗症/李目谆//光华医药杂志.-4-38
-559

李沐恩

论关格之理由/李沐恩//中医杂志.-2-19
-231

李慕文

近世外科医术之进步/李慕文//中西医学报.-1
-27-261

药草丸丹之流毒/李慕文//中西医学报.-1-34
-183

李乃贤

国药浅说(黄柏)/李乃贤//医界春秋.-3-10
-303

李迺羹

拟刊医学集要书/李迺羹//绍兴医药学报.-1-
15-493

拟删补医学三字经议/李迺羹(调之)//绍兴医
药学报.-1-15-7

医学集要之内容并缘起/李迺羹//绍兴医药学
报.-1-15-492

李培生

铁樵医药事务所读者园地:咳嗽之种类与证状
(其二)/李培生//铁樵医学月刊.-4-44
-527

葶苈之研究/李培生//光华医药杂志.-4-40
-140

武汉行医的妙法/李培生//光华医药杂志.-4-
35-249

药物考证集(连载)/李培生//国医砥柱月刊.-5
-18-579,660

李培思

中药秘方/李培思//中西医药.-5-12-263

李培玉

小孩怪病/李培玉//光华医药杂志.-4-36
-137

李裴如

轻身重财信巫不信医论/李裴如//三三医报.-2
-31-587

三阴结谓之水解/李裴如//绍兴医药月报.-2-
40-119

新胜医药界纪事/濮键明,李裴如//三三医报.-
2-31-577

李沛仁

补药杂谈/李沛仁//中医指导录.-4-1-501

用药说/李沛仁//中医世界.-3-32-274

李沛原

东莞分社之开幕宣言(附社长治疗所开幕照
片)/李沛原//针灸杂志.-4-31-479

针灸验案八则/李沛原//针灸杂志.-4-29
-322

李佩珍

读金匮人禀五常节后/李佩珍,邓炽华//杏林医
学月报.-3-20-70

后生殖细胞上再论阴阳之动静态/李佩珍,郑炽
华//杏林医学月报.-3-20-34

如何解释三阴三阳/李佩珍,郑炽华//杏林医学
月报.-3-20-125

正负这是阴阳/邓炽华,李佩珍//杏林医学月报
.-3-19-495

李芃园

水毒/李芃园(著);周禹锡(校)//三三医报.-2
-33-171

李岐堂

临症参灸治验录/李岐堂//光华医药杂志.-4-
38-34

李其光

遗尿病的治疗及避免法/李其光//光华医药杂
志.-4-36-199

李奇山

答问/李奇山(问);陆渊雷(答)//中医新生命.-
5-7-48

李奇山问端木栋如答/李奇山(问);端木栋如
(答)//中医新生命.-5-6-228

李奇山问渊雷夫子答/李奇山(问);陆渊雷(答)
//中医新生命.-5-6-595

医药调查课卷/李奇山//中医新生命.-5-6
-14

李启沅

上张寿甫先生书/李启沅//绍兴医药学报.-1-
20-355

医学衷中参西录医方歌括例言/李启沅//绍兴
医药学报.-1-20-58

李乾符

急症歌括/李乾符//针灸杂志.-4-31-281.-4
-32-79

李倩萍

师古与泥古/李倩萍//复兴中医.-5-31-709

李青霞

妇人病之调养方法/[日]笹冈省三(辑);李青
霞(节译)//沈阳医学杂志.-3-2-411

医学之源起/李青霞//沈阳医学杂志.-3-2
-400

李庆坪

人迎盛坚者伤于寒气口盛坚者伤于食正误/李
庆坪//中医世界.-3-36-200

实效戒烟丸方/李庆坪//光华医药杂志.-4-37
-341

李庆荣

商余习针利济贫苦善莫大焉/李庆荣//针灸杂志.-4-28-76

李秋铭

存本草堂六科方案(一)至(十一)/李秋铭//杏林医学月报.-3-21-34,70,117,164,209,253,292,340,386,438,472

存本草堂医学一知(一)至(二十)/李秋铭//杏林医学月报.-3-22-57,102,147,192,239,280,324,367,412,451,495,537.-3-23-14,54,176,215,301,340,383,422

痘科浅略(连载)/李秋铭//医林一谔.-4-11-117,162,251,368

李群芳

北平国医砥柱月刊社江西遂川大汾镇分社成立宣言/李群芳//国医砥柱月刊.-5-18-429

李仁修

小便不利/李仁修//医学杂志.-2-18-461

李仁轩

睾丸之生理及卫生/李仁轩//中西医学报.-1-24-329

李日淳

(一)病后耳鸣(二)中风之渐(三)少年性病/李日淳//光华医药杂志.-4-40-176

李 荣

病上取下之医验一则/李荣//现代医药月刊.-4-27-342

服桂枝汤大汗出脉洪大者与桂枝汤如前法若形如疟日再发者汗出必解宜桂枝二麻黄一汤之治法以畅伸其义/李荣//现代医药月刊.-4-27-429

国医今日所处之地位/李荣//杏林医学月报.-3-20-143

国医学术整理之我见/李荣//现代医药月刊.-4-27-487

论伤寒温病最易混淆/李荣//现代医药月刊.-4-27-720

论中医学术有切合科学之要义/李荣//杏林医学月报.-3-20-451

升麻葛根汤治利之特效/李荣//现代医药月刊.-4-27-659

太阳病下之后脉促胸满者桂枝去芍药汤主之太阳病桂枝症医反下之利遂不止脉促者表未解也汗出而喘者葛根黄芩黄连汤主之二症均是脉促而治法各殊其义何居试申论之/李荣//现代医药月刊.-4-27-606

逸庐医案(连载)/李荣//杏林医学月报.-3-20-337,472.-3-21-37,71,210

燥伤本藏头微痛恶寒咳嗽稀痰鼻塞嗌塞脉弦无汗杏苏散主之/李荣//杏林医学月报.-3-22-16

李荣怀

论中国侍疾者无看护知识之害/李荣怀//中西医学报.-1-24-169

李蓉栽

李蓉栽君来函/李蓉栽//绍兴医药学报.-1-8-255

伤寒温热异同说(内科学)(连载)/李蓉栽//绍兴医药学报.-1-8-191,277

李蓉斋

李蓉斋君来函/李蓉斋//绍兴医药学报.-1-8-35

李如超

温病浅说/李如超//医学杂志.-2-17-251

李如冈

读废止中医案抗争之经过的回忆四古诗/李如冈//医界春秋.-3-11-378

再答黄迈廷君问癫狂病之治法/李如冈//医界春秋.-3-7-497

李儒臣

问尿管痛治法/李儒臣//三三医报.-2-29
-610

李汝鹏

实用外科学(连载)/李汝鹏//新中华医药月刊
.-5-35-31,75,110,145,190,235,274,
363,560

我们的使命新中华医药学会成立感言/李汝鹏
//新中华医药月刊.-5-35-268

李瑞兰

灵枢胀论篇言不中气穴则气内闭针不陷肓则气
不行上越问当行针之际何者谓之中气穴陷肓
详论其理/李瑞兰//医学杂志.-2-13-195

手少阳三焦在人身究为何物有何作用试详举以
对/李瑞兰//医学杂志.-2-10-617

太阳伤寒病有中风中寒之别说/李瑞兰//医学
杂志.-2-10-362

太阳少阳合病自下利者不宜温补说/李瑞兰//
医学杂志.-2-10-363

问金匮文蛤汤之意义/李瑞兰//医学杂志.-2-
11-377

问类伤寒五证其症状理由治法列举以对/李瑞
兰//医学杂志.-2-11-107

问切论/李瑞兰//医学杂志.-2-10-471

虚实寒热辨/李瑞兰//医学杂志.-2-10-364

李瑞年

感谢良药/李瑞年//国医正言.-5-3-354

李瑞琪

风温息鼾中风鼻鸣症类因异辨/李瑞琪//中医
指导录.-4-1-18

李瑞中

红疹之鉴别/李瑞中(笔记)//中国医药月刊.-5
-33-560

李润绣

肋骨折断治疗之研究/李润绣//医学杂志.-2-
5-465

李润之

和张相臣先生咏怀原韵七律二首/李润之//三
三医报.-2-30-533

李尚一

腹水之诊断法/李尚一//文医半月刊.-5-14
-149

胃肺出血之鉴别诊断/李尚一//文医半月刊.-5
-14-104

李少峰

答甫里赵君趾仁问产后治法/李少峰//绍兴医
药学报星期增刊.-1-22-276

答胡君问水泻痢疾治法/李少峰//绍兴医药学
报星期增刊.-1-22-442

奉天城西医院及西药店调查表/李少峰//三三
医报.-2-31-277

问药/李少峰//绍兴医药学报星期增刊.-1-22
-286

李少林

验方二则/李少林//中医杂志.-2-19-343

李少子

又神效泻痢散方/李少子(录)//国医砥柱月刊
.-5-16-274

李绍昌

培植医生刍言/[美]嘉惠森(著);李绍昌(译)
//中西医学报.-1-33-81

李慎五

不可同吃的食品/李慎五//光华医药杂志.-4-
36-284

产期预测法/李慎五//光华医药杂志.-4-36
-489

行路如旋风之怪病/李慎五//光华医药杂志.-4
-36-221

鸡子雷丸散治小儿瘟症/李慎五//光华医药杂
志.-4-36-201

口舌生疮之特效药/李慎五//光华医药杂志.-4
-36-201

三个疑问/李慎五//光华医药杂志.-4-37-155

山东东阿特产阿胶之调查/李慎五//光华医药
杂志.-4-36-402

痔疮救星天然白虎汤/李慎五//光华医药杂志
.-4-36-201

李生墀

妇科病学跋语/李生墀//医学杂志.-2-18
-394

患者约二十岁体质如常脉搏体温舌苔以及大小
便等均无变化当发病时口围肌肉向左右反复
抽动如咀嚼状神识消失人事不省约一分钟即
渐醒觉发作重时则卒然倒仆四肢抽动须二三
分钟始能恢复发病时间或每日一次或二三日
一次亦有一日发一二次者试诊断果系何病病
灶安在并拟具适当之疗法/李生墀//医学杂
志.-2-16-573

精神卫生之原理及其促进人体健康之功效/李
生墀//医学杂志.-2-17-167

临床笔记/李生墀//医学杂志.-2-18-
262,435

临床治验/李生墀//医学杂志.-2-17-32

平遥李生墀先生来函/李生墀//医学杂志.-2-
17-394

乞赐补脑药方/李生墀//医学杂志.-2-16
-595

砂眼医案/李生墀//医学杂志.-2-16-340

伤寒温病之定义是否以寒热多少为标准/李生
墀//医学杂志.-2-17-219

生药与化学药在治疗上之利弊/李生墀//医学
杂志.-2-17-488

中国妇科病学跋语/李生墀//医学杂志.-2-17
-285

中国时令病学跋/李生墀//医学杂志.-2-15

-623

李生春

医籍考伤寒类目录/李生春//国医文献.-5-15
-40

李声望

关于淋病的摄生/李声望//光华医药杂志.-4-
37-439

李省三

二个问题/李省三//光华医药杂志.-4-38
-253

李诗雄

改进中医药小言/李诗雄//现代中医.-4-43
-398

李石丹

白熊之讨论/李石丹//中医指导录.-4-3-398

李实怀

妇女子宫病亦可针治/李实怀//针灸杂志.-4-
28-512

李实琦

现代中医应有之认识/李实琦//苏州国医杂志
.-5-2-552

李世双

暴喑/李世双//光华医药杂志.-4-40-93

李寿人

肠覃/李寿人//光华医药杂志.-4-38-539

李寿石

验案二则/李寿石//杏林医学月报.-3-17-27

李寿轩

答山左李寿轩先生论医学书附原函/齐志学;李

寿轩//国医正言.-5-5-398

眩晕/李寿轩//医学杂志.-2-18-183

李寿芝

笔记两则/李寿芝//中医杂志.-2-24-238

国医界的战士们注意她侧面的攻击(连载)/李寿芝//医界春秋.-3-6-46,76

激战后我们应有的检阅和训练(连载)/李寿芝//医界春秋.-3-6-482,515

记治噎借吞剑法/李寿芝//中医杂志.-2-23-114

双十节与本刊/李寿芝//医界春秋.-3-6-164

四时五脏脉皆有胃气为本论/李寿芝//中医杂志.-2-19-447

特国博士/李寿芝//医界春秋.-3-5-432

新暴力压迫下之中医/李寿芝//医界春秋.-3-5-531

新旧调融之管见/李寿芝//医界春秋.-3-5-477

一个奇症谈/李寿芝//医界春秋.-3-5-458

李术仁

鼻闭塞症/李术仁//中国医药月刊.-5-32-330

肺结核之疗法/李术仁//中国医药月刊.-5-32-229

关于肺结核/李术仁//中国医药月刊.-5-32-184

急慢性肠炎之疗法/李术仁//中国医药月刊.-5-32-78

胃炎/李术仁//中国医药月刊.-5-32-152

李树宝

致胡君天宗先生函/李树宝//绍兴医药学报星期增刊.-1-22-272

李树秀

咯血咳血论治/李树秀//中医指导录.-3-38-228

菊之古方考/李树秀//中医指导录.-3-38

-110

暑湿病之症状传变及治法/李树秀//中医指导录.-3-37-581

蟹之主治/李树秀//中医指导录.-3-38-107

李树珍

少阳三焦之我见/李树珍//国医砥柱月刊.-5-18-428

李恕忱

妇人月信不调及不效原因说(连载)/李恕忱//沈阳医学杂志.-3-1-92,183

痢疾无寒说/李恕忱//沈阳医学杂志.-3-2-82

疗热病用冷法有效验说/李恕忱//沈阳医学杂志.-3-3-21

热症到最危险时无论中法西法皆不易疗治/李恕忱//沈阳医学杂志.-3-3-24

治验虚中挟实之症记/李恕忱//沈阳医学杂志.-3-1-336

李顺卿

伤寒六经的认识/祝味菊(讲);郑邦达,李顺卿(录)//光华医药杂志.-4-39-37

李铄铧

代裴君慎思复姜君鑫吴君德明函/李铄铧//针灸杂志.-4-33-404

浪淘沙/李铄铧//针灸杂志.-4-32-10

踏莎行/李铄铧//针灸杂志.-4-32-10

李思柏

癫狂五痫证治全书(连载)/李思柏//杏林医学月报.-3-16-399,445,508.-3-17-10

读中医改进论/李思柏//杏林医学月报.-3-17-222

若汗出而喘无大热者可与麻黄杏子甘草石膏汤主之释义/李思柏//杏林医学月报.-3-21-109

推五运六气定例捷法/李思柏//杏林医学月报

1598 李

.-3-17-185

李思侗

鸡子壳灸疮法/李思侗//医学杂志.-2-9-253

论阴阳不可偏补/李思侗//医学杂志.-2-9
-478

脉证宜互参说/李思侗//医学杂志.-2-9-546

难经东方实西方虚泻南补北之研究/李思侗//
医学杂志.-2-9-124

内经膀胱之研究/李思侗//医学杂志.-2-8
-557

内经针灸多于汤药之研究/李思侗//医学杂志
.-2-9-123

女子经闭之治疗/李思侗//医学杂志.-2-8
-589

水肿脚气之治疗/李思侗//医学杂志.-2-9
-78

痰喘咳嗽之研究/李思侗//医学杂志.-2-9
-213

吞吐酸味之研究/李思侗//医学杂志.-2-9
-438

问近日时疫流行往往感病之初即喉痛不已此属
喉症否抑属白喉否喉痧白喉之外更有其他喉
症其异同之处若何辨别试将诊断及治疗方法
逐条说明之/李思侗//医学杂志.-2-3-363

先天后天之研究/李思侗//医学杂志.-2-9
-53

针灸失传说/李思侗//医学杂志.-2-8-620

证明五脏五腧以应五时及针砭补泻之研究/李
思侗//医学杂志.-2-8-487

李 苏

红丝疔治验录/李苏//国医导报.-5-30-412

李遂良

酒醉欲死疗法/李遂良//光华医药杂志.-4-36
-202

治腹痛方/李遂良//光华医药杂志.-4-36
-202

李燧初

恭祝邹馆长封翁静存先生六十寿/李燧初//国
医杂志.-4-7-116

瑞甫吴先生六秩晋四荣寿纪盛/李燧初//国医
杂志.-4-7-405

谢陈秩云赠竹一首并序/李燧初//国医杂志.-4
-6-199

李榻山

李氏急性腹膜炎会诊纪实评议/李榻山//华西
医药杂志.-5-37-171

李棠甫

妇人产病质疑/李棠甫//医学杂志.-2-18
-184

个人临床最精审之验案及确有奇效之秘方/李
棠甫//医学杂志.-2-18-343

乳痈/李棠甫//医学杂志.-2-17-412

三件疑问/李棠甫//医学杂志.-2-18-564

为子及友求良方/李棠甫//医学杂志.-2-16
-499

问踢伤致死之病症/李棠甫//医学杂志.-2-17
-406

血脱治验/李棠甫//医学杂志.-2-18-438

李 涛

阿维森纳的医典和他在世界医学上的影响/李
涛//医史杂志.-5-39-275

疑问二则/李涛//光华医药杂志.-4-38-79

原始社会的医学/李涛//医史杂志.-5-39-5

中国的眼科学史/李涛//医学杂志.-2-16
-446

中国的医学道德观(连载)/李涛//中国医药月
刊.-5-33-54,91,136

中国戏剧中的医生/李涛//医史杂志.-5-38
-137

李悌鸢

李健颐先生验案(连载)/李悌鸢//现代医药月
刊.-4-27-468,500,531,557,583,610,636

李天才

台湾与中西医/李天才//医界春秋.-3-5-43

李天洁

对于整理国医药学术标准大纲之我见/李天洁//国医公报.-4-19-431

李天培

山西中医改进研究会医学杂志十五周年纪念祝词/李天培//医学杂志.-2-17-104

山西中医改进研究会永久理事李天培君治瘰疬方/李天培//医学杂志.-2-15-146

李天沛

伤寒论之阴阳脉/李天沛//医界春秋.-3-8-428

李天球

慈幼庐医语/李天球//中医杂志.-2-20-434

膀胱有下口无上口辨/李天球//中医杂志.-2-19-230

伤寒表里症治法一隅/李天球//中医杂志.-2-19-456

头痛主药之类别/李天球//中医杂志.-2-20-109

李廷藏

读曾觉叟先生辨龙毓莹之关于脑膜炎书后/李廷藏//国医正言.-5-4-222

李廷绪

问八十五/李廷绪//绍兴医药学报.-1-14-141

李万青

关于发热/李万青//中国医学.-5-34-54

李为彭

答孔宪杰疑问/李为彭//医学杂志.-2-18-561

妇女病难治之原因及补救方法/李为彭//中医世界.-3-38-292

行痹经验方并治脚气/李为彭//中医世界.-3-38-162

矫正一般时医习而不察的几个小疵(连载)/李为彭//中医世界.-3-38-402.-3-39-33

精神疗法在医学上之价值/李为彭//医学杂志.-2-18-531

论伤风久咳变成痨/李为彭//中医世界.-3-38-400

论司天在泉与治疗无关/李为彭//中医世界.-3-37-546

论仲景六经之真义/李为彭//中医世界.-3-39-132

论仲景书之真义/李为彭//医学杂志.-2-18-410.-3-38-159

蒙汗药之意义/李为彭//国医砥柱月刊.-5-17-590

人的主宰究竟在哪里/李为彭//国医砥柱月刊.-5-18-587

歇斯底里与藏燥(连载)/李为彭//国医砥柱月刊.-5-17-300,459

疑症一则/李为彭//中医指导录.-3-38-230

李惟藩

课艺/李惟藩//医学公报.-1-7-131

李维邦

答问/李维邦(问);陆渊雷(答)//中医新生命.-5-7-637

李维藩

外科概论/李维藩//医学公报.-1-7-81

李 伟

梦话里的一段片/李伟//文医半月刊.-5-14-27

诸般跌打损伤治疗验方/李伟//文医半月刊.-5-14-92

李炜

和荩臣先生画梅寄王问樵君一律/李炜//医学公报.-1-7-72

李炜华

痉/李炜华//光华医药杂志.-4-39-453

李蔚南

解释二病/李蔚南//光华医药杂志.-4-36-513

李蔚农

中山病理评论/李蔚农//三三医报.-2-32-257

李蔚普

六气和外感病漫谈/李蔚普//华西医药杂志.-5-37-551

明日之中国医药/李蔚普//华西医药杂志.-5-36-153

伤寒论的基本认识(连载)/李蔚普//华西医药杂志.-5-36-472,525

太阳篇中两则重要方剂/李蔚普//华西医药杂志.-5-36-179

李蔚香

急性腹膜炎中西医师会诊纪实/李蔚香//华西医药杂志.-5-36-386

李慰农

冰壶杂识/李慰农//国医导报.-5-29-258

产后治法论/李慰农//三三医报.-2-29-573

呈张夫子书/李慰农//三三医报.-2-30-52

答李春芝君问药/李慰农//绍兴医药学报星期增刊.-1-22-495

代问耳病治法/李慰农//绍兴医药学报星期增刊.-1-22-409

痘因燥邪非胎毒论/俞春山(著);李慰农(录)//三三医报.-2-31-558

读三三医报感言二/李慰农//三三医报.-2-29-165

奉和胡天宗先生五十述怀元玉即呈郢政/李慰农//三三医报.-2-30-210

复刘蔚楚君/李慰农//三三医报.-2-30-413

孤松轩产后医案序/邹伯严(撰);李慰农(录)//三三医报.-2-30-229

和胡天宗五十述怀元玉即呈郢政/李慰农//三三医报.-2-30-245

黄疸肿胀案/刘蔚楚(著);李慰农(录)//三三医报.-2-34-318

记社员丛言志惨死/李慰农//三三医报.-2-33-202

凌临灵方序/李慰农//三三医报.-2-31-499

论产后之恶露/李慰农//医学杂志.-2-4-75

论张啬翁之病/李慰农//三三医报.-2-35-299

上余云岫先生/李慰农//三三医报.-2-30-267

上诸同志书/李慰农//三三医报.-2-32-20

沈阳医学杂志续版纪念题词/李慰农//沈阳医学杂志.-3-1-59

述怀/李慰农//三三医报.-2-33-348

苏州之西医会/李慰农//三三医报.-2-29-97

问药一则/李慰农//三三医报.-2-29-614

医事杂谈/李慰农//三三医报.-2-30-385

医学衷中参西录四期版序/李慰农//三三医报.-2-30-386

与王肖舫君论小粉/李慰农//三三医报.-2-29-512

遇安斋证治丛录序/李慰农//三三医报.-2-31-355

再记亡室病理/李慰农//三三医报.-2-29-268

治病必求其本说/李慰农//三三医报.-2-33-51

致奉天李春芝先生函/李慰农//三三医报.-2-30-411

李文彬

时疫之分别并治法/李文彬//国医正言.-5-3-100

眼科杂证浅论治法/李文彬//国医正言.-5-3-

48

治痢宜辨寒热虚实论/李文彬//国医正言.-5-3-254

李文舫

验方三则/李文舫//中医指导录.-4-3-307

李文杰

逆行经吐血验案/李文杰//医学杂志.-2-18-437

李文生

百日咳治验例/李文生//国医导报.-5-29-252

鸣谢小儿百效神丹治疗小儿百病一览/李文生//国医砥柱月刊.-5-17-245

李文轩

脾胃阴阳论/李文轩//国医正言.-5-3-93

温病/李文轩//国医正言.-5-3-143

疫病/李文轩//国医正言.-5-3-143

李文英

发扬中医学术的几项意见/李文英//新中华医药月刊.-5-35-250

李文哉

请赐治法/李文哉//光华医药杂志.-4-38-164

李卧云

李卧云君来函/李卧云//中医指导录.-4-1-22

山居/李卧云//中医指导录.-4-1-215

李芜生

使用独灵草治肝胃气痛病之经验/李芜生//医界春秋.-3-12-60

李伍筠

丹毒/李伍筠//医学杂志.-2-16-594

李锡康

种痘规则/李锡康//中西医学报.-1-25-61

李锡卿

痘症与牛痘史论(连载)/李锡卿//国医正言.-5-3-543,601

国医自励刍言/李锡卿//国医正言.-5-3-17

六淫为症问答(一)至(四)/李锡卿//国医正言.-5-3-135,189,251,396

内伤为病问答/李锡卿//国医正言.-5-5-387

伤寒初起无汗之浅论/李锡卿//国医正言.-5-3-46

李侠风

不用药物软膏臁疮特效疗法/李侠风//针灸杂志.-4-33-46

干湿疥疮风毒特效疗法/李侠风//针灸杂志.-4-33-46

针灸治疗成绩报告四则/李侠风//针灸杂志.-4-33-55

李 显

征求鼻瘤后遗症疗方/李显//医界春秋.-3-10-499

李显民

乾坤正气丸治愈久年遗精之报告/李显民//医界春秋.-3-11-427

李祥麟

霉毒与淋病新疗法(连载)/李祥麟//中西医学报.-1-29-147,201

日本桥本学士诊病一夕话/李祥麟//中西医学报.-1-26-205

日记选录/李祥麟//中西医学报.-1-24-445

实用经验良方(连载)/李祥麟//中西医学报.-1-26-261,343

实用经验良方例言/李祥麟//中西医学报.-1-

26-259

鼠疫之历史及类似鼠疫之鉴别法鼠疫菌之查检法/李祥麟//中西医学报.-1-24-37

四川万县东来医院来函/李祥麟//中西医学报.-1-27-463

外科手术之准备/李祥麟//中西医学报.-1-23-407

医学士青木藤五郎君小传/李祥麟//中西医学报.-1-25-131

李小靖

香港李小靖李家仁黄畹馨致太原市公安局缄(附药方)/李小靖//医学杂志.-2-10-500

李晓梧

祝医学公报歌/李晓梧//医学公报.-1-6-536

李孝芳

鸡蛋补胃液之治验/李孝芳//中医世界.-3-33-78

李效泌

中医对于防疫知识应有之训练暨办法/李效泌//医学杂志.-2-17-447

李笑瀛

论新闻报界记载病症不宜沿用西医名词并论医界宜推广医报以提倡中医/李笑瀛//神州医药学报.-1-45-335

李笑云

说疫摘要(连载)/刘松峰(著);李笑云(笔录);王胤昌(转载)//沈阳医学杂志.-3-3-143,198,305

说疫摘要/刘松峰(著);李笑云(笔录);王胤昌(转载)//沈阳医学杂志.-3-3-86

李啸云

创立南洋医学会简章/李啸云等//医学公报.-1-7-194

大黄传/李啸云//神州医药学报.-1-45-309

读书乐/李啸云//神州医药学报.-1-46-237

读杨古酝先生述怀诗有感敬步原韵四章/李啸云//医学报.-1-6-279

改良医学宜先编辑教科书论/李啸云//医学报.-1-6-251

录杭芝轩君医案两则/李啸云//医学报.-1-6-210

论太医院不宜改用西医/李啸云//医学报.-1-6-297

伤寒辨/李啸云//神州医药学报.-1-46-149

原病论(一)至(二)/李啸云//医学报.-1-6-165,183

原药/李啸云//医学报.-1-6-269

李心清

请教三事/李心清//医学杂志.-2-17-183

申述三事/李心清//医学杂志.-2-16-311

李新文

答问/李新文(问);陆渊雷(答)//中医新生命.-5-8-134

答问/李新文(问);谢诵穆(答)//中医新生命.-5-8-464

李杏春

对口证治验/李杏春//国医公报.-4-21-261

李雄侯

凤尾草之功用/李雄侯//苏州国医杂志.-5-1-181

涵江国医研究社来函/李雄侯,关惠民//医界春秋.-3-9-177

李雪楼

李雪楼治验经过记(连载)/李雪楼//文医半月刊.-5-14-221,448

我也谈谈中医与西医该永远合作研究/李雪楼//文医半月刊.-5-14-148

李雅斌
疑问四则/李雅斌//国医砥柱月刊.-5-15
-580

李延安
怎样防护砂眼/李延安//光华医药杂志.-4-36
-405

李彦百
痞症论治/李彦百//中医杂志.-2-23-527
太阳病以汗法为主而有轻重缓急之不同试论述
之/李彦百//中医杂志.-2-23-530

李砚田
肺喘肝郁湿气/李砚田//光华医药杂志.-4-40
-98

李阳谷
大邦店拟建立国医砥柱分社公启/李阳谷//国
医砥柱月刊.-5-18-325

李养和
存存斋医话三编(连载)/赵晴初(撰);杨质安
(注);李养和(录)//绍兴医药月报.-2-37-
343,416
人体内的寄生虫/李养和//绍兴医药学报星期
增刊.-1-21-423//绍兴医药月报.-2-37
-197
述静坐卫生之说/李养和//三三医报.-2-30
-273
越医药学汇讲/李养和//三三医报.-2-32
-331

李燿常
读伤寒论原书平议/李燿常//国医文献.-5-15
-105
金匮论正水后结血分一条黄汗后结气分一条请
各详其用意/李燿常//中医杂志(广东).-3-
4-148
秋伤于湿冬生咳嗽论/李燿常//中医杂志(广

东).-3-4-386
王清任医林改错论半身不遂证以元气亏五成为
解以补阳还五汤为治其方论有可采用否请详
究之/李燿常//中医杂志(广东).-3-4-247
//医林一谔.-4-8-67
血有余则怒不足则恐解/李燿常//中医杂志(广
东).-3-4-249
婴儿丹毒症其病原若何其治法若何请详说之/
李燿常//中医杂志.-3-4-145

李耀东
痿痹/李耀东//光华医药杂志.-4-36-433

李议法
产后变寒半身麻木/李议法//针灸杂志.-4-34
-152
孕妇牙痛合谷也能针刺/李议法//针灸杂志.-4
-34-150

李荫禅
课卷/李荫禅//中医新生命.-5-6-471

李英才
针灸关元诸穴可受胎/李英才//医学杂志.-2-
6-120

李友梅
两种顽固病/李友梅//光华医药杂志.-4-38
-165
中榴莲毒之研究和实验/李友梅//医界春秋.-3
-12-481//光华医药杂志.-4-38-361

李雨苍
风寒暑湿解表法之各异/李雨苍//中医杂志.-2
-20-45
劳损用药利弊说/李雨苍//中医杂志.-2-20
-231
卫生刍言/李雨苍//中医杂志.-2-20-133

李玉清

祝词/李玉清；孙家骥//医林一谔.-4-9-
27,110

李玉珍

通函科研究针灸治疗学得到下列的成绩/李玉
珍//针灸杂志.-4-28-177

李钰琳

疟疾病源说/李钰琳//医界春秋.-3-6-93
中国医学刍议/李钰琳//医界春秋.-3-5-414

李遇春

头眩刍谈/李遇春//国医杂志.-4-13-447

李毓璠

清故资政大夫二品封典凌公晓五行状/李毓璠
//三三医报.-2-30-451

李毓镛

欧人发现中国植物史/[俄]布雷特什奈得
（著）；李毓镛（节译）//医文.-5-34-607
中国前期生物学的起源与发展（连载）/李毓镛
//医文.-5-34-465,537

李元素

问俞鉴泉先生玄黄曲书/李元素//三三医报.-2
-29-580

李源和

南海县长题词/李源和//医林一谔.-4-9-22

李曰纶

谦益医室自警说/李曰纶//国医正言.-5-4
-247

李云川

答许寿年君代友媳征求晨嗽治方（一）/李云川
//医界春秋.-3-14-438
答张逊之君问吐血之治法/李云川//医界春秋

.-3-14-149
代友征求脑痹腰痛治法/李云川//医界春秋.-3
-14-441
睾丸偏大疼痛兼感冒治疗/李云川//医界春秋
.-3-14-437

李云年

论鼠疫/李云年//医学公报.-1-7-200
鼠疫刍言/李云年//绍兴医药学报.-1-14
-171
鼠疫召言/李云年//中医杂志.-2-19-201
治白喉之特要新法/李云年//中西医学报.-1-
24-259

李云溥

改进国医赘言/李云溥//医林一谔.-4-11
-313
家庭看护法概要（一）至（二）/李云溥//医林一
谔.-4-10-504,542
食死畜毙命的原因/李云溥//医林一谔.-4-11
-188
谈谈处女膜/李云溥//医林一谔.-4-11-190

李云卿

独灵草治痛之实验例三则/李云卿//医界春秋
.-3-11-275

李韵芳

逊斋医案/李韵芳//光华医药杂志.-4-37
-516

李韵珂

手汗足汗/李韵珂//光华医药杂志.-4-38
-549

李在宽

答问/李在宽（问）；陆渊雷（答）//中医新生命.-
5-7-47,172
课卷/李在宽//中医新生命.-5-6-470
课卷之一/李在宽//中医新生命.-5-6-120

李在宽问渊雷夫子答/李在宽(问);陆渊雷(答)
　　//中医新生命.-5-6-123
治验一则/李在宽//中医新生命.-5-6-59

李喆慧

鼻渊/李喆慧//光华医药杂志.-4-37-462

李桢华

读伤寒论原书平议/李桢华//中医杂志(广东)
　　.-3-4-37

李振铎

代友问肾病久医不愈之治法/李振铎//医界春
　　秋.-3-11-28
用宁坤宝及女中圣治愈白带病之报告/李振铎
　　//医界春秋.-3-11-223

李振声

答肛门出虫治法(一)/李振声//绍兴医药学报
　　星期增刊.-1-22-102
答问眼毛倒睫症治法/李振声//绍兴医药学报
　　星期增刊.-1-22-46
答小儿腹大治法(一)/李振声//绍兴医药学报
　　星期增刊.-1-22-107
答杨君问小儿呵欠吐乳治法/李振声//绍兴医
　　药学报星期增刊.-1-22-472
对于儿病治母之意见/李振声//绍兴医药学报
　　.-1-20-348
问肛门右侧溃疮治方/李振声//绍兴医药学报
　　星期增刊.-1-22-472
疑问二则/李振声//绍兴医药学报星期增刊.-1
　　-22-471

李振唐

论医者病者近今之弊/李振唐//神州医药学报
　　.-1-47-221

李征韶

从血液循环之生理述其病理/李征韶//医界春
　　秋.-3-13-203

答舒啸脾虚泄泻服温补药夭殇之疑问/李征韶
　　//医界春秋.-3-8-242
答翁廉介君问肾囊膨胀之治法案二则/李征韶,
　　杨赞民//医界春秋.-3-8-243
答许馥莘君征求脚气病未治之指教/李征韶//
　　医界春秋.-3-8-242
答张泽霖久咳吐虫而愈之原理/李征韶//医界
　　春秋.-3-8-330
解墨明医论书后/李征韶//医界春秋.-3-12
　　-268
论金匮惊悸吐衄下血胸满瘀血火邪同汇一篇之
　　原理/李征韶//医界春秋.-3-12-480
论仲景之言阴阳易病即今之夹色病/李征韶//
　　中医世界.-3-26-425
内经质疑/李征韶//医界春秋.-3-13-360
茜草考证/李征韶//医界春秋.-3-13-31
讨论医学学术之往来二函/李征韶,陈无咎//医
　　界春秋.-3-12-292
吾人对于消化器系应有之认识/李征韶//医界
　　春秋.-3-13-399
一个癫狂病症治之经过/李征韶//医界春秋.-3
　　-11-92
由胆枯之定名说到胆枯之治法/李征韶//医界
　　春秋.-3-12-427
治愈心包变坏之笔记/李征韶//医界春秋.-3-
　　13-135

李正芳

针灸医师应持之态度/李正芳//针灸杂志.-4-
　　34-272
针灸治验五则/李正芳//针灸杂志.-4-34
　　-305
针天枢等穴能下蛔虫之验案一则/李正芳//针
　　灸杂志.-4-34-224

李之源

铁樵函授医学课艺选刊:举桂枝汤可与不可与
　　中与不中与之证状/李之源//铁樵医学月刊
　　.-4-44-349

李之振

病中小记(连载)/李之振//国医公报.-4-20-
393,493

李直谅

多骨疽治法之质疑/李直谅//医学杂志.-2-17
-404

李祉繁

续问弹伤联络腿部不能动转法/李祉繁//沈阳
医学杂志.-3-3-41

李祉余

论概用小柴胡汤治疟之弊/李祉余//杏林医学
月报.-3-20-468

论石膏之功用及治瘟疫之特效/李祉余//杏林
医学月报.-3-20-201

论妄用败毒散治痢疾之弊/李祉余//杏林医学
月报.-3-21-437

脑髓功用之研究/李祉余//杏林医学月报.-3-
19-441

青莲堂笔记/李祉余//现代医药月刊.-4-27
-101

生军为治湿毒之主药/李祉余//杏林医学月报
.-3-19-535

李志鸿

甘油/李志鸿//文医半月刊.-5-14-73

淋病卫生及其治疗法/李志鸿//文医半月刊.5
-14-103

梅毒之各期病理病状/李志鸿//文医半月刊.5
-14-69

妊娠各月之胎儿状况/李志鸿//文医半月刊.5
-14-71

一篇屁话/李志鸿//文医半月刊.-5-14-19

李致福

中医条例公布后什么是中医界当前的重要工作
/李致福/光华医药杂志.-4-39-484

李仲恒

虚劳诸不足风气百疾薯蓣丸主之论/李仲恒//
中医杂志(广东).-3-4-158

李仲衡

防抽风之神效简法/李仲衡//中医世界.-3-26
-49

李仲美

读伤寒概述书后/李仲美//华西医药杂志.-5-
36-531

读者质疑/李仲美//华西医药杂志.-5-37
-220

中医用药量的怀疑是否值得研讨/李仲美//华
西医药杂志.-5-37-275

李仲明

损口紫瘢之经过及治验/李仲明//中医世界.-3
-39-144

李仲守

本报一周年纪念之回顾/李仲守//医林一谔.-4
-9-13

编者的话/李仲守//医林一谔.-4-9-43

家庭看护法概要/李仲守//现代中医.-4-42
-588

煎药与服药法考/李仲守//医林一谔.-4-9
-327

卷首语/李仲守//医林一谔.-4-9-97

李仲守医生启事/李仲守//医林一谔.-4-11-
179,267

油剂膏剂制炼法概况(连载)/管季耀(药师);李
仲守(记者)//医林一谔.-4-8-28,73,345,
543.-4-9-115

李仲翔

割瘤记/李仲翔//文医半月刊.-5-14-166

赠哈锐川医士序/李仲翔//文医半月刊.-5-14
-253

李仲振

广州市公用局长题词/李仲振//医林一谔.-4-9-21

广州市市政府公用李局长仲振题词/李仲振//医林一谔.-4-8-149

李重人

方剂研究/李重人//华西医药杂志.-5-36-537

华白楼医案/李重人//医界春秋.-3-11-142

肾气丸之研究/李重人//新中华医药月刊.-5-35-558

致陈无咎先生书/李重人//医界春秋.-3-13-522

李竹溪

答蒋君疑问五条/李竹溪//神州医药学报.-1-44-53

李竹溪君论六月雪与脉动函/李竹溪//中医指导录.-4-2-49

实用中医学序/李竹溪//中医指导录.-4-1-312

医法如兵法论/李竹溪//神州医药学报.-1-42-204

阅报载神州医药总会请愿书批准喜而勉之/苏雨田,李竹溪//神州医药学报.-1-43-376,376

李祝华

上张寿甫先生书/李祝华//三三医报.-2-30-188

李卓英

李氏骈文医案(连载)/李卓英//国医杂志.-4-13-50,179

李子谦

一个合方症治验案/李子谦//华西医药杂志.-5-36-546

李子清

生化汤能愈疟疾/李子清//文医半月刊.-5-14-556

西医诊断病症之体温表似不可靠/李子清//文医半月刊.-5-14-227

李子彦

问咳嗽气喘颈项胀大治法/李子彦//三三医报.-2-29-506

李子仪

陈果夫先生医学经验谈/汤醒农,李子仪(笔记)//光华医药杂志.-4-37-402

中医科学化之途径/李子仪//光华医药杂志.-4-37-107

李子郁

气血营卫现代观/李子郁//中国医药月刊.-5-32-394

李子舟

答章道生君问足患湿疮治法/李子舟//绍兴医药学报星期增刊.-1-22-246

问用药分量/李子舟//绍兴医药学报星期增刊.-1-21-452

李宗黄

请实行五全大会中西医平等待遇决议原案案(提案第十七号)/李宗黄等//国医正言.-5-5-410//国医砥柱月刊.-5-15-542

请实行五全大会中西医平等待遇决议原案案/李宗黄等//医学杂志.-2-18-291

中国国民党第五届中央执行委员会第三次全体大会中关于中医之两提案/焦易堂,李宗黄//医界春秋.-3-14-281

李宗陶

颁铃浅说/李宗陶//医学公报.-1-7-61

函授新医学讲义序/李宗陶//中西医学报.-1-25-322

陆军医生之任务/李宗陶//医学报.-1-6-206

爆屎不下以肥皂外治法治之/李宗陶//医学报.-1-6-209

李祖唐

贺裘氏医院序/李祖唐//三三医报.-2-29-559

李醉石

中国医学杂志出版纪念/李醉石//国医砥柱月刊.-5-18-539

立□

问赤鼻治法/立□//绍兴医药学报星期增刊.-1-22-107

立才

工部局医院谈论记/立才//中西医学报.-1-24-200

立法院

立法院来函/立法院//国医杂志.-4-7-39

立法院批示本会呈文来函/立法院//国医杂志.-4-7-41

立法院通过国医条例/立法院//中医世界.-3-32-341//现代医药月刊.-4-27-224

立法院通过中医条例/立法院//医界春秋.-3-10-470//中医指导录.-4-3-372//铁樵医学月刊.-4-44-42

立法院修正卫生署组织法及中医条例/立法院//中医新生命.-5-8-417

立法院秘书处

立法院秘书处复函/立法院秘书处//国医杂志.-4-7-497

立法院秘书处复天津中医公会(秘字第一一七三号)/立法院秘书处//国医正言.-5-3-12

立人

病愈杂忆/立人//新中医刊.-5-20-413

丽冰

白带预防/丽冰//光华医药杂志.-4-36-405

看护传染病应有的顾虑/丽冰//中医世界.-3-38-622

探望病人须知/丽冰//光华医药杂志.-4-36-570

丽生

拥护科学的医学不是为腐败的西医保镖/丽生//苏州国医杂志.-5-2-195

利济学堂报社

阿部炮台/利济学堂报社//利济学堂报.-1-2-325

阿富汗谋自主/利济学堂报社//利济学堂报.-1-3-447

奥国买地/利济学堂报社//利济学堂报.-1-3-74

奥国民数/利济学堂报社//利济学堂报.-1-2-256

奥后出游/利济学堂报社//利济学堂报.-1-1-665

澳门免税/利济学堂报社//利济学堂报.-1-2-431

巴黎书院述略/利济学堂报社//利济学堂报.-1-2-623

巴马异俗/利济学堂报社//利济学堂报.-1-3-549

败絮制绒/利济学堂报社//利济学堂报.-1-2-55

版图式廊/利济学堂报社//利济学堂报.-1-2-509

保船新法/利济学堂报社//利济学堂报.-1-1-443

保险利溥/利济学堂报社//利济学堂报.-1-2-615

报论选举/利济学堂报社//利济学堂报.-1-3-127

报章原始/利济学堂报社//利济学堂报.-1-3-573

报纸畅销/利济学堂报社//利济学堂报.-1-2-64

北地通轮/利济学堂报社//利济学堂报.-1-2-62

被能浮水/利济学堂报社//利济学堂报.-1-3-535

比较日货/利济学堂报社//利济学堂报.-1-1-278

彼国商务/利济学堂报社//利济学堂报.-1-2-64

蓖麻炸油/利济学堂报社//利济学堂报.-1-3-511

避火灾法/利济学堂报社//利济学堂报.-1-3-236

变通算学新章/利济学堂报社//利济学堂报.-1-1-453

变通银票/利济学堂报社//利济学堂报.-1-3-46

辨士陈情/利济学堂报社//利济学堂报.-1-2-250

表扬前烈/利济学堂报社//利济学堂报.-1-3-547

别离奇症/利济学堂报社//利济学堂报.-1-3-587

兵演气球/利济学堂报社//利济学堂报.-1-1-550

禀改邮章/利济学堂报社//利济学堂报.-1-1-464

禀设学堂/利济学堂报社//利济学堂报.-1-3-478

波斯政治/利济学堂报社//利济学堂报.-1-2-218

波斯中兴/利济学堂报社//利济学堂报.-1-2-315

玻璃造像/利济学堂报社//利济学堂报.-1-2-148

玻砖建亭/利济学堂报社//利济学堂报.-1-2-149

博济医局/利济学堂报社//利济学堂报.-1-2-162

博物琐言/利济学堂报社//利济学堂报.-1-1-379

哺鸡新法/利济学堂报社//利济学堂报.-1-3-487

不平法政/利济学堂报社//利济学堂报.-1-3-48

裁兵减饷/利济学堂报社//利济学堂报.-1-2-128

裁撤日人/利济学堂报社//利济学堂报.-1-3-558

裁撤水军/利济学堂报社//利济学堂报.-1-3-434

裁撤洋员/利济学堂报社//利济学堂报.-1-2-213

裁汰兵勇/利济学堂报社//利济学堂报.-1-2-127

采煤计数/利济学堂报社//利济学堂报.-1-2-416

蚕桑大兴/利济学堂报社//利济学堂报.-1-1-545

藏书卷数/利济学堂报社//利济学堂报.-1-1-265

藏书卷数续志/利济学堂报社//利济学堂报.-1-2-333

藏书励俗/利济学堂报社//利济学堂报.-1-3-481

测量新会/利济学堂报社//利济学堂报.-1-2-608

测量志略/利济学堂报社//利济学堂报.-1-2-439

测验新说/利济学堂报社//利济学堂报.-1-2-163

策问西学/利济学堂报社//利济学堂报.-1-3-429

茶酒新法/利济学堂报社//利济学堂报.-1-1-642

茶商日困/利济学堂报社//利济学堂报.-1-2-529

茶税新章/利济学堂报社//利济学堂报.-1-1-458

查看路情/利济学堂报社//利济学堂报.-1-3-217

车载铁桥/利济学堂报社//利济学堂报.-1-3-71

宸翰褒功/利济学堂报社//利济学堂报.-1-1-192

澄清吏治/利济学堂报社//利济学堂报.-1-3-219

饬办新机/利济学堂报社//利济学堂报.-1-2-56

崇文门税务积弊/利济学堂报社//利济学堂报.-1-3-207

抽捐新例/利济学堂报社//利济学堂报.-1-2-51

筹借洋款/利济学堂报社//利济学堂报.-1-3-432

臭腐神奇/利济学堂报社//利济学堂报.-1-1-645

出洋人众/利济学堂报社//利济学堂报.-1-3-557

除出口税/利济学堂报社//利济学堂报.-1-3-575

除油迹法/利济学堂报社//利济学堂报.-1-3-539

储材待用/利济学堂报社//利济学堂报.-1-2-39

储材试事/利济学堂报社//利济学堂报.-1-1-180

储材招考/利济学堂报社//利济学堂报.-1-1-263

川省矿务/利济学堂报社//利济学堂报.-1-2-599

川省土匪又动/利济学堂报社//利济学堂报.-1-3-434

船政招考示谕/利济学堂报社//利济学堂报.-1-2-135

创办纺织/利济学堂报社//利济学堂报.-1-1-181

创建学堂/利济学堂报社//利济学堂报.-1-3-144

创设尚贤堂/利济学堂报社//利济学堂报.-1-2-618

创演行军/利济学堂报社//利济学堂报.-1-2-506

创造玻璃壁/利济学堂报社//利济学堂报.-1-3-600

创造铁路始末/利济学堂报社//利济学堂报.-1-1-174

创造洋面/利济学堂报社//利济学堂报.-1-1-361

聪明睿知/利济学堂报社//利济学堂报.-1-1-286

从卸气球/利济学堂报社//利济学堂报.-1-1-364

催解黄茶/利济学堂报社//利济学堂报.-1-2-536

大版商务/利济学堂报社//利济学堂报.-1-2-531

大红拳/利济学堂报社//利济学堂报.-1-3-561

大会番酋/利济学堂报社//利济学堂报.-1-3-235

大利让人/利济学堂报社//利济学堂报.-1-1-260

大厦千霄/利济学堂报社//利济学堂报.-1-2-86

带兵入觐/利济学堂报社//利济学堂报.-1-3-559

贷款电音/利济学堂报社//利济学堂报.-1-2-219

贷款续闻/利济学堂报社//利济学堂报.-1-3-210

弹子新制/利济学堂报社//利济学堂报.-1-2-343

刀匪变名/利济学堂报社//利济学堂报.-1-3-567

岛地分踞/利济学堂报社//利济学堂报.-1-1-635

岛石吸铁/利济学堂报社//利济学堂报.-1-2-444

稻草获利/利济学堂报社//利济学堂报.-1-3-512

德奥相善/利济学堂报社//利济学堂报.-1-3-51

德比议设德律风/利济学堂报社//利济学堂报.-1-2-319

德国兵制/利济学堂报社//利济学堂报.-1-3-132

德国麻风公会/利济学堂报社//利济学堂报.-1-3-593

德国通商情形/利济学堂报社//利济学堂报.-1-3-152

德皇病疯/利济学堂报社//利济学堂报.-1-3-244

德扩海军/利济学堂报社//利济学堂报.-1-1-340

德美市场/利济学堂报社//利济学堂报.-1-2-534

德人借地近闻/利济学堂报社//利济学堂报.-1-3-40

德人开埠/利济学堂报社//利济学堂报.-1-2-51

德人辟界/利济学堂报社//利济学堂报.-1-3-429

德探商情/利济学堂报社//利济学堂报.-1-3-517

德员推升/利济学堂报社//利济学堂报.-1-2-216

地球报纸总数/利济学堂报社//利济学堂报.-1-2-259

地球蚕业/利济学堂报社//利济学堂报.-1-1-646

地球纪年/利济学堂报社//利济学堂报.-1-3-572

地球五带之图/利济学堂报社//利济学堂报.-1-1-10

地下铁路/利济学堂报社//利济学堂报.-1-3-130

地舆学会/利济学堂报社//利济学堂报.-1-2-445

电镀精奇/利济学堂报社//利济学堂报.-1-1-651

电镀铁线/利济学堂报社//利济学堂报.-1-2-428

电火验生/利济学堂报社//利济学堂报.-1-2-617

电机制纸/利济学堂报社//利济学堂报.-1-2-147

电浪新法/利济学堂报社//利济学堂报.-1-3-526

电气火车/利济学堂报社//利济学堂报.-1-1-650

电气制雷/利济学堂报社//利济学堂报.-1-3-530

电书飞布/利济学堂报社//利济学堂报.-1-1-379

电线利厚/利济学堂报社//利济学堂报.-1-1-534

电制坚钢/利济学堂报社//利济学堂报.-1-1-365

电制轮舟/利济学堂报社//利济学堂报.-1-2-150

丁口册/利济学堂报社//利济学堂报.-1-3-439

丁酉岁委和纪都城浙江节气时刻表/利济学堂报社//利济学堂报.-1-1-13

定船求速/利济学堂报社//利济学堂报.-1-2-615

定购碾片/利济学堂报社//利济学堂报.-1-3-550

定约通商/利济学堂报社//利济学堂报.-1-1-533

东币规则/利济学堂报社//利济学堂报.-1-2-236

东国经纬考/利济学堂报社//利济学堂报.-1-2-48

东邻责言/利济学堂报社//利济学堂报.-1-3-217

东省垦荒/利济学堂报社//利济学堂报.-1-1-433

东省铁路新章/利济学堂报社//利济学堂报.-1
-3-38

独游天下/利济学堂报社//利济学堂报.-1-1-
567

髑髅为崇/利济学堂报社//利济学堂报.-1-3-
569

渡台须知/利济学堂报社//利济学堂报.-1-2-
520

缎业日盛/利济学堂报社//利济学堂报.-1-1-
275

俄邦杂记(五则)/利济学堂报社//利济学堂报
.-1-3-213

俄采华书/利济学堂报社//利济学堂报.-1-1-
662

俄船驻防/利济学堂报社//利济学堂报.-1-3-
220

俄定新例/利济学堂报社//利济学堂报.-1-3-
455

俄高密约/利济学堂报社//利济学堂报.-1-3-
454

俄高亲睦/利济学堂报社//利济学堂报.-1-3-
239

俄高时政/利济学堂报社//利济学堂报.-1-1-
257

俄更商埠/利济学堂报社//利济学堂报.-1-1-
561

俄国伯利省设立武并华文学堂/利济学堂报社
//利济学堂报.-1-2-332

俄国度支/利济学堂报社//利济学堂报.-1-2-
324

俄国教务/利济学堂报社//利济学堂报.-1-2-
526

俄国军费/利济学堂报社//利济学堂报.-1-3-
451

俄国军籍/利济学堂报社//利济学堂报.-1-2-
412

俄国军情/利济学堂报社//利济学堂报.-1-2-
317

俄国流犯/利济学堂报社//利济学堂报.-1-1-
469

俄国人口数/利济学堂报社//利济学堂报.-1-
3-454

俄国商旗/利济学堂报社//利济学堂报.-1-1-
659

俄国通史考略/利济学堂报社//利济学堂报.-1
-3-42

俄国兴商/利济学堂报社//利济学堂报.-1-1-
556

俄皇将游历中国/利济学堂报社//利济学堂报
.-1-2-82

俄皇近事/利济学堂报社//利济学堂报.-1-2-
134

俄舰会集/利济学堂报社//利济学堂报.-1-3-
41

俄境酒政/利济学堂报社//利济学堂报.-1-3-
41

俄路工程/利济学堂报社//利济学堂报.-1-1-
531

俄路述闻/利济学堂报社//利济学堂报.-1-3-
126

俄请添线/利济学堂报社//利济学堂报.-1-2-
125

俄人好学/利济学堂报社//利济学堂报.-1-3-
45

俄人觊觎小国/利济学堂报社//利济学堂报.-1
-3-453

俄人借岛/利济学堂报社//利济学堂报.-1-3-
447

俄人信咒/利济学堂报社//利济学堂报.-1-3-
551

俄人种茶/利济学堂报社//利济学堂报.-1-3-
501

俄日近况/利济学堂报社//利济学堂报.-1-3-
221

俄日立约/利济学堂报社//利济学堂报.-1-1-
530

俄设华事报馆/利济学堂报社//利济学堂报.-1
-3-564

俄设医会/利济学堂报社//利济学堂报.-1-2-
447

俄使人觐余闻/利济学堂报社//利济学堂报.-1-3-567

俄营高丽/利济学堂报社//利济学堂报.-1-3-137

俄筑铁路/利济学堂报社//利济学堂报.-1-1-342

鄂北近事/利济学堂报社//利济学堂报.-1-3-557

鄂布价值/利济学堂报社//利济学堂报.-1-2-354

鄂行钞票/利济学堂报社//利济学堂报.-1-1-623

鄂捐推广/利济学堂报社//利济学堂报.-1-3-36

鄂兴武备/利济学堂报社//利济学堂报.-1-2-214

鄂中圜法/利济学堂报社//利济学堂报.-1-2-212

法诋海军/利济学堂报社//利济学堂报.-1-1-253

法国海军等次/利济学堂报社//利济学堂报.-1-1-256

法国海军人数/利济学堂报社//利济学堂报.-1-1-250

法国货价/利济学堂报社//利济学堂报.-1-2-431

法国酒政/利济学堂报社//利济学堂报.-1-2-158

法国陆兵步法/利济学堂报社//利济学堂报.-1-2-328

法国马兵步数/利济学堂报社//利济学堂报.-1-2-329

法国丝税/利济学堂报社//利济学堂报.-1-2-345

法国武备学堂招考新章/利济学堂报社//利济学堂报.-1-2-139

法国新船/利济学堂报社//利济学堂报.-1-3-49

法觊邻邦/利济学堂报社//利济学堂报.-1-3-135

法京电音/利济学堂报社//利济学堂报.-1-1-445

法京赛会/利济学堂报社//利济学堂报.-1-1-667

法开东海/利济学堂报社//利济学堂报.-1-2-621

法人辟土/利济学堂报社//利济学堂报.-1-3-46

法人兴议锁国/利济学堂报社//利济学堂报.-1-3-455

法士论商/利济学堂报社//利济学堂报.-1-1-562

法医除疫/利济学堂报社//利济学堂报.-1-1-672

法造新船/利济学堂报社//利济学堂报.-1-1-271

法制新枪/利济学堂报社//利济学堂报.-1-1-272

番芋考/利济学堂报社//利济学堂报.-1-2-423

矾铜利用/利济学堂报社//利济学堂报.-1-3-616

防火机器/利济学堂报社//利济学堂报.-1-3-563

防瘟多术/利济学堂报社//利济学堂报.-1-3-586

防瘟考论/利济学堂报社//利济学堂报.-1-2-450

飞船异制/利济学堂报社//利济学堂报.-1-2-56

飞鸽邮政局/利济学堂报社//利济学堂报.-1-1-340

飞禽酒瘾/利济学堂报社//利济学堂报.-1-3-558

妃嫔谋弑/利济学堂报社//利济学堂报.-1-1-285

非洲瓜分/利济学堂报社//利济学堂报.-1-1-343

匪乱已平/利济学堂报社//利济学堂报.-1-3-441

斐岛乱由/利济学堂报社//利济学堂报.-1-2-319

分割华土/利济学堂报社//利济学堂报.-1-1-348

分割土耳其议/利济学堂报社//利济学堂报.-1-1-342

分给恤银/利济学堂报社//利济学堂报.-1-3-554

分守土疆/利济学堂报社//利济学堂报.-1-1-530

风锯解木/利济学堂报社//利济学堂报.-1-2-611

风雪为灾/利济学堂报社//利济学堂报.-1-2-254

蜂媒说/利济学堂报社//利济学堂报.-1-3-501

佛教入法/利济学堂报社//利济学堂报.-1-3-547

扶桑旅况/利济学堂报社//利济学堂报.-1-2-251

浮船新法/利济学堂报社//利济学堂报.-1-1-550

福银滞销/利济学堂报社//利济学堂报.-1-3-433

福州船政局订请法国造船监督合同/利济学堂报社(录)//利济学堂报.-1-1-435

福州制茶新法/利济学堂报社//利济学堂报.-1-1-658

傅相游踪/利济学堂报社//利济学堂报.-1-1-183

富国报言/利济学堂报社//利济学堂报.-1-1-273

改馆储材/利济学堂报社//利济学堂报.-1-2-43

改建铁路/利济学堂报社//利济学堂报.-1-1-431

改聘矿师/利济学堂报社//利济学堂报.-1-1-466

改试西学/利济学堂报社//利济学堂报.-1-1-454

高丽乱党/利济学堂报社//利济学堂报.-1-3-137

高丽售矿/利济学堂报社//利济学堂报.-1-1-662

高丽学教/利济学堂报社//利济学堂报.-1-1-455

高设银行/利济学堂报社//利济学堂报.-1-1-457

格致会通说/利济学堂报社//利济学堂报.-1-3-619

各处代售利济学堂报处所/利济学堂报社//利济学堂报.-1-1-387

各国安息日/利济学堂报社//利济学堂报.-1-3-573

各国电信统计/利济学堂报社//利济学堂报.-1-3-563

各国读书数/利济学堂报社//利济学堂报.-1-3-139

各国奇珍/利济学堂报社//利济学堂报.-1-2-79

各国铜数/利济学堂报社//利济学堂报.-1-2-59

各国养兵数目/利济学堂报社//利济学堂报.-1-3-137

各国银价/利济学堂报社//利济学堂报.-1-2-153

各省钱荒/利济学堂报社//利济学堂报.-1-1-561

耕稼要旨/利济学堂报社//利济学堂报.-1-3-504

更改教章/利济学堂报社//利济学堂报.-1-3-212

工部局谕/利济学堂报社//利济学堂报.-1-3-583

公使附约/利济学堂报社//利济学堂报.-1-1-447

公司获利/利济学堂报社//利济学堂报.-1-2-152

公司种树/利济学堂报社//利济学堂报.-1-3-500

公议中国银行大概章程/利济学堂报社//利济学堂报.-1-1-369

攻船奇药/利济学堂报社//利济学堂报.-1-3-533

攻匪妙法/利济学堂报社//利济学堂报.-1-2-619

购船续志/利济学堂报社//利济学堂报.-1-3-205

购地添埠/利济学堂报社//利济学堂报.-1-2-601

购舰述闻/利济学堂报社//利济学堂报.-1-2-47

购书发院/利济学堂报社//利济学堂报.-1-3-143

购造战船/利济学堂报社//利济学堂报.-1-2-601

估用银圆/利济学堂报社//利济学堂报.-1-3-436

古钱进呈/利济学堂报社//利济学堂报.-1-2-617

鼓乐学校/利济学堂报社//利济学堂报.-1-3-477

怪雨行空/利济学堂报社//利济学堂报.-1-1-666

官设医学/利济学堂报社//利济学堂报.-1-1-473

鳜鱼新税/利济学堂报社//利济学堂报.-1-1-288

光学植物/利济学堂报社//利济学堂报.-1-2-165

广蚕桑说/利济学堂报社//利济学堂报.-1-2-141

贵人登天门时表/利济学堂报社//利济学堂报.-1-1-56

国家忌辰:禁止作乐宴会嫁娶演戏用刑/利济学堂报社(辑)//利济学堂报.-1-1-11

国王俸数/利济学堂报社//利济学堂报.-1-1-287

果核有丝/利济学堂报社//利济学堂报.-1-3-503

海底屋/利济学堂报社//利济学堂报.-1-2-429

海河待浚/利济学堂报社//利济学堂报.-1-2-602

海军筹费/利济学堂报社//利济学堂报.-1-2-404

海军购舰/利济学堂报社//利济学堂报.-1-3-431

海运撤局/利济学堂报社//利济学堂报.-1-1-628

酣睡未醒/利济学堂报社//利济学堂报.-1-2-540

行军活船/利济学堂报社//利济学堂报.-1-3-565

行军须用铁锹/利济学堂报社//利济学堂报.-1-3-208

行之维艰/利济学堂报社//利济学堂报.-1-3-430

杭报将开/利济学堂报社//利济学堂报.-1-1-171

杭关大兴/利济学堂报社//利济学堂报.-1-1-173

杭关工竣/利济学堂报社//利济学堂报.-1-2-63

杭省铁道/利济学堂报社//利济学堂报.-1-1-174

杭丝开货/利济学堂报社//利济学堂报.-1-1-458

杭垣求是书院课程/利济学堂报社//利济学堂报.-1-2-417

杭垣铁路续闻/利济学堂报社//利济学堂报.-1-3-207

杭州蚕讯/利济学堂报社//利济学堂报.-1-2-141

杭州电灯告成/利济学堂报社//利济学堂报.-1-3-158

杭州求是书院章程/利济学堂报社//利济学堂报.-1-1-356

杭州租界记/利济学堂报社//利济学堂报.-1-2-533

航海者言/利济学堂报社//利济学堂报.-1-2-58

禾虫愈疾/利济学堂报社//利济学堂报.-1-2-161

河沙变石/利济学堂报社//利济学堂报.-1-3-559

葛格司射光/利济学堂报社//利济学堂报.-1-3-536

黑山兴学/利济学堂报社//利济学堂报.-1-2-521

红花不洁/利济学堂报社//利济学堂报.-1-3-556

红坭有金/利济学堂报社//利济学堂报.-1-3-615

红人被化/利济学堂报社//利济学堂报.-1-3-480

红头屿矿利/利济学堂报社//利济学堂报.-1-2-215

湖南通电/利济学堂报社//利济学堂报.-1-2-40

湖南新政/利济学堂报社//利济学堂报.-1-1-629

互斗新例/利济学堂报社//利济学堂报.-1-2-256

户口殷蕃/利济学堂报社//利济学堂报.-1-1-633

护持纱厂/利济学堂报社//利济学堂报.-1-2-615

沪地如金/利济学堂报社//利济学堂报.-1-1-662

沪钱转机/利济学堂报社//利济学堂报.-1-2-63

沪上商务日盛/利济学堂报社//利济学堂报.-1-1-555

沪上铸钱/利济学堂报社//利济学堂报.-1-1-459

花收日光/利济学堂报社//利济学堂报.-1-2-441

划定租界/利济学堂报社//利济学堂报.-1-1-459

划界确闻/利济学堂报社//利济学堂报.-1-2-511

划界要言/利济学堂报社//利济学堂报.-1-2-403

华茶渐衰/利济学堂报社//利济学堂报.-1-1-465

华民至台湾登陆条例/利济学堂报社//利济学堂报.-1-3-215

华英商务/利济学堂报社//利济学堂报.-1-3-233

华佣苦况/利济学堂报社//利济学堂报.-1-2-252

化学镕金/利济学堂报社//利济学堂报.-1-2-612

环球新道日期/利济学堂报社//利济学堂报.-1-1-377

环游地球/利济学堂报社//利济学堂报.-1-3-549

宦官杖毙/利济学堂报社//利济学堂报.-1-2-248

皇子习武/利济学堂报社//利济学堂报.-1-1-534

徽茶志略/利济学堂报社//利济学堂报.-1-2-155

回例饿正/利济学堂报社//利济学堂报.-1-1-285

会办东省铁路/利济学堂报社//利济学堂报.-1-1-524

会计商户/利济学堂报社//利济学堂报.-1-1-659

会议行医章程/利济学堂报社（录）//利济学堂报.-1-2-451

浑天九重之图/利济学堂报社//利济学堂报.-1-1-10

火柴奇制/利济学堂报社//利济学堂报.-1-3-540

火车发轫/利济学堂报社//利济学堂报.-1-2-37

火炮利用/利济学堂报社//利济学堂报.-1-2-132

火日违言/利济学堂报社//利济学堂报.-1-3-126

火山奇闻/利济学堂报社//利济学堂报.-1-1-471

火油获利/利济学堂报社//利济学堂报.-1-2-438

火有光热说/利济学堂报社//利济学堂报.-1-3-624

货币条陈/利济学堂报社//利济学堂报.-1-3-129

稽查商务/利济学堂报社//利济学堂报.-1-2-531

吉赔俄款/利济学堂报社//利济学堂报.-1-2-318

集议围兵/利济学堂报社//利济学堂报.-1-3-41

记语新器/利济学堂报社//利济学堂报.-1-2-260

觊觎兵权/利济学堂报社//利济学堂报.-1-2-402

冀寓英人/利济学堂报社//利济学堂报.-1-3-235

加捐十成/利济学堂报社//利济学堂报.-1-3-206

加税待议/利济学堂报社//利济学堂报.-1-2-38

减征恤民/利济学堂报社//利济学堂报.-1-1-628

剪辫新政/利济学堂报社//利济学堂报.-1-1-284

建屋护气/利济学堂报社//利济学堂报.-1-3-145

建造筹款/利济学堂报社//利济学堂报.-1-3-136

荐贤自代/利济学堂报社//利济学堂报.-1-2-212

江岛浴蚕/利济学堂报社//利济学堂报.-1-3-61

江鄂茶价/利济学堂报社//利济学堂报.-1-2-437

江伏地中/利济学堂报社//利济学堂报.-1-1-378

讲究瘟疫/利济学堂报社//利济学堂报.-1-3-591

讲求茶叶/利济学堂报社//利济学堂报.-1-2-527

讲求畜利/利济学堂报社//利济学堂报.-1-3-496

讲求船法/利济学堂报社//利济学堂报.-1-1-665

讲求地舆/利济学堂报社//利济学堂报.-1-2-521

讲求粪田/利济学堂报社//利济学堂报.-1-3-227

脚车利用/利济学堂报社//利济学堂报.-1-3-220

脚踏火龙/利济学堂报社//利济学堂报.-1-1-363

教道须知/利济学堂报社//利济学堂报.-1-1-177

教皇亲军/利济学堂报社//利济学堂报.-1-3-134

教习来江/利济学堂报社//利济学堂报.-1-1-254

教友当兵/利济学堂报社//利济学堂报.-1-2-330

教育工商/利济学堂报社//利济学堂报.-1-1-449

解咸藤/利济学堂报社//利济学堂报.-1-1-670

借材异地/利济学堂报社//利济学堂报.-1-1-628

借端拒使/利济学堂报社//利济学堂报.-1-1-630

借款偿费/利济学堂报社//利济学堂报.-1-2-508

借款筑路/利济学堂报社//利济学堂报.-1-2-600

金产丰饶/利济学堂报社//利济学堂报.-1-1-255

金陵多矿/利济学堂报社//利济学堂报.-1-2-599

金山产珠/利济学堂报社//利济学堂报.-1-2-251

金铜钻石喜/利济学堂报社//利济学堂报.-1-2-440

金银时价/利济学堂报社//利济学堂报.-1-1-658

津创译报/利济学堂报社//利济学堂报.-1-2-539

津河议浚/利济学堂报社//利济学堂报.-1-2-127

津郡拟设幼塾/利济学堂报社//利济学堂报.-1-2-522

近事杂钞/利济学堂报社//利济学堂报.-1-1-568

近政备考/利济学堂报社(辑)//利济学堂报.-1-3-245,641

近政备考/利济学堂报社//利济学堂报.-1-2-355

晋创铁路/利济学堂报社//利济学堂报.-1-3-564

晋省招商集股禀定章程/利济学堂报社//利济学堂报.-1-3-153

京津铁路类记/利济学堂报社//利济学堂报.-1-3-555

京南铁路得利/利济学堂报社//利济学堂报.-1-2-346

京师大学堂章程条陈/利济学堂报社//利济学堂报.-1-3-140

经费支绌/利济学堂报社//利济学堂报.-1-2-351

经营海军/利济学堂报社//利济学堂报.-1-1-450

晶矿孕金/利济学堂报社//利济学堂报.-1-3-567

鲸吞可虑/利济学堂报社//利济学堂报.-1-3-433

救火新船/利济学堂报社//利济学堂报.-1-1-271

舅氏邱寿皋热证治案因明酒客感病之理/利济学堂报社//利济学堂报.-1-3-193

巨船类志/利济学堂报社//利济学堂报.-1-2-80

巨舰东来/利济学堂报社//利济学堂报.-1-3-558

巨款虚縻/利济学堂报社//利济学堂报.-1-2-402

抉剔钱蠹/利济学堂报社//利济学堂报.-1-3-39

掘得佛碑/利济学堂报社//利济学堂报.-1-2-257

军械被劫/利济学堂报社//利济学堂报.-1-2-212

开办金矿/利济学堂报社//利济学堂报.-1-3-73

开采银矿/利济学堂报社//利济学堂报.-1-1-659

开矿示谕/利济学堂报社//利济学堂报.-1-1-336

开山被压/利济学堂报社//利济学堂报.-1-3-239

开铸银元/利济学堂报社//利济学堂报.-1-3-432

考工记/利济学堂报社//利济学堂报.-1-1-267

考究种棉/利济学堂报社//利济学堂报.-1-2-609

考论脑质/利济学堂报社//利济学堂报.-1-2-542

考论物性/利济学堂报社//利济学堂报.-1-2-627

考求铜质/利济学堂报社//利济学堂报.-1-2-343

考试医学/利济学堂报社//利济学堂报.-1-3-586

考验糖质/利济学堂报社//利济学堂报.-1-3-161

苛待亚人/利济学堂报社//利济学堂报.-1-1-448

课桑设局/利济学堂报社//利济学堂报.-1-1-545

空气可用/利济学堂报社//利济学堂报.-1-2-443

空中映相/利济学堂报社//利济学堂报.-1-2-614

矿工被食/利济学堂报社//利济学堂报.-1-1-664

矿务设局/利济学堂报社//利济学堂报.-1-1-523

矿务新开/利济学堂报社//利济学堂报.-1-3-47

矿务中止/利济学堂报社//利济学堂报.-1-2-311

矿物日盛/利济学堂报社//利济学堂报.-1-1-276

矿学新法/利济学堂报社//利济学堂报.-1-3-551

兰油正旺/利济学堂报社//利济学堂报.-1-2-53

老圃闲谈/利济学堂报社//利济学堂报.-1-3-513

雷船新制/利济学堂报社//利济学堂报.-1-1-551

立不嫁会/利济学堂报社//利济学堂报.-1-3-577

立口通商/利济学堂报社//利济学堂报.-1-3-234

利济教经后序/利济学堂报社//利济学堂报.-1-1-59

利济学堂报报馆告白（连载）/利济学堂报社//利济学堂报.-1-1-3,483.-1-2-89.-1-3-178

利济学堂报例十则/利济学堂报社//利济学堂报.-1-1-5

利济学堂报夏季售报处所/利济学堂报社//利济学堂报.-1-1-681

利济医院学堂报夏季办事姓氏/利济学堂报社//利济学堂报.-1-1-679

利济医院学堂春季办事姓氏/利济学堂报社//

利济学堂报.-1-1-105

利济医院学堂教条/利济学堂报社//利济学堂报.-1-1-307

利权独揽/利济学堂报社//利济学堂报.-1-1-458

利权予法/利济学堂报社//利济学堂报.-1-3-554

炼钢要术/利济学堂报社//利济学堂报.-1-1-649

炼石成金/利济学堂报社//利济学堂报.-1-2-163

列国经费/利济学堂报社//利济学堂报.-1-2-215

列款请和/利济学堂报社//利济学堂报.-1-2-217

灵气利农/利济学堂报社//利济学堂报.-1-1-642

流毒愈甚/利济学堂报社//利济学堂报.-1-2-257

陆军犬队/利济学堂报社//利济学堂报.-1-1-381

陆军新章/利济学堂报社//利济学堂报.-1-2-325

伦敦医案/利济学堂报社//利济学堂报.-1-1-474

轮船往来放气管规条/利济学堂报社//利济学堂报.-1-1-345

轮船新式/利济学堂报社//利济学堂报.-1-2-231

论比国王/利济学堂报社//利济学堂报.-1-3-237

论俄在东三省建立府埠/利济学堂报社//利济学堂报.-1-3-430

论麦病害/利济学堂报社//利济学堂报.-1-2-527

论女学校/利济学堂报社//利济学堂报.-1-2-522

论英国水陆军经费/利济学堂报社//利济学堂报.-1-3-131

论植物吸取地质多寡之率/利济学堂报社//利

济学堂报.-1-3-498

论殖物拉美草/利济学堂报社//利济学堂报.-1-3-503

论中国宜亟变法/利济学堂报社//利济学堂报.-1-2-401

论中日通商条约/利济学堂报社//利济学堂报.-1-1-557

略志茶信/利济学堂报社//利济学堂报.-1-2-155

麻利可兴/利济学堂报社//利济学堂报.-1-3-497

馒头造钟/利济学堂报社//利济学堂报.-1-1-551

满西铁路情形/利济学堂报社//利济学堂报.-1-1-530

盲哑学校/利济学堂报社//利济学堂报.-1-3-60

贸易稳法/利济学堂报社//利济学堂报.-1-1-460

煤矿沉没/利济学堂报社//利济学堂报.-1-2-253

煤矿巨灾/利济学堂报社//利济学堂报.-1-2-622

煤矿遭灾/利济学堂报社//利济学堂报.-1-3-556

美传孔教/利济学堂报社//利济学堂报.-1-2-86

美定祥刑/利济学堂报社//利济学堂报.-1-3-550

美国财政/利济学堂报社//利济学堂报.-1-2-315

美国度支/利济学堂报社//利济学堂报.-1-2-413

美国巨镜/利济学堂报社//利济学堂报.-1-3-544

美国陆军新炮/利济学堂报社//利济学堂报.-1-3-123

美国奢侈/利济学堂报社//利济学堂报.-1-1-286

美国雨盐/利济学堂报社//利济学堂报.-1-1-

281

美教士李佳白设尚贤堂章程/利济学堂报社//利济学堂报.-1-3-459

美女讲学/利济学堂报社//利济学堂报.-1-3-468

美日殷富/利济学堂报社//利济学堂报.-1-2-61

美洲大局/利济学堂报社//利济学堂报.-1-2-220

美主藏金/利济学堂报社//利济学堂报.-1-3-241

美总统接位/利济学堂报社//利济学堂报.-1-1-669

猛开土产/利济学堂报社//利济学堂报.-1-2-527

孟买疫耗/利济学堂报社//利济学堂报.-1-2-160

米商舞弊/利济学堂报社//利济学堂报.-1-2-235

棉花生理/利济学堂报社//利济学堂报.-1-2-157

勉为忠义/利济学堂报社//利济学堂报.-1-2-255

缅甸分省/利济学堂报社//利济学堂报.-1-3-133

缅甸条约论/利济学堂报社//利济学堂报.-1-3-117

面谕议员/利济学堂报社//利济学堂报.-1-2-219

妙法为煤/利济学堂报社//利济学堂报.-1-3-539

灭火药水/利济学堂报社//利济学堂报.-1-3-616

民病天变/利济学堂报社//利济学堂报.-1-2-539

民局改章/利济学堂报社//利济学堂报.-1-1-465

闽俗杂志/利济学堂报社//利济学堂报.-1-2-246

名流行述/利济学堂报社//利济学堂报.-1-1-

378

明府课桑/利济学堂报社//利济学堂报.-1-1-545

磨物新机/利济学堂报社//利济学堂报.-1-2-613

墨国铁山/利济学堂报社//利济学堂报.-1-3-560

墨兴法塾/利济学堂报社//利济学堂报.-1-2-422

木不畏火/利济学堂报社//利济学堂报.-1-2-632

募兵新例/利济学堂报社//利济学堂报.-1-2-130

募股铺路/利济学堂报社//利济学堂报.-1-1-256

南极地震/利济学堂报社//利济学堂报.-1-1-283

南洋公学章程/利济学堂报社//利济学堂报.-1-3-469

脑筋致用/利济学堂报社//利济学堂报.-1-2-629

泥中有矿/利济学堂报社//利济学堂报.-1-3-525

拟查人数/利济学堂报社//利济学堂报.-1-1-432

拟接筑满西铁路/利济学堂报社//利济学堂报.-1-2-44

拟借商款/利济学堂报社//利济学堂报.-1-2-129

拟设书院/利济学堂报社//利济学堂报.-1-1-177

拟设锡箔机器/利济学堂报社//利济学堂报.-1-2-237

拟设织厂/利济学堂报社//利济学堂报.-1-1-366

拟制菱船/利济学堂报社//利济学堂报.-1-2-229

宁波中西学堂章程/利济学堂报社//利济学堂报.-1-1-535

宁属办矿/利济学堂报社//利济学堂报.-1-2-

600

柠檬辟蚁/利济学堂报社//利济学堂报.-1-3-618

纽马兰金穴/利济学堂报社//利济学堂报.-1-1-665

纽约农务汇述/利济学堂报社//利济学堂报.-1-2-341

农部要务/利济学堂报社//利济学堂报.-1-2-609

农务公司/利济学堂报社//利济学堂报.-1-3-497

农务十要/利济学堂报社//利济学堂报.-1-3-488

椰树利厚/利济学堂报社//利济学堂报.-1-1-644

女监用女/利济学堂报社//利济学堂报.-1-1-663

女可举士/利济学堂报社//利济学堂报.-1-1-283

女立大学/利济学堂报社//利济学堂报.-1-1-535

女准自主/利济学堂报社//利济学堂报.-1-3-561

女子求出使/利济学堂报社//利济学堂报.-1-3-73

瓯郡邮章/利济学堂报社//利济学堂报.-1-2-39

欧洲花谱/利济学堂报社//利济学堂报.-1-3-551

欧洲外交政策/利济学堂报社//利济学堂报.-1-1-251

派员驻俄/利济学堂报社//利济学堂报.-1-1-634

叛徒逞凶/利济学堂报社//利济学堂报.-1-2-253

炮法求新/利济学堂报社//利济学堂报.-1-1-344

炮台倒塌/利济学堂报社//利济学堂报.-1-1-184

炮子穿钢/利济学堂报社//利济学堂报.-1-2-

229

澎湖新例/利济学堂报社//利济学堂报.-1-2-85

皮裹枢机/利济学堂报社//利济学堂报.-1-3-162

贫女学堂/利济学堂报社//利济学堂报.-1-3-143

破冰新法/利济学堂报社//利济学堂报.-1-2-540

破踏车军队法/利济学堂报社//利济学堂报.-1-3-127

奇器凌空/利济学堂报社//利济学堂报.-1-2-613

旗兵教读/利济学堂报社//利济学堂报.-1-2-311

气球铁路/利济学堂报社//利济学堂报.-1-1-268

汽炉已到/利济学堂报社//利济学堂报.-1-1-363

钱厂新机/利济学堂报社//利济学堂报.-1-1-182

箱制客民/利济学堂报社//利济学堂报.-1-2-325

强圉伦噩光绪二十三年医历表/利济学堂报社//利济学堂报.-1-1-9

巧夺天工/利济学堂报社//利济学堂报.-1-1-565

钦差捉虫/利济学堂报社//利济学堂报.-1-1-335

钦使过申/利济学堂报社//利济学堂报.-1-1-171

亲王游学/利济学堂报社//利济学堂报.-1-3-480

秦中振学/利济学堂报社//利济学堂报.-1-2-421

清江浦铁路/利济学堂报社//利济学堂报.-1-3-434

请地屯兵/利济学堂报社//利济学堂报.-1-3-441

请建医院/利济学堂报社//利济学堂报.-1-3-

592

请辟新路/利济学堂报社//利济学堂报.-1-2-321

请求种茶/利济学堂报社//利济学堂报.-1-1-643

穷民难诉/利济学堂报社//利济学堂报.-1-2-258

穷探北极/利济学堂报社//利济学堂报.-1-2-243

泗水新机/利济学堂报社//利济学堂报.-1-1-364

球电摧敌法/利济学堂报社//利济学堂报.-1-3-571

取泪医病/利济学堂报社//利济学堂报.-1-3-595

全球海电/利济学堂报社//利济学堂报.-1-3-566

鹊巢鸠占/利济学堂报社//利济学堂报.-1-2-86

权政撮要/利济学堂报社//利济学堂报.-1-2-40

日本办理台湾鸦片章程/利济学堂报社//利济学堂报.-1-1-631

日本报论宜备军马/利济学堂报社//利济学堂报.-1-3-212

日本船政/利济学堂报社//利济学堂报.-1-1-529

日本国债/利济学堂报社//利济学堂报.-1-3-125

日本匮乏/利济学堂报社//利济学堂报.-1-3-453

日本拟兴感化学校/利济学堂报社//利济学堂报.-1-2-521

日本农商管制/利济学堂报社//利济学堂报.-1-3-229

日本迁民述闻/利济学堂报社//利济学堂报.-1-3-216

日本钱荒/利济学堂报社//利济学堂报.-1-3-548

日本劝农/利济学堂报社//利济学堂报.-1-1-

641

日本商船/利济学堂报社//利济学堂报.-1-1-
653

日本俟助邮船/利济学堂报社//利济学堂报.-1
-3-454

日本粟贵/利济学堂报社//利济学堂报.-1-1-
661

日本糖价/利济学堂报社//利济学堂报.-1-2-
157

日本铁路/利济学堂报社//利济学堂报.-1-2-
52

日本新定兵律/利济学堂报社//利济学堂报.-1
-2-414

日本议察中国蚕桑/利济学堂报社//利济学堂
报.-1-1-644

日本与檀香山龃龉/利济学堂报社//利济学堂
报.-1-3-449

日本租界人数/利济学堂报社//利济学堂报.-1
-1-253

日参税则新章/利济学堂报社//利济学堂报.-1
-1-653

日筹支绌/利济学堂报社//利济学堂报.-1-3-
451

日光生圈/利济学堂报社//利济学堂报.-1-3-
559

日货畅销四则/利济学堂报社//利济学堂报.-1
-3-151

日军将撤/利济学堂报社//利济学堂报.-1-3-
137

日款支绌/利济学堂报社//利济学堂报.-1-2-
415

日募台兵/利济学堂报社//利济学堂报.-1-3-
214

日人拟设制造防水布厂/利济学堂报社//利济
学堂报.-1-2-427

日商积习/利济学堂报社//利济学堂报.-1-2-
616

日事推源/利济学堂报社//利济学堂报.-1-1-
349

日思辟地/利济学堂报社//利济学堂报.-1-1-

442

日台通电/利济学堂报社//利济学堂报.-1-3-
50

日西合约/利济学堂报社//利济学堂报.-1-1-
349

日新月盛/利济学堂报社//利济学堂报.-1-2-
410

日造兵舰/利济学堂报社//利济学堂报.-1-1-
640

瑞安创建利济医院乙酉丙戌丁亥戊子已丑助资
姓氏/利济学堂报社//利济学堂报.-1-1
-201

瑞国改制/利济学堂报社//利济学堂报.-1-3-
136

瑞士新章/利济学堂报社//利济学堂报.-1-2-
330

润州开矿/利济学堂报社//利济学堂报.-1-2-
38

塞国更章/利济学堂报社//利济学堂报.-1-3-
445

三国联盟/利济学堂报社//利济学堂报.-1-2-
409

三水开埠/利济学堂报社//利济学堂报.-1-2-
37

桑除奴例/利济学堂报社//利济学堂报.-1-3-
577

沙鱼厚利/利济学堂报社//利济学堂报.-1-2-
453

纱厂纪闻/利济学堂报社//利济学堂报.-1-3-
519

厦门创设轮船公司/利济学堂报社//利济学堂
报.-1-1-637

厦门划界/利济学堂报社//利济学堂报.-1-3-
70

山西铁路/利济学堂报社//利济学堂报.-1-1-
368

扇业销场/利济学堂报社//利济学堂报.-1-3-
519

善医伛童/利济学堂报社//利济学堂报.-1-2-
449

商部咨文/利济学堂报社//利济学堂报.-1-1-463

商船推广/利济学堂报社//利济学堂报.-1-2-535

商订新章/利济学堂报社//利济学堂报.-1-1-368

商品设所/利济学堂报社//利济学堂报.-1-2-432

商务公会/利济学堂报社//利济学堂报.-1-1-275

商务学堂/利济学堂报社//利济学堂报.-1-3-468

商业学校/利济学堂报社//利济学堂报.-1-1-454

设法治台/利济学堂报社//利济学堂报.-1-1-635

设立学校/利济学堂报社//利济学堂报.-1-2-526

设谋争利/利济学堂报社//利济学堂报.-1-2-130

摄声新器/利济学堂报社//利济学堂报.-1-1-651

申明八旗考试定例/利济学堂报社//利济学堂报.-1-2-422

申明定例/利济学堂报社//利济学堂报.-1-3-519

慎重军机/利济学堂报社//利济学堂报.-1-2-403

生气成雪/利济学堂报社//利济学堂报.-1-3-611

生气养体/利济学堂报社//利济学堂报.-1-3-583

生人全体/利济学堂报社//利济学堂报.-1-2-454

失事船数/利济学堂报社//利济学堂报.-1-2-129

师范学堂纪事/利济学堂报社//利济学堂报.-1-1-451

施医设塾/利济学堂报社//利济学堂报.-1-1-478

石水绵/利济学堂报社//利济学堂报.-1-2-631

石铁淘金/利济学堂报社//利济学堂报.-1-2-542

时贵时禄到方表/利济学堂报社//利济学堂报.-1-1-55

时疫远传/利济学堂报社//利济学堂报.-1-3-590

使臣入觐/利济学堂报社//利济学堂报.-1-1-433

示定地价/利济学堂报社//利济学堂报.-1-1-524

示用龙圆/利济学堂报社//利济学堂报.-1-3-435

试驶新船/利济学堂报社//利济学堂报.-1-2-316

试演巨礮/利济学堂报社//利济学堂报.-1-2-216

试验潮湿/利济学堂报社//利济学堂报.-1-3-613

试验炮弹穿力/利济学堂报社//利济学堂报.-1-2-234

试验水质/利济学堂报社//利济学堂报.-1-3-612

释硅/利济学堂报社//利济学堂报.-1-3-627

嗜好成癖/利济学堂报社//利济学堂报.-1-2-81

蜀中钱币/利济学堂报社//利济学堂报.-1-1-274

树党倾轧/利济学堂报社//利济学堂报.-1-2-621

树叶照相/利济学堂报社//利济学堂报.-1-2-541

树汁医青/利济学堂报社//利济学堂报.-1-3-587

水产赛会/利济学堂报社//利济学堂报.-1-3-577

水底行车/利济学堂报社//利济学堂报.-1-3-557

水底行舟/利济学堂报社//利济学堂报.-1-2-

54

水底脚车/利济学堂报社//利济学堂报.-1-1-267

水机妙制/利济学堂报社//利济学堂报.-1-2-344

水力利用/利济学堂报社//利济学堂报.-1-3-530

水力制电/利济学堂报社//利济学堂报.-1-2-229

水师更议/利济学堂报社//利济学堂报.-1-1-258

水屋辟火/利济学堂报社//利济学堂报.-1-3-535

水中起物/利济学堂报社//利济学堂报.-1-2-54

税则新章/利济学堂报社//利济学堂报.-1-2-324

思患预防/利济学堂报社//利济学堂报.-1-1-469

思欲瓜分/利济学堂报社//利济学堂报.-1-1-441

饲蚕新法/利济学堂报社//利济学堂报.-1-2-141

苏埠日兴/利济学堂报社//利济学堂报.-1-1-279

苏彝士河船数/利济学堂报社//利济学堂报.-1-2-60

苏州关道陆观察拟租地章程/利济学堂报社（辑）//利济学堂报.-1-2-433

苏州日本租界章程/利济学堂报社（辑）//利济学堂报.-1-2-347

台兵三种/利济学堂报社//利济学堂报.-1-1-434

台抽吸烟税/利济学堂报社//利济学堂报.-1-3-563

台官辞职/利济学堂报社//利济学堂报.-1-3-446

台疆银行/利济学堂报社//利济学堂报.-1-1-277

台境瘟疫/利济学堂报社//利济学堂报.-1-2-65

台利可惜/利济学堂报社//利济学堂报.-1-2-146

台民猝发/利济学堂报社//利济学堂报.-1-3-548

台民内渡/利济学堂报社//利济学堂报.-1-2-442

台民起事/利济学堂报社//利济学堂报.-1-2-243

台民未靖/利济学堂报社//利济学堂报.-1-3-243

台南油穴/利济学堂报社//利济学堂报.-1-2-82

台湾教育/利济学堂报社//利济学堂报.-1-3-482

台湾近事/利济学堂报社//利济学堂报.-1-2-536

台湾近闻/利济学堂报社//利济学堂报.-1-2-446

台湾米价/利济学堂报社//利济学堂报.-1-2-59

台湾女学/利济学堂报社//利济学堂报.-1-3-459

台湾新例/利济学堂报社//利济学堂报.-1-2-132

台湾要录/利济学堂报社//利济学堂报.-1-1-566

台橄日罪/利济学堂报社//利济学堂报.-1-2-444

太阴变动/利济学堂报社//利济学堂报.-1-3-159

太阴星辩/利济学堂报社（辑）//利济学堂报.-1-1-470

太子成年/利济学堂报社//利济学堂报.-1-3-570

泰西报馆/利济学堂报社//利济学堂报.-1-2-440

探出病源/利济学堂报社//利济学堂报.-1-2-447

糖烟日少/利济学堂报社//利济学堂报.-1-2-

431

逃火活门/利济学堂报社//利济学堂报.-1-3-617

特国弊政/利济学堂报社//利济学堂报.-1-2-249

特税增多/利济学堂报社//利济学堂报.-1-3-216

提金新法/利济学堂报社//利济学堂报.-1-3-612

体具阴阳/利济学堂报社//利济学堂报.-1-2-84

天府正供/利济学堂报社//利济学堂报.-1-1-338

天津创设自来水/利济学堂报社//利济学堂报.-1-1-560

天津新拓英租界章程/利济学堂报社（辑）//利济学堂报.-1-2-518

天上行车/利济学堂报社//利济学堂报.-1-1-181

天文家言/利济学堂报社//利济学堂报.-1-1-288

添建校场/利济学堂报社//利济学堂报.-1-3-49

添开租界/利济学堂报社//利济学堂报.-1-2-438

添派缉捕/利济学堂报社//利济学堂报.-1-2-218

添设电灯/利济学堂报社//利济学堂报.-1-3-238

添设东文/利济学堂报社//利济学堂报.-1-1-626

添增陆军/利济学堂报社//利济学堂报.-1-2-320

调拨海军/利济学堂报社//利济学堂报.-1-3-133

调剂冷暖/利济学堂报社//利济学堂报.-1-1-281

调停无术/利济学堂报社//利济学堂报.-1-2-130

铁道出关/利济学堂报社//利济学堂报.-1-1-

369

铁路便捷/利济学堂报社//利济学堂报.-1-2-131

铁路储煤/利济学堂报社//利济学堂报.-1-1-261

铁路定期/利济学堂报社//利济学堂报.-1-2-405

铁路告竣/利济学堂报社//利济学堂报.-1-1-173

铁路告示/利济学堂报社//利济学堂报.-1-1-444

铁路工程/利济学堂报社//利济学堂报.-1-1-335

铁路购地/利济学堂报社//利济学堂报.-1-2-125

铁路行程/利济学堂报社//利济学堂报.-1-2-352

铁路环逼/利济学堂报社//利济学堂报.-1-1-623

铁路记程/利济学堂报社//利济学堂报.-1-1-625

铁路借款/利济学堂报社//利济学堂报.-1-3-35

铁路借款要闻/利济学堂报社//利济学堂报.-1-3-205

铁路利溥/利济学堂报社//利济学堂报.-1-2-45

铁路三则/利济学堂报社//利济学堂报.-1-3-211

铁路述闻/利济学堂报社//利济学堂报.-1-1-335.-1-2-507

铁路塌陷/利济学堂报社//利济学堂报.-1-2-213

铁路新法/利济学堂报社//利济学堂报.-1-1-552

铁路兴工/利济学堂报社//利济学堂报.-1-1-367

停捐近闻/利济学堂报社//利济学堂报.-1-1-171

停捐举人/利济学堂报社//利济学堂报.-1-1-

281

痌瘝在抱/利济学堂报社//利济学堂报.-1-1-672

同文馆课程/利济学堂报社//利济学堂报.-1-2-331

铜钢利器/利济学堂报社//利济学堂报.-1-2-55

铜水获利/利济学堂报社//利济学堂报.-1-1-650

统球商船/利济学堂报社//利济学堂报.-1-1-654

土蚕收税/利济学堂报社//利济学堂报.-1-3-441

土匪复炽/利济学堂报社//利济学堂报.-1-3-437

土疆日蹙/利济学堂报社//利济学堂报.-1-3-132

土谋踞地/利济学堂报社//利济学堂报.-1-2-409

土事电音/利济学堂报社//利济学堂报.-1-1-533

土王用事详注/利济学堂报社//利济学堂报.-1-1-12

土希和约/利济学堂报社//利济学堂报.-1-3-452

土希议和消息/利济学堂报社//利济学堂报.-1-3-122

外国各种布价/利济学堂报社//利济学堂报.-1-1-563

外人水师军费/利济学堂报社//利济学堂报.-1-2-327

外台临产趋吉避凶方向图表/利济学堂报社//利济学堂报.-1-1-57

皖南多矿/利济学堂报社//利济学堂报.-1-2-126

王室进项/利济学堂报社//利济学堂报.-1-3-553

王体硕大/利济学堂报社//利济学堂报.-1-1-666

威慑西人/利济学堂报社//利济学堂报.-1-2-

254

为国储材/利济学堂报社//利济学堂报.-1-2-140

惟铁为宝/利济学堂报社//利济学堂报.-1-2-45

委办铁路/利济学堂报社//利济学堂报.-1-2-128

卫生琐谈/利济学堂报社//利济学堂报.-1-1-671

倭弃华文/利济学堂报社//利济学堂报.-1-3-241

无双新谱/利济学堂报社//利济学堂报.-1-1-380

无烟火药/利济学堂报社//利济学堂报.-1-2-148

梧州商务/利济学堂报社//利济学堂报.-1-1-660

武备开堂/利济学堂报社//利济学堂报.-1-2-44

武备学堂纪闻/利济学堂报社//利济学堂报.-1-1-263

武备学堂课程单/利济学堂报社//利济学堂报.-1-1-178

西报论吴淞铁路/利济学堂报社//利济学堂报.-1-3-440

西兵捷电/利济学堂报社//利济学堂报.-1-1-533

西伯利亚铁路/利济学堂报社//利济学堂报.-1-1-341

西藏铁路/利济学堂报社//利济学堂报.-1-2-51,412

西妇驾驶/利济学堂报社//利济学堂报.-1-3-560

西国贸易出入类志/利济学堂报社//利济学堂报.-1-2-437

西国兽价/利济学堂报社//利济学堂报.-1-3-575

西教械斗/利济学堂报社//利济学堂报.-1-2-439

西矿善采/利济学堂报社//利济学堂报.-1-3-

51

西人将校/利济学堂报社//利济学堂报.-1-3-35

西人论吴淞自强军优劣/利济学堂报社//利济学堂报.-1-3-437

西人水陆速率/利济学堂报社//利济学堂报.-1-3-575

西人造纸/利济学堂报社//利济学堂报.-1-2-53

西商善举/利济学堂报社//利济学堂报.-1-3-578

西学报兴/利济学堂报社//利济学堂报.-1-1-265

西洋进士/利济学堂报社//利济学堂报.-1-1-380

西医大会/利济学堂报社//利济学堂报.-1-3-583

西医论舌/利济学堂报社//利济学堂报.-1-2-159

西医妙计二则/利济学堂报社//利济学堂报.-1-2-66

西医日精/利济学堂报社//利济学堂报.-1-3-595

西邮遴女新例/利济学堂报社//利济学堂报.-1-2-260

希兵奋勇/利济学堂报社//利济学堂报.-1-2-416

希国奇境/利济学堂报社//利济学堂报.-1-2-538

希土兵数/利济学堂报社//利济学堂报.-1-3-124

习奥军法/利济学堂报社//利济学堂报.-1-2-439

喜财贵三神图/利济学堂报社//利济学堂报.-1-1-11

鲜王善任/利济学堂报社//利济学堂报.-1-3-244

暹罗要简/利济学堂报社//利济学堂报.-1-3-47

暹王有志/利济学堂报社//利济学堂报.-1-3-

71

线路告成/利济学堂报社//利济学堂报.-1-1-172

献金祝寿/利济学堂报社//利济学堂报.-1-3-560

香港商务/利济学堂报社//利济学堂报.-1-1-277

湘电迟缓/利济学堂报社//利济学堂报.-1-2-621

湘电开工/利济学堂报社//利济学堂报.-1-1-432

湘省电价/利济学堂报社//利济学堂报.-1-2-345

湘省议立桑社批/利济学堂报社//利济学堂报.-1-3-490

湘省制造/利济学堂报社//利济学堂报.-1-2-430

湘学大兴/利济学堂报社//利济学堂报.-1-3-139

湘学章程:附书楼章程/利济学堂报社//利济学堂报.-1-3-53

详述津芦铁路情形/利济学堂报社//利济学堂报.-1-2-406

享用多仪/利济学堂报社//利济学堂报.-1-3-240

象牙出产/利济学堂报社//利济学堂报.-1-3-566

小轮盛行/利济学堂报社//利济学堂报.-1-1-626

小鸟观风/利济学堂报社//利济学堂报.-1-1-669

协治朝鲜两约/利济学堂报社//利济学堂报.-1-2-515

新茶消息/利济学堂报社//利济学堂报.-1-1-564

新法得雨/利济学堂报社//利济学堂报.-1-3-537

新法织布/利济学堂报社//利济学堂报.-1-3-534

新法治病/利济学堂报社//利济学堂报.-1-2-

625

新奇利器/利济学堂报社//利济学堂报.-1-3-532

新设水师会议司/利济学堂报社//利济学堂报.-1-3-126

新式火车/利济学堂报社//利济学堂报.-1-3-528

新学大兴/利济学堂报社//利济学堂报.-1-2-525

新样火车/利济学堂报社//利济学堂报.-1-3-241

新制钢绒/利济学堂报社//利济学堂报.-1-3-525

新制窥敌气球/利济学堂报社//利济学堂报.-1-3-73

星使出洋/利济学堂报社//利济学堂报.-1-1-626

兴利枉褙/利济学堂报社//利济学堂报.-1-2-42

熊编修亦奇条议大学堂课程/利济学堂报社//利济学堂报.-1-2-334

修短不齐/利济学堂报社//利济学堂报.-1-2-79

续增各处派报处所/利济学堂报社//利济学堂报.-1-1-481

选将剿匪/利济学堂报社//利济学堂报.-1-2-311

学堂添课/利济学堂报社//利济学堂报.-1-1-263

学堂招考/利济学堂报社//利济学堂报.-1-1-356

勋臣自述/利济学堂报社//利济学堂报.-1-1-663

寻船新光/利济学堂报社//利济学堂报.-1-1-377

巡船试行/利济学堂报社//利济学堂报.-1-2-147

压力水基/利济学堂报社//利济学堂报.-1-2-232

押拆洋房/利济学堂报社//利济学堂报.-1-1-

347

亚儿伯斯铁路记/利济学堂报社//利济学堂报.-1-1-446

烟酒加捐/利济学堂报社//利济学堂报.-1-2-37

严查客民/利济学堂报社//利济学堂报.-1-2-317

盐用广大/利济学堂报社//利济学堂报.-1-3-613

演放暗炮/利济学堂报社//利济学堂报.-1-2-343

演放气球/利济学堂报社//利济学堂报.-1-2-245

演习枪炮/利济学堂报社//利济学堂报.-1-2-312

阳光各别/利济学堂报社//利济学堂报.-1-2-80

洋货滞销/利济学堂报社//利济学堂报.-1-2-154

洋税总结/利济学堂报社//利济学堂报.-1-2-46

洋债又益/利济学堂报社//利济学堂报.-1-2-508

仰光异人/利济学堂报社//利济学堂报.-1-1-191

养蚕学校/利济学堂报社//利济学堂报.-1-3-61

养牲者言/利济学堂报社//利济学堂报.-1-1-647

养小鸭法/利济学堂报社//利济学堂报.-1-2-528

姚东木观察京师大学堂条议八则/利济学堂报社//利济学堂报.-1-2-226

药虫支款/利济学堂报社//利济学堂报.-1-3-209

药浆广种/利济学堂报社//利济学堂报.-1-1-192

药物展览会/利济学堂报社//利济学堂报.-1-3-579

伊藤被劾/利济学堂报社//利济学堂报.-1-2-

619

伊相往事/利济学堂报社//利济学堂报.-1-1-467

医瞽新法/利济学堂报社//利济学堂报.-1-1-672

医学神通/利济学堂报社//利济学堂报.-1-1-478

医疫设会/利济学堂报社//利济学堂报.-1-3-588

以草制砖/利济学堂报社//利济学堂报.-1-2-344

义民奏捷/利济学堂报社//利济学堂报.-1-2-250

义勇舰队/利济学堂报社//利济学堂报.-1-3-50

议开马路/利济学堂报社//利济学堂报.-1-1-434

议设电缆/利济学堂报社//利济学堂报.-1-3-236

议兴商务/利济学堂报社//利济学堂报.-1-1-444

议院集议/利济学堂报社//利济学堂报.-1-3-129

议约酬劳/利济学堂报社//利济学堂报.-1-3-562

异族狡谋/利济学堂报社//利济学堂报.-1-3-72

译书说/利济学堂报社//利济学堂报.-1-2-137

译西报论商务/利济学堂报社//利济学堂报.-1-2-151

译西报论梧通商事/利济学堂报社//利济学堂报.-1-1-554

驿务章程/利济学堂报社//利济学堂报.-1-2-353

疫虫备验/利济学堂报社//利济学堂报.-1-2-448

疫虫宜慎/利济学堂报社//利济学堂报.-1-2-623

疫虫宜治:重出/利济学堂报社//利济学堂报.-

1-3-595

疫疠盛行/利济学堂报社//利济学堂报.-1-3-592

疫疠为灾/利济学堂报社//利济学堂报.-1-2-248

意国学堂招考/利济学堂报社//利济学堂报.-1-3-476

银行倒闭/利济学堂报社//利济学堂报.-1-1-254

银行议驳/利济学堂报社//利济学堂报.-1-2-353

印度备荒钱款/利济学堂报社//利济学堂报.-1-2-249

印度敝俗/利济学堂报社//利济学堂报.-1-1-661

印度金矿/利济学堂报社//利济学堂报.-1-2-235

印度奇灾/利济学堂报社//利济学堂报.-1-2-247

英德修睦/利济学堂报社//利济学堂报.-1-1-249

英俄订约/利济学堂报社//利济学堂报.-1-2-132

英法争雄/利济学堂报社//利济学堂报.-1-1-249

英国木船/利济学堂报社//利济学堂报.-1-2-243

英国值价/利济学堂报社//利济学堂报.-1-1-379

英皇失明/利济学堂报社//利济学堂报.-1-3-574

英皇所任十良相/利济学堂报社//利济学堂报.-1-3-222

英皇幼时逸事/利济学堂报社//利济学堂报.-1-2-83

英金加多/利济学堂报社//利济学堂报.-1-1-340

英军受挫/利济学堂报社//利济学堂报.-1-2-52

英军增费/利济学堂报社//利济学堂报.-1-1-

255

英君主拟令太子摄位/利济学堂报社//利济学堂报.-1-3-571

英人垦荒/利济学堂报社//利济学堂报.-1-2-328

英使额俸/利济学堂报社//利济学堂报.-1-2-510

英税年报/利济学堂报社//利济学堂报.-1-1-258

英添兵饷/利济学堂报社//利济学堂报.-1-3-214

英添租界/利济学堂报社//利济学堂报.-1-1-637

英文时尚/利济学堂报社//利济学堂报.-1-1-627

英议中俄密约/利济学堂报社//利济学堂报.-1-3-222

英员购样/利济学堂报社//利济学堂报.-1-1-564

英主纶音/利济学堂报社//利济学堂报.-1-1-262

英阻学堂/利济学堂报社//利济学堂报.-1-3-574

瀛峤款绌/利济学堂报社//利济学堂报.-1-2-255

映画新法/利济学堂报社//利济学堂报.-1-2-427

映相新法/利济学堂报社//利济学堂报.-1-2-611

用银受损/利济学堂报社//利济学堂报.-1-3-442

邮政分局/利济学堂报社//利济学堂报.-1-2-213

邮政章程解释/利济学堂报社//利济学堂报.-1-2-505

油厂新开/利济学堂报社//利济学堂报.-1-2-62

游历南极/利济学堂报社//利济学堂报.-1-2-84

游士述要三则/利济学堂报社//利济学堂报.-1-2-244

游士遇害/利济学堂报社//利济学堂报.-1-2-252

有志竟成/利济学堂报社//利济学堂报.-1-3-599

幼学认字法/利济学堂报社//利济学堂报.-1-3-477

鱼雷说略/利济学堂报社//利济学堂报.-1-3-541

芋益民食/利济学堂报社//利济学堂报.-1-1-641

育鱼异闻/利济学堂报社//利济学堂报.-1-2-85

狱中拜官/利济学堂报社//利济学堂报.-1-3-552

预定船期/利济学堂报社//利济学堂报.-1-2-532

御风行舟/利济学堂报社//利济学堂报.-1-1-549

豫章水患/利济学堂报社//利济学堂报.-1-3-553

园寝大观/利济学堂报社//利济学堂报.-1-2-442

圆光返照/利济学堂报社//利济学堂报.-1-1-471

援例妄请/利济学堂报社//利济学堂报.-1-1-468

愿归英籍/利济学堂报社//利济学堂报.-1-3-552

越南弊政/利济学堂报社//利济学堂报.-1-2-322

粤东蚕兆/利济学堂报社//利济学堂报.-1-1-548

粤省创建医院/利济学堂报社//利济学堂报.-1-2-447

粤西书院课程/利济学堂报社//利济学堂报.-1-2-418

粤西锑产/利济学堂报社//利济学堂报.-1-2-453

粤西铁路/利济学堂报社//利济学堂报.-1-2-

126

运售石矿/利济学堂报社//利济学堂报.-1-2-600

栽培甘薯记/利济学堂报社//利济学堂报.-1-3-507

暂缓加税/利济学堂报社//利济学堂报.-1-2-211

凿井出油/利济学堂报社//利济学堂报.-1-1-652

凿山为隧/利济学堂报社//利济学堂报.-1-2-217

造册征捐/利济学堂报社//利济学堂报.-1-1-173

造雷艇/利济学堂报社//利济学堂报.-1-1-345

造雨奇闻/利济学堂报社//利济学堂报.-1-1-282

增抽人税/利济学堂报社//利济学堂报.-1-1-667

增广船坞/利济学堂报社//利济学堂报.-1-3-242

增设码头/利济学堂报社//利济学堂报.-1-2-352

张香帅手示两湖书院各分教规程/利济学堂报社//利济学堂报.-1-2-225

樟脑获利/利济学堂报社//利济学堂报.-1-3-227

招兵善法/利济学堂报社//利济学堂报.-1-2-49

招考化学/利济学堂报社//利济学堂报.-1-2-421

招考学生/利济学堂报社//利济学堂报.-1-2-422

招商局情形节略/利济学堂报社//利济学堂报.-1-1-655

照录苏埠约章/利济学堂报社//利济学堂报.-1-2-511

浙矿拟开/利济学堂报社//利济学堂报.-1-1-367

浙省商务/利济学堂报社//利济学堂报.-1-2-

533

浙兴铁路/利济学堂报社//利济学堂报.-1-3-432

浙兴西学/利济学堂报社//利济学堂报.-1-1-266

振兴艺学/利济学堂报社//利济学堂报.-1-2-417

赈饥善政/利济学堂报社//利济学堂报.-1-2-211

争雄海上/利济学堂报社//利济学堂报.-1-3-242

整顿茶务/利济学堂报社//利济学堂报.-1-3-218

整顿京钱/利济学堂报社//利济学堂报.-1-2-405

整顿水师/利济学堂报社//利济学堂报.-1-2-323

织席机器/利济学堂报社//利济学堂报.-1-1-366

植物学堂/利济学堂报社//利济学堂报.-1-3-146

止浪加速船油/利济学堂报社//利济学堂报.-1-3-529

纸代陶瓦/利济学堂报社//利济学堂报.-1-3-525

制电灯法/利济学堂报社//利济学堂报.-1-3-603

制面最伙/利济学堂报社//利济学堂报.-1-1-649

制造蚕丝/利济学堂报社//利济学堂报.-1-3-538

制造地球/利济学堂报社//利济学堂报.-1-2-234

制造新章/利济学堂报社//利济学堂报.-1-1-269

制炸弹/利济学堂报社//利济学堂报.-1-1-366

质点配成万物说/利济学堂报社//利济学堂报.-1-3-604

治虫蚁法/利济学堂报社//利济学堂报.-1-2-

425

治聋新法/利济学堂报社//利济学堂报.-1-2-452

治台新章/利济学堂报社//利济学堂报.-1-2-215

治疫奇医/利济学堂报社//利济学堂报.-1-2-65

中俄茶叶/利济学堂报社//利济学堂报.-1-2-57

中俄铁路行程/利济学堂报社//利济学堂报.-1-2-47

中俄增设电线/利济学堂报社//利济学堂报.-1-3-35

中法新约/利济学堂报社//利济学堂报.-1-3-564

中国宝星考/利济学堂报社//利济学堂报.-1-3-37

中国蚕桑情形/利济学堂报社//利济学堂报.-1-3-514

中国出入款项/利济学堂报社//利济学堂报.-1-1-624

中国东方铁路筹办集股/利济学堂报社//利济学堂报.-1-1-636

中国商务繁盛/利济学堂报社//利济学堂报.-1-2-436

中英专约/利济学堂报社//利济学堂报.-1-3-208

中州矿务/利济学堂报社//利济学堂报.-1-2-599

种茶造纸/利济学堂报社//利济学堂报.-1-3-531

种葵用广/利济学堂报社//利济学堂报.-1-3-159

种类不齐/利济学堂报社//利济学堂报.-1-1-287

种西瓜法/利济学堂报社//利济学堂报.-1-2-425

种烟叶之利/利济学堂报社//利济学堂报.-1-3-510

重开学会/利济学堂报社//利济学堂报.-1-3-

59

重振海军/利济学堂报社//利济学堂报.-1-1-442

蛛丝纺织/利济学堂报社//利济学堂报.-1-3-542

著色照像新法/利济学堂报社//利济学堂报.-1-3-538

铸钱开局/利济学堂报社//利济学堂报.-1-1-273

铸钱日增/利济学堂报社//利济学堂报.-1-2-533

筑路电音/利济学堂报社//利济学堂报.-1-1-251

准用钱筹/利济学堂报社//利济学堂报.-1-2-405

准用洋车/利济学堂报社//利济学堂报.-1-2-505

滋生善政/利济学堂报社//利济学堂报.-1-3-52

自来火公司之利/利济学堂报社//利济学堂报.-1-1-560

自强军洋操记/利济学堂报社//利济学堂报.-1-2-537

自怨自艾/利济学堂报社//利济学堂报.-1-3-448

总署易名/利济学堂报社//利济学堂报.-1-1-431

总统赴俄/利济学堂报社//利济学堂报.-1-2-134

总统戒严/利济学堂报社//利济学堂报.-1-2-321

奏事仪注/利济学堂报社//利济学堂报.-1-2-42

租界繁盛/利济学堂报社//利济学堂报.-1-2-535

醉粟异闻/利济学堂报社//利济学堂报.-1-1-648

利济医院

利济医院习医章程/利济医院//利济学堂报.-1

－1－123

励承初

阅报载鄞县鼠疫流行后/励承初//新中医刊.－5
－20－360

栎荫拙

三阴三阳解/栎荫拙//中医世界.－3－26－410

郦昌龄

问一百四十二/郦昌龄//绍兴医药学报.－1－16
－27

郦凤钧

郦凤钧君意见书/郦凤钧//绍兴医药学报.－1－
9－35

栗树屏

问烦躁症多见于太阳少阴何故/栗树屏//医学
杂志.－2－7－253

栗原爱塔

实用处方学(连载)/〔日〕栗原爱塔(著);张俊
卿,徐学礼(合译)//光华医药杂志.－4－39－
412.－4－40－72

栗原广三

汉方药剂之分量考证/〔日〕栗原广三(著);沈
石顽(译)//医林一谔.－4－11－256
汉医全书(连载)/〔日〕栗原广三(著);唐慎坊
(译)//苏州国医杂志.－5－2－257,525

连 山

慈孝竹治愈恆嗽片言/连山//国医砥柱月刊.－5
－15－628
太炎夫子医话/连山//国医砥柱月刊.－5－15
－570

连硕庭

复舒啸同学一封公开信/连硕庭//针灸杂志.－4
－33－403
针灸与寒热虚实表里说/连硕庭//针灸杂志.－4
－32－24

莲 伯

日本拟在奉天设医学堂/莲伯//中西医学报.－1
－25－497
香港开热道医学会/莲伯//中西医学报.－1－25
－221
医院实行开办/莲伯//中西医学报.－1－26－55

莲如氏

拟治肋刺及麻皮缠方/莲如氏//神州国医学报
.－4－17－45

莲塘居士

录验方新编治痢微理妙论/莲塘居士//国医砥
柱月刊.－5－16－274
治臌胀神效方(一)至(二)/莲塘居士//文医半
月刊.－5－14－364,376

莲 子

不可录/莲子//神州医药学报.－1－45－303
寄语/莲子//神州医药学报.－1－45－304
拉杂篇/莲子//神州医药学报.－1－44－177
明明不可解一打/莲子//神州医药学报.－1－44
－85
欧战声中之舶来品/莲子//神州医药学报.－1－
44－275
燃犀(连载)/莲子//神州医药学报.－1－43－
261,367,443.－1－44－73,179,279,407.－1
－45－91
时事愤言/莲子//神州医药学报.－1－45－86
时事闲评/莲子//神州医药学报.－1－44－276
我希望/莲子//神州医药学报.－1－44－86
修斋笔记(天生白虎汤)/莲子//神州医药学报
.－1－45－87
一得录/莲子//神州医药学报.－1－44－277,415
医零药碎/莲子//神州医药学报.－1－43－547
医药笔记/莲子//神州医药学报.－1－44－415

愿吾国多产无名之英雄/莲子//神州医药学报.-1-44-275

廉南湖
病床日记/廉南湖//中西医学报.-1-41-571

恋花生
丽卿以小影见赠为题一首以答之/恋花生//三三医报.-2-31-361

良
病者之自疗/良//中西医学报.-1-37-96
问病二则/王赓吟(问);良(答)//针灸杂志.-4-28-162

良　定
答问/良定(问);陆渊雷(答)//中医新生命.-5-7-289,347

良　穆
惊人发明:起死回生术之试验/良穆//光华医药杂志.-4-37-67

良　玉
医学新谈/良玉//中西医学报.-1-41-440

良　月
范文正公为医等于为相论/良月//绍兴医药学报.-1-16-328

凉　月
中医专校男女同学的我见/凉月//医界春秋.-3-5-54

梁秉钧
论脉生之原始/梁秉钧//医学杂志.-2-9-545
三焦之研究/梁秉钧//医学杂志.-2-9-51
伤寒结胸痞气之研究/梁秉钧//医学杂志.-2-1-168
伤寒太阴症之研究/梁秉钧//医学杂志.-2-7-196
伤寒症恶风之研究/梁秉钧//医学杂志.-2-9-429
伤寒症恶寒之研究/梁秉钧//医学杂志.-2-9-427
审辨邪正虚实说/梁秉钧//医学杂志.-2-3-270
医有五不可学说/梁秉钧//医学杂志.-2-5-175
总论伤寒证治大纲/梁秉钧//医学杂志.-2-9-414

梁伯强
肺痨病之人工气胸术疗法/梁伯强//德华医学杂志.-1-38-423
同济大学化验闸北水电公司自流井水报告及鉴定书/梁伯强//中西医学报.-1-36-441
稀有之胸腺瘤/梁伯强//德华医学杂志.-1-39-117
闸北水电公司新凿自流井水化验报告及鉴定书/梁伯强//绍兴医药月报.-2-40-440

梁伯阳
疔疮治法/梁伯阳//神州国医学报.-4-15-619
肝脏寄生虫疗法之商榷/梁伯阳//神州国医学报.-4-15-15
霍乱不宜用针之我见/梁伯阳//神州国医学报.-4-14-590
记钱氏妇肠蕈病愈之奇征求解释及疗法/梁伯阳//神州国医学报.-4-15-61
上海神州国医学报二周纪念/梁伯阳//神州国医学报.-4-15-583
汤火伤方/梁伯阳//神州国医学报.-4-15-619
续解钱氏妇肠蕈病得愈之原理/梁伯阳//神州国医学报.-4-15-113
验案类记/梁伯阳//神州国医学报.-4-15-491

梁灿英

传染病怎样的传染/梁灿英//中西医学报.-1-38-271

梁昌义

征求母病之治法/梁昌义//医学杂志.-2-17-67

梁长荣

北平太医院二铜人应移交国医馆保管/梁长荣//医林一谔.-4-8-233

病理关系元气与物质/梁长荣//国医杂志.-4-13-310

病之于药论/梁长荣//杏林医学月报.-3-18-327//现代医药月刊.-4-27-674

蔡幼笙医士被控案之学理研究/梁长荣//中医世界.-3-27-170

斥上海医师公会对于制定国医条例责成中央国医馆管理国医意见/梁长荣//医学杂志.-2-15-475

悼田梓琴老先生/梁长荣//医林一谔.-4-9-345

读施副馆长统一病名建议之疑问/梁长荣//医林一谔.-4-10-263

读中央国医馆理事会第一次开会记之感想/梁长荣//杏林医学月报.-3-18-207

对黄天士君论伤寒脉浮滑此表有热里有寒白虎汤主之有所商榷/梁长荣//杏林医学月报.-3-17-303

对陆渊雷君进一言/梁长荣//杏林医学月报.-3-16-155

对庞京周言责之法律观/梁长荣//医林一谔.-4-8-369

对于国医公报之冀望/梁长荣//医林一谔.-4-9-315

非派别论/梁长荣//医林一谔.-4-8-526

肺炎症新旧医治疗之比较/梁长荣//杏林医学月报.-3-16-69

肺炎症中西医治疗之比较(续)/梁长荣//杏林医学月报.-3-16-95

公妻主义就是灭种政策/梁长荣//医林一谔.-4-9-365

规程岂容紊耶/梁长荣//杏林医学月报.-3-20-407

国医教育前途之悲观(一)至(三)/梁长荣//国医正言.-5-3-566,623.-5-4-73

霍乱说略(连载)/梁长荣//杏林医学月报.-3-16-261,312

冀望与努力/梁长荣//现代医药月刊.-4-27-696

理法与权能/梁长荣//杏林医学月报.-3-16-131

论教育部取缔国医学院/梁长荣//杏林医学月报.-3-17-211

名与实/梁长荣//医林一谔.-4-10-91

气化浅说/梁长荣//医学杂志.-2-15-232

三一七纪念之感想/梁长荣//杏林医学月报.-3-22-449

厦门梁长荣致长沙卫生报吴社长函/梁长荣//国医正言.-5-5-57

上国民政府立法院请愿书/梁长荣//杏林医学月报.-3-20-340

慎与不慎/梁长荣//杏林医学月报.-3-16-131

施副馆长对学术整理会统一病名建议之商榷/梁长荣//医学杂志.-2-15-178//医林一谔.-4-10-333

时间与事业/梁长荣//杏林医学月报.-3-19-7

是非与判断/梁长荣//杏林医学月报.-3-17-162

鼠疫治验偶闻/梁长荣//医林一谔.-4-9-470

挽张山雷先生/周柳亭,梁长荣//光华医药杂志.-4-36-140,208

为蔡幼笙被控而联想到某医院/梁长荣//杏林医学月报.-3-18-89

杏林医学月报百期纪念/梁长荣//杏林医学月报.-3-23-469

鸦片公卖贻民族以万世不复之衰弱/梁长荣//医林一谔.-4-9-179

阴阳之定名/梁长荣//国医杂志.-4-13-309

饮症略谈(连载)/梁长荣//杏林医学月报.-3-19-135,176

由国医学校改称学社联想到国立戏剧学校之感言/梁长荣//杏林医学月报.-3-22-321

整理与革除/梁长荣//杏林医学月报.-3-20-99

政教医与民族之关系/梁长荣//杏林医学月报.-3-18-245

中国医学集成序/梁长荣//医学杂志.-2-17-288//国医正言.-5-4-390

中医条例公布之感想/梁长荣//国医正言.-5-4-487

梁朝浦

二阳结为之消三阴结谓之水解/梁朝浦//国医杂志.-4-5-393

患眼者宜速治论/梁朝浦//国医杂志.-4-5-261

论眼球与五脏之关系/梁朝浦//国医杂志.-4-7-368

明目论/梁朝浦//国医杂志.-4-5-37

目光与受病之根源论/梁朝浦//国医杂志.-4-6-39

目疾多由肝肺二经所发论/梁朝浦//国医杂志.-4-5-455

目宜爱护论/梁朝浦//国医杂志.-4-5-374

侨港中华国医学会快邮代电/黎琴石,何佩瑜,梁朝浦,庐梓登//医林一谔.-4-10-517

吴瑞甫先生六秩晋四荣寿赋此补祝/梁朝浦//国医杂志.-4-7-406

眼科钩针割烙之法论/梁朝浦//国医杂志.-4-6-321

眼科热症有虚热实热气热不同及其治法论/梁朝浦//国医杂志.-4-5-541

眼科释义(连载)/梁朝浦//国医杂志.-4-6-441,499.-4-7-87,187,285,371,528,581

眼科针导法论/梁朝浦//国医杂志.-4-6-234

眼科诊症论/梁朝浦//国医杂志.-4-6-139

眼药之外点内服各有所宜论/梁朝浦//国医杂志.-4-5-152

梁春葵

麻黄水泡不堪入药/梁春葵(撰稿);何佩瑜(删订)//国医杂志.-4-7-545

梁春煦

不刻意斋医事偶存(一)至(二)/梁春煦//杏林医学月报.-3-19-312,339

冀望与努力(连载)/梁春煦//杏林医学月报.-3-18-90,129

民二十一年厦门霍疫诊治经过偶存(连载)/梁春煦//杏林医学月报.-3-19-262,294

一谔今后之希望/梁春煦//医林一谔.-4-9-29

整理/梁春煦//杏林医学月报.-3-19-395

中央国医馆整理国医药学术标准大纲僭评/梁春煦//国医公报.-4-19-451

梁大嵋

针治一切喉症/梁大嵋//医学杂志.-2-3-236

梁德文

肺病预防法/梁德文//中西医学报.-1-26-377

肺病之传染/梁德文//中西医学报.-1-26-405

间接之卫生/梁德文//中西医学报.-1-33-23

梁凤池

公开灸症秘法/梁凤池//针灸杂志.-4-30-220

古历新年以来针愈故病新效的忠实笔记/梁凤池//针灸杂志.-4-28-400

金针岂万病之敌乎/梁凤池//针灸杂志.-4-28-293

金针胜于上帝暨法师的符咒/梁凤池//针灸杂志.-4-28-404

我的针灸治疗成绩/梁凤池//针灸杂志.-4-28-193

致同学书/梁凤池//针灸杂志.-4-28-518

梁凤文

咏蜂二首/梁凤文//国医杂志.-4-5-608

游锦霞洞/梁凤文//国医杂志.-4-6-99

梁闰放

疹痧(即瘄子又名麻疹)/梁闰放//医界春秋.-3-9-200

梁国权

论痿病与痹不同之点及其治法/梁国权//现代医药月刊.-4-27-379

梁翰芬

单腹胀证治论/梁翰芬//杏林医学月报.-3-16-24

根六草堂医案(连载)/梁翰芬//中医杂志.-3-4-568,693

根六草堂医草/梁翰芬//中医杂志(广东).-3-4-58

侯氏黑散矾石填塞空窍辩/梁翰芬//杏林医学月报.-3-18-151

论络病/梁翰芬//中医杂志(广东).-3-4-671

脏腑标本药式序/梁翰芬//中医杂志(广东).-3-4-672

梁和煦

仁甫医说(连载)/梁和煦//医学杂志.-2-14-405,433,491

问沟通中西医宜从何处入手/梁和煦//医学杂志.-2-14-210

我对王文湖君函问失音病之复答/梁和煦//医学杂志.-2-14-351

研究医学笔记/梁和煦//医学杂志.-2-17-357

梁惠琼

疟疾病源说/梁惠琼//国医杂志.-4-7-515

梁辑五

国医砥柱青岛分社纪念颂祝/梁辑五//国医砥柱月刊.-5-18-393

梁季良

秘传瘰疬灸法(附图)/梁季良//神州国医学报.-4-16-562

疟疾针法/梁季良//神州国医学报.-4-16-403

切脉秘诀/梁季良//神州国医学报.-4-16-364

治疯狗咬二方/梁季良//神州国医学报.-4-17-6

梁家齐

游锦霞洞/梁家齐//国医杂志.-4-6-99

梁家维

道字与医学之关系/梁家维//国医杂志.-4-7-399

敬呈二律/梁家维//国医杂志.-4-7-468

令季干事长尤老先生八秩开一荣寿志庆/梁家维//国医杂志.-4-7-403

失眠症标本治法论/梁家维//国医杂志.-4-7-518

咏怀/梁家维//国医杂志.-4-6-99

梁家义

游锦霞洞/梁家义//国医杂志.-4-6-99

梁介文

花柳病之研究/梁介文//医林一谔.-4-11-584//现代医药月刊.-4-27-379

梁经纶

答载性本君征求顽固性胃病治法/梁经纶//医界春秋.-3-13-352

梁梦侠

胃脘痛之研究/梁梦侠//华西医药杂志.-5-37

-561

梁明行

问近日白喉痹证甚多何气使然甚至有舌胀满口
汤药不下者宜视病之轻重以刺之当用何手法
取何经穴试详言之/梁明行//医学杂志.-2-
3-365

梁乃津

挥刀斩断中医家派的葛藤/梁乃津//华西医药
杂志.-5-37-28

急性发疹传染病概论/梁乃津//华西医药杂志
.-5-36-106

梁乃津紧要启事/梁乃津//华西医药杂志.-5-
37-251

梁乃津君来书/梁乃津//中医新生命.-5-8
-141

梁培基

花柳病之流毒/梁培基//中西医学报.-1-24
-233

上方便医院论治疫防疫书/梁培基//中西医学
报.-1-25-85

梁启超

医学善会序/梁启超//利济学堂报.-1-3-685

梁任公

黄帝内经素问辨伪/梁任公//中医新生命.-5-
6-393

梁少泉

汤火伤简便良方/梁少泉//针灸杂志.-4-32
-494

梁绍浚

女子生育学校感言/梁绍浚//中西医学报.-1-
35-43

梁慎余

肺痨病之注意(连载)/梁慎余//中西医学报.-1
-23-247,311

论今日宜施行娼妓检梅法/梁慎余//中西医学
报.-1-23-228

论徒恃诊脉的确不足以知病/梁慎余//中西医
学报.-1-24-395

说看护者/梁慎余//中西医学报.-1-23-462

医学与人种之关系/梁慎余//中西医学报.-1-
24-79

梁守真

霍乱证中西说之异同/梁守真//杏林医学月报
.-3-19-485

梁溪医隐

外科新论(连载)/梁溪医隐//国医导报.-5-29
-126,173,223,280,331,388.-5-30-27,
86,210,298

梁湘岩

论太阳病二日反躁一节/梁湘岩//中医杂志(广
东).-3-4-396

伤寒论自王叔和编次颇多错乱后贤如方喻柯尤
诸家辄自改编均有裨于后学究以何家为优/
梁湘岩//中医杂志(广东).-3-4-256

少阴之为病脉微细但欲寐释义/梁湘岩//中医
杂志(广东).-3-4-259

太阳病有涉及阳明仲景于麻桂汤中每加葛根合
病亦然似葛根为阳明主药而阳明病全不用葛
根其义安在(连载)/梁湘岩//杏林医学月报
.-3-16-63,94

梁祥云

此方专治红白痢疾经验良方于左/梁祥云//国
医砥柱月刊.-5-16-301

妇人难产急救方/梁祥云//国医砥柱月刊.-5-
15-626

妇人失音/梁祥云//国医砥柱月刊.-5-15-582

梁筱彦

寄于右任院长书/梁筱彦//北平医药月刊.-5-9-372

上司庆轩县长书/梁筱彦//北平医药月刊.-5-9-375

梁　心

淬厉我国固有之医学而新之是借国医的力量吗/梁心//医林一谔.-4-8-272

国产药物改造说明书(连载)/梁心//医林一谔.-4-10-279,373

活性炭素之制造法/梁心//医林一谔.-4-10-377

梁暄和

中国针灸学研究社社员对于复兴针灸所负之责任/梁暄和//针灸杂志.-4-32-243

梁右斋

国医六经俞穴治验之神奇/梁右斋//光华医药杂志.-4-39-48

几个危险证候治验/梁右斋//光华医药杂志.-4-38-444

疟疾忌扁豆之疑问/梁右斋//光华医药杂志.-4-38-537

梁余生

白虎汤与青龙汤用石膏之研究/梁余生//医学杂志.-2-10-374

百合病命名之意及治法/梁余生//医学杂志.-2-11-203

关于邪祟症之治疗/梁余生//医学杂志.-2-5-385

霍乱病之研究/梁余生//医学杂志.-2-5-188

经曰刺之而气不至无问其数刺之而气至乃去之勿复针究竟气为何物试详解之/梁余生//医学杂志.-2-9-481

论火与气二字中详而西略/梁余生//医学杂志.-2-9-297

挽杨百城先生诗(二则)/杨星垣,梁余生//医学杂志.-2-10-403

问太阳司天之政四之气民病注下赤白现时未交四之气而病注下赤白者十之五六何也试言其病因及其治法/梁余生//医学杂志.-2-2-522

问有人素好滋补久之口舌干燥脑后作痛神思不爽饮食减少食肉则泄六脉实大当用何法治之/梁余生//医学杂志.-2-7-114

梁雨泉

答黄迈廷君问癫狂病之治法/梁雨泉//医界春秋.-3-7-457

梁　愈

青年白发头痛/梁愈//光华医药杂志.-4-40-417

梁章钜

浪迹丛谈(连载)/梁章钜//三三医报.-2-32-605.-2-33-27

梁兆南

梁兆南君致朱庆澜论中医药书/梁兆南//杏林医学月报.-3-17-197

梁峥嵘

产后服生化汤的变化谈/梁峥嵘//国医砥柱月刊.-5-18-246

打胎与节欲/梁峥嵘//国医砥柱月刊.-5-17-149

改进中医采取中西融洽之方法其利弊安在试申论之/梁峥嵘//医学杂志.-2-18-483

概述建中汤肾气丸之方义/梁峥嵘//医学杂志.-2-18-269

痢疾的概述/梁峥嵘//国医砥柱月刊.-5-16-265

提倡中医药就是救亡图存的大法/梁峥嵘//国医砥柱月刊.-5-16-19

我对于卫生署署长中医委员会的建议/梁峥嵘//医学杂志.-2-18-558

我希望于卫生署刘署长及中医委员会的建议/梁峥嵘//国医砥柱月刊.-5-16-145

我愿洒些热血贡献于中央政治会议诸公之前/梁峥嵘//国医砥柱月刊.-5-16-17

争取中医教育问题/梁峥嵘//国医砥柱月刊.-5-18-254

中医之救急疗法最捷效而无流弊者试详言之/梁峥嵘//医学杂志.-2-18-526

梁转斌

伤寒阳脉涩阴脉弦法当腹中急痛先与小建中汤不差者与小柴胡汤释义/梁转斌//杏林医学月报.-3-16-150

梁卓谋

纯金药用否定论/梁卓谋//新中医刊.-5-20-223

广东药物调查/梁卓谋//医文.-5-34-310

梁子和

伤寒发热辨法/梁子和//医学杂志.-2-9-314

述和田氏谈西医之卫生法/梁子和//医学杂志.-2-6-478

述和田氏特效药论/梁子和//医学杂志.-2-6-463

梁子居

居仁堂医案/梁子居//中医杂志(广东).-3-4-421

梁总鼎

不良食物之检查法/梁总鼎//神州医药学报.-1-42-35

梁余生

妊娠诊断法/梁余生//医学杂志.-2-11-217

亮 上

征求人面疮医方/亮上//神州国医学报.-4-17-71

亮 子

瞎子能听字如听音乐/亮子//光华医药杂志.-4-38-390

聊复尔斋主人

汗漫谈/聊复尔斋主人//国医砥柱月刊.-5-16-199

廖伯然

初病自觉法/廖伯然//国医杂志.-4-5-294

断食治胃气痛之奇效/廖伯然//国医杂志.-4-5-391

廖端诚

记喉症/廖端诚//中医指导录.-4-4-310

月痨病秘方/廖端诚//中医世界.-3-27-594

廖介清

国医砥柱总社四川遂宁分社第二次大会报告/廖介清//国医砥柱月刊.-5-18-469

廖景桐

包痘症之异状(翼駉稗编)/廖景桐(辑)//中医杂志(广东).-3-4-439

奔豚证(松轩随笔)/廖景桐(辑)//中医杂志(广东).-3-4-443

服热药之害(景岳全书发挥)/廖景桐(辑)//中医杂志(广东).-3-4-441

滚痰丸不可轻饵(蒿庵问话)/廖景桐(辑)//中医杂志(广东).-3-4-442

假麻风症之制造法(霱楼賸览)/廖景桐(辑)//中医杂志(广东).-3-4-439

疗疥不可熏体(续名医类案)/廖景桐(辑)//中医杂志(广东).-3-4-441

鹿乳大补虚劳(桃溪客语)/廖景桐(辑)//中医杂志(广东).-3-4-442

螃蟹能疗漆食(广阳杂记)/廖景桐(辑)//中医杂志(广东).-3-4-440

深夜啜粥之患(松轩随笔)/廖景桐(辑)//中医杂志(广东).-3-4-443

乌桕叶能解砒毒及治蛇咬伤(广阳杂记)/廖景桐(辑)//中医杂志(广东).-3-4-442

喜极发狂治法(蔼楼賸览)/廖景桐(辑)//中医杂志(广东).-3-4-440

猪首毒惟松萝茶可解(秋灯丛话)/廖景桐(辑)//中医杂志(广东).-3-4-442

廖景曾

卢梓川先生事略/廖景曾(述)//中医杂志(广东).-3-4-16

廖浚泉

常用药之经验谈/廖浚泉//现代中医.-4-43-303

妇女子宫寒冷不育特效方/廖浚泉//现代中医.-4-43-670

疳积浅说/廖浚泉//现代中医.-4-42-465

急慢惊风浅释/廖浚泉//现代中医.-4-42-414

简要医药书籍介绍/廖浚泉//现代中医.-4-43-58

麻疹浅说/廖浚泉//现代中医.-4-42-390

辟谬/廖浚泉//光华医药杂志.-4-39-312

医案一裔/廖浚泉//现代中医.-4-42-341

中国外科学论(中国外科学之价值征文三)/廖浚泉//现代中医.-4-43-139

廖孟培

本年春温症一夕谈/廖孟培//国医杂志.-4-6-17

本年冬季卫生谈(附种痘须知)/廖孟培//国医杂志.-4-5-169

从国难想到国医之难/廖孟培//国医杂志.-4-6-18

冬不藏精春必病温释义/廖孟培//国医杂志.-4-5-149

发刊辞词二/廖孟培//国医杂志.-4-5-21

夫实则谵语虚则郑声郑声者重语也直视谵语喘满者死下利者亦死今释/廖孟培//医林一谔.-4-10-416

关于龙涎香之真伪问题致本社函/廖孟培//医林一谔.-4-8-392

汗液分泌论(连载)/廖孟培//国医杂志.-4-5-47,157

经言实则泻之虚则补之为总絜针法之纲论/廖孟培//针灸杂志.-4-32-22

救服生鸦片烟验方/廖孟培//国医杂志.-4-5-293

论中西医治伤寒病之异点/廖孟培//国医杂志.-4-5-147

内经病理学讲义/廖孟培//国医杂志.-4-7-381

尿液分泌论(连载)/廖孟培//国医杂志.-4-5-265,378

秋伤于湿论/廖孟培//国医杂志.-4-6-44

生物学概论/廖孟培//国医杂志.-4-5-469

太阳病或已发热或未发热必恶寒体痛呕逆脉阴阳俱紧者名为伤寒释义/廖孟培//国医杂志.-4-5-31

心与脑相关论/廖孟培//国医杂志.-4-5-380

药物学纲要(连载)/廖孟培//国医杂志.-4-6-55,149,249

药物学纲要序/廖孟培//国医杂志.-4-5-473

医者与病者之关系(连载)/廖孟培//国医杂志.-4-5-443.-4-6-125

征求环跳穴疽疗法/廖孟培//医界春秋.-3-10-499

中西血液循环之理论考/廖孟培//国医杂志.-4-5-258

祝医林一谔/廖孟培//医林一谔.-4-9-24

廖梦畴

脑膜炎病理及其治法/廖梦畴//国医砥柱月刊.-5-18-442

廖世勳

肠风远血/廖世勳//光华医药杂志.-4-39-359

廖温仁

亚拉伯医学传入中国/廖温仁(原著);唐海平

（编译）//医史杂志.-5-39-354

中国中世医学史（连载）/廖温仁（著）；沈石顽（译）//光华医药杂志.-4-35-493,571.-4-36-127

廖吴炎

瘅疟奇治/廖吴炎//中医指导录.-4-4-150

廖仲航

论切脉/廖仲航（著）；李春芝（录）//沈阳医学杂志.-3-3-239

医学源流考/廖仲航（著）；李春芝（录）//沈阳医学杂志.-3-3-10

廖仲文

后臂薄者其髓不满说/廖仲文//中医杂志（广东）.-3-4-406

心者生之本神之变也其华在面其充在血脉说/廖仲文//中医杂志（广东）.-3-4-270

廖祝之

头痛/廖祝之//光华医药杂志.-4-38-533

廖子桢

江西龙南分社来函/廖子桢//国医砥柱月刊.-5-18-398

列尤

题何君佩瑜肖像并胠以联/列尤//国医杂志.-4-6-273

林

外国庸医/林//光华医药杂志.-4-35-571

林葆予

论海碘与海藻昆布/林葆予//杏林医学月报.-3-20-31

林秉旌

臌胀验方/林秉旌//医界春秋.-3-11-78

林秉心

服毒实验谈/林秉心//国医杂志.-4-12-174

林炳华

老年便闭/林炳华//光华医药杂志.-4-36-69

林沧叔

致天年医社书/林沧叔//三三医报.-2-34-237

林长春

问手足出汗治法/林长春//医界春秋.-3-6-452

征求答案四则/林长春,吴子廉,五之园//医界春秋.-3-6-311

林畅荣

木虱入耳/林畅荣//光华医药杂志.-4-38-167

为中医必亡说想起自强方法/林畅荣//光华医药杂志.-4-38-521

林成

汗解法之研究/林成//现代中医.-4-42-611

伤寒温病概论（连载）/林成//现代中医.-4-42-345,371

林春斋

蒂丁下坠捷法/林春斋//针灸杂志.-4-31-294

立下胞衣丸/林春斋//针灸杂志.-4-31-117

秘制走马牙疳散/林春斋//针灸杂志.-4-32-79

蛇咬秘方/林春斋//针灸杂志.-4-31-117

十三鬼穴表/林春斋//国医公报.-4-25-343//针灸杂志.-4-31-104

验案摘录/林春斋//针灸杂志.-4-32-167

治小儿脐风秘法/林春斋//针灸杂志.-4-31-191

痔疾特效疗法/林春斋//针灸杂志.-4-31

－191

林椿年

卫生行政/林椿年//中西医学报.－1－34－465

林大燮

[尸＋水＋毛]物考/林大燮//中西医学报.－1－24－100

毒药治病说/林大燮//医学公报.－1－7－11

国民卫生议(连载)/林大燮//医学公报.－1－7－274,288

疾病盛发于夏秋论/林大燮//医学公报.－1－7－252

救服火柴头之研究/林大燮//医学公报.－1－7－46

考试医生之规则拟稿/林大燮//医学公报.－1－7－30

论医战/林大燮//医学公报.－1－7－123

论中医宜一变汤液之制/林大燮//中西医学报.－1－24－19

素灵讲义序/林大燮//医学报.－1－6－309

夏秋却病要术/林大燮//医学公报.－1－7－114

医家应废祀吕祖说/林大燮//医学公报.－1－7－43

医学改良之疑问/林大燮//医学公报.－1－7－10

医医说/林大燮//医学公报.－1－7－62

脏腑校勘记/林大燮//医学报.－1－4－155

中国医学会夏季课艺/林大燮,邵士杰,卢鑫//医学报.－1－6－392

中西医之论气/林大燮//医学公报.－1－7－13

林德仁

痘科学(连载)/陈博儒,林德仁//广东医药月刊.－3－24－23,68,310,371,516,568

读了褚余言论之后/林德仁//广东医药月刊.－3－24－277

卷首语/林德仁//广东医药月刊.－3－24－431

内科/林德仁//广东医药月刊.－3－24－582

问答/林德仁//广东医药月刊.－3－24－547

问答/林德仁,赵汉荣//广东医药月刊.－3－24－417

问答/赵汉荣,林德仁//广东医药月刊.－3－24－338

林德翔

弹警楼医案/林德翔//中医世界.－3－35－258

弹警楼医话/林德翔//医界春秋.－3－11－94//中医世界.－3－35－339,447

弹警楼医事随录/林德翔//中医世界.－3－32－125

弹警楼诊疗记/林德翔//医界春秋.－3－13－33

肺痨病一夕谈/林德翔//中医世界.－3－30－463

血证治法总诀/林德翔//中医世界.－3－30－166

林德星

秋燥之研究/林德星//杏林医学月报.－3－19－363

林定南

问药/林定南//绍兴医药学报星期增刊.－1－21－371

林东湖

侯秩臣患脑冲血病案/林东湖//国医公报.－4－23－103

林福梨

咽喉症刺手腕中紫络出血之特效法/林福梨//针灸杂志.－4－31－41

林冠雄

久年头风验案/林冠雄//针灸杂志.－4－32－496

瘰疬灸治验案/林冠雄//针灸杂志.－4－32－495

误食砒霜秘方/林冠雄//针灸杂志.－4－31－191

林汉祥

痢疾论治/林汉祥//中医杂志.-2-28-169

益世堂医话/林汉祥//医界春秋.-3-9-114

林华三

论医称祖传之流弊/林华三//绍兴医药学报.-1-14-189

问百五十四/林华三//绍兴医药学报.-1-16-116

研究药学之感言/林华三//绍兴医药学报.-1-13-524

医之治病方药论/林华三//绍兴医药学报.-1-15-443

择医辨/林华三//绍兴医药学报.-1-13-434

林璜庵

遂胎血崩验案/林璜庵//杏林医学月报.-3-23-199

林慧剑

中国医学革新声中与他的指导者的错误/林慧剑//广东医药月刊.-3-24-12

林吉联

答许寿年君代友媳征求晨嗽治方（二）/林吉联//医界春秋.-3-14-439

林　几

阿片及吗啡中毒的病理实验/林几//中西医学报.-1-37-367

林济民

救济国医的我见/林济民//现代医药月刊.-4-27-368

林济青

代友人征求病名及治法/林济青//医界春秋.-3-7-497

对于范学庵君白喉忌表我见之商榷/林济青//医界春秋.-3-6-160

记亡阳证治验/林济青//中医杂志.-2-27-239

邪气盛则实精气夺则虚论/林济青//中医杂志.-2-21-436

中医与中药/林济青//医界春秋.-3-7-481

中医怎样才不落伍/林济青//医界春秋.-3-6-245

林继枝

国医必要依旧更新论/林继枝//国医杂志.-4-5-447

国医学会/林继枝//国医杂志.-4-5-206

论人身之水火/林继枝//国医杂志.-4-6-135

牛痘之历史及痘苗之制法（连载）/威林（原著）；林继枝（译）//国医杂志.-4-5-572.-4-6-63,157

送徐观光君远行/林继枝//国医杂志.-4-5-608

胎孕赘言/林继枝//国医杂志.-4-5-35

痰饮论/林继枝//国医杂志.-4-5-248

小儿急慢惊风辨别论/林继枝//国医杂志.-4-5-152

辛未元宵感占/林继枝//国医杂志.-4-5-323

研究医术/林继枝//国医杂志.-4-5-518

用药/林继枝//国医杂志.-4-5-324

志为君询及近况口占一律并借解嘲/林继枝//国医杂志.-4-5-608

林家瑞

肺疫的问题/林家瑞//中西医学报.-1-41-23

林建德

痢疾概说/［日］枣轩本间（著）；林建德（译述）//国医文献.-5-15-398

林建廷

答舒啸君征求痧后哮喘案/林建廷//医界春秋.-3-9-73

征求内子鼻不能闻香臭之治疗法/林建廷//医界春秋.-3-9-119

林洁之

癌症之问答/林洁之//中西医学报.-1-38-252

虎列拉菌自述/林洁之//中西医学报.-1-37
-474

检查乳媪有无梅毒之必要/林洁之//中西医学
报.-1-38-355

疗痔须标本兼治/林洁之//中西医学报.-1-38
-354

猛虎与苍蝇利害之比较表/林洁之//中西医学
报.-1-37-474

用砒剂须知/林洁之//中西医学报.-1-38
-251

林瑾庵

对汪精卫氏废除国医药之评议/林瑾庵//杏林
医学月报.-3-20-232

妇人胎产中西学说之比较/林瑾庵//杏林医学
月报.-3-22-123

国医切宜提防伪药/林瑾庵//杏林医学月报.-3
-20-454

国医亦有改进之望耶/林瑾庵//医界春秋.-3-
9-530

何以能令吾国医日见改进/林瑾庵//杏林医学
月报.-3-20-11

金匮要略侯氏黑散服法之质疑/林瑾庵//杏林
医学月报.-3-18-150

民间药之可贵/林瑾庵//杏林医学月报.-3-22
-434

难经指谬/林瑾庵//医界春秋.-3-11-232

斯人秉政苍生其奈伊何/林瑾庵//医界春秋.-3
-11-9

斯人脏腑是否与人有别？常以断肠草根干嚼吞
食/林瑾庵//光华医药杂志.-4-39-249

谈谈吾国医药/林瑾庵//杏林医学月报.-3-18
-172

吾国医药愈疾殊有不可思议之妙/林瑾庵//医
林一谔.-4-8-548

吾有望于吾国医界硕彦之士/林瑾庵//医林一
谔.-4-9-181

腰痛治验二则/林瑾庵//光华医药杂志.-4-40
-141

医药之道贵乎合于实用/林瑾庵//医林一谔.-4
-8-568

余对于疟疾中西学说之小见解/林瑾庵//杏林
医学月报.-3-23-357

余对于中西疟疾之小见解/林瑾庵//光华医药
杂志.-4-40-363

整理国医药之我见/林瑾庵//医界春秋.-3-11
-163//杏林医学月报.-3-21-99

中风病名及治疗之商榷/林瑾庵//光华医药杂
志.-4-36-380

林景亮

福建红曲之治法/林景亮//光华医药杂志.-4-
40-44

林 敬

国医砥柱月刊纪念祝词/林敬//国医砥柱月刊
.-5-18-55

林敬臣

答刘鸿钧君问令弟病名治法案/林敬臣//医界
春秋.-3-8-197

林敬照

痢疾经方验药列左/林妙彦(述);林敬照(录)//
国医砥柱月刊.-5-16-298

林静趣

实用丹方三则/林静趣//医界春秋.-3-10
-100

征求湿温之新疗法/林静趣//医界春秋.-3-10
-32

林炯东

答生理上之怪事/林炯东//神州国医学报.-4-
14-124

林康侯

题词二则/闻兰亭,林康侯//中国女医.-5-34-

254

林孔培

整顿医药救济疾病以重生命而挽利源意见书
（连载）/林孔培//神州医药学报.-1-45-
423,523

林绵义

心疝/林绵义//光华医药杂志.-4-37-262

林妙彦

国医砥柱月刊总社复刊序/林妙彦//国医砥柱
月刊.-5-18-56

痢疾经方验药列左/林妙彦（述）；林敬照（录）//
国医砥柱月刊.-5-16-298

痢疾所由来之我见/林妙彦//国医砥柱月刊.-5
-16-268

噎膈与反胃治验记/林妙彦//医界春秋.-3-12
-235

制造药杯之建议/林妙彦//杏林医学月报.-3-
21-202

林名章

辨伤寒论不可以天之六气统观/林名章//国医
杂志.-4-12-215

辨伤寒论治中风/林名章//国医杂志.-4-12
-217

论劳损症形不起者温之以气精不足者补之以味
/林名章//国医杂志.-4-12-287

林鸣乐

革新中医与医药大同/林鸣乐//国医砥柱月刊
.-5-18-438

林屏仙

国医脉学可作病理学论/林屏仙//国医杂志.-4
-6-343

论伤寒六经/林屏仙//国医杂志.-4-6-35

论医道之五行/林屏仙//国医杂志.-4-6-230

林谦甫

针治疗验案一则/林谦甫//针灸杂志.-4-32
-441

林琴南

秋室研经图记/林琴南//神州国医学报.-4-14
-220

林秋湘

诗/林秋湘//神州医药学报.-1-46-448

林　森

伤寒论改正并注序/林森//光华医药杂志.-4-
36-578

题词/林森等//中西医药.-5-9-399.-5-10
-255,288,415

林少鸿

征求自强医学月刊/林少鸿//自强医学月刊.-3
-41-524

林少明

伤风不愈之变病求治/林少明//医界春秋.-3-
11-129

林少田

答王君佐绅问症二/林少田//神州医药学报.-1
-46-520

林少逸

针愈食河豚中毒之验案/林少逸//针灸杂志.-4
-30-84

林绍庭

改进Sulfapqridin治疗肺炎肺统膜炎用药技术/
林绍庭//新中华医药月刊.-5-35-389

中国诊断学与治疗学概要/林绍庭//新中华医
药月刊.-5-35-428

林实衍

发刊词/林实衍//广东医药月刊.-3-24-9

肺主身之皮毛论/林实衍//中医杂志(广东).-3-4-50

肝合胆胆者筋其应说/林实衍//中医杂志(广东).-3-4-164

生草药的掘发(连载)/卢朋著(藏);林实衍(录)//广东医药月刊.-3-24-46,93,326,401,585

髓海有余则轻劲多力自过其度论/林实衍//中医杂志(广东).-3-4-267

腰脊者身之大关节也论/林实衍//中医杂志(广东).-3-4-48

林世伟

目感光之迟速/林世伟//中西医学报.-1-24-46

食生冷之利害/林世伟//中西医学报.-1-24-45

林守梅

是何病欤/林守梅//光华医药杂志.-4-37-152

林寿维

征求耳鸣良方/林寿维//现代医药月刊.-4-27-434

林寿宜

问一百三十五/林寿宜//绍兴医药学报.-1-15-552

林受成

问题征答/林受成//中医新生命.-5-8-584

林述端

铁樵函授医学学员作品:读讲义一得(其五)/林述端//铁樵医学月刊.-4-44-306

林天进

论带病及方药/林天进//中医世界.-3-25-324

林蔚光

伤寒漫谈/林蔚光//复兴中医.-5-31-626

林文波

委中毒经灸而愈/林文波//针灸杂志.-4-28-395

林文墙

鼠疫良方/林文墙//中医指导录.-4-2-176

林熙联

答吴绍岐君征痫疯之治方(一)/林熙联//医界春秋.-3-14-259

林夏泉

孕妇的卫生/林夏泉//广东医药月刊.-3-24-50

林仙耕

毒药治疗论/林仙耕//中西医学报.-1-31-19

蕉阴居笔记/林仙耕//中西医学报.-1-31-395

论痛/林仙耕//中西医学报.-1-31-99

气候与疾病之关系/林仙耕//中西医学报.-1-31-19

中西医药平议/林仙耕//中西医学报.-1-30-482

林先耕

驳正中西医学短长说(一)至(二)/林先耕//医学报.-1-6-343,355

疟疾问题之管见/林先耕//医学报.-1-6-403

疟疾证案/林先耕//医学报.-1-6-409

劝医家改良一则/林先耕//医学报.-1-6-237

问题求教/林先耕//医学报.-1-6-240

医书先废歌诀说/林先耕//医学报.-1-6-272

中国通都大埠泰东西药房林立岁计漏卮不知凡几应设何法以挽回之/林先耕//医学公报.-1

-7-186

林贤聪

中国古哲学医学之辨诬(连载)/林贤聪//中医
世界.-3-26-186,269

林孝策

恭呈学宪陈子励夫子七律五章江宁医官林孝策
录寄/林孝策//绍兴医药学报.-1-8-297

林獬

中星图略(连载)/陈虬(主讲);林獬(编)//利济
学堂报.-1-1-325,419,613.-1-2-117,
303,591.-1-3-369

林燮元

征求狐臭之治法/林燮元//医界春秋.-3-11
-128

专治癫犬毒经验良方/林燮元//中国医学月刊
.-3-15-340

林星南

答魏世贵君为亲征疑病案/林星南//医界春秋
.-3-9-471

林学富

对于杨如侯先生所论五志七情皆电气所感动假
藏气为表示之论理进一言/林学富//医界春
秋.-3-9-241

七周纪念感言/林学富//医界春秋.-3-9-391

林学光

三消论/林学光//中医世界.-3-32-264

林翼

近世法医学序/林翼//中西医学报.-1-25
-171

林荫五

恭祝国医砥柱月刊总社/林荫五//国医砥柱月

刊.-5-17-653

林荫祥

答方肇元君千日疮治法/林荫祥//绍兴医药学
报星期增刊.-1-21-222

答方肇元征求婴孩百二日内诸疾验方/林荫祥
//绍兴医药学报星期增刊.-1-21-436

答康君代问治遗尿的方法/林荫祥//绍兴医药
学报星期增刊.-1-21-223

答嵊竹余祥君问皮肤疾患/林荫祥//绍兴医药
学报星期增刊.-1-21-222

答王绍声君疑问/林荫祥//绍兴医药学报星期
增刊.-1-21-231

核疫注射之研究/林荫祥//绍兴医药学报星期
增刊.-1-22-4

问催眠术授法住所/林荫祥//绍兴医药学报星
期增刊.-1-21-163

问虎疫注射法/林荫祥//绍兴医药学报星期增
刊.-1-21-181

林隐滨

林隐滨问渊雷夫子答/林隐滨(问);陆渊雷(答)
//中医新生命.-5-6-124

林莹君

治病不能辨别症状之慨言/林莹君//医界春秋
.-3-9-531

林永候

问手臂不仁治法/林永候//绍兴医药学报星期
增刊.-1-22-7

林又愚

来函四宋公祠再造半夏之功/林又愚//神州医
药学报.-1-46-196

林佑贤

福州医会演说/林佑贤//神州医药学报.-1-43
-454

论六气之治疗/林佑贤//神州医药学报.-1-44

－219

林愚陶

光华医药杂志社三周纪念/林愚陶//光华医药
杂志.－4－40－343

疠风肚腹脓胀经验谈/林愚陶//光华医药杂志
.－4－40－383

林遇春

跌打损伤之研究(连载)/林遇春//光华医药杂
志.－4－37－47,115

痢症之原因及疗法/林遇春//光华医药杂志.－4
－36－474

林源裕

铁樵医药事务所读者园地:痛觉诊断辨(其三)/
林源裕//铁樵医学月刊.－4－44－722

林　云

报告治愈的各病/林云//针灸杂志.－4－28－87

林云陔

省府派本会学术主任何佩瑜为省立国医学院筹
备委员令/林云陔//国医杂志.－4－7－265

林泽如

炮伤略言(连载)/林泽如//国医杂志.－4－6－
507.－4－7－203,529

试辨潮热略言治法/林泽如//国医杂志.－4－6－
328

林兆莹

格言/林兆莹//中医杂志.－2－28－248

林振南

报告病状/林振南//杏林医学月报.－3－17
－150

解剖中医的短言/林振南//杏林医学月报.－3－
17－125.－3－19－168

今年的最后胜利/林振南//杏林医学月报.－3－

17－9

三一七纪念的奋勉/林振南//杏林医学月报.－3
－17－50

厦门林振南君致山西中医改进研究会函/林振
南//医学杂志.－2－11－100

中医与西医/林振南//杏林医学月报.－3－16
－504

林徵五

江苏丹阳林徵五医士启事/林徵五//国医砥柱
月刊.－5－16－303

林志生

国药革命/林志生//现代医药月刊.－4－27
－545

脚气/林志生//现代医药月刊.－4－27－419

林　治

遗精/林治//光华医药杂志.－4－38－83

林中行

斑疹/林中行//医学杂志.－2－18－190

疯犬咬伤/林中行//医学杂志.－2－16－308

偏坠/林中行//医学杂志.－2－16－499

林仲昆

中医学入日本源流考/林仲昆//中国医学月刊
.－3－15－367

林子超

题词/林子超等//苏州国医杂志.－5－2－3

题赠/林子超等//中西医药.－5－10－632

林子崇

耳聋音哑/林子崇//光华医药杂志.－4－38
－545

林子衡

医为仁术必兼智仁勇说/林子衡//复兴中医.－5
－31－269

林子云

颂词五则/林子云等//医界春秋.-3-9-384

林紫宸

复兴中医刊纪念词/林紫宸//复兴中医.-5-31
　-258

叶天士轶事/林紫宸//复兴中医.-5-31-401

林作建

壶山意准(连载)/林作建//三三医报.-2-29-
　308,341,380,416,453,481,561,625.-2-30
　-26,61,99,139,169,199

琳

笑的利益/琳//中国医药月刊.-5-32-373

灵芝考

疡科纲要之论阴证阳证/灵芝考//三三医报.-2
　-33-261

岭南医林一谔社

题词/岭南医林一谔社//中西医药.-5-9-420

凌拜飏

流通医药书籍办法之商榷/凌拜飏,潘壶隐//绍
　兴医药学报.-1-11-15

凌邦杰

山西中医改进研究会会员军医长凌邦杰报告治
　验痢疾方论/凌邦杰//医学杂志.-2-1-322

凌秉衡

爱庐医案/张大燨(遗著);顾雨田(注释);凌秉
　衡(录)//中医杂志.-2-27-417

留研斋临证笔记(连载)/凌秉衡//中医杂志.-2
　-25-70,396

奇松树/凌秉衡//中医杂志.-2-25-267

凌步青

六气独重燥湿论/余国珮(著);凌步青(录)//中

医杂志.-2-27-341

湿气论/凌步青//中医杂志.-2-27-218

治湿法/凌步青//中医杂志.-2-27-341

凌承言

答无极丸方之征求/凌承言//绍兴医药学报星
　期增刊.-1-22-131

问药/凌承言//绍兴医药学报星期增刊.-1-22
　-132

凌海南

小儿急慢惊风用针灸治疗有起死回生之实验谈
　/凌海南//针灸杂志.-4-33-296

凌　奂

医学薪传(连载)/凌奂//绍兴医药学报.-1-11
　-141,345.-1-12-183//神州国医学报.-4
　-14-325,386,505,549.-4-15-25

凌嘉六

脚气说/凌嘉六//绍兴医药学报.-1-17-559

凌嘉六先生温热类编遗稿按语(连载)/凌嘉六
　//医学杂志.-2-8-67,196

凌九云

肺痿与肺痈/凌九云//光华医药杂志.-4-35
　-403

金匮讲义(连载)/凌九云(撰述);王志纯(校阅)
　//苏州国医杂志.-5-1-51,112,199.-5-2
　-154,247

凌觉蕉

臌病垂危后事已备如何更生/凌觉蕉//针灸杂
　志.-4-28-395

凌履之

药性赋/凌履之(著);姚光祖(录)//中医杂志.-
　2-21-472

凌梦夔

横痃之研究与疗治/凌梦夔//国医公报.-4-21
-334

凌少波

痧眼 Tracham/凌少波//医界春秋.-3-7-527

凌树人

冬温证治胜谈/凌树人//现代中医.-4-42
-307

妇人多肝病其故安在/凌树人//神州医药学报
.-1-47-148

金氏医案辑按/金子久(著);凌树人(辑)//国医
砥柱月刊.-5-18-679

痢疾浅说/凌树人//现代中医.-4-42-204

麻痧证治我见/凌树人//现代中医.-4-42
-340

气之究竟/凌树人//现代中医.-4-42-117

人身有四海论/凌树人//神州医药学报.-1-47
-100

伤寒与温病是否有对立之可能征文五/凌树人
//现代中医.-4-42-45

师俭堂验案录/凌树人//医界春秋.-3-7-319

颂中国医学/凌树人//国医砥柱月刊.-5-18
-671

温病可否有外感伏气之分别征文七/凌树人//
现代中医.-4-42-69

小儿慢惊治验录/凌树人//现代中医.-4-42
-260

叶天士为婢成美缘(连载)/凌树人//医界春秋
.-3-11-328,386

一个内经上的疑问/凌树人//医界春秋.-3-6-
263

医界春秋五周纪念/凌树人//医界春秋.-3-8-
391

治疟用小柴胡汤之商榷/凌树人//现代中医.-4
-42-228

中国医药存废谈/凌树人//医界春秋.-3-8
-417

中医科学化与现代化/凌树人//现代中医.-4-

42-57

凌 霜

素食与道德/凌霜//中西医学报.-1-36-237

凌颂知

患痘须知九条/凌颂知//中西医学报.-1-24
-407

凌晓五

种德名亭日诊医案(连载)/凌晓五(著)//神州
医药学报.-1-47-365,475,568

凌永言

丙寅年夏四月吴兴凌咏永言医叟俚言敬祝三三
医社诸君子暨裘吉生社长先生迁杭三周纪念
/凌永言//三三医报.-2-35-42

答康维恂君问治冻疮疗法/凌永言//绍兴医药
学报星期增刊.-1-21-69

答如皋卢震春先生玉雪救苦丹/凌永言//三三
医报.-2-31-214

答问方/凌永言//三三医报.-2-30-587

答张书函/凌永言//三三医报.-2-31-596

复沈仲圭君/凌永言//三三医报.-2-31-24

凌氏医案跋/凌永言//绍兴医药学报.-1-16
-333

凌永言先生致山西中医改进研究会编辑处书/
凌永言//医学杂志.-2-3-597

凌永言先生致山西中医改进研究会书(八年六
月)/凌永言//医学杂志.-2-1-447

女科折衷纂要弁言/凌永言//绍兴医药学报.-1
-16-401

为温热类编书迟出缘由道歉/凌永言//三三医
报.-2-36-425

张氏医案跋/凌永言//绍兴医药学报.-1-16
-343

凌 詠

答谢吾浙俞鉴泉君指示猴枣药品原由/凌詠//
三三医报.-2-30-589

集句赠余姚康维恂君伉俪三十岁联并跋/凌詠//三三医报.-2-31-41

凌氏外方奇方弁言/凌詠//三三医报.-2-30-496

凌永言谨答崇明刁君质明问玉雪救苦丹方药/凌詠//三三医报.-2-30-557

王氏医学体用弁言/凌詠//三三医报.-2-31-119

先府君嘉六公行状/凌詠//三三医报.-2-30-497

致裘吉生先生函/凌詠//绍兴医药学报.-1-19-371

凌禹声

霍乱平议(连载)/凌禹声//医学杂志.-2-13-276,540//中医世界.-3-25-191,391

凌云霄

问病摘录/王志纯,凌云霄//自强医学月刊.-3-40-382

凌志云

痘/凌志云//医学公报.-1-7-229

医家论五脏与月令不符说/凌志云//医学报.-1-6-313

医学公会成立颂/凌志云//医学公报.-1-7-59

诸病皆能生痰说/凌志云//医学报.-1-6-423

铃木梅藏

简明调剂学(连载)/[日]铃木梅藏(编纂);张介侯(译)//中西医学报.-1-30-133,197,261,335,445,509.-1-31-37,129,203

陵晋笙

论述孙氏肝病致王一仁书/陵晋笙//中医杂志.-2-23-371

绫部玄岫

药笼本草卷一至六/[日]香月启益(著);[日]

香月玄洞(参订);[日]绫部玄岫(参订)//中医世界.-3-27-309,419,523,633.-3-28-65,215

菱青玉

致胡土杨刘史裘诸先生函/菱青玉//绍兴医药学报星期增刊.-1-22-296

零陵景贤医院

关于瘰疬药方之质疑/零陵景贤医院//医学杂志.-2-17-404

刘百鍊

论乌梅丸/刘百鍊//北京医药月刊.-5-21-595

刘宝坤

北平国医砥柱社江阴申港镇成立分社宣言/潘友仁,刘宝坤//国医砥柱月刊.-5-18-378

刘宝琦

妇科血崩经漏经验录/刘宝琦//国医砥柱月刊.-5-16-430

刘葆元

节录江宁刘葆元先生惠书/刘葆元//医学报.-1-6-329

刘碧霞

运动女健将钱行素研究国医/刘碧霞//光华医药杂志.-4-35-423

刘丙生

补论痘科托浆法/刘丙生//神州医药学报.-1-43-319

产后肠痈治验案/刘丙生//神州医药学报.-1-46-307

产后厥逆谵狂治验案/刘丙生//神州医药学报.-1-46-309

答布君秀雯问症书/刘丙生//神州医药学报.-1

- 46 - 421

答二十/刘丙生//绍兴医药学报.- 1 - 11 - 301

答二十二/刘丙生//绍兴医药学报.- 1 - 11 - 300

答二十六/刘丙生//绍兴医药学报.- 1 - 11 - 299

答二十三/刘丙生//绍兴医药学报.- 1 - 11 - 297

答二十四/刘丙生//绍兴医药学报.- 1 - 11 - 300

答二十五/刘丙生//绍兴医药学报.- 1 - 11 - 298

答二十一/刘丙生//绍兴医药学报.- 1 - 11 - 299

答黄君眉孙问症两则/刘丙生//神州医药学报.- 1 - 45 - 48

答黄君眉孙营行脉中卫行脉外疑问/刘丙生//神州医药学报.- 1 - 46 - 203

答十八/刘丙生//绍兴医药学报.- 1 - 11 - 186

答十九/刘丙生//绍兴医药学报.- 1 - 11 - 187

答十七/刘丙生//绍兴医药学报.- 1 - 11 - 186

答十四/刘丙生//绍兴医药学报.- 1 - 11 - 182

答王君帙青问症第六/刘丙生//神州医药学报.- 1 - 45 - 386

答王君佐绅问症一则/刘丙生//神州医药学报.- 1 - 46 - 519

肺痨病学说/刘丙生//神州医药学报.- 1 - 43 - 503

浮肿鼓胀病诊治学说/刘丙生//神州医药学报.- 1 - 44 - 452

喉痈虚证治验/刘丙生//神州医药学报.- 1 - 44 - 45

金鸡纳霜砒石治疟功用成效考/刘丙生//神州医药学报.- 1 - 44 - 466

脾胃功用论/刘丙生//神州医药学报.- 1 - 45 - 138

胃痛治验二则/刘丙生//神州医药学报.- 1 - 46 - 308

与黄君眉孙论胃有硬块治法书/刘丙生//绍兴医药学报.- 1 - 12 - 43

与黄君眉孙研究交合出气病治法/刘丙生//神

州医药学报.- 1 - 45 - 207

与黄君眉孙研究鼠疫未见核之分别法/刘丙生//绍兴医药学报.- 1 - 12 - 44

与黄君眉孙研究肿硬病治法/刘丙生//神州医药学报.- 1 - 46 - 414

治卒厥/刘丙生//三三医报.- 2 - 31 - 118

痔漏治验/刘丙生//神州医药学报.- 1 - 43 - 427

中西医学巧拙难易辨论/刘丙生//神州医药学报.- 1 - 43 - 209

中西医学向分两途今欲中西融会贯通折衷一是当从何处寻其源而合其流论/刘丙生//绍兴医药学报.- 1 - 11 - 259

重用国货以塞漏卮当自医药为起点论/刘丙生//神州医药学报.- 1 - 45 - 331

刘炳文

疟疾/刘炳文//光华医药杂志.- 4 - 38 - 83

献给现代作者一些意见/刘炳文//光华医药杂志.- 4 - 38 - 521

刘伯昂

马佩荣医案(漪园业书第三集)/马廷涝(著);王子政,刘伯昂(全校)//国医砥柱月刊.- 5 - 17 - 423,486

刘伯钧

头风目疾针到病除/刘伯钧//针灸杂志.- 4 - 28 - 77

刘伯唐

麻风症概论(连载)/刘伯唐,刘仲儒//广东医药月刊.- 3 - 24 - 18,62

内科/刘伯唐//广东医药月刊.- 3 - 24 - 43,91,324,400

刘伯愚

喉痧白喉辨(连载)/刘伯愚//中国医学.- 5 - 34 - 102,137

刘裁吾

伏气解/刘裁吾//国医正言.-5-3-625

痉病与脑膜炎全书自序(一)至(二)/刘裁吾//国医正言.-5-4-299,337

痉病与脑膜炎全书自序/刘裁吾//医学杂志.-2-17-290

疟母/刘裁吾(撰述);汪士瀛(编按)//杏林医学月报.-3-23-114

营卫气血解/刘裁吾//国医正言.-5-4-11

刘采臣

答林君先耕问疟/刘采臣//医学报.-1-6-277

刘采其

颗粒性结膜炎之治疗/刘采其//中西医学报.-1-35-200

刘超林

肉食中之牛马鉴别法/刘超林//中西医学报.-1-35-48

刘诚愚

中医训练所第一届毕业同学录序/刘诚愚//华西医药杂志.-5-36-555

刘炽华

方剂学之系统及其编纂与研究之方法/刘炽华//杏林医学月报.-3-20-328

刘楚瞻

口唇外现黑圈验案/刘楚瞻//国医砥柱月刊.-5-15-629

刘纯熙

请教王肖舫夫子肝经湿热致肿胀之理/刘纯熙//绍兴医药学报星期增刊.-1-22-308

请教张寿甫夫子肝气脾气之关系/刘纯熙//绍兴医药学报星期增刊.-1-22-308

上江西黄国材道长书/刘纯熙//绍兴医药学报星期增刊.-1-22-280

上张寿甫先生书/刘纯熙//绍兴医药学报星期增刊.-1-22-264

问难四则/刘纯熙//绍兴医药学报星期增刊.-1-22-13

又请教肝病善痛之理/刘纯熙//绍兴医药学报星期增刊.-1-22-308

刘疵禅

幻奇轩随笔五则/刘疵禅//中医杂志.-2-28-205

霍乱实验论(连载)/刘疵禅//中医杂志.-2-26-31,178

敬对钱汉炎君商榷霍乱实验论篇/刘疵禅//中医杂志.-2-28-10

刘达农

献给国医砥柱一卷八期痢疾专刊的一个良方/刘达农//国医砥柱月刊.-5-16-300

湘省民间实验生用单味药物学/刘达农//国医砥柱月刊.-5-16-176,442

刘达人

答黎肃军君蒸药方/刘达人//神州医药学报.-1-43-362

刘德旺

西法治痢说/刘德旺//国医正言.-5-3-142

小儿结胎构造说/刘德旺//国医正言.-5-3-41

刘涤愚

霍乱急救法/刘涤愚//中医新生命.-5-6-450

刘鼎新

揣摩有得集序/刘鼎新//神州国医学报.-4-17-290

刘东扬

白血球随胎儿堕地/刘东扬//光华医药杂志.-4-39-251

刘笃才

刘笃才君来书/刘笃才//中医新生命.-5-7
-173

刘渡舟

谈一谈妇人经闭病/刘渡舟//国医砥柱月刊.-5
-17-147

刘恩康

睡眠之研究/刘恩康//中西医学报.-1-32
-333

刘丰年

因犯手淫而遗精/刘丰年//医学杂志.-2-17
-67

刘莆苏

刘君莆苏来书/刘莆苏//中医新生命.-5-7
-459

刘福民

感冒与伤风的常识/刘福民//中国医药月刊.-5
-32-242

家庭按摩术/刘福民//中国医药月刊.-5-32
-198

也谈谈医界/刘福民//中国医药月刊.-5-32
-179

刘甫川

病状问答/刘甫川//神州医药学报.-1-43-51

刘 复

厘正医学三字经卷一(连载)/陈念祖(著);张骥
(辑);刘复(参校)//中国医学.-5-34-
11,76

刘干臣

咽喉论/刘干臣//国医正言.-5-3-96

刘根邦

针经补泻手术古义新解/刘根邦//针灸杂志.-4
-29-58

刘冠群

悬赏征对/刘冠群//光华医药杂志.-4-39-
431,533

刘冠五

请拟一治法/刘冠五//光华医药杂志.-4-36
-223

刘贯先

问面部及四肢浮肿骨痛足软咳嗽治法/刘贯先
//三三医报.-2-31-594

刘国辅

病症知识/刘国辅//华西医药杂志.-5-36
-169

黑热病/刘国辅//新中华医药月刊.-5-35
-392

呼吸知识/刘国辅//华西医药杂志.-5-36
-307

麻疹/刘国辅//新中华医药月刊.-5-35-552

盲肠炎/刘国辅//新中华医药月刊.-5-35
-279

消化知识/刘国辅//华西医药杂志.-5-37
-142

循环知识/刘国辅//华西医药杂志.-5-36
-465

刘国藻

瘰疬症之研究/刘国藻//医林一谔.-4-11-20

瘰疬症之种类有几试分别其原因症候病理诊断
治法及类症鉴别并详述中西应用之有效验方
/刘国藻//医学杂志.-2-15-278

刘国轴

冻疮病之研究/刘国轴//光华医药杂志.-4-35
-237

刘海震

改进针灸的我见/刘海震//针灸杂志.-4-34-428

刘汉强

奇疾二则/刘汉强//复兴中医.-5-31-655

刘翰臣

痢证有几何因何治法论/刘翰臣//国医砥柱月刊.-5-16-279

论中国药物及土宜气候之不同/刘翰臣//光华医药杂志.-4-36-394

养鹿常识(附鹿园影)/刘翰臣//光华医药杂志.-4-38-364

刘好贤

验方数则/刘好贤(记)//国医砥柱月刊.-5-15-625

刘和谦

国医砥柱月刊总社蓝田分社成立纪念/刘和谦//国医砥柱月刊.-5-18-325

刘和润

狐臭问治/刘和润//国医砥柱月刊.-5-15-639

刘和润问疾/刘和润//国医砥柱月刊.-5-15-518

刘恒瑞

察舌辨症新法(连载)/刘恒瑞//绍兴医药学报.-1-12-427,509

察舌辨症新法目录/刘恒瑞//绍兴医药学报.-1-12-425

察舌辨症新法序/刘恒瑞//绍兴医药学报.-1-12-423

答奉天小南问李春芝师母咳症治法/刘恒瑞//三三医报.-2-29-332

刘鸿甫

论国医药与民族民生有密切关系/刘鸿甫//国医公报.-4-24-527

刘鸿诂

风温与风寒之辨别及其症状与治法/刘鸿诂//北京医药月刊.-5-21-213

刘鸿钧

标本中气与主令从化之研究/刘鸿钧//中医世界.-3-26-465

从废止中医联想到中医考试/刘鸿钧//医界春秋.-3-7-440

大肠燥气之探原/刘鸿钧//中医世界.-3-27-294

废止声中我们应有的工作/刘鸿钧//医界春秋.-3-8-119

脉分心肾其动象循环不息者实本于肾之于研究/刘鸿钧//医界春秋.-3-10-10

人类胎生之研究/刘鸿钧//中医世界.-3-26-50

伤寒论的伤寒研究/刘鸿钧//医界春秋.-3-7-493

伤寒论之伤寒研究/刘鸿钧//中医世界.-3-26-459

为医界春秋五周纪念敬告全国中医药界/刘鸿钧//医界春秋.-3-8-372

问病名及治法/刘鸿钧//医界春秋.-3-8-29

我读了废止中医案抗争之经过以后的感想(连载)/刘鸿钧//医界春秋.-3-7-271,304,337

无阳则阴独论/刘鸿钧//医界春秋.-3-8-16

吴氏温病条辨滥用桂枝汤之疑点/刘鸿钧//医界春秋.-3-7-414

写给全国医药团体总联合会的一封公开信/刘鸿钧//医界春秋.-3-7-460

刘鸿英

呕吐证治略述/刘鸿英//中国医药月刊.-5-32-390

刘华封

答周禹锡君代友征方/刘华封//三三医报.-2-33-561

答周禹锡先生复函研究伤寒之敝见并祈海内同道指教/刘华封//三三医报.-2-35-441

代友求方/刘华封//三三医报.-2-35-392

喉痧与白喉之预防法/刘华封//医界春秋.-3-6-221

烂喉痧证治辨异(连载)/刘华封//三三医报.-2-35-266,332

论国医应读之书/刘华封//医学杂志.-2-14-487

三三医社纪念文/刘华封//三三医报.-2-35-6

特别征求之答函/刘华封//三三医报.-2-36-31

桐荫书屋医学杂记/刘华封//三三医报.-2-35-366

致裘吉生君函/刘华封//三三医报.-2-32-527

致周禹锡先生书/刘华封//三三医报.-2-35-310

刘骅南

条陈中央国医分馆国医研究会组织办法及其进行步骤/刘骅南//国医公报.-4-24-105

刘焕美

外科丛谈:关于消毒法/刘焕美//文医半月刊.-5-14-557

刘焕章

问百四十九/刘焕章//绍兴医药学报.-1-16-101

问发颐法核致成溃破日久未愈/刘焕章//绍兴医药学报星期增刊.-1-21-205

问小儿剃头后发有未生/刘焕章//绍兴医药学报星期增刊.-1-21-288

问孕妇足疾治法/刘焕章//绍兴医药学报星期增刊.-1-21-86

再问骨槽风治法/刘焕章//绍兴医药学报星期增刊.-1-21-93

刘惠良

各省县医药改进会会员应有的觉悟/刘惠良//光华医药杂志.-4-39-18

刘惠民

代邻人妻患眼突出瘤核病征求良方/刘惠民//医界春秋.-3-10-366

刘惠群

东南湿热与西北寒湿之互较/刘惠群//杏林医学月报.-3-21-498

发热而渴不恶寒者为温病论/刘惠群//杏林医学月报.-3-22-15

国医之责任及其前途/刘惠群//杏林医学月报.-3-21-409

咳嗽论略/刘惠群//杏林医学月报.-3-21-471

少阴病二三日至四五日小便不利下利不止便脓血者桃花汤主之释疑/刘惠群//杏林医学月报.-3-21-466

少阴病下利咽痛胸满心烦者猪肤汤主之释义/[美]刘惠群//杏林医学月报.-3-21-195

痰饮证原略论/刘惠群//杏林医学月报.-3-21-510

维持国医药必须成立一有系统之医学院/刘惠群//杏林医学月报.-3-21-324

向国医界同人进一言/刘惠群//杏林医学月报.-3-21-368

心腹诸痛之辨别/[美]刘惠群//杏林医学月报.-3-21-198

仲景伤寒无病不治论/刘惠群//杏林医学月报.-3-21-497

刘慧民

山东莒县佛医工学院参观记/刘慧民//光华医药杂志.-4-36-58

刘吉人

编辑中西生理学之研究及体例说(录课卷)/刘吉人//绍兴医药学报.-1-14-87

辨日光消肿之研究/刘吉人//绍兴医药学报星期增刊.-1-21-352

察舌辨症新法序/刘吉人//医学杂志.-2-13-526

答八十七/刘吉人//绍兴医药学报.-1-14-276

答八十四/刘吉人//绍兴医药学报.-1-14-278

答八十五/刘吉人//绍兴医药学报.-1-14-279

答百〇八/刘吉人//绍兴医药学报.-1-15-342

答百〇七/刘吉人//绍兴医药学报.-1-15-341

答陈守真疑问二则/刘吉人//绍兴医药学报星期增刊.-1-21-102

答楚湖问族婶病治法/刘吉人//绍兴医药学报星期增刊.-1-21-318

答福建长乐董连西小儿病治法/刘吉人//三三医报.-2-29-444

答复高思潜君/刘吉人//绍兴医药学报星期增刊.-1-21-477

答高思潜问妇人干咳治法/刘吉人//绍兴医药学报星期增刊.-1-21-428

答杭县沈仲圭君问学医入法门/刘吉人//绍兴医药学报星期增刊.-1-21-148

答胡天中问吴笏臣症/刘吉人//绍兴医药学报星期增刊.-1-21-477

答胡天中歙县小儿疫症治法/刘吉人//绍兴医药学报星期增刊.-1-21-476

答金陵范琦问父咳症/刘吉人//绍兴医药学报星期增刊.-1-21-94

答金子宜问舍亲凌君三十九岁患单腹鼓胀并治法/刘吉人//绍兴医药学报星期增刊.-1-21-357

答九十八/刘吉人//绍兴医药学报.-1-14-519

答九十九/刘吉人//绍兴医药学报.-1-14-520

答九十六/刘吉人//绍兴医药学报.-1-14-518

答九十七/刘吉人//绍兴医药学报.-1-14-518

答九十五/刘吉人//绍兴医药学报.-1-14-517

答康维恂君问犀羚代用物/刘吉人//绍兴医药学报星期增刊.-1-21-20

答李慰农夫人不治之理由/刘吉人//三三医报.-2-29-136

答七十八/刘吉人//绍兴医药学报.-1-14-143

答七十七/刘吉人//绍兴医药学报.-1-14-142

答沈仲圭亚东病夫问案/刘吉人//绍兴医药学报星期增刊.-1-21-255

答天津陈士成癫痫病治法/刘吉人//绍兴医药学报星期增刊.-1-21-478

答王君兰远研究磷毒救治法/刘吉人//绍兴医药学报星期增刊.-1-21-103

答徐庄君以为风痒为患案/刘吉人//绍兴医药学报星期增刊.-1-21-461

答一百/刘吉人//绍兴医药学报.-1-15-89

答甬江张则经君问遗精梦泄治法/刘吉人//绍兴医药学报星期增刊.-1-21-318

答张泽龙伯超君问王氏用皂刺治横痃法/刘吉人//绍兴医药学报星期增刊.-1-21-366

毒海慈航自序/刘吉人//绍兴医药学报.-1-19-24

毒药治病之释疑/刘吉人//绍兴医药学报.-1-14-90

复龙伯超函/刘吉人//绍兴医药学报星期增刊.-1-21-480

庚申时疫救法/刘吉人//绍兴医药学报星期增刊.-1-21-359

胡天宗先生治愈脐肛出气病论/刘吉人//绍兴医药学报.-1-20-180

扩张中医势力范围论/刘吉人//绍兴医药学报.-1-16-392

六淫病脉皆有初中末三传之变论/刘吉人//绍

兴医药学报.-1-13-179

论中国人媚外易于瞎说盲从之害/刘吉人//绍
兴医药学报星期增刊.-1-21-304

明年辛酉年燥金为疫出真瘰螺痧鬼偷肉症预筹
救治法预先论之以观后效论/刘吉人//绍兴
医药学报星期增刊.-1-21-376

脐肚出气病治验/刘吉人(述)//医学杂志.-2-
3-201

说时疫夺命散效验/刘吉人//绍兴医药学报星
期增刊.-1-21-216

亚东病夫问遗精病治法/刘吉人//绍兴医药学
报星期增刊.-1-21-151

遗精久病重造先天法/刘吉人//绍兴医药学报
.-1-16-417

与竹梅医隐辩条辨书/刘吉人//绍兴医药学报
.-1-14-185

诊治北京姚氏医案/刘吉人//绍兴医药学报.-1
-14-529

镇江现行时症说(附防疫救急法)/刘吉人//绍
兴医药学报.-1-14-92

致社友周小农函说明时疫夺命散方已寄社/刘
吉人//绍兴医药学报星期增刊.-1-21-215

中医西医优劣长短论/刘吉人//绍兴医药学报
.-1-16-394

肿胀与咳嗽之关系论/刘吉人//绍兴医药学报
.-1-14-89

昨论庚申时疫救治法有未尽预防者今再论之/
刘吉人//绍兴医药学报星期增刊.-1-21
-375

刘纪文

广州市展览会教育馆及刘会长来函/刘纪文//
杏林医学月报.-3-19-476

刘纪云

三思轩疡科验方十则/刘纪云//中医杂志.-2-
21-335

刘季雄

青年易犯之传染病译S. Stell原著/刘季雄//中

西医学报.-1-36-163

刘济猛

患痔十余年请赐根治之良方/刘济猛//医学杂
志.-2-18-366

问腿困治法/刘济猛//医学杂志.-2-18-565

刘济人

刘济人君致绍兴医学会书/刘济人//绍兴医药
学报.-1-9-93

刘继桢

中西医学之异同得失/刘继桢//新中华医药月
刊.-5-35-153

刘兼善

今后国医之我见/刘兼善//国医砥柱月刊.-5-
18-39

刘见龙

霍乱治验/刘见龙//光华医药杂志.-4-36
-182

刘剑华

致绍兴医药学会正副会长先生诸同志先生公鉴
/刘剑华//绍兴医药学报星期增刊.-1-22
-191

致张锡纯先生及朱菊坡先生同鉴/刘剑华//绍
兴医药学报星期增刊.-1-22-200

刘鉴泉

搭背救星/刘鉴泉//针灸杂志.-4-30-74

牙痛手一摸即不痛再施一针永远除根/刘鉴泉
//针灸杂志.-4-29-612

针灸验案三则/刘鉴泉//针灸杂志.-4-30
-431

治疗小便不通特效歌/刘鉴泉//针灸杂志.-4-
31-255

刘金池

麻桂汤与银翘散/刘金池//国医砥柱月刊.-5-18-466

刘金诏

临产须知/刘金诏//国医正言.-5-3-138

咽喉痛论/刘金诏//国医正言.-5-3-42

刘经湘

上教育部恳乞准予国医学校立案请愿书/刘经湘//国医砥柱月刊.-5-16-83

刘景川

春日偶成七律诗/刘景川//沈阳医学杂志.-3-2-381

答刘哲苍问医籍统系/刘景川//沈阳医学杂志.-3-1-468

答项尧廷问乳内结核/刘景川//沈阳医学杂志.-3-2-246

胆者中正之官决断出焉诠/刘景川//沈阳医学杂志.-3-2-153

对于提倡医校之我见/刘景川//沈阳医学杂志.-3-2-145

奉天医学杂志续刊第二十五期出版颂/刘景川//沈阳医学杂志.-3-3-388

复陈推广县医函授学校意见书/刘景川//沈阳医学杂志.-3-3-64

獾子皮能医痔疮/刘景川//沈阳医学杂志.-3-3-264

精之原素考/刘景川//沈阳医学杂志.-3-2-274

瘄尸虫之出现/刘景川//沈阳医学杂志.-3-3-265

疟疾经历之自述/刘景川//沈阳医学杂志.-3-2-222

批评中西汇通全部之优点及价值/刘景川//沈阳医学杂志.-3-3-225

偏方能治大病之刍言/刘景川//沈阳医学杂志.-3-2-41

山城镇坟虫噬尸肉之异闻/刘景川//沈阳医学杂志.-3-3-264

肾者作强之官伎巧出焉诠/刘景川//沈阳医学杂志.-3-3-15

施小手术轶事之趣闻/刘景川//沈阳医学杂志.-3-2-384

释妇人月经命名之真谛/刘景川//沈阳医学杂志.-3-3-232

提议请奉天医士公会联络团体上书力争北京教育部将国医加入学校系统案/刘景川//沈阳医学杂志.-3-2-400

题花卉七律诗三首/刘景川//沈阳医学杂志.-3-3-102

题寄七律诗二首/刘景川//沈阳医学杂志.-3-3-102

闻居杂咏七律诗/刘景川//沈阳医学杂志.-3-3-202

吾医士宜代天司命以尽天职论/刘景川//沈阳医学杂志.-3-3-336

心者君主之官神明出焉诠/刘景川//沈阳医学杂志.-3-2-339

新编脏腑及十二官歌诀/刘景川//沈阳医学杂志.-3-3-310

新发明胰子之作用/刘景川//沈阳医学杂志.-3-2-337

宣扬国医精粹刍言/刘景川//沈阳医学杂志.-3-2-403

宜采东省药材以广应用论/刘景川//沈阳医学杂志.-3-3-339

咏古迹诗(三首有序)/刘景川//沈阳医学杂志.-3-2-54

咏古迹诗(有序)/刘景川//沈阳医学杂志.-3-2-186,249

咏史七律诗(阅史有感而作)/刘景川//沈阳医学杂志.-3-3-46

中国宜推行按跷却病之建议/刘景川//沈阳医学杂志.-3-2-215

中医列入系统之程序/刘景川//沈阳医学杂志.-3-2-213

刘景素

本会讲习部初等诊断学大义/刘景素//沈阳医

学杂志.-3-1-348

沉疴求治/刘景素//沈阳医学杂志.-3-3-358

初等诊断学大义/刘景素//三三医报.-2-32-587

初等诊断学自序/刘景素//沈阳医学杂志.-3-3-426

代问胃腑硬痛年余后变大腹隆起青筋显然治法/刘景素//绍兴医药月报.-2-41-93

对于陆君赠书报琼商榷/刘景素//三三医报.-2-29-81

奉天医士公会研究会讨论部弁言/刘景素//沈阳医学杂志.-3-1-27

奉天医士公会召集同人宣言书/刘景素//沈阳医学杂志.-3-1-24

妇科概论/刘景素//沈阳医学杂志.-3-1-77

复印花处处长云企韩书/刘景素//沈阳医学杂志.-3-1-286

复重庆天年医社/刘景素//三三医报.-2-35-127//沈阳医学杂志.-3-3-148

汇集大头瘟诸家论治法/刘景素//沈阳医学杂志.-3-3-401

汇述中西霍乱论/刘景素//沈阳医学杂志.-3-3-82

霍乱概论/刘景素//医学杂志.-2-11-199//中医世界.-3-29-189

经方蒙求(连载)/刘景素//沈阳医学杂志.-3-2-164,230

灵枢热病五十九刺笺/刘景素//沈阳医学杂志.-3-1-107

六气与疾病之关系/刘景素//医学杂志.-2-17-345

录民法第二款借为国医界警钟弁序/刘景素//沈阳医学杂志.-3-1-125

麻症集成(连载)/朱丹山(著);刘景素(梓)//沈阳医学杂志.-3-2-174,432.-3-3-31,79,196,250

麻症集成/朱丹山(著);刘景素(梓)//沈阳医学杂志.-3-2-239

麻症集成再版序/刘景素//沈阳医学杂志.-3-2-188

七律四首(有序)/刘景素//沈阳医学杂志.-3-1-344

切诊概论/刘景素//沈阳医学杂志.-3-1-177

沈阳医学杂志编辑启事/刘景素//沈阳医学杂志.-3-1-4,58,156

述伤寒六经各家异义/刘景素//医学杂志.-2-10-567//沈阳医学杂志.-3-2-344

述真中风之真义/刘景素//沈阳医学杂志.-3-2-406

四时平脉臆断之商榷/刘景素//医学杂志.-2-13-52

四时平脉与四塞脉沟通之我见/刘景素//沈阳医学杂志.-3-1-28

四时所病与四时疠疾汇述/刘景素//沈阳医学杂志.-3-2-220

外科概论/刘景素//沈阳医学杂志.-3-3-68

卫生概论(连载)/刘景素//沈阳医学杂志.-3-1-255,312

温病条辨原病篇第一节蠡测/刘景素//医学杂志.-2-11-330//沈阳医学杂志.-3-2-91

闻诊概论/刘景素//沈阳医学杂志.-3-2-28

问瘖字音义/刘景素//三三医报.-2-30-516

问诊概论/刘景素//沈阳医学杂志.-3-2-29

心脏苦欲补泻之我见/刘景素//医学杂志.-2-13-146

医经秘旨之治病必求其本说/刘景素//沈阳医学杂志.-3-3-344

阴阳为国医最要之关键说/刘景素//医学杂志.-2-12-547

永年西药房发明各种灵药题名册序/刘景素//沈阳医学杂志.-3-2-190

遇安斋证治丛录序/刘景素//沈阳医学杂志.-3-1-420

原内经/刘景素//沈阳医学杂志.-3-3-186

致海内外医豪/刘景素//沈阳医学杂志.-3-3-372

刘镜蓉

肠窒扶斯赤痢及内部有炎症忌用黄芪说/刘镜蓉//中西医学报.-1-24-497

柳枝尖兼治室女萎黄经闭并解疟热有效之报告/刘镜蓉//中西医学报.-1-24-499

浦东医会简章/刘镜蓉//中西医学报.-1-23-347

述水浮甲虫防御恐水病之功效/刘镜蓉//中西医学报.-1-24-498

刘俊镛

月经之生理/刘俊镛//中医指导录.-4-3-426

刘俊佑

咳嗽/刘俊佑//光华医药杂志.-4-39-445

刘　峻

报告粤省摧毁中医有沦亡之惧/刘峻//三三医报.-2-36-381

刘蔚楚先生遇安斋证治丛录序/刘峻//三三医报.-2-32-559

上周小农书/刘峻//三三医报.-2-31-211

致周小农函/刘峻//绍兴医药学报.-1-18-364

致周小农君函/刘峻//绍兴医药学报.-1-18-123

致周小农信/刘峻//绍兴医药学报.-1-19-211

刘峻卿

问题二则/刘峻卿//光华医药杂志.-4-39-547

刘可承

结核性肺炎之发现及治疗/[日]和川氏(述);刘可承(译)//医林一谔.-4-11-539//现代医药月刊.-4-27-416

刘坤荣

两种病症/刘坤荣//光华医药杂志.-4-39-250

刘劳渔

赠裘吉生先生/刘劳渔//绍兴医药学报星期增刊.-1-22-380

刘骊农

心理疗疾的研究/刘骊农//中医世界.-3-37-478

刘廉青

冲任督带病脉考/刘廉青//沈阳医学杂志.-3-2-221

代问癸水不调治法/刘廉青//绍兴医药学报星期增刊.-1-22-207

吊屈原公(二首)/刘廉青//沈阳医学杂志.-3-3-45

过明太祖墓(三首)/刘廉青//沈阳医学杂志.-3-3-45

和歙县胡天宗君题张寿甫君衷中参西医录二首谨步原韵并附序言/刘廉青//三三医报.-2-31-286

论妇人经闭乳缩/刘廉青//绍兴医药学报.-1-18-215

论妇人十二症/刘廉青//沈阳医学杂志.-3-2-25

旅馆秋夜感怀(四首)/刘廉青//沈阳医学杂志.-3-2-248

旅馆重九感怀(四首)/刘廉青//沈阳医学杂志.-3-3-310

膀胱无上口而有下口考/刘廉青//沈阳医学杂志.-3-3-187

时事杂感七律四首有序/刘廉青//沈阳医学杂志.-3-1-411

文苑五则/刘廉青//沈阳医学杂志.-3-2-449

咏端阳/刘廉青//沈阳医学杂志.-3-3-45

赠杨君燧熙热心代派绍兴医药报序/刘廉青//绍兴医药学报.-1-19-26

镇江旅馆感赋/刘廉青//沈阳医学杂志.-3-3-374

中医不振有感而作/刘廉青//沈阳医学杂志.-3-2-249

中医与西医比较论/刘廉青//绍兴医药学报.-1
-18-79

刘了初
北平国医砥柱月刊总社湖南汉寿县永和乡分社
筹备启事/刘了初,蔡文铎,梅岭先//国医砥
柱月刊.-5-18-378

刘泌子
近世牛痘学(连载)/黄本然(述);刘泌子(校)//
中医世界.-3-28-179,335

刘冕堂
答白降丹制法/刘冕堂//三三医报.-2-30-57
寄周小农/刘冕堂//三三医报.-2-30-58
寄周小农君/刘冕堂//三三医报.-2-32-125

刘民叔
辨伤寒论之脚挛急/刘民叔//医界春秋.-3-5-
486
辨素问五藏别论之奇恒之腑/刘民叔//医界春
秋.-3-8-464
辩论伤寒论脚挛急两条:后条非仲景手订前条
为仲景误治之案/刘民叔//中医杂志.-2-27
-213
尺热辨/刘民叔//医界春秋.-3-5-453
答顾馥棠君征求医方/刘民叔//医界春秋.-3-
12-45
读脉学肤言后与俞鑑泉君之商榷(一)至(八)/
刘民叔//医界春秋.-3-7-54,94,130,171,
214,284,318,454
附子乌头天雄辨/刘民叔//国医砥柱月刊.-5-
17-624
国医考异/刘民叔//国医砥柱月刊.-5-17
-582
喉脉诠/刘民叔//医界春秋.-3-6-217
记净友张克成君之名言/刘民叔//医界春秋.-3
-7-540
金匮宿食条解/刘民叔//医界春秋.-3-12
-200

论附子炮用与生用/刘民叔//复兴中医.-5-31
-151
论伤寒发热不可用清凉退热之理/刘民叔//医
界春秋.-3-12-94
麻疹述概/刘民叔//医界春秋.-3-9-199
脉法古义(连载)/刘民叔//医界春秋.-3-6-
64,127,153,187,297,399,437
妊娠脉解(一)至(五)/刘民叔//医界春秋.-3-
8-511.-3-9-51,149,288,402
三焦考(连载)/刘民叔//医界春秋.-3-5-
232,256
素问痿论释难/刘民叔//医界春秋.-3-10
-424
傒后轩读书记/刘民叔//医界春秋.-3-6-528
医辞释义举例(一)/刘民叔//医界春秋.-3-13
-344
与吴义民君谈谈尺字/刘民叔//医界春秋.-3-
6-196
诊余读书记(连载)/刘民叔//医界春秋.-3-5-
371.-3-6-44
诊余纪案/刘民叔//医界春秋.-3-7-17
瘈狗病概要(连载)/刘民叔//医界春秋.-3-5-
127,146

刘民英
关于诊断内脏疾患的压痛点与以针灸疗法治疗
内脏疾患的穴位(连载)/刘民英//针灸杂志
.-4-34-331,413
针刺疗法治疗遗尿症实验的初步报告/刘民英
//针灸杂志.-4-34-273

刘明言
读段梦兰先生时疫温疹论治之后/李建昌,刘明
言,张百塘,秦厚生//北京医药月刊.-5-21-
282

刘鸣山
论中西医学之精微/刘鸣山//国医砥柱月刊.-5
-18-634
伤寒疑问/刘鸣山//光华医药杂志.-4-38

－531

问题二个/刘鸣山//光华医药杂志.－4－39
－548

吸烟致病和断瘾变症之原因/刘鸣山//国医砥
柱月刊.－5－18－643

刘默之

为同意吴沛然同志的提议再论针技/刘默之//
针灸杂志.－4－34－440

我们如何开展中国针灸学术/刘默之//针灸杂
志.－4－34－185

中国古有的针灸术远胜于近代之Ｘ线电疗紫外线
组织疗法/刘默之//针灸杂志.－4－34－349

刘农伯

中西医评议/刘农伯//医界春秋.－3－5－46

刘培坤

细菌类与人生/刘培坤//广东医药月刊.－3－24
－589

刘其贤

光华医药杂志社三周纪念/刘其贤//光华医药
杂志.－4－40－343

刘 跂

钱乙传/(宋)刘跂//医学杂志.－2－2－242

钱仲阳传/刘跂//绍兴医药月报.－2－39－132

刘前英

简易催眠术/刘前英//医学杂志.－2－6－477

疗身病莫若疗心病说/刘前英//医学杂志.－2－
7－209

刘前英君论中西医各有特点与缺点/刘前英//
医学杂志.－2－8－221

论大黄功用/刘前英//医学杂志.－2－7－83

融会中西医学之我见/刘前英//中医杂志.－2－
28－188

伤寒传经之谅解/刘前英//医学杂志.－2－6
－200

时医喜用凉药之心理/刘前英//医学杂志.－2－
6－185//中医杂志.－2－24－209

述春温风温治法各异/刘前英//医学杂志.－2－
8－70

燥气论(连载)/刘前英//中医杂志.－2－27－
216.－2－28－165

刘琴仙

代李君征求良方/刘琴仙//医界春秋.－3－9
－74

读湖南医药月刊曾吴两公伟论之后联想到孟子
之在战国/刘琴仙//杏林医学月报.－3－20
－319

读食汤圆毙命之奇闻一则/刘琴仙//杏林医学
月报.－3－20－75

读吴汉仙君论东西译本以肠窒扶斯为伤寒之误
书后/刘琴仙//医林一谔.－4－9－107

读徐祖椿君勉国医药界书后/刘琴仙//杏林医
学月报.－3－16－500

读油剂膏剂之后感触到我之刀伤跌打良方药膏
/刘琴仙//医林一谔.－4－9－116

对于翟君冷仙所述解剖术治愈疳湿症之疑问/
刘琴仙//医界春秋.－3－9－117

荷叶蒂与锅底焦治呛咳之奇效/刘琴仙//杏林
医学月报.－3－16－486

金钱草能治砂淋又一实验/刘琴仙//医林一谔
.－4－10－377

金钱草之另一功用/刘琴仙//医林一谔.－4－9－
420

经验生草药性/刘琴仙//杏林医学月报.－3－17
－275

口舌生疮治验二则/刘琴仙//杏林医学月报.－3
－17－235

烂牛藤之治愈抽筋症奇验/刘琴仙//杏林医学
月报.－3－16－266

乐善堂医案/刘琴仙//杏林医学月报.－3－17
－358

痢疾之一得谈/刘琴仙//国医砥柱月刊.－5－16
－289

刘琴仙先生致本社函/刘琴仙//医林一谔.－4－

9 - 302

论脑膜炎症国医之治疗并预防法/刘琴仙//杏林医学月报. - 3 - 19 - 133

论阳明少阴三急下症之同异解/刘琴仙//杏林医学月报. - 3 - 16 - 464

热症治验/刘琴仙//杏林医学月报. - 3 - 17 - 144

生草药赋(连载)/刘琴仙//杏林医学月报. - 3 - 19 - 378,445. - 3 - 20 - 30

死案/刘琴仙//杏林医学月报. - 3 - 20 - 210

为国医针灸学家进一言/刘琴仙//杏林医学月报. - 3 - 23 - 51//国医砥柱月刊. - 5 - 16 - 45

为医林一谔报一周纪念发刊辞/刘琴仙//医林一谔. - 4 - 9 - 14

杏林医学月报百期纪念之回溯/刘琴仙//杏林医学月报. - 3 - 23 - 476

血崩治验/刘琴仙//杏林医学月报. - 3 - 17 - 145

眼科辑要(连载)/刘琴仙//杏林医学月报. - 3 - 18 - 96,139,173,210,249,289,332

药善堂验案数则/刘琴仙//现代医药月刊. - 4 - 27 - 580

又函/刘琴仙//杏林医学月报. - 3 - 17 - 404

治鸡骨梗用吐法之妙/刘琴仙//杏林医学月报. - 3 - 20 - 508

中国医药乃天然的生理天然的气化/刘琴仙//杏林医学月报. - 3 - 16 - 46

注重国医之第一声/刘琴仙//杏林医学月报. - 3 - 21 - 16

刘琴影

归芎汤可以安胎说/刘琴影//三三医报. - 2 - 36 - 306

旧说心与小肠相为表里试以生理确据证实之/刘琴影//三三医报. - 2 - 36 - 306

水草概论/刘琴影//三三医报. - 2 - 36 - 307

恬憺无为精神内守申义/刘琴影//三三医报. - 2 - 36 - 305

温热病与湿温病之不同异说/刘琴影//三三医报. - 2 - 36 - 308

验舌体以诊虚实说/刘琴影//三三医报. - 2 - 36

- 309

阳明热病脉及沉涩少阴寒证脉及弦搏说/刘琴影//三三医报. - 2 - 36 - 307

刘青川

新发明小儿百日咳之特效治法/刘青川//沈阳医学杂志. - 3 - 3 - 403

刘青云

恶阻之病理及疗法/刘青云(译)//中西医学报. - 1 - 41 - 531

刘日东

过汗伤营卫略及心肾解/刘日东//国医杂志. - 4 - 6 - 330

肾与膀胱之关系中西之说异同若何/刘日东//国医杂志. - 4 - 5 - 515

刘日永

对于新旧医药之我见/刘日永//中西医药. - 5 - 10 - 517

刘荣年

刘君来函/刘荣年//三三医报. - 2 - 35 - 58

刘荣武

问治脐风之法/刘荣武//医界春秋. - 3 - 8 - 246

紫参之研究/刘荣武//医界春秋. - 3 - 8 - 429

刘如祜

为友征求脱肛下坠之治法/刘如祜//医界春秋. - 3 - 9 - 555

刘汝能

精神崩溃症之经验略述/刘汝能//华西医药杂志. - 5 - 37 - 487

睡眠养生论/刘汝能//华西医药杂志. - 5 - 37 - 497

刘瑞恒

废止五行生克问题之正确解决/刘瑞恒//绍兴
　医药学报.-1-11-464

四月份月课揭晓/刘瑞恒//绍兴医药学报.-1-
　13-24

刘瑞云

财/刘瑞云//三三医报.-2-30-315

答如皋卢君震春足前成之疑/刘瑞云//三三医
　报.-2-30-481

答上海张君凤山令严偶感风寒两手酸痛治法/
　刘瑞云//三三医报.-2-29-262

酒/刘瑞云//三三医报.-2-30-315

勘误表/刘瑞云//三三医报.-2-31-568,609

麻雀/刘瑞云//三三医报.-2-30-315

气/刘瑞云//三三医报.-2-30-315

三三医报祝辞/刘瑞云//三三医报.-2-29
　-269

三三医社迁杭三年纪念颂文/刘瑞云//三三医
　报.-2-35-8

色/刘瑞云//三三医报.-2-30-315

问周身骨节手足疼痛治法/刘瑞云//三三医报
　.-2-29-267

鸦片/刘瑞云//三三医报.-2-30-315

刘睿瞻

医学与佛学(连载)/刘睿瞻//北京医药月刊.-5
　-21-449,502

刘润苍

问鼻塞流浊涕治法/刘润苍//绍兴医药学报星
　期增刊.-1-22-302

刘若平

读漆绍康肺痨治验举例书后/刘若平//新中华
　医药月刊.-5-35-250

刘山农

沧社征求同志启/刘山农,严振生,秦伯未,王一
　仁等//中医杂志.-2-22-192

刘善尹

天然呼吸法/刘善尹//中西医学报.-1-35
　-297

刘少渔

梅毒之治疗汞剂砒剂中西医多用之或疑其有害
　或谓其有效试申论其原理并确定其主治/刘
　少渔//医学杂志.-2-18-66

随症施治与对症疗法之差别试发挥其精义评判
　其得失/刘少渔//医学杂志.-2-18-418

刘绍光

国产强心药材之万年青/刘绍光等//光华医药
　杂志.-4-41-469

红花的药理研究/刘绍光,张耀德,张发初//新
　中医刊.-5-19-136

黄芩之药理研究/张发初;张耀德;刘绍光//新
　中医刊.-5-19-503

刘绍华

麻证原因与疗法/刘绍华//杏林医学月报.-3-
　21-376

刘绍宽

瀛洲观学记三则/刘绍宽//中西医学报.-1-23
　-114

刘绍庭

妇女经病论略/刘绍庭//国医正言.-5-3-101

刘申之

代戚问病/刘申之//三三医报.-2-31-240

发之黑白关于步履之强弱/刘申之//三三医报
　.-2-32-271

论出诊须备紧要药/刘申之//三三医报.-2-31
　-515

刘慎之

保胎无忧散不可妄用之一证/刘慎之//中医世
　界.-3-37-361

刘师纶

读史闲话/刘师纶//国药新声.-5-28-151

刘石铭

读徐恺先生复眼病二则遗精一则之研究/刘石铭//光华医药杂志.-4-37-370

镜盖先生/刘石铭//光华医药杂志.-4-37-444

抬子配药/刘石铭//光华医药杂志.-4-37-443

鲜地龙治膨胀之奇效/刘石铭//光华医药杂志.-4-37-415

刘士敏

时疫浅说/刘士敏//中西医学报.-1-40-415

刘式乔

黄常山六种田间试验初步报告摘要/刘式乔//新中华医药月刊.-5-35-514

金佛山黄常山种植概况/刘式乔//新中华医药月刊.-5-35-504

治疟新药国产黄常山/刘式乔//新中华医药月刊.-5-35-468

刘叔纯

同善社道学足以补医学之不足论/刘叔纯//三三医报.-2-29-394

刘叔莼

刘叔莼君来函二则/刘叔莼//绍兴医药学报星期增刊.-1-22-184

刘淑廉

怪胎之研究/刘淑廉//光华医药杂志.-4-38-398

刘淑士

读伤寒折中后几个希望/刘淑士//现代中医.-4-43-483

读张景鹤麻黄桂枝功用辨书后/刘淑士//光华医药杂志.-4-39-144

恭祝中国医学杂志出版兼颂/刘淑士//国医砥柱月刊.-5-18-540

漏脓眼治验案/刘淑士//光华医药杂志.-4-39-213

伤寒论章节字句之分合诇脱/刘淑士//光华医药杂志.-4-39-208

刘述庭

读黄炎培先生五四运动敬告青年之后八条释义(连载)/刘述庭//国药新声.-5-23-644.-5-24-102

国药新声解/刘述庭//国药新声.-5-22-193

健康谈/刘述庭//国药新声.-5-22-264

谈节用/刘述庭//国药新声.-5-22-355

以药愈病与以学愈愚谈/刘述庭//国药新声.-5-22-107

最新格言解(连载)/刘述庭//国药新声.-5-22-453,531,611

刘恕

问黄汗与历节二证甚为复杂而有异同试将其证之同处异处与用药之差别详分而明述之/刘恕//医学杂志.-2-8-108

问针灸之注痛方法不一有进针时之注痛法有行针时之注痛法有退针后之注痛法能举其法欤/刘恕//医学杂志.-2-7-257

牙痛症多系阳明邪热所致然阳明有手足之分究竟如何辨识宜刺何穴试详言之/刘恕//医学杂志.-2-8-236

刘泗桥

从打破汉药的迷信说到实验与提倡(连载)/刘泗桥//中西医学报.-1-40-335,427//医学杂志.-2-13-474.-2-14-131//医林一谔.-4-10-131,219,451

皇汉医学(连载)/[日]汤本求真(著);刘泗桥(译述)//自强医学月刊.-3-40-69,151,229,283,339,397

临床应用汉方医学解说(连载)/[日]汤本求真

（著）；刘泗桥（译述）//自强医学月刊.-3-40
-63,143,219,275,333,389

示征祥/刘泗桥//自强医学月刊.-3-40-36

我国推拿之治术考（连载）/刘泗桥//自强医学
月刊.-3-40-50,138

洋汉二医学比较之概论/［日］汤本求真（著）；
刘泗桥（译）//国医公报.-4-20-204

刘松峰

说疫摘要（连载）/刘松峰（著）；李笑云（笔录）；
王胤昌（转载）//沈阳医学杂志.-3-3-143,
198,305

说疫摘要/刘松峰（著）；李笑云（笔录）；王胤昌
（转载）//沈阳医学杂志.-3-3-86

刘松林

霍乱阴阳说/刘松林//国医正言.-5-3-143

论妇人生血之原因/刘松林//国医正言.-5-3-
42

刘松岩

目科救弊（弁言）（连载）/刘松岩（原著）；罗敏之
（摘要辑录）//沈阳医学杂志.-3-2-282.-3
-3-346

刘廷文

霍乱瘟疫证诊治之辨别/刘廷文//国医正言.-5
-3-44

刘蜕如

三三医报三周纪念文/刘蜕如//三三医报.-2-
35-13

卫生比较记/刘蜕如//三三医报.-2-31-165

刘维嵩

针灸奇闻二则/刘维嵩//针灸杂志.-4-29
-658

刘伟通

铁樵函授医学学员课艺选刊:读病理各论第一

册书后（其一）/刘伟通//铁樵医学月刊.-4-
44-67

铁樵函授医学学员课艺选刊:热高而脉数者其
病易治脉反弱者难治试言其故（其一）/刘伟
通//铁樵医学月刊.-4-44-25

铁樵函授医学学员课艺选刊:试言人体腺体之
种类（其一）/刘伟通//铁樵医学月刊.-4-44
-23

刘蔚楚

北城公和韵/刘蔚楚//三三医报.-2-32-70

北城公赏春开宴赋谢/刘蔚楚//三三医报.-2-
32-70

北方有耐冬京津沪渎遍访未见近闻产自山东劳
山花似茶小而密色殷红而叶似桂与王渔洋香
祖笔记所说同/刘蔚楚//三三医报.-2-31
-285

不赞成汉派及偏于一派害人说/刘蔚楚//三三
医报.-2-32-10

产后留瘀胀痛危重案/刘蔚楚//医学杂志.-2-
13-289//三三医报.-2-34-345//沈阳医
学杂志.-3-2-369

陈濯江陈慧秋兄召饮即席赋谢两君曾入京相访
且劝印证治丛录者也/刘蔚楚//三三医报.-2
-31-285

春温伏邪救误/刘蔚楚//医学杂志.-2-7-217

春温伏邪救误案（连载）/刘蔚楚//沈阳医学杂
志.-3-1-460.-3-2-34

答胡天宗君问解救雷公藤及臭虫药/刘蔚楚//
三三医报.-2-30-590

答京师诸友谈时事/刘蔚楚//三三医报.-2-34
-247

答汤士彦先生疑龙胆草大黄黄连等何以中西功
用相反/刘蔚楚//三三医报.-2-29-611

答问疬科全书之枧沙/刘蔚楚//三三医报.-2-
31-319

代杨君希尧祝吕公文起七十大庆/刘蔚楚//三
三医报.-2-31-613

带证治验/刘蔚楚//医学杂志.-2-16-285

邓君瑞人自乃兄壮节公中东之役甲午殉国弃官

厌世流寓湖山新从西子湖边构筑南阳小庐赋诗征和联成拙句以慰其情而亦自鸣其意云尔/刘蔚楚//三三医报.-2-31-285

董公荫轩清风亮节刚直不阿前充众议员议员以贿选拂意南归忧愤逝世谨赋二律以表衷忱/刘蔚楚//三三医报.-2-31-614

读葛根暨兰草解感言/刘蔚楚//三三医报.-2-31-319

读何廉臣君序医学心源书后/刘蔚楚//三三医报.-2-31-251

读书宜善用说/刘蔚楚//三三医报.-2-31-181

服硫黄之制法/刘蔚楚//医学杂志.-2-15-618

妇科新产血量案/刘蔚楚//三三医报.-2-32-100

妇科子宫癌案/刘蔚楚//绍兴医药月报.-2-39-249

附奉江沈老先生挽联/刘蔚楚//三三医报.-2-34-248

复寄周小农/刘蔚楚//三三医报.-2-30-267

复李慰农君/刘蔚楚//三三医报.-2-30-413

复时君逸人论医学书/刘蔚楚//三三医报.-2-35-94

复周君小农论医者宜辨类病之异问/刘蔚楚//绍兴医药月报.-2-39-383

复周君小农论医者宜辨类症之异同/刘蔚楚//三三医报.-2-32-448//沈阳医学杂志.-3-1-288

复周小农/刘蔚楚//三三医报.-2-30-377.-2-31-418.-2-34-91

复周小农君询服百灵机/刘蔚楚//三三医报.-2-31-67

肝强肺弱咳血案/刘蔚楚//沈阳医学杂志.-3-2-177

肝强肺弱症治疗/刘蔚楚//医学杂志.-2-9-84

各同道对于中央国医馆整理国医药学术标准大纲草案之研究(三)/刘蔚楚//神州国医学报.-4-14-257

关掞生封翁与张夫人五十金婚庆典/刘蔚楚//三三医报.-2-32-141

癸酉四月二日录申报题为幽魂显灵厥疾顿瘳/刘蔚楚//现代医药月刊.-4-27-215

国药新研究:天生石磺/刘蔚楚//现代医药月刊.-4-27-212

国医宜融会各家不偏一派论略/刘蔚楚//医学杂志.-2-5-445//三三医报.-2-31-408//绍兴医药月报.-2-38-261//沈阳医学杂志.-3-1-168

杭州三三医药报社三周年纪念/刘蔚楚//三三医报.-2-35-10

和胡天宗先生五旬自寿七律/刘蔚楚//三三医报.-2-30-318

和李慰农学兄三十述怀原韵/刘蔚楚//三三医报.-2-36-279

黄疸肿胀案(连载)/刘蔚楚//沈阳医学杂志.-3-3-37,91

黄疸肿胀案/刘蔚楚(著);李慰农(录)//三三医报.-2-34-318

黄疸肿胀案/刘蔚楚(诊);卢育和(选)//医学杂志.-2-14-461

霍乱论/刘蔚楚//医学杂志.-2-8-308//三三医报.-2-35-77//绍兴医药月报.-2-40-384//沈阳医学杂志.-3-3-140

记灌水疗法/刘蔚楚//三三医报.-2-32-208

寄周小农(论删除温病各书之可危暨科学治伏暑霍乱之惨状)/刘蔚楚//医学杂志.-2-14-621

寄周小农/刘蔚楚//三三医报.-2-30-411,482.-2-31-21,214,349,563,594,596.-2-32-20,237,525.-2-33-56.-2-34-24

寄周小农报告新本草/刘蔚楚//三三医报.-2-30-130

寄周小农论医药书/刘蔚楚//三三医报.-2-30-186

戒嫖词/刘蔚楚//三三医报.-2-30-606

诫盲从掊击说/刘蔚楚//三三医报.-2-32-258

京师海军部秘书会兼总务厅长高稔寄和邓韵四

首/刘蔚楚//三三医报.-2-31-286

精虚晕眩案/刘蔚楚//沈阳医学杂志.-3-2
-176

精虚晕眩症治愈/刘蔚楚//医学杂志.-2-8
-335

哭关拶生翁/刘蔚楚//沈阳医学杂志.-3-2
-450

练习深呼吸法/刘蔚楚//医学杂志.-2-3-173

练习深呼吸法经验撮要/刘蔚楚//绍兴医药学
报.-1-20-327

林琴南夫子挽联/刘蔚楚//三三医报.-2-31
-434

刘君述因酒致病之因/刘蔚楚//三三医报.-2-
31-455

刘冕堂君初等诊断学题词/刘蔚楚//三三医报
.-2-33-348

刘蔚楚君答周君小农屡问何以罕言西药/刘蔚
楚//医学杂志.-2-7-106

刘蔚楚君答周小农论医者宜审类症之异同/刘
蔚楚//医学杂志.-2-7-374

刘蔚楚君记杨来仪先生救治虚损垂危证(连
载)/刘蔚楚//医学杂志.-2-5-365,506

刘蔚楚君中西医术续论/刘蔚楚//医学杂志.-2
-6-99

刘蔚楚启事/刘蔚楚//三三医报.-2-33-426

柳君剑南肝强脾弱遗精症治广论/刘蔚楚//三
三医报.-2-31-262

论鼻渊脑漏异同案/刘蔚楚//三三医报.-2-34
-284//沈阳医学杂志.-3-2-306

论鼻渊与脑漏之异同/刘蔚楚//医学杂志.-2-
13-181//绍兴医药月报.-2-40-111

买花五古再寄章医师五十六韵分六解/刘蔚楚
//医学杂志.-2-15-67//现代医药月刊.-4
-27-221

内科产后痰闭喘绝案/刘蔚楚//三三医报.-2-
32-97

内科风温热入胃腑案/刘蔚楚//三三医报.-2-
32-98

内科疳积便结案/刘蔚楚//三三医报.-2-32
-99

内科惊气颤振案/刘蔚楚//三三医报.-2-32
-101

内科伤寒留饮案/刘蔚楚//三三医报.-2-34-
57//绍兴医药月报.-2-39-457

内科中暑挟痰案/刘蔚楚//三三医报.-2-33-
571//沈阳医学杂志.-3-1-458

前期刘蔚楚君大著之增句/刘蔚楚//三三医报
.-2-30-388

前题松筠岁健圆乃浑写大意今再即景得句又仿
中画二圆系以小诗使日本不得独得亚洲之秀
生其土者爱其国大雅君子岂有谇于米颠之顽
僻欤/刘蔚楚//三三医报.-2-31-127

秋燥吐血兼伏暑症治愈/刘蔚楚//医学杂志.-2
-7-467//三三医报.-2-33-570//沈阳医
学杂志.-3-2-105

裘公吉生在杭州西湖设院施医遍搜名医孤本三
集告成喜而赋/刘蔚楚//三三医报.-2-31
-614

全国中医学会检定资格条例之我见/周镇(拟
稿);刘蔚楚(改)//三三医报.-2-34-
437,581

三三医报社三周年纪念/刘蔚楚//沈阳医学杂
志.-3-3-104

伤寒留饮案/刘蔚楚//医学杂志.-2-8-203//
沈阳医学杂志.-3-2-109

上中央国医馆为修订整理医药大纲草案征求海
内专家意见书/刘蔚楚//医学杂志.-2-14
-560

上中央国医馆为修订整理医药学术大纲草案征
求海内专家意见书/刘蔚楚,周小农//杏林医
学月报.-3-19-417

沈奉江先生挽联/刘蔚楚//三三医报.-2-33
-496

沈君仲圭养生琐言小序/刘蔚楚//三三医报.-2
-36-426

湿温似疟治愈/刘蔚楚//医学杂志.-2-7-347
//三三医报.-2-33-387//沈阳医学杂志.-
3-2-111

时逸人先生中国诊断学实用序/刘蔚楚//三三
医报.-2-34-312

时逸人医师中国时令病学序/刘蔚楚//医学杂志.-2-14-623

暑热气闭案/刘蔚楚//沈阳医学杂志.-3-2-34

暑热气闭证治愈/刘蔚楚//医学杂志.-2-7-214

鼠疫血瘀结核案/刘蔚楚//沈阳医学杂志.-3-2-106

鼠疫血瘀结核治验/刘蔚楚//医学杂志.-2-8-77

述臭屎茉莉根之历效/刘蔚楚//三三医报.-2-33-271

述气病治法/刘蔚楚//三三医报.-2-32-585

述新药近效/刘蔚楚//三三医报.-2-31-112

说盲肠炎(丙寅二月二十六夜)/刘蔚楚(著);周小农(录)//三三医报.-2-34-547

说盲肠炎(丙寅二月二十日夜)/刘蔚楚(著);周小农(录)//沈阳医学杂志.-3-2-407

说医病须辨症识治法/刘蔚楚//三三医报.-2-36-383

岁戊辰到沪七度中秋矣家人欢宴而三儿元械留学在美思而寄之/刘蔚楚//三三医报.-2-36-426

陶石篑戒杀诗/刘蔚楚//三三医报.-2-30-606

题词题字/刘蔚楚等//现代医药月刊.-4-27-307

题董北苑秋山行旅图/刘蔚楚//三三医报.-2-32-574

题仿董北苑秋山行旅图/刘蔚楚//沈阳医学杂志.-3-1-344

题仿静宜园图/刘蔚楚//沈阳医学杂志.-3-1-344

题仿唐伯虎江村水屋图/刘蔚楚//沈阳医学杂志.-3-1-344

题仿王石谷悬崖盘岭图/刘蔚楚//三三医报.-2-31-127

题放董北苑溪山旅行图/刘蔚楚//三三医报.-2-31-127

题嘉定唐孝子舐犊发蒙图(五古)/刘蔚楚//杏林医学月报.-3-20-349

题静宜园图/刘蔚楚//三三医报.-2-32-574

题唐伯虎江村水屋图/刘蔚楚//三三医报.-2-32-574

题唐伯虎野屋平田图/刘蔚楚//三三医报.-2-32-574//沈阳医学杂志.-3-1-334

吐血三年半月治断论案(连载)/刘蔚楚(诊);卢育和(选)//医学杂志.-2-14-457//三三医报.-2-34-313//沈阳医学杂志.-3-2-435.-3-3-34,90

外痈余毒酿成奇特背虫之研究/刘蔚楚//三三医报.-2-32-601

王镜泉君遗像/刘蔚楚//三三医报.-2-33-349

卫生谈/刘蔚楚//三三医报.-2-34-382

温邪逆传心包络案/刘蔚楚//三三医报.-2-33-98//沈阳医学杂志.-3-2-37

温邪逆传心包络证治/刘蔚楚//医学杂志.-2-7-218

问白降丹制法/刘蔚楚//三三医报.-2-29-613

五古拟草题嘉定唐孝子舐犊发蒙图/刘蔚楚//现代医药月刊.-4-27-178

详答任伯和先生征求冻疮治法/刘蔚楚//三三医报.-2-30-56

谢津门杨茂森君赠肥城桃(樊山先生有肥城桃歌)/刘蔚楚//三三医报.-2-31-285

新本草/刘蔚楚//三三医报.-2-29-574.-2-30-309

新药冒证之宜辨/刘蔚楚//三三医报.-2-31-203

羊毛痧验方/刘蔚楚//三三医报.-2-31-203

阳虚自汗案/刘蔚楚//三三医报.-2-32-102

杨公来仪救治虚损垂危记/刘蔚楚//三三医报.-2-30-305

杨君雪梅和韵/刘蔚楚//三三医报.-2-32-70

疡科子宫癌案/刘蔚楚//三三医报.-2-32-495//沈阳医学杂志.-3-1-332

夜读有感/刘蔚楚//三三医报.-2-36-426

乙丑春日自题小照/刘蔚楚//三三医报.-2-32-464

婴儿慢惊风久受热补案/刘蔚楚//三三医报.-2
　-34-176//沈阳医学杂志.-3-2-368

婴儿慢脾风久受受热补案/刘蔚楚//医学杂志
　.-2-12-283//绍兴医药月报.-2-40-137

瀛峤八旬甲子中秋母难偶成俚句/刘蔚楚//三
　三医报.-2-32-141

又报告蕹叶芸香草/刘蔚楚//三三医报.-2-30
　-591

又谓西术亦非十全及兵燹稿佚/刘蔚楚//三三
　医报.-2-30-590

与友人论新药/刘蔚楚//三三医报.-2-29
　-257

与周君小农报告证治丛录将付再版书/刘蔚楚
　//沈阳医学杂志.-3-1-475

与周君小农论中医学说本末先后之解释/刘蔚
　楚//三三医报.-2-31-550

与周君小农述蕹叶芸香草之效能/刘蔚楚//三
　三医报.-2-33-133

遇安斋集后缀诗小序/刘蔚楚//三三医报.-2-
　32-463

遇安斋医案摘录自序/刘蔚楚//三三医报.-2-
　30-308

遇安斋证治丛录再版序/刘蔚楚//三三医报.-2
　-32-127

允周小农君追录杨公治案导言/刘蔚楚//三三
　医报.-2-30-225

再记吴君之海背虫奇病/刘蔚楚//三三医报.-2
　-33-530

赠歌者李雪芳此即所谓北梅南李/刘蔚楚//三
　三医报.-2-32-214

赠章医师洪均歌/刘蔚楚//三三医报.-2-35
　-572

张生甫先生六十降申征诗赠句/刘蔚楚//三三
　医报.-2-31-614

治寒疫吐泻验方/刘蔚楚//三三医报.-2-31
　-203

治胃肠夹外邪危病陈苏失明复明合案(连载)/
　刘蔚楚//沈阳医学杂志.-3-2-371,434

治胃肠夹外邪危病陈苏失明复明合案/刘蔚楚
　//医学杂志.-2-14-460//三三医报.-2-

34-316

致周小农君/刘蔚楚//绍兴医药学报.-1-20
　-428

中国诊断学实用序/刘蔚楚//医学杂志.-2-14
　-357

中暑挟痰症之治疗/刘蔚楚//医学杂志.-2-6-
　510

中西医术案证论/刘蔚楚//医学杂志.-2-5-
　171//三三医报.-2-30-404

中西医术案证续论/刘蔚楚//三三医报.-2-31
　-6

中西诊断病同治异说/刘蔚楚//三三医报.-2-
　33-64

子宫癌之疗治/刘蔚楚//医学杂志.-2-6-374

子宫癌之治疗/刘蔚楚//复兴中医.-5-31-29

自题松筠岁健图/刘蔚楚//三三医报.-2-30
　-606

刘蔚然

肺痨要略/刘蔚然//绍兴医药月报.-2-41-67

肺痨医案(连载)/刘蔚然//绍兴医药月报.-2-
　41-145,195

刘文超

吾之药事振兴管见/刘文超//三三医报.-2-35
　-224

刘文浦

书吴又可瘟疫论后/刘文浦//自强医学月刊.-3
　-40-116

刘文若

临症医案笔志二则/刘文若//中医杂志.-2-20
　-430

刘武荣

答姚鑫波君问绣球风之治法案二/刘武荣//医
　界春秋.-3-8-197

答叶橘泉君征求病理及治法/刘武荣//医界春
　秋.-3-8-197

小青龙汤喘去麻黄之怀疑/刘武荣//医界春秋
　.-3-9-414

刘希文

答陈仰孙君问半身烧热/刘希文//绍兴医药学
　报星期增刊.-1-22-14
代友问治二则/刘希文//绍兴医药学报星期增
　刊.-1-22-14
读湿温时疫治疗法问难八条(慢性时疫湿多者
　假)/刘希文//绍兴医药学报星期增刊.-1-
　22-5
论五行生克之非谬/刘希文//医学杂志.-2-4-
　158
升清降浊说/刘希文//医学杂志.-2-3-564
问病理与方义/刘希文//绍兴医药学报星期增
　刊.-1-21-508
问病状之理两则/刘希文//绍兴医药学报星期
　增刊.-1-22-94
问方理四则/刘希文//绍兴医药学报星期增刊
　.-1-22-92
问方药入腹之能力/刘希文//绍兴医药学报星
　期增刊.-1-22-13
问肝宜生升又宜降泻之理/刘希文//绍兴医药
　学报星期增刊.-1-22-243
问睾丸阴茎均与何脏有密切之关系/刘希文//
　绍兴医药学报星期增刊.-1-22-5
问难二条/刘希文//绍兴医药学报星期增刊.-1
　-22-93
问难四则/刘希文//绍兴医药学报星期增刊.-1
　-22-163
问内经一则/刘希文//绍兴医药学报星期增刊
　.-1-21-493
问七伤/刘希文//绍兴医药学报星期增刊.-1-
　22-5
问药/刘希文//绍兴医药学报星期增刊.-1-21
　-493
问遗精之理/刘希文//绍兴医药学报星期增刊
　.-1-22-189
疑问七则/刘希文//绍兴医药学报星期增刊.-1
　-22-259

征求恐则气下之论说病案/刘希文//三三医报
　.-2-31-375
征求医案/刘希文//三三医报.-2-31-376

刘希宪

寄胡天宗书/刘希宪//三三医报.-2-30-185
问病/刘希宪//三三医报.-2-32-335
再续吟嵌医士名绝句四十首/刘希宪//三三医
　报.-2-30-247

刘仙琴

万人欢迎之杏林医学月报/刘仙琴//杏林医学
　月报.-3-19-276

刘献琛

肠风下血验方谈/刘献琛//国医导报.-5-30
　-243

刘向阳

本会讲习部开学日勉词/刘向阳//沈阳医学杂
　志.-3-1-201
论治病当因病以变通/刘向阳//沈阳医学杂志
　.-3-1-26
卫生管见一席谈/刘向阳//沈阳医学杂志.-3-
　1-128
征求奇病之治法/刘向阳//沈阳医学杂志.-3-
　1-342
证同而治不同论/刘向阳//沈阳医学杂志.-3-
　1-372
治病有天时地理人事之关系/刘向阳//沈阳医
　学杂志.-3-1-305

刘小青

问体瘦咳嗽梦见神鬼治法/刘小青//沈阳医学
　杂志.-3-2-47

刘小云

答复粤中各药/刘小云//绍兴医药学报星期增
　刊.-1-21-509

刘筱云

答复粤中药物/刘筱云//绍兴医药学报星期增刊.-1-22-29

寄周小农书/刘筱云//三三医报.-2-31-347

刘蔚楚先生新本草吕宋芒果疏证/刘筱云//三三医报.-2-31-603

刘蔚楚遇安斋证治丛录序/刘筱云//杏林医学月报.-3-20-213

刘筱云先生致山西中医改进研究会书/刘筱云//医学杂志.-2-2-353

论医士宜知齿牙之卫生并宜告人以齿牙之卫生/刘筱云//神州医药学报.-1-43-410

南华草菇述/刘筱云//医学杂志.-2-6-91

阮云台制府化州橘记/刘筱云//医学杂志.-2-6-90

神州医药总会请愿书/刘筱云//医学杂志.-2-2-353

说瘴/刘筱云//医学杂志.-2-2-181.-2-6-48

刘欣葆

治痿何以独取阳明/刘欣葆//国医杂志.-4-12-363

刘星元

风为百病之长浅释/刘星元//国医砥柱月刊.-5-18-423

国医失掉政治地位及社会地位之原因/刘星元//国医砥柱月刊.-5-18-343

提高诊费是复兴国医的唯一好办法/刘星元//国医砥柱月刊.-5-18-298

为庆祝国医砥柱纪念特刊谈医师修养/刘星元//国医砥柱月刊.-5-18-387

西医不科学举证/刘星元//国医砥柱月刊.-5-18-329

刘行方

曲类之研究/刘行方//国医导报.-5-29-100

日本汉医勃兴感言/刘行方//国医文献.-5-15-402

医药名词解/刘行方//现代中医.-4-43-449

脏器疗法与脏器制剂/刘行方//国医导报.-5-30-119

刘醒群

白木耳之栽培与干燥法/刘醒群//光华医药杂志.-4-39-525

刘雅亭

验方二则/刘雅亭//中医杂志.-2-20-299

治鼓胀良方/刘雅亭//中医杂志.-2-20-504

刘亚农

白喉症/刘亚农//北平医药月刊.-5-9-97

到民间去/刘亚农//北平医药月刊.-5-9-231

肺病气喘案/刘亚农//北平医药月刊.-5-9-98

肺病一席谈(一)至(三)/刘亚农//文医半月刊.-5-14-522,554,579

霍乱症治/刘亚农//文医半月刊.-5-14-344

痢疾验案/刘亚农//国医砥柱月刊.-5-16-244

论气化之学关于治疗之重要/刘亚农//北平医药月刊.-5-9-279

伤寒病二便不通治案/刘亚农//文医半月刊.-5-14-363

伤寒病与肠窒扶斯异同之研究(一)至(三)/刘亚农//文医半月刊.-5-14-279,295,313

伤寒越传直趋太厥阴治案/刘亚农//国医砥柱月刊.-5-16-348

石淋治胃获愈案/刘亚农//北平医药月刊.-5-9-218

胃病治略/刘亚农//神州国医学报.-4-18-423//国医砥柱月刊.-5-16-333

西班牙伤风/刘亚农//北平医药月刊.-5-9-51

猩红热证辨(一)至(二)/刘亚农//文医半月刊.-5-14-594,615

猩红热证辨/刘亚农//神州国医学报.-4-18-426,169

夜谭摘录/刘亚农//北平医药月刊.-5-9-370

与刘仲莲先生研究仲景伤寒论之商榷书/刘亚农//医界春秋.-3-14-376

致中央国医馆编辑刘仲万论整理中医先补编订伤寒教课书/刘亚农//文医半月刊.-5-14-538

中医有复兴之希望/刘亚农//北平医药月刊.-5-9-223

刘瑶栽

谨告国医药界忠实同志/刘瑶栽//医界春秋.-3-7-399

挽救废止中医药之我见/刘瑶栽//医界春秋.-3-7-116

慰问张梅盦同志南京请愿回沪书/刘瑶栽//医界春秋.-3-7-179

刘药桥

奇经八脉解(连载)/刘药桥//国医砥柱月刊.-5-15-438,496,552.-5-16-27,94,158,332.-5-17-280

整理中医学归纳与科学化之意见书(连载)/刘药桥//国医砥柱月刊.-5-18-137,152

刘野樵

发表诊治黄郓氏肝癌病之详细经过及不愈原因/刘野樵//光华医药杂志.-4-41-31

杏林逸叟医案序/刘野樵//光华医药杂志.-4-41-603

刘一峰

药行商会奉祀先贤调查记/刘一峰//北京医药月刊.-5-21-455

刘一平

刘一平现金征求救伤特效药方启事/刘一平//医界春秋.-3-13-101

上海市国药展览会演讲词/刘一平(记)//文医半月刊.-5-14-209

中国本位医药新建设(排斥奴化)/刘一平//国医公报.-4-26-295

中国医药科学建设/刘一平//国医公报.-4-25-521

中国医药与科学建设(连载)/刘一平//医界春秋.-3-13-339,394

刘贻仁

中国历史最久之药号西鹤年堂访问记/刘贻仁//光华医药杂志.-4-35-117

刘义初

敬请尤学周先生公开螳螂子割后的敷药方/刘义初//医界春秋.-3-14-150

征求旧医籍原名及著作者姓氏/刘义初//医界春秋.-3-14-206

刘 逸

上海西医的开业术/刘逸//光华医药杂志.-4-35-250

刘应龙

如何补救困难/刘应龙//光华医药杂志.-4-35-211

刘 莹

读伤寒论伤寒条之觉悟/刘莹//医学杂志.-2-5-292

灵枢五乱篇云有道以来有道以去试详其说/刘莹//医学杂志.-2-5-121

内经维中满及二便不通当先治标解/刘莹//医学杂志.-2-5-466

少阴病下利便脓血者可刺之经验/刘莹//医学杂志.-2-4-495

针刺妇人经闭之经验/刘莹//医学杂志.-2-3-121

刘永纯

巴彬斯奇氏征候之史评/刘永纯//医史杂志.-5-38-318

疯狗病之史观及其诊治法的初步检讨/刘永纯

//医史杂志.-5-38-87

刘幼痴

除夕/刘幼痴//文医半月刊.-5-14-75

刘幼雪

切脉注意/刘幼雪//中西医学报.-1-25-278

望舌注意/刘幼雪//中西医学报.-1-25-278

刘雨础

衷中参西的痧疹治例/刘雨础//中国医学.-5-34-135

刘郁周

灸之穴道/[法]苏列德摩郎(原著);刘郁周(译)//针灸杂志.-4-33-97

铁樵医药事务所课艺选刊:妇人热入血室之研究(其三)/刘郁周//铁樵医学月刊.-4-44-560

现代科学家眼目中的中国医学/[法]卜雨雷(著);刘郁周(译)//新中华医药月刊.-5-35-177

针之经脉/[法]苏列德摩郎(原著);刘郁周(译)//针灸杂志.-4-33-98

针治/[法]苏列德摩郎(原著);刘郁周(译)//铁樵医学月刊.-4-44-332

中国医学之真价值/[法]苏列德莫让(著);刘郁周(译)//新中华医药月刊.-5-35-218

中国针灸在法国/[法]德莫让(著);刘郁周(译)//针灸杂志.-4-33-269

中国针术所能治者维何/[法]苏列德摩郎(著);刘郁周(译)//针灸杂志.-4-33-13

中国针术在欧洲/刘郁周//针灸杂志.-4-32-460

中药与西药下剂应用异同之点精粗优劣之判(其三)/刘郁周//铁樵医学月刊.-4-44-475

刘浴民

条陈实验列后/刘浴民//针灸杂志.-4-28

-614

刘毓麟

关于时感夹痧之疗治/刘毓麟//医学杂志.-2-1-90

关于时瘟保液调中之疗治/刘毓麟//医学杂志.-2-1-89

引种牛痘浅说通告/刘毓麟//医学杂志.-2-1-565

刘毓生

论病者延医当持忍耐心/刘毓生//中西医学报.-1-33-9

刘　远

脑膜炎治验记/刘远//光华医药杂志.-4-39-140

伤寒六经表解(连载)/刘远//光华医药杂志.-4-41-275,562

吾人今后之责任及其工作/刘远//光华医药杂志.-4-40-323

浊与淋之研究/刘远//光华医药杂志.-4-40-356

刘岳崙

国医非科学化不能图存说/刘岳崙//国医公报.-4-24-383

湖南长沙市国医公会为统一病名呈复中央国医馆文/刘岳崙//医学杂志.-2-15-184//医林一谔.-4-10-307

请派员按临各省会同行政机关实行考试以清流品案/刘岳崙//国医公报.-4-22-428

请通令各省医药公会合组一全国医药联合会以资联络案/刘岳崙//国医公报.-4-22-444

请召集全国名流来馆先行编辑生理病理诊断药物四科讲义以统一教材案/刘岳崙//国医公报.-4-22-397

宜由中央国医馆设立高等训练班以备各省师资案/刘岳崙//国医公报.-4-22-410

长沙市医药月刊社致本报编者聘书/刘岳崙,汪

康白//医林一谔.-4-9-475

刘云帆

肝合胆胆者筋其应说/刘云帆//中医杂志(广东).-3-4-163

人所以汗出者皆生于谷谷生于精论/刘云帆//中医杂志(广东).-3-4-165

髓海有余则轻劲多力自过其度论/刘云帆//中医杂志(广东).-3-4-51

原医/刘云帆//中医杂志(广东).-3-4-268

刘云青

产褥之病理及疗法(连载)/刘云青(译)//中西医学报.-1-41-39,95,173,323,429,487

肋膜炎 Pleuritis 治疗法之批评/刘云青//中西医学报.-1-40-435

皮下注射与皮下组织之吸收作用杀菌作用/刘云青//中西医学报.-1-40-287

退耳品汀 Terpentin 疗法/刘云青(译)//中西医学报.-1-40-369

血尿 Haematurie 之诊断及治疗/刘云青(译)//中西医学报.-1-40-535

刘云香

痘症治验/刘云香//中医杂志.-2-19-473

论痘症/刘云香//中医杂志.-2-19-437

刘则之

答戴性八本君征求顽固性胃病治法/刘则之//医界春秋.-3-14-95

答邢昇平君为友人黄某征求大便下血治法/刘则之//医界春秋.-3-14-96

贡献二个治法/刘则之//光华医药杂志.-4-39-261

四个疑问/刘则之//光华医药杂志.-4-38-557

刘瞻云

伤寒论/刘瞻云//中医杂志.-2-20-400

刘占魁

针灸水肿蛊症之经验/刘占魁//医学杂志.-2-

4-496

刘 昭

伤寒症中斑疹说/刘昭//医学杂志.-2-6-489

刘哲苍

昌明国医之我见/刘哲苍//沈阳医学杂志.-3-1-239

敬问医籍系统及学医门径/刘哲苍//沈阳医学杂志.-3-1-342

陆地仙经(连载)/冯氏(纂辑);张汝伟(按);徐丞甫(校注);刘哲苍(录)//沈阳医学杂志.-3-2-99,171,237,365,431.-3-3-30,78,137,195,248,296

陆地仙经冯氏原序/刘哲苍//沈阳医学杂志.-3-1-455

论国医宜组织联会公团/刘哲苍//沈阳医学杂志.-3-3-8

送昌献之先生序/刘哲苍//沈阳医学杂志.-3-2-448

一打医/刘哲苍//沈阳医学杂志.-3-1-203

医学杂志复刊赘言/刘哲苍//沈阳医学杂志.-3-3-341

医药刍言/刘哲苍//绍兴医药学报.-1-20-330

用药禁忌书(连载)/陆循一(著);刘哲苍(辑)//沈阳医学杂志.-3-1-415,455.-3-2-29,95,170,302,363,429.-3-3-29,78,136

用药禁忌书叙/刘哲苍//沈阳医学杂志.-3-1-354

中医进化论/刘哲苍//沈阳医学杂志.-3-1-371

重刊陆地仙经序/叶培根(著);刘哲苍(辑)//沈阳医学杂志.-3-2-99

刘哲明

对于袁复初君论医学书/刘哲明//三三医报.-2-31-377

刘君来书/刘哲明//三三医报.-2-32-93

琉球百问补遗/刘哲明//三三医报.-2-31-426

录赐三三医报社刊医书之遗稿/刘哲明//三三

医报.-2-31-377

论医学书/刘哲明//三三医报.-2-31-417

刘蛰农

治疗配穴法歌括/刘蛰农//针灸杂志.-4-29-397

刘振邦

十二经井荥俞经合论(附表)/刘振邦//针灸杂志.-4-33-122

治愈产妇无乳后之研究/刘振邦//针灸杂志.-4-30-209

刘震鋆

黄帝内经太素补注序/刘震鋆//光华医药杂志.-4-40-252

刘正赋

鼻渊/刘正赋//光华医药杂志.-4-36-588

刘正心

泻痢之辨别与治疗/刘正心//医学杂志.-2-18-418

刘之光

惊蛰节应参与环境卫生学说/刘之光//华西医药杂志.-5-37-442

刘之屏

闻之黄帝创受河图……盍各尔言/刘之屏//利济学堂报.-1-1-397

刘芝轩

感怀寄余祥之先生/刘芝轩//中医指导录.-4-3-502

刘中砥

金匮伤寒在历史上之变迁(连载)/刘中砥//文医半月刊.-5-14-33,51

刘仲良

创造新中医药的前途为筹设广西全省国医药界团结合作/刘仲良,盛展能//国医砥柱月刊.-5-18-465

当归/刘仲良,盛展能//华西医药杂志.-5-37-280

劝桂省各地同道踊跃入社小谈/刘仲良//国医砥柱月刊.-5-18-98

为国医砥柱社的题词/汤士彦,罗止园,刘仲良//国医砥柱月刊.-5-18-45,47,63

治痫概说/刘仲良//华西医药杂志.-5-37-101

中国医药的新生/刘仲良//国医砥柱月刊.-5-18-362

刘仲迈

伤寒汲古序/刘仲迈//神州国医学报.-4-15-166

伤寒杂病论义疏序/刘仲迈//神州国医学报.-4-15-110

整理国医学之我见(连载)/刘仲迈(撰);陈伯涛(录)//文医半月刊.-5-14-395,422,438,456,473,491//国医砥柱月刊.-5-15-488,547,603.-5-16-21,89,324,384

刘仲农

?病之拟治/刘仲农//光华医药杂志.-4-36-302

高年神识失清之管见/刘仲农//光华医药杂志.-4-36-224

亟宜纠正广葛之谬误/刘仲农//光华医药杂志.-4-40-532

金牛草:刘仲农君来函/刘仲农//中医指导录.-4-3-175

痉病症治与验案/刘仲农//光华医药杂志.-4-39-400

痢疾证治与经验/刘仲农//光华医药杂志.-4-38-201

某君奇突遗精病之拙见/刘仲农//光华医药杂志.-4-35-348

伤风不醒变成痨之管见与治验/刘仲农//杏林医学月报.-3-22-253

希望光华医药杂志编者/刘仲农//光华医药杂志.-4-35-133

枳实枳壳辨/刘仲农//光华医药杂志.-4-38-118

治病不可执一论/刘仲农//光华医药杂志.-4-36-377

重楼金线与金线重楼/刘仲农//现代中医.-4-42-450

刘仲儒

麻风症概论(连载)/刘伯唐,刘仲儒//广东医药月刊.-3-24-18,62

烟酒与咖啡之弊害/刘仲儒//广东医药月刊.-3-24-404

刘仲散

气痛应验散/刘仲散//国医砥柱月刊.-5-16-629

刘仲兴

刘仲兴君来函/刘仲兴//中医新生命.-5-6-478

刘重华

一麻疫是否可以预防二糖尿病之治疗如何三国医函授问题/刘重华//光华医药杂志.-4-40-417

刘祝三

南昌社员刘祝三之实验报告/刘祝三//针灸杂志.-4-28-72

刘灼鑫

肠寄生虫病及治疗剂/刘灼鑫//国医砥柱月刊.-5-18-303

刘子和

霍乱实验说/刘子和//国医正言.-5-3-64

刘子开

论桂枝汤之效能/刘子开//自强医学月刊.-3-41-557

刘子芹

问百二十五/刘子芹//绍兴医药学报.-1-15-338

刘子文

康健要诀/刘子文//中医世界.-3-37-47

刘子霞

大城县刘子霞质问畏水症函/刘子霞//国医正言.-5-3-197

刘子余

敬步访洞天原韵七律一章/刘子余//医学报.-1-6-280

赠洞天上人(前韵)/刘子余//医学报.-1-6-342

刘紫萍

写于新年的前晚/刘紫萍//中国医药月刊.-5-32-220

刘紫庭

药物制造法/刘紫庭//医学杂志.-2-14-219

刘紫霞

问白带治法/刘紫霞//医界春秋.-3-6-104

问久病体虚治法/刘紫霞//医界春秋.-3-6-135

问历节风症之治法/刘紫霞//医界春秋.-3-6-104

问落牙不生治法/刘紫霞//医界春秋.-3-6-104

刘自开

读吴又可先生瘟疫论书后/刘自开//神州医药学报.-1-46-367

重曹炭酸曹达之实验谈/刘自开//中西医学报
　.-1-24-263

刘宗恒

留园喉症良方集/刘宗恒//北京医药月刊.-5-
　21-616

趣诗/刘宗恒//北京医药月刊.-5-21-544

说斑/刘宗恒//北京医药月刊.-5-21-291

刘佐同

喜怒不节则伤脏论/刘佐同//中医杂志.-2-19
　-50

职员会议纪事/刘佐同//中医杂志.-2-19
　-147

刘作砺

贺针灸杂志复刊纪念步陆善仲同志原韵/刘作
　砺//针灸杂志.-4-34-108

镏文铁

异经/镏文铁//国医砥柱月刊.-5-18-332

柳宝诒

柳宝诒治验二则/柳宝诒;郁济煐(录)//医学杂
　志.-2-4-202

柳宝贻

柳宝贻遗著论伏气发温与暴感风温病原不同治
　法各异/柳宝贻//三三医报.-2-30-261

柳宝贻遗著论温病与伤寒病情不同治法各异/
　柳宝贻//三三医报.-2-30-261

柳氏遗著论伏邪外发须辨六经形证/柳宝贻//
　三三医报.-2-30-262

柳谷孙

温热逢源自序/柳谷孙//三三医报.-2-31-498

柳贯先

答葛介人问肺劳治法(其一)/柳贯先//绍兴医
　药学报星期增刊.-1-22-268

答诸暨孟兴朕君问肺劳病治法/杨燧熙,柳贯先
　//绍兴医药学报星期增刊.-1-22-220

问白浊下疳治法/柳贯先//三三医报.-2-29
　-259

赞扬时疫夺命散功效说/柳贯先//三三医报.-2
　-31-271

柳剑南

对于国医药界小小的贡献/柳剑南//医学杂志
　.-2-16-248//光华医药杂志.-4-36-358

复周小农/柳剑南//三三医报.-2-30-447

黄升阶先生医案序/柳剑南//三三医报.-2-35
　-439

黄升阶医案(连载)/柳剑南//三三医报.-2-35
　-343,376,416,451

寄周小农/柳剑南//三三医报.-2-31-487.-2
　-32-375

家庭简易疗病法/柳剑南//医学杂志.-2-17
　-248

问答/柳剑南//三三医报.-2-34-389

问肝阳遗泄等症/柳剑南//三三医报.-2-30
　-378

五行可废阴阳不可废的我见/柳剑南//光华医
　药杂志.-4-40-326

疫痧之研究/柳剑南//医学杂志.-2-16-182
　//苏州国医杂志.-5-1-172

再问肝阳暨遗泄/柳剑南//三三医报.-2-31
　-350

治病当顺自然说/柳剑南//苏州国医杂志.-5-
　1-94

柳励吾

针灸验案/柳励吾//国医公报.-4-23-109

柳廉青

问吐血症吃豆油鸡卵之理/柳廉青//绍兴医药
　月报.-2-40-98

柳琦五

救急良方/柳琦五,曲清齐//医学杂志.-2-16-

36
梅毒疹之诊断/柳琦五//医学杂志.-2-9-551
梅毒之经过/柳琦五//医学杂志.-2-9-335

柳悫诚

请中央国医馆整理国医学术对于旧有学理上假借名词自应力求减少然亦不能一概废止案/曾觉叟,柳悫诚//国医公报.-4-22-407

柳一萍

上海行医的几种法门/柳一萍//光华医药杂志.-4-35-46

柳 瑛

医生跳楼自杀/柳瑛//光华医药杂志.-4-35-424

柳幼芝

赠杨君燧熙神效除痛散赞扬序/柳幼芝//绍兴医药学报.-1-18-170

柳云从

神经衰弱/柳云从//光华医药杂志.-4-37-261

柳宗元

论药(补白)/柳宗元//中医新生命.-5-6-502

六乙居士

蔬食与肉食之比较/六乙居士//三三医报.-2-29-286

龙

开业要素/龙//中国医药月刊.-5-32-310
总括鲁斐然博士对于针灸之学理观法/龙//针灸杂志.-4-34-352

龙伯超

疑问两则/龙伯超//绍兴医药学报星期增刊.-1-21-405

龙南国医公会执监委员

中国医学发刊纪念/龙南国医公会执监委员//国医砥柱月刊.-5-18-540

龙泉爕臣

袁氏容庵服玉法/龙泉爕臣//绍兴医药学报.-1-14-99

龙婉华

胎儿男女之判别/龙婉华//中医指导录.-4-4-367

龙 文

产妇的卫生/龙文//中国医药月刊.-5-32-83
月经的生理与卫生/龙文//中国医药月刊.-5-32-45

龙文鹤

龙文鹤先生致发行人函赞扬新中华医药月刊不要停刊:中华医学之革新拭目可待/龙文鹤//新中华医药月刊.-5-35-205

龙溪中医公会

福建龙溪县中医公会来函/龙溪中医公会//医界春秋.-3-14-263

龙秀章

新医传染学(连载)/龙秀章//北京医药月刊.-5-21-567,639

龙毓莹

关于脑膜炎书后/龙毓莹//国医正言.-5-4-9

龙志云

强种/龙志云//医学杂志.-2-17-257

龙种芝

针灸源流论/龙种芝//针灸杂志.-4-32-244

隆昌县治疗公会

隆昌县治疗公会简程/隆昌县治疗公会//沈阳医学杂志.-3-3-419

陇西布衣

上海七个中医学校的教程及兴亡(连载)/陇西布衣//医界春秋.-3-5-411,443

娄德泉

小便不清治法/娄德泉//绍兴医药学报星期增刊.-1-21-136

再问久病治法/娄德泉//绍兴医药学报星期增刊.-1-21-184

楼百层

山栀的研究/楼百层//中医世界.-3-36-153

楼警镛

表里传经气传论/楼警镛//神州医药学报.-1-47-29

楼民乐

楼民乐君来函/楼民乐//中医新生命.-5-6-299

楼普惠

瘄疹实验诊断学卷一/楼普惠//国医砥柱月刊.-5-18-314

为国医砥柱社告同人书/楼普惠//国医砥柱月刊.-5-18-104

楼载诉

提倡女医事业之重要/楼载诉//光华医药杂志.-4-35-378

卢保圻

致张寿甫先生书/卢保圻//绍兴医药学报星期增刊.-1-22-39

卢楚侠士

海外归鸿/卢楚侠士//中国女医.-5-34-223

卢峰灵

对于中医必亡说的补救办法/卢峰灵//光华医药杂志.-4-38-520

卢凤婷

驳梅竹洲先生抱歉词诬苏先生案/卢凤婷//杏林医学月报.-3-19-277

卢弓千

论歧黄针法失传之原因/卢弓千//中医杂志.-2-27-330

卢济民

疾病之原因/卢济民//广东医药月刊.-3-24-110

卢景侨

疟痢受病原因及治法/卢景侨//医学杂志.-2-1-301

卢觉非

扁鹊医术来自印度的质疑/卢觉非//华西医药杂志.-5-37-252

发刊词一/卢觉非//国医杂志.-4-5-17

觉觉医庐医案(连载)/卢觉非//国医杂志.-4-5-299,399.-4-6-192

觉觉医庐医话(连载)/卢觉非//国医杂志.-4-5-510,574.-4-6-65

请看西医阅历的中国医学的实验谈/卢觉非//国医杂志.-4-5-25

伤寒论管见新诠(连载)/卢觉非//国医杂志.-4-5-247,365

阳证阴脉之救治法及其病理/卢觉非//中国医学月刊.-3-15-342

卢觉愚

肺病与麻黄(连载)/卢觉愚//医界春秋.-3-7-

401,445

肝与神经(连载)/卢觉愚//中国医学月刊.-3-15-211,273

霍乱(连载)/卢觉愚//自强医学月刊.-3-40-563,623

井荥俞经合果可凭否/卢觉愚//针灸杂志.-4-28-359

麻/卢觉愚//中国医学月刊.-3-15-329

脑膜炎之真相及其治疗法/卢觉愚//杏林医学月报.-3-19-62

伤寒论之历史与价值(连载)/卢觉愚//中国医药月刊.-5-33-237,268,297

痰喘(医案新释)/卢觉愚//中国医药月刊.-5-32-572

体温之调节与其变化(连载)/卢觉愚//自强医学月刊.-3-41-25,75,165

突眼性甲状腺肿病针效之研究/卢觉愚//医林一谔.-4-10-582//针灸杂志.-4-28-247

汪石山谓针无补法之评议/卢觉愚//针灸杂志.-4-28-215

针灸学术为医者必修论/卢觉愚//针灸杂志.-4-28-110

针灸医案四则/卢觉愚//针灸杂志.-4-28-389

整理国医学之我见(连载)/卢觉愚//国医杂志.-4-5-141,237,351

中医学与科学(连载)/卢觉愚//医界春秋.-3-7-519.-3-8-7

中医学与科学/卢觉愚//国医杂志.-4-5-67

卢励俭

汉药之科学的研究/卢励俭//医林一谔.-4-10-418

卢鲁敬

痰厥/卢鲁敬//光华医药杂志.-4-40-99

卢明炎

论仲景所定伤寒各方施于南方与北方之分别并论其学说/卢明炎//杏林医学月报.-3-19

-293

小儿急慢惊风之分别/卢明炎//杏林医学月报.-3-19-332

卢乃潼

发刊词/卢乃潼//中医杂志(广东).-3-4-17

广东中医药专门学校课程之支配/卢乃潼//中医杂志(广东).-3-4-93

卢朋著

拔疔毒方/卢朋著//中医杂志(广东).-3-4-191

白睛胬肉/卢朋著//中医杂志(广东).-3-4-430

百砚室医案(连载)/卢朋著//中医杂志.-3-4-169,273,411,558,683

缠喉风秘方/卢朋著//中医杂志(广东).-3-4-307

产后呕水/卢朋著//中医杂志(广东).-3-4-701

初生小儿月内脐风神效方/卢朋著//中医杂志(广东).-3-4-429

垂丝柳解/卢朋著//杏林医学月报.-3-17-528

刺伤眼方/卢朋著//中医杂志(广东).-3-4-188

疔疮初起/卢朋著//中医杂志(广东).-3-4-587

读医醇剩义(连载)/卢朋著//杏林医学月报.-3-16-15,59

多年臁疮方/卢朋著//中医杂志(广东).-3-4-429

耳鸣耳痒似流水风声方/卢朋著//中医杂志(广东).-3-4-306

妇人阴吹/卢朋著//中医杂志(广东).-3-4-588

肝病治法/卢朋著//广东医药月刊.-3-24-30

广东省代表报告出席中央国医馆筹备处经过情形/卢朋著//医林一谔.-4-8-285

鹤膝风方/卢朋著//中医杂志(广东).-3-4

－304

霍乱谈/卢朋著//杏林医学月报.－3－19－144

肌衄方(吴门治验录)/卢朋著(录)//中医杂志
　　(广东).－3－4－191

急慢惊风危急者立效方/卢朋著//中医杂志(广
　　东).－3－4－703

髻边疽数年不愈方/卢朋著//中医杂志(广东)
　　.－3－4－308

教材编委会与上海国医学院药物学讲义之比较
　　观(黄芪)/卢朋著,章次公//自强医学月刊.
　　－3－40－125

教材样张选录:方剂学样张/卢朋著//广东医药
　　月刊.－3－24－478

教材样张选录:药物学之样张第二种/卢朋著//
　　广东医药月刊.－3－24－477

教材样张选录:药物学之样张第一种/卢朋著//
　　广东医药月刊.－3－24－473

解痘毒方/卢朋著//中医杂志(广东).－3－4
　　－430

金刃伤/卢朋著//中医杂志(广东).－3－4－429

经期久闭方/卢朋著//中医杂志(广东).－3－4－
　　303

九种心痛诸方不效此方神效/卢朋著//中医杂
　　志(广东).－3－4－307

久痢噤口/卢朋著//中医杂志(广东).－3－4
　　－701

久疟全消方/卢朋著//中医杂志(广东).－3－4－
　　305

鹿角散/卢朋著//中医杂志(广东).－3－4－702

论中医勿失其故步(连载)/卢朋著//杏林医学
　　月报.－3－17－327.－3－19－168

满身麻木方/卢朋著//中医杂志(广东).－3－4－
　　307

梦遗白浊/卢朋著//中医杂志.－3－4－701

目中生翳方/卢朋著//中医杂志(广东).－3－4－
　　306

难产奇方/卢朋著//中医杂志(广东).－3－4
　　－702

皮肤中痛名曰症痊/卢朋著//中医杂志.－3－4－
　　702

乳痈二三日者众疗不愈但坚紫色青/卢朋著//
　　中医杂志.－3－4－702

沙石淋方(知医捷径)/卢朋著(录)//中医杂志
　　(广东).－3－4－190

生草药的掘发(连载)/卢朋著(藏);林实衍(录)
　　//广东医药月刊.－3－24－46,93,326,
　　401,585

视物反常/卢朋著//中医杂志(广东).－3－4
　　－588

退管神方/卢朋著//中医杂志(广东).－3－4
　　－588

闻药便呕方(知医捷径)/卢朋著(录)//中医杂
　　志(广东).－3－4－188

五淋方(知医捷径)/卢朋著(录)//中医杂志(广
　　东).－3－4－190

豨签丸方/卢朋著//中医杂志(广东).－3－4
　　－304

下颊脱落/卢朋著//中医杂志.－3－4－588

小便不通方(知医捷径)/卢朋著(录)//中医杂
　　志(广东).－3－4－189

小儿背上起白泡方/卢朋著//中医杂志(广东)
　　.－3－4－303

小儿口疮/卢朋著//中医杂志.－3－4－430

小儿目闭/卢朋著//中医杂志.－3－4－429

哮喘经验谈(一)至(三)/卢朋著//杏林医学月
　　报.－3－17－421,458,511

血淋方(知医捷径)/卢朋著(录)//中医杂志(广
　　东).－3－4－190

血淋奇方/卢朋著//中医杂志(广东).－3－4
　　－305

牙床出血/卢朋著//中医杂志(广东).－3－4
　　－587

眼皮生瘤/卢朋著//中医杂志.－3－4－430

夜不得睡方/卢朋著(录)//中医杂志(广东).－3
　　－4－305

医学管窥/卢朋著//杏林医学月报.－3－19
　　－370

医学史(连载)/卢朋著//医林一谔.－4－8－19,
　　61,110,325,371.－4－9－273,319,367,409,
　　455.－4－10－14,52,92

阴疗方(知医捷径)/卢朋著(录)//中医杂志(广东).-3-4-190

阴头生疮/卢朋著//中医杂志.-3-4-587

治疮毒日久不能收口方/卢朋著//中医杂志(广东).-3-4-305

治疗简便方(治疗大全)/卢朋著(录)//中医杂志(广东).-3-4-191

治痛风止疼方/卢朋著//中医杂志(广东).-3-4-304

治脱肛奇方/卢朋著//中医杂志(广东).-3-4-307

治癣验方/卢朋著//中医杂志(广东).-3-4-587

治一切心痛不拘大小男女立效方/卢朋著//中医杂志(广东).-3-4-306

中国医学源流略述(连载)/卢朋著//杏林医学月报.-3-16-232,296,387

中医与中国之关系/卢朋著//广东医药月刊.-3-24-211

卢　谦

驳唐容川脏腑说之谬误/卢谦//中西医学报.-1-34-89

创办卢氏医院及新医学校缘起敬告国民/卢谦//中西医学报.-1-31-167

读消渴证疗法后/卢谦//医林一谔.-4-9-324,370

妇人科学/卢谦//中西医学报.-1-27-367.-1-29-123

偻麻质斯及其治疗法/卢谦//中西医学报.-1-29-135

论疾病之本性/卢谦//中西医学报.-1-29-29

论日本解剖学之历史/卢谦//中西医学报.-1-28-421

论生活机能之发端/卢谦//中西医学报.-1-27-503

论医术进步之利弊/卢谦//中西医学报.-1-30-401

论中国解剖生理学之缺点/卢谦//中西医学报.-1-29-37

论自然疗能/卢谦//中西医学报.-1-27-97

皮肤病新药万能油说明书/卢谦//中西医学报.-1-35-97

普通卫生救急治疗法(连载)/卢谦//中西医学报.-1-23-421,507.-1-24-115,191.-1-26-331,471.-1-27-119,297,383

外科学(连载)/卢谦//中西医学报.-1-27-281,357

小儿科学/卢谦//中西医学报.-1-28-539

心理疗法(连载)/卢谦//中西医学报.-1-23-515.-1-24-123,251.-1-25-139,213,295,351

医案杂论/卢谦//中西医学报.-1-28-521

余之万能油与松浦氏之pityral之比较及治验成绩报告/卢谦//中西医学报.-1-35-245

予之必奇罗丁之用法及其成绩/卢谦//中西医学报.-1-36-193

致防疫事务所总办张孝侯书/卢谦//中西医学报.-1-25-251

痔核之新疗法/卢谦//中西医学报.-1-23-466

中华医学之治疗定则/卢谦//医林一谔.-4-10-497

中西医学优劣之比较(连载)/卢谦//医林一谔.-4-10-142,183,225

中西医药亟宜研究以求进步说/卢谦//中西医学报.-1-26-363

中西医药研究室序/卢谦//中西医学报.-1-23-382

中药新处方杂录/卢谦(预甫)//中西医学报.-1-24-337

卢万和

龙涎香之产史/卢万和//中医杂志(广东).-3-4-548//医林一谔.-4-8-118

日光可以强身治病/卢万和//中医杂志(广东).-3-4-550

神经研究系以猫试验同情神经/卢万和//中医杂志(广东).-3-4-549

血与体重比较/卢万和//中医杂志(广东).-3-

4－550

养气能疗海病/卢万和//中医杂志(广东).－3－
4－549

卢香华

问足瘟湿溃烂传染于头面治法/卢香华//绍兴
医药学报星期增刊.－1－22－182

卢襄华

答方文懋女士月经不调治法(二)/卢襄华//绍
兴医药学报星期增刊.－1－22－124

答震泽徐君鉴斋问母病外症绕腰治法/卢襄华
//绍兴医药学报星期增刊.－1－22－126

卢燮周

再答祝达望君问哮喘治法案/卢燮周//医界春
秋.－3－7－218

卢　鑫

中国医学会夏季课艺(撰录首艺两篇)(脉学
考)/张麟,卢鑫//医学报.－1－6－382

中国医学会夏季课艺/林大夒,邵士杰,卢鑫//
医学报.－1－6－392

卢亚冠

足酸痛之治愈/卢亚冠//针灸杂志.－4－28－394

卢亚西

国医节之贡献/卢亚西//国医杂志.－4－13
－385

卢耀民

为医林一谔社一周年纪念而作/卢耀民//医林
一谔.－4－9－18

中医今后应取方针之我见/卢耀民//广东医药
月刊.－3－24－59

中医药存亡关系国之盛衰论/卢耀民//杏林医
学月报.－3－16－18

卢逸轩

伤寒阳明篇少阴篇均有急下之文爰详言危险之
理由并救治之机宜/卢逸轩//国医公报.－4－
22－75

题赠张赞臣先生/卢逸轩//医界春秋.－3－5
－465

仙芝堂验方/卢逸轩//医界春秋.－3－11－325

卢育和

采桑曲/吴翰屏(稿);卢育和(录)//三三医报.－
2－31－173

答百二十五/卢育和//绍兴医药学报.－1－16
－83

答百〇八/卢育和//绍兴医药学报.－1－15
－209

答百〇七/卢育和//绍兴医药学报.－1－15
－208

答百三十六/卢育和//绍兴医药学报.－1－16
－103

答百三十七/卢育和//绍兴医药学报.－1－16
－104

答百十一/卢育和//绍兴医药学报.－1－15
－211

答百四十一/卢育和//绍兴医药学报.－1－16
－104

答曹伯蘅先生问制九用醋糊法/卢育和//绍兴
医药学报星期增刊.－1－21－236

答陈守真君问孕双胎/卢育和//绍兴医药学报
星期增刊.－1－21－108

答冻疮治法/卢育和//绍兴医药学报星期增刊
.－1－21－61

答方肇元君问千日疮治法/卢育和//绍兴医药
学报星期增刊.－1－21－126

答激声之游戏问题两则/卢育和//绍兴医药学
报星期增刊.－1－21－160

答九十七/卢育和//绍兴医药学报.－1－14
－510

答开封李调之君问红十字会/卢育和//绍兴医
药学报星期增刊.－1－21－20

答岭东蔡锦球先生问母病治法/卢育和//绍兴

医药学报星期增刊.-1-21-237

答沈玄明君问妇人病/卢育和//绍兴医药学报
星期增刊.-1-21-21

答史久镛先生垂询哥罗颠方/卢育和//绍兴医
药学报星期增刊.-1-21-235

答守一氏之第二问/卢育和//绍兴医药学报星
期增刊.-1-21-84

答王君兰远问磷毒救治法/卢育和//绍兴医药
学报星期增刊.-1-22-393

答王咏君征方(见三三医报一卷三十期)/卢育
和//三三医报.-2-31-26

答也佚药方二则/卢育和//三三医报.-2-30
-299

答叶君劲秋之疑问一则/卢育和//绍兴医药学
报星期增刊.-1-22-392

答一百/卢育和//绍兴医药学报.-1-15-85

答一百十六/卢育和//绍兴医药学报.-1-15
-261

答一百十七/卢育和//绍兴医药学报.-1-15
-263

答张家口刘焕章君问骨槽风治法/卢育和//绍
兴医药学报星期增刊.-1-21-12

答张家口罗乐三君问产后血气衰弱治法并停止
生育法/卢育和//绍兴医药学报星期增刊.-1
-21-277

答张仲礼问治晕船良方/卢育和//绍兴医药学
报星期增刊.-1-21-109

涤饮散药方/卢育和//绍兴医药学报星期增刊
.-1-21-235

帝丁疾患拉杂谈/卢育和//医学杂志.-2-13
-473

痘发五脏之证候/卢育和//医学杂志.-2-15
-48

读小便不禁治验书后/卢育和//绍兴医药学报
.-1-16-220

读医俗拾遗/卢育和//绍兴医药学报.-1-16
-209

反药并用奏效说/卢育和//绍兴医药学报.-1
-19-528

浮小麦功用之讨论/卢育和//医学杂志.-2-14
-582//复兴中医.-5-31-94

广益良方及增订验方别录内容之敬告/卢育和
//绍兴医药学报.-1-16-405

癸亥除夕夜书感/卢育和//三三医报.-2-30
-279

癸亥夏感怀同里砚友旅宁医士陈培卿/卢育和
//三三医报.-2-31-41

黄疸肿胀案/刘蔚楚(诊);卢育和(选)//医学杂
志.-2-14-461

霍乱标本寒热辨/卢育和//绍兴医药学报.-1
-20-109

鸡头有毒之申论/卢育和//医学杂志.-2-15
-59

记喘病/卢育和//中西医学报.-1-23-173

记任君少和答无灰酒之原问/卢育和//绍兴医
药学报星期增刊.-1-21-276

记时行疫症/卢育和//绍兴医药学报.-1-15
-455

记痰包治验/卢育和//神州医药学报.-1-46
-84

节录周雪樵先生医案一则/卢育和//绍兴医药
学报星期增刊.-1-21-272

节食说赘言/卢育和//绍兴医药学报.-1-17
-98

敬告各县医家/卢育和//三三医报.-2-30
-401

敬告吾邑医家/卢育和//三三医报.-2-30
-330

静坐卫生说/卢育和//三三医报.-2-30-157

考试医生应用之书目补赘/卢育和//医学杂志
.-2-14-489

葵能治疟述/卢育和//绍兴医药学报.-1-20
-297

狼虎草之报告/卢育和//三三医报.-2-30
-161

痢疾忌表论/卢育和//绍兴医药学报.-1-20
-344

卢育和启事/卢育和//医学杂志.-2-14-482

录前哲疫病治案/卢育和//医学杂志.-2-14
-61

命门辨/卢育和//医学杂志.-2-18-77

难产新疗法(附按语)/卢育和//绍兴医药学报.-1-16-291

牛黄清心丸之刍议/卢育和//绍兴医药学报.-1-16-133

糯米饮能愈霍乱危症说/卢育和//绍兴医药学报.-1-15-325

青萝卜说补赘/卢育和//绍兴医药学报.-1-15-187//医学杂志.-2-15-480

人体中磷量考/卢育和//绍兴医药学报星期增刊.-1-21-391

妊娠忌服半夏附子之辟谬/卢育和//绍兴医药学报.-1-19-528

日光消肿之研究/卢育和//绍兴医药学报星期增刊.-1-21-303

神功济众水质疑/卢育和//绍兴医药月报.-2-37-421

湿疮忌用牛膝记/卢育和//医学杂志.-2-15-58

湿温症治谭/卢育和//医学杂志.-2-13-271

时疫酒/卢育和//绍兴医药学报星期增刊.-1-21-264

书方宜人共识之赘言/卢育和//绍兴医药学报.-1-19-329

水臌症之治验/卢育和//绍兴医药学报.-1-15-461

谈谈痧症和治法/卢育和//医学杂志.-2-15-291

痰呃治验记/卢育和//医学杂志.-2-14-617

天中茶午时茶二方汇录/卢育和//绍兴医药学报星期增刊.-1-21-268

吐血三年半月治断论案(连载)/刘蔚楚(诊);卢育和(选)//医学杂志.-2-14-457//三三医报.-2-34-313//沈阳医学杂志.-3-2-435.-3-3-34,90

推广医报之感言/卢育和//绍兴医药学报.-1-15-253

温病条辨温疫明辨方歌抉序言/卢育和//三三医报.-2-34-212

问百二十三/卢育和//绍兴医药学报.-1-15-337

问百二十四/卢育和//绍兴医药学报.-1-15-337

问百十八/卢育和//绍兴医药学报.-1-15-221

问神功济众水之内容及半痴医案之售处/卢育和//三三医报.-2-30-132

问药/卢育和//三三医报.-2-30-302

夏月伏阴在内凉药宜慎用说/卢育和//绍兴医药学报.-1-20-107

先业师任养和先生行述与追悼/卢育和//医学杂志.-2-17-169

研究救解燐毒法/卢育和//三三医报.-2-31-322

医方诗要序/卢育和//绍兴医药学报.-1-15-410

医俗迁谈之拾遗及医家改良之劝告/卢育和//绍兴医药学报.-1-15-568

仪征又发现疫症/卢育和//绍兴医药学报星期增刊.-1-21-125

疫病定论/卢育和//医学杂志.-2-14-60

疫痘之治法/卢育和//绍兴医药学报星期增刊.-1-21-51

疫症集方/卢育和//医学杂志.-2-14-63

益人堂医药业书第一集序/卢育和//绍兴医药学报.-1-16-151

尹仙子药方/卢育和//三三医报.-2-30-160

与康余姚书/卢育和//三三医报.-2-30-300

再与康余姚书/卢育和//三三医报.-2-30-593

赠时逸人/卢育和//三三医报.-2-30-606

枳实槟榔山楂莱菔子不可浪施论/卢育和//绍兴医药学报.-1-15-188//医学杂志.-2-15-481

质疑十则/卢育和//绍兴医药学报星期增刊.-1-21-4

质疑四则/卢育和//绍兴医药学报星期增刊.-1-21-61

致黄眉孙先生中气症治质疑说/卢育和//绍兴医药学报.-1-16-229

中吗啡毒之解救方/卢育和//三三医报.-2-31
-358

中杏仁毒之救急法/卢育和//绍兴医药学报.-1
-16-287

仲景著伤寒论后人遂谓长于治伤寒短于治温热
其说然否/卢育和//绍兴医药学报.-1-15
-233

重录医源序/卢育和//绍兴医药学报.-1-16-168

卢则钟

辨鼠疫/卢则钟//医学公报.-1-7-295

寄周小农/卢则钟//绍兴医药学报.-1-20-435

卢则钟君救治燐毒法/卢则钟//医学杂志.-2-
3-104

伤寒论中兼治温病说/卢则钟//医学杂志.-2-
2-423

阳络伤血外溢阴络伤血内溢之疏证/卢则钟//
医学杂志.-2-2-282

致方肇元先生论脐风症治意见书/卢则钟//绍
兴医药学报.-1-16-225

卢章壁

秋伤于湿冬生咳嗽论/卢章壁//三三医报.-2-
36-330

卢振春

治小儿出痘良方/卢振春//中医杂志.-2-25
-453

祝光华医药杂志周年纪念/卢振春//光华医药
杂志.-4-36-417

卢震春

答崇明刁质明君问玉雪救苦丹方药/卢震春//
三三医报.-2-31-21

疑问三则/卢震春//三三医报.-2-30-333

卢震三

论治小儿病须审慎周详/卢震三//三三医报.-2
-29-535

应如何而能提高中医的立场/卢震三//国医砥

柱月刊.-5-18-638

杂咏四章/卢震三//国医砥柱月刊.-5-18
-540

卢 铮

乳腺与乳汁/卢铮//中西医学报.-1-40-473

卢子平

汤本求真之三阴三阳解/卢子平//中医世界.-3
-26-430

卢梓登

疟疾病源说/卢梓登//国医杂志.-4-5-53

中风论/卢梓登//国医杂志.-4-5-172

中医关系国人生命故有保障之必要论/卢梓登
//国医杂志.-4-7-453

卢宗强

国医之生机/卢宗强//医林一谔.-4-8-157

教材编委会与国医学院药物讲义之比较观(人
参)/卢宗强,章次公//自强医学月刊.-3-40
-211

教材编委会与上海国医学院伤寒论讲义之比较
观/卢宗强,陆渊雷//自强医学月刊.-3-40-
171

教材编委会与上海国医学院幼科讲义之比较观
/卢宗强,徐衡之//自强医学月刊.-3-40-
187

庐述周

痘赋/庐述周//杏林医学月报.-3-23-433

脚气略论(附望色脉法)/庐述周//杏林医学月
报.-3-23-398

论月经之血/庐述周//杏林医学月报.-3-23
-356

杏林医学月报百期纪念祝词/庐述周//杏林医
学月报.-3-23-482

庐 隐

人生求乐之必要及方法/庐隐//中西医学报.-1

－32－403

延寿古例/庐隐//中西医学报.－1－24－491

用脑力者宜注意之条件/庐隐//中西医学报.－1－25－412

自毒新说/庐隐//中西医学报.－1－24－483

庐育和

阎总司令炎病之赘言/庐育和//中医杂志.－2－28－47

庐志坚

中医必亡说之反响两封信/庐志坚,陈竟成//光华医药杂志.－4－38－519

庐梓登

侨港中华国医学会快邮代电/黎琴石,何佩瑜,梁朝浦,庐梓登//医林一谔.－4－10－517

芦田光二

打诊与听诊(连载)/[日]八田善,芦田光二(著);锐之(译)//中西医药.－5－10－201,349.－5－11－58,153,326,522.－5－12－65,482.－5－13－66

鲁德馨

黑热病诊疗法/鲁德馨//中西医药.－5－10－49

巫之起源及其在西陲之近况/鲁德馨//医史杂志.－5－38－175

中国医学文字事业/鲁德馨(演讲)//中西医药.－5－11－111

中西医药三周纪念/鲁德馨//中西医药.－5－12－272

鲁涤生

致读者/鲁涤生//华西医药杂志.－5－36－269

鲁斐然

针灸治疗介绍/鲁斐然//针灸杂志.－4－34－99

鲁六华

现代女医应有之修养/鲁六华//光华医药杂志.－4－35－380

鲁平

内分泌说略(连载)/鲁平//广东医药月刊.－3－24－35,75,315

真理乎饭碗乎/鲁平//广东医药月刊.－3－24－353

鲁秀山

改进中国医药事业之一得/鲁秀山//光华医药杂志.－4－36－356

高年服务社会之医生阚占霖/鲁秀山//光华医药杂志.－4－37－147

高年服务社会之医生叶育之/鲁秀山//光华医药杂志.－4－37－72

鲁阳子

屠苏酒/鲁阳子//医史杂志.－5－38－376

鲁一贯

糖尿病中西学说之参究/鲁一贯//神州国医学报.－4－14－317

鲁鋆

关于药学上及植物上的研究人参/鲁鋆(译述);曹炳章(鉴定)//三三医报.－2－32－113

鲁子

国医的管辖/鲁子//中医新生命.－5－7－418

甪直中医学会

敬致济阳陆晋笙先生书/甪直中医学会//三三医报.－2－29－576

敬致陆成一先生书/甪直中医学会//三三医报.－2－29－577

陆斌兆

从内分泌与神经之研究说到针灸治疗是合乎时

代与科学化的医术/陆斌兆//针灸杂志.-4-32-416

长桑君天星秘诀歌浅注/陆斌兆//针灸杂志.4-32-309

陆炳琓

近世内科全书序(代论)/陆炳琓//中西医学报.-1-28-425

陆伯辰

儿科诊疗实际佝偻病扁桃体肥大/陆伯辰//国医砥柱月刊.-5-18-300

妇科诊疗实际(连载)/陆伯辰//国医砥柱月刊.-5-18-444,481,491,504

妇人科诊疗实际/陆伯辰//国医砥柱月刊.-5-18-391

汉方诊疗之实际(小儿科病篇)/陆伯辰(译述)//国医砥柱月刊.-5-18-23

汉医术语解(连载)/陆伯辰(译述)//中国医学.-5-34-17,119

和汉药效便览(连载)/[日]川端勇男(著);陆伯辰(译)//中国医药月刊.-5-33-456,478,504

和汉药效便览(一)至(二)/[日]川端勇男(著);陆伯辰(译)//国医导报.-5-30-238,386

中医与西药/陆伯辰//国医砥柱月刊.-5-18-41

陆成一

答高思潜君问腿部病/陆成一//三三医报.-2-35-61

答高思潜先生问腿恙治法/陆成一//三三医报.-2-34-497

答任伯和问少年白发/陆成一//三三医报.-2-29-183

答王肖舫/陆成一//三三医报.-2-30-443

答无名氏问王君梦遗/陆成一//三三医报.-2-29-231

答叶健生问产后经不至/陆成一//三三医报.-2-29-231

答叶树芝问血后余症/陆成一//三三医报.-2-29-231

答周禹锡君问趾缝手心水泡/陆成一//三三医报.-2-34-572

灯花新语/陆成一//中医世界.-3-25-228

绝孕小语/陆成一//中医世界.-3-25-328

烂喉治法不同说/陆成一//医学杂志.-2-11-490//中医杂志.-2-19-248

论淡豆豉/陆成一//中医世界.-3-25-389

论治病宜用药不宜用方/陆成一//绍兴医药学报.-1-20-258

温病逆传心包顺传阳明辨/陆成一//中医杂志.-2-20-227

诊断书(备转送患病之亲友)(附脉状明辨)/陆成一//医学杂志.-2-11-129

诊断书稿/陆成一//绍兴医药学报.-1-16-172

陆达之

奇特之中毒/陆达之//现代中医.-4-42-519

陆儋辰

运气辩:辩六气当配五运两分/陆儋辰//医学杂志.-2-10-118

运气辩:辩南北政少阴所在脉不应/陆儋辰//医学杂志.-2-10-443

运气辩:辩南北政之岁非方位太岁/陆儋辰//医学杂志.-2-10-224

运气辩:辩南政北政/陆儋辰//医学杂志.-2-10-327

陆定圃

冷庐医话补(连载)/陆定圃(原著);吴楚(辑)//中医新生命.-5-7-72,132,190,249,302,373,424

陆垢初

病症辨异叙/陆垢初//绍兴医药学报.-1-16-166

陆海峰

戒烟方/陆海峰//国医砥柱月刊.-5-16-357

陆惠春

现今时疫之研究/陆惠春//绍兴医药学报.-1-15-28

陆 济

张生甫先生六十征诗启/周镇,郑留隐,陆济,董祥春,郑鸿元,严鸿基,胡鉴//三三医报.-2-31-613

陆继韩

改革中药之我见/陆继韩//医界春秋.-3-9-335

书吴又可与戴北山论温后/陆继韩//医界春秋.-3-5-292

书叶天士吴鞠通论温后/陆继韩//医界春秋.-3-5-107

陆剑琴

经验乳痈乳岩简便方/陆剑琴//光华医药杂志.-4-39-45

陆锦燧

鲟溪医述十五种总叙/陆锦燧//绍兴医药学报.-1-16-163

病症辨异叙/陆锦燧//绍兴医药学报.-1-16-165

代友问梅疮治法/陆锦燧//绍兴医药学报星期增刊.-1-21-263

复王秋崧君/陆锦燧//绍兴医药学报.-1-20-431

金匮广义序/陆锦燧//三三医报.-2-31-76

绍兴医药报社友通讯/陆锦燧//三三医报.-2-29-328

书严痴孙女科医药选粹后/陆锦燧//绍兴医药学报.-1-20-413

书杨如侯灵素生理新论后/陆锦燧//三三医报.-2-29-588

外候答问叙/陆锦燧//绍兴医药学报.-1-16-164

用药禁忌书叙/陆锦燧//绍兴医药学报.-1-17-148

致周小农函/陆锦燧//绍兴医药学报.-1-20-429

陆晋生

治疗一致/陆晋生//医界春秋.-3-5-49

陆晋笙

鲟溪医论选跋/陆晋笙//绍兴医药学报.-1-20-55

编辑古今医书节要体例之商榷/陆晋笙//三三医报.-2-29-216

答赖君佩瑜/陆晋笙//神州医药学报.-1-42-296

答陆君颂颐/陆晋笙//神州医药学报.-1-42-296

读柯韵伯先生改正麻杏石甘汤本文引证/陆晋笙//三三医报.-2-31-522

附录上教育部公文/陆晋笙//绍兴医药月报.-2-39-521

记治温疹内陷验案/陆晋笙//中医世界.-3-25-226

寄周小农/陆晋笙//绍兴医药学报星期增刊.-1-22-523//三三医报.-2-29-329

寄周小农商辑古今医书节要/陆晋笙//绍兴医药学报.-1-20-439

寄周小农先生书/陆晋笙//沈阳医学杂志.-3-2-242

景景室医话(连载)/陆晋笙//神州医药学报.-1-42-113,179,227,331

陆晋笙君致山西中医改进研究会缄/陆晋笙//医学杂志.-2-7-94

陆晋笙先生鲟溪医论选跋/陆晋笙//医学杂志.-2-2-509

陆晋笙先生跋杨如侯灵素生理新论/陆晋笙//医学杂志.-2-4-361

论病有对待药亦有对待/陆晋笙//绍兴医药学

报. - 1 - 20 - 312 // 医学杂志. - 2 - 3 - 152

论人生体气实分四种/陆晋笙//绍兴医药学报
. - 1 - 20 - 309 // 医学杂志. - 2 - 3 - 23

慎重性命者鉴/陆晋笙//绍兴医药学报. - 1 - 20
- 259

王旭高退思集类方歌注序/陆晋笙//三三医报
. - 2 - 31 - 499

为检定医生疑问(复周小农)/陆晋笙//三三医
报. - 2 - 30 - 377

惜分阴轩医案卷四序/陆晋笙//三三医报. - 2 -
29 - 139

学医便读序/陆晋笙//绍兴医药学报. - 1 - 15
- 573

药病对待说/陆晋笙//中医杂志. - 2 - 20 - 217

阴户病验方/陆晋笙//中医世界. - 3 - 25 - 326

再复周小农/陆晋笙//三三医报. - 2 - 30 - 414

增订鳟溪要药选说明用法/陆晋笙//绍兴医药
学报. - 1 - 20 - 245

证治丛录序/陆晋笙//三三医报. - 2 - 32 - 377

陆九芝

张仲景传/陆九芝//国医文献. - 5 - 15 - 9

陆钧衡

中国医学的方法论概说/陆钧衡//国医砥柱月
刊. - 5 - 18 - 436

陆康甫

名医之所以成为名医/陆康甫//中医新生命. - 5
- 6 - 58

陆奎生

阴虚燥结症治之检讨/陆奎生//中国医药月刊
. - 5 - 32 - 468

中国医学史上之肺病治迹/陆奎生//国医导报
. - 5 - 30 - 154

陆丽滨

社员自病之研究/陆丽滨//针灸杂志. - 4 - 29
- 644

时行感冒治验记/陆丽滨//针灸杂志. - 4 - 29

- 647

亡阳治验记/陆丽滨//针灸杂志. - 4 - 29 - 646

以针灸代伤寒方之研究(连载)/陆丽滨//针灸
杂志. - 4 - 30 - 54,137

陆懋修

霍乱论摘要/王士雄(原本);陆懋修(摘抄);张
炳翔(校刊)//绍兴医药学报. - 1 - 14 - 545

陆美章

从免疫学上得来一些感想/陆美章//中医世界
. - 3 - 37 - 426

陆培初

烂喉治法不同说/陆培初//医学杂志. - 2 - 2
- 332

陆培良

用药禁忌书后叙/陆培良//绍兴医药学报. - 1 -
17 - 150

陆佩暄

体育原理(连载)/陆佩暄//国医杂志. - 4 - 12 -
181,244

陆平一

医论选序三/陆平一//绍兴医药学报. - 1 - 20
- 61

陆期明

冲阳穴沿皮横针可治高热/陆期明//针灸杂志
. - 4 - 34 - 190

从预防医学谈到保健长寿三里灸/陆期明//针
灸杂志. - 4 - 34 - 115

陆其昌

问答栏(来函一及答书)/陆其昌//德华医学杂
志. - 1 - 40 - 161,247

陆企园

伪药弊混(一)至(二)/陆企园//医学公报.-1 - 7 - 267,285

陆清洁

爱洁庐医话(连载)/陆清洁//中国医学.-5 - 34 - 27,90,125

爱洁庐主人泼墨/陆清洁//国医导报.-5 - 29 - 201.-5 - 30 - 62,126,181,247,395

爱洁庐主人医话/陆清洁//国医导报.-5 - 29 - 421

辨三阳传入三阴之总决/陆清洁//中医杂志.-2 - 27 - 210

答邓卓卿君问痫症治法/陆清洁//医界春秋.-3 - 6 - 134

答刘紫霞君问久病体虚治法/陆清洁//医界春秋.-3 - 6 - 162

答刘紫霞君问三证治法/陆清洁//医界春秋.-3 - 6 - 133

答琼州陈汉英君问咳血症/陆清洁//医界春秋.-3 - 6 - 309

答苏艺君问脚臁生疮/陆清洁//医界春秋.-3 - 6 - 310

答翁廉介君问小溲淋血症/陆清洁//医界春秋.-3 - 6 - 309

答吴企泰君问鼻失香臭知觉治法/陆清洁//医界春秋.-3 - 6 - 163

答一个奇症谈/陆清洁//医界春秋.-3 - 5 - 491

答郑少男君问久病治法/陆清洁//医界春秋.-3 - 6 - 50

答钟天赋君问失明治法之商榷/陆清洁//医界春秋.-3 - 6 - 310

读陈修园伤寒论总诀后/陆清洁//医界春秋.-3 - 5 - 480

桂枝汤亦可用于无汗说/陆清洁//医界春秋.-3 - 5 - 453

黄叶楼吟草/陆清洁//国医导报.-5 - 29 - 158

霍乱辨疑/陆清洁//国医导报.-5 - 29 - 221

瘰疬神方/陆清洁//神州国医学报.-4 - 17 - 474

评注本经疏证/陆清洁//中国医药月刊.-5 - 32 - 612

评注本经疏证第一卷/陆清洁//中国医药月刊.-5 - 32 - 566

蒲石山房医话(连载)/陆清洁//国医导报.-5 - 29 - 82,139

伤寒论之演析序(二)/陆清洁//国医砥柱月刊.-5 - 16 - 635

王孟英用犀角之标准/陆清洁//医林一谔.-4 - 10 - 553

王孟英用犀角之研究/陆清洁//神州国医学报.-4 - 15 - 23

阳痿及早泄之自疗法/陆清洁//医林一谔.-4 - 10 - 501

浙江民国学院聘函/陆清洁//国医砥柱月刊.-5 - 15 - 465

中医中药之前途/陆清洁//医界春秋.-3 - 6 - 177

紫河车之研究/陆清洁//国医导报.-5 - 30 - 318

陆清源

麻黄升麻汤/陆清源//文医半月刊.-5 - 14 - 638

麻黄升麻汤之研究/陆清源//国医砥柱月刊.-5 - 18 - 580

陆仁权

传染病之一疟疾/陆仁权//光华医药杂志.-4 - 40 - 135

霍乱概说/陆仁权//光华医药杂志.-4 - 39 - 490

急救十滴痧药水配制法/陆仁权//光华医药杂志.-4 - 39 - 502

胃病之研究/陆仁权//光华医药杂志.-4 - 41 - 268

消治龙之伟效/陆仁权//国医导报.-5 - 30 - 411

陆汝贤

欧洲各国医生统计/陆汝贤//光华医药杂志.-4

－35－56

陆善仲

淡安夫子主编针灸杂志复刊纪念/陆善仲//针灸杂志.－4－34－19

验案七则/陆善仲//针灸杂志.－4－33－411

致二届同学书/陆善仲//针灸杂志.－4－34－81

中国针灸疗能新论/陆善仲//针灸杂志.－4－34－22

做好研究针灸学术推广针灸治疗工作的新方向/陆善仲//针灸杂志.－4－34－328

陆慎其

痹症求治/陆慎其//光华医药杂志.－4－38－561.－4－39－355

疔疮秘传灵验方/陆慎其//光华医药杂志.－4－39－25

读仲君先生石膏实验报告后/陆慎其//现代中医.－4－42－278

为光华二周纪念向读者进一言/陆慎其//光华医药杂志.－4－38－293

陆士谔

斥慎君论中西医学/陆士谔//医界春秋.－3－5－47

对章太炎进一驳言(一)/陆士谔//医界春秋.－3－5－140

管理医士之抗议/陆士谔//绍兴医药学报星期增刊.－1－22－490

国医病名统一之吾见/陆士谔//国医杂志.－4－13－283

国医与西医之评议/陆士谔//杏林医学月报.－3－21－233

国医之历史/陆士谔//现代医药月刊.－4－27－516

国医之阴阳五行学说/陆士谔//国医杂志.－4－13－446

江西发现惊人之热疫/陆士谔//国医正言.－5－4－136

统一病名建议之建议/陆士谔//国医杂志.－4－

12－385

危乎哉今日之中医也/陆士谔//医林一谔.－4－10－533

温毒理解/陆士谔//中医杂志.－2－23－71//绍兴医药月报.－2－38－331

温热平议/陆士谔//中医杂志.－2－23－243

血症咳嗽论治记/陆士谔//中医杂志.－2－25－64

致朱慕丹先生论括蒌瓜蒌之争执函/陆士谔//苏州国医杂志.－5－1－47

中西医学观/陆士谔//医界春秋.－3－5－335

陆士明

感冒性脑充血头痛治验报告/陆士明//针灸杂志.－4－34－315

臌胀/陆士明//针灸杂志.－4－34－221

陆士雄

男女生理变化的原因与治疗/陆士雄//光华医药杂志.－4－40－251

陆世益

江苏出产国药调查(连载)/陆世益//光华医药杂志.－4－38－57,134,230,385.－4－39－236

陆松乔

中医审查规则之检讨/陆松乔//光华医药杂志.－4－41－29

陆颂颐

六十述怀七律二章敬呈易堂馆长教和并希郢政/陆颂颐/国医公报.－4－25－242

问二/陆颂颐//神州医药学报.－1－42－244

问三/陆颂颐//神州医药学报.－1－42－244

陆体英

胎前产后用药论/陆体英//光华医药杂志.－4－35－235

要否出嫁/陆体英//光华医药杂志.－4－35

－131

陆廷琦

验舌辨证歌括(一)至(五)/陆廷琦(著);沙亦恕(录)//医界春秋.－3－8－389,422,460,507.－3－9－14

陆廷珍

四时病症全书/陆廷珍(遗著);陈锡康(校刊)//医学杂志.－2－14－53

陆同仁

铁樵函授医学学员课艺选刊:读病理各论第一册书后(其七)/陆同仁//铁樵医学月刊.－4－44－71

陆文宏

附子效用之方剂考证(连载)/陆文宏//华西医药杂志.－5－37－276,371

脉之生理/陆文宏//华西医药杂志.－5－37－534

治痢一得/陆文宏//华西医药杂志.－5－37－100

陆闻鸿

一个尚待实验研究的治疗肺病的方剂/陆闻鸿//华西医药杂志.－5－36－180

中药与方剂之改良/陆闻鸿//华西医药杂志.－5－36－17

陆希羽

陈果夫先生关于单方之论断/陆希羽//国医砥柱月刊.－5－16－52

课余医屑录/陆希羽//国医砥柱月刊.－5－17－74

痢疾源流概论/陆希羽,汤泽民(合著)//国医砥柱月刊.－5－16－223

万年青之研究补纪/陆希羽//国医砥柱月刊.－5－16－355

再正汤头歌诀/陆希羽//国医砥柱月刊.－5－17

－362

陆先觉

国医今后趋途并祝砥柱创刊/陆先觉//国医砥柱月刊.－5－15－479

黄郛肝癌症之研究/陆先觉//国医砥柱月刊.－5－15－445

近代女子停经之释义并治法/陆先觉//国医砥柱月刊.－5－15－503

痢疾论治/陆先觉//国医砥柱月刊.－5－16－235

陆湘生

黑烧之研究(一)至(九)/陆湘生//文医半月刊.－5－14－409,429,446,463,482,500,558,618,641

陆啸谷

肺痨第三期/陆啸谷//光华医药杂志.－4－39－546

陆啸山

疔疮走黄治法神效/陆啸山//光华医药杂志.－4－36－114

陆星亮

肝宜宣则达论/陆星亮//三三医报.－2－34－159

陆学云

验案报告五则/陆学云//针灸杂志.－4－31－61

陆循一

医论选序二/陆循一//绍兴医药学报.－1－20－60

用药禁忌书(连载)/陆循一(著);刘哲苍(辑)//沈阳医学杂志.－3－1－415,455.－3－2－29,95,170,302,363,429.－3－3－29,78,136

陆乙黄

喉痧/陆乙黄//国药新声.－5－25－396

陆以梧

解热剂之意义论/陆以梧//国医砥柱月刊.-5-15-618

金匮黄疸病证并治法的研究/陆以梧//文医半月刊.-5-14-577

金匮枳术汤及气分水饮之研究/陆以梧//文医半月刊.-5-14-496

论疟/陆以梧//中国医药月刊.-5-33-220

麻黄汤之研究/陆以梧//国医砥柱月刊.-5-16-402

麻黄之利尿谈/陆以梧//文医半月刊.-5-14-407

胃溃疡和胃扩张的症候及疗法/[日]阪上弘藏(著);陆以梧(译)//国医砥柱月刊.-5-15-569

小陷胸汤论/陆以梧//国医砥柱月刊.-5-16-114

陆益年

外点眼药制炼法/陆益年//广东医药月刊.-3-24-529

陆永江

乳母与乳儿之关系/陆永江//中医世界.-3-37-473

陆永年

发起筹款修建仲景祠墓/陆永年//光华医药杂志.-4-36-70

陆幼刚

广州市市政府教育局陆局长幼刚题词/陆幼刚//医林一谔.-4-8-148

陆幼刚先生题词/陆幼刚//医林一谔.-4-9-19

陆渊雷

本医优待遥从新例通告/陆渊雷//中医新生命.-5-8-154

病理补证中医之所谓湿/陆渊雷//中医新生命.-5-8-251

不以直报怨/陆渊雷//中医新生命.-5-7-243

陈东生问渊雷夫子答/陈东生(问);陆渊雷(答)//中医新生命.-5-6-473

从根本上推翻气化(连载)/陆渊雷//中医新生命.-5-6-180,243,304,362,416,482,538,602.-5-7-57

答段伯阳君/陆渊雷//自强医学月刊.-3-41-60

答高君碉庄/陆渊雷//中医新生命.-5-6-358

答黄百川/陆渊雷//中医新生命.-5-7-408

答郎桂生/陆渊雷//中医新生命.-5-6-359

答梁乃津/陆渊雷//中医新生命.-5-8-143

答刘笃才/陆渊雷//中医新生命.-5-7-175

答毛邦汉/陆渊雷//中医新生命.-5-7-52.-5-8-523

答某君/陆渊雷//中医新生命.-5-8-204

答丘君倩尹/陆渊雷//中医新生命.-5-7-56

答孙君培文/陆渊雷//中医新生命.-5-7-112

答孙式厂君/陆渊雷//中医新生命.-5-7-643

答孙西园君/陆渊雷//中医新生命.-5-7-176

答魏善忱君书/陆渊雷//中医新生命.-5-6-230

答问/岑少侬(问);陆渊雷(答)//中医新生命.-5-7-348

答问/陈亿智(问);陆渊雷(答)//中医新生命.-5-8-262

答问/谌养方(问);陆渊雷(答)//中医新生命.-5-8-53

答问/高星显(问);陆渊雷(答)//中医新生命.-5-7-228

答问/贺寿康(问);陆渊雷(答)//中医新生命.-5-7-229

答问/华觉民(问);陆渊雷(答)//中医新生命.-5-8-411

答问/黄百川(问);陆渊雷(答)//中医新生命.-5-8-336

答问/郎桂生(问);陆渊雷(答)//中医新生命.-5-7-570

答问/李简青(问);陆渊雷(答)//中医新生命.-

5－8－651

答问/李奇山(问);陆渊雷(答)//中医新生命.－
5－7－48

答问/李维邦(问);陆渊雷(答)//中医新生命.－
5－7－637

答问/李新文(问);陆渊雷(答)//中医新生命.－
5－8－134

答问/李在宽(问);陆渊雷(答)//中医新生命.－
5－7－47.－5－7－172

答问/良定(问);陆渊雷(答)//中医新生命.－5
－7－289.－5－7－347

答问/邱倩尹(问);陆渊雷(答)//中医新生命.－
5－7－290,399

答问/释良定(问);陆渊雷(答)//中医新生命.－
5－7－401

答问/邬亮(问);陆渊雷(答)//中医新生命.－5
－7－105,105.－5－8－413

答问/吴景芳(问);陆渊雷(答)//中医新生命.－
5－7－517.－5－8－134

答问/杨荫川(问);陆渊雷(答)//中医新生命.－
5－7－637

答问/张公让(问);陆渊雷(答)//中医新生命.－
5－7－105

答问/钟秀琳(问);陆渊雷(答)//中医新生命.－
5－7－172

答问与问题/陆渊雷//自强医学月刊.－3－41
－208

答萧君君绎/陆渊雷//中医新生命.－5－6－415

答杨笃因/陆渊雷//中医新生命.－5－7－114

答岳美中/陆渊雷//中医新生命.－5－8－469

答郑君力庭/陆渊雷//中医新生命.－5－7－459

代邮/陆渊雷//中医新生命.－5－7－236

得效奇方三则/袁照光,哈同寿,陆渊雷//中国
医学月刊.－3－15－90

读伤寒论今释疑问/高佩经(问);陆渊雷(答)//
中医新生命.－5－6－158

读中医审查规划感言/陆渊雷//中医新生命.－5
－8－218

端木栋如问渊雷夫子答/〔日〕端木栋如(问);
陆渊雷(答)//中医新生命.－5－6－128

复中央国医馆书(附中央国医馆来函附审查统
一病名草案意见书)/陆渊雷,黄谦//中医新
生命.－5－6－232

改造中医之商榷(一)至(六)/陆渊雷//中国医
学月刊.－3－15－9,63,105,180,247,369

肝病传脾之研究/陆渊雷//医界春秋.－3－6
－131

各同道对于中央国医馆整理国医药学术标准大
纲草案之研究(四)上中央国医馆书/陆渊雷
//神州国医学报.－4－14－363

古无今有的几种发疹性热病/陆渊雷//国医导
报.－5－30－38

桂枝汤新解/陆渊雷//国医导报.－5－29－337

国医内科研究法/陆渊雷(讲);徐名山(记)//苏
州国医杂志.－5－2－475

国医药学术整理大纲草案/陆渊雷//中西医药
.－5－10－454

寒与热/陆渊雷//国医导报.－5－30－307

记肺结核失治一则/陆渊雷//中医新生命.－5－
7－163

教材编委会与上海国医学院伤寒论讲义之比较
观/卢宗强,陆渊雷//自强医学月刊.－3－40－
171

金匮发微序/陆渊雷//中医新生命.－5－7－473

金匮今释外序(连载)/陆渊雷//中医新生命.－5
－6－319,395,433

金匮要略方论今释自序/陆渊雷//中医新生命
.－5－6－563

金匮玉函要略方今释卷一(连载)/陆渊雷(撰
述);祝味菊(校阅)//中国医学月刊.－3－15－
145,217,299

近世内科国药处方集序/陆渊雷//中医新生命
.－5－7－251

九江李海钦君来函渊雷复函/李海钦;陆渊雷//
中医新生命.－5－6－172

久别自陈/陆渊雷//华西医药杂志.－5－36
－199

郎桂生问渊雷夫子答/郎桂生(问);陆渊雷(答)
//中医新生命.－5－6－593

李奇山问渊雷夫子答/李奇山(问);陆渊雷(答)

//中医新生命.-5-6-595

李在宽问渊雷夫子答/李在宽(问);陆渊雷(答)//中医新生命.-5-6-123

林隐滨问渊雷夫子答/林隐滨(问);陆渊雷(答)//中医新生命.-5-6-124

流行病感冒/陆渊雷//中医新生命.-5-8-67

流行病须知(连载)/陆渊雷//中医新生命.-5-7-577,645 .-5-8-145,209,210,273,343,419

流行病须知/陆渊雷//中医新生命.-5-7-114

陆氏医案/陆渊雷//中国医药月刊.-5-33-480

陆渊雷启事/陆渊雷//自强医学月刊.-3-40-637 //中医新生命.-5-8-474

陆渊雷为医报启事/陆渊雷//中医新生命.-5-6-72

陆渊雷为珍本医书集成声明/陆渊雷//中医新生命.-5-8-208

陆渊雷先生讲演录(九月十一日苏州国医学校研究院所讲)/陆渊雷(述);徐名山(记录)//中医新生命.-5-8-224

陆渊雷先生来函/陆渊雷//杏林医学月报.-3-16-34

陆渊雷谢诵穆启事/陆渊雷,谢诵穆//中医新生命.-5-8-154

论黑热病/陆渊雷//中医新生命.-5-6-373

论中西医学之争与杏林医学月报社书/陆渊雷//中国医学月刊.-3-15-290

梅永茂/陆渊雷//自强医学月刊.-3-41-418

墨沈四则/陆渊雷//中医新生命.-5-8-124

墨沈五则/陆渊雷//中医新生命.-5-7-633

南昌徐君瀛芳来函(答徐君瀛芳)/徐瀛芳;陆渊雷//中医新生命.-5-6-60

内科选方拟例/陆渊雷//中国医药月刊.-5-33-239

内科学讲义(连载)/陆渊雷//中国医药月刊.-5-33-357,395,423,447,493,515,535,590

拟国医学术整理大纲草案/陆渊雷//神州国医学报.-4-14-5

旁观者言/陆渊雷(录)//自强医学月刊.-3-40-541

耆婆室医案(连载)/陆渊雷//中国医药月刊.-5-33-107,150,186

日本人研究中医药之趋势/陆渊雷//德华医学杂志.-1-40-55 //医界春秋.-3-7-235

伤寒论今释序例/陆渊雷//自强医学月刊.-3-41-222

伤寒与温热/陆渊雷//国医导报.-5-29-395

上海国医学院金匮玉函要略方论今释之片段/陆渊雷(撰述);祝味菊(校阅)//自强医学月刊.-3-40-179

上海国医学院之回忆/陆渊雷//中医新生命.-5-8-50

舌苔(诊断治疗之一节)/陆渊雷//中医新生命.-5-8-641

生理补证之错误/[日]端木栋如(问);陆渊雷(答)//中医新生命.-5-6-157

施惠民问渊雷夫子答/施惠民(问);陆渊雷(答)//中医新生命.-5-6-24

时令影响于疾病的研究/[日]端木栋如(著);陆渊雷(评)//中医新生命.-5-6-95

书法浅说/陆渊雷//中医新生命.-5-8-524,589

孙光祖问渊雷夫子答/孙光祖(问);陆渊雷(答)//中医新生命.-5-6-529

太炎先生论医集序/陆渊雷//中医新生命.-5-8-164

题文明书局影印兰亭十二种/陆渊雷//中医新生命.-5-8-470

调胃承气汤之新解释/陆渊雷//医林一谔.-4-10-534

我们的敝高徒(连载)/陆渊雷//自强医学月刊.-3-41-156,255

吴景芳问渊雷夫子答/吴景芳(问);陆渊雷(答)//中医新生命.-5-6-474

吴敬伯问谢诵穆答/吴敬伯(问);谢诵穆(答);陆渊雷(附答)//中医新生命.-5-6-27

西医界之奴隶派(连载)/陆渊雷//医界春秋.-3-6-145,175

细菌补编/陆渊雷//中医新生命.-5-6-47

谢良毅问渊雷夫子答/谢良毅(问);陆渊雷(答)//中医新生命.-5-6-531

性的研究(一)至(二)/陆渊雷//中国医学月刊.-3-15-49,93

修改学术标准大纲草案意见/陆渊雷//国医公报.-4-19-219

医案(连载)/陆渊雷//中医新生命.-5-6-586.-5-7-35,98,159,213,281,340,394,446,513,565,629.-5-8-44,129,195,256,324,390,460,513,579,634

意见四则/陆渊雷(答);王药雨(辑)//中医新生命.-5-6-100

应如何处治/姜白鸥(问);陆渊雷(答)//中医新生命.-5-6-133

用药标准(连载)/陆渊雷//自强医学月刊.-3-40-23,135,257,582,638.-3-41-107

与聂云台先生函论霍乱两书/陆渊雷//中国医药月刊.-5-32-487

与人论编制中医课本书/陆渊雷//医界春秋.-3-6-102

与谭君韵笙/陆渊雷//中医新生命.-5-6-475

与王君宇高论肝病传脾/陆渊雷//中国医学月刊.-3-15-203

与新闻报快活林严独鹤君/陆渊雷//中国医学月刊.-3-15-356

与祝君味菊/陆渊雷//中医新生命.-5-6-537

渊雷书后/陆渊雷//中医新生命.-5-8-622,660

脏腑论/陆渊雷//国医公报.-4-21-63

张公让问阴虚发热之理/张公让;陆渊雷//中医新生命.-5-6-153,154

张希雄问渊雷夫子答/张希雄;陆渊雷//中医新生命.-5-6-26

章太炎先生医学遗著特辑序/陆渊雷//苏州国医杂志.-5-2-343

珍本医书集成序/陆渊雷//中医新生命.-5-7-474

珍本医书集成序文之公案/陆渊雷//中医新生命.-5-8-266

治麻风有效之国药苍耳草膏/世界新闻社(稿);陆渊雷(附识)//神州国医学报.-4-14-332

中国医药论文选序/陆渊雷//华西医药杂志.-5-37-337

中央国医馆常务理事陆渊雷先生题字/陆渊雷//现代医药月刊.-4-27-4

中央国医馆国医药学术整理大纲草案/陆渊雷//自强医学月刊.-3-41-537

中医苞桑之系/陆渊雷//中医新生命.-5-8-600

中医将取何途以改良/陆渊雷//中医新生命.-5-8-4

中医内科全书序/陆渊雷//中医新生命.-5-7-534

中医系统学生命宇宙篇之疑问与批评(连载)/陆渊雷//中医新生命.-5-8-76,156

中医学上几个难解问题/陆渊雷//中医新生命.-5-8-428

中医之所谓湿(连载)/陆渊雷//中医新生命.-5-8-328,393

中医之所谓心(生理补证讲义之节录)/陆渊雷//中医新生命.-5-6-48

专著/陆渊雷//中国医学月刊.-3-15-144

陆渊雷医室

附告/陆渊雷医室//中医新生命.-5-7-399

陆渊雷函授中医学/陆渊雷医室//中医新生命.-5-6-196,252,312,370

陆渊雷续招遥从弟子/陆渊雷医室//中医新生命.-5-6-74

通告/陆渊雷医室//中医新生命.-5-8-418

陆元复

烂喉痧补赘/陆元复//医学公报.-1-6-558

其二/陆元复//医学公报.-1-7-93

陆　韵

儿童体格之研究/陈邦贤,陆韵//德华医学杂志.-1-39-53

陆兆嵩

国朝医法递变说/陆兆嵩//医学报.-1-4-296

陆振声

流行性脑脊髓炎之原因和汤液治法/陆振声//针灸杂志.-4-33-165

脑脊髓膜炎之治法/陆振声//针灸杂志.-4-33-167

陆正斋

答六十五/陆正斋//绍兴医药学报.-1-13-171

答三十九/陆正斋//绍兴医药学报.-1-12-74

勉吾轩奇症治验问疑/陆正斋//中医杂志.-2-21-442

问三十六/陆正斋//绍兴医药学报.-1-11-317

问五十/陆正斋//绍兴医药学报.-1-12-80

陆志伟

国医界应有之认识/陆志伟//中医世界.-3-37-13

陆仲安

征集国医教材暂定办法/陆仲安//神州国医学报.-4-15-85

陆仲威

中风谈/陆仲威//中医杂志.-2-24-93

陆周甫

对于肠膜溃烂危险临床实验之商榷/陆周甫//华西医药杂志.-5-36-519

对于麻疹病理之中西商榷/陆周甫//华西医药杂志.-5-36-475

痢疾临床实验一束/陆周甫//华西医药杂志.-5-37-103

陆壮游

嘉定葛养民先生传/陆壮游(撰);张梅访(录)//国医砥柱月刊.-5-17-33

陆子贤

六因条辨/陆子贤//中医杂志.-2-28-153

陆自量

古方治疗一得(连载)/陆自量//苏州国医杂志.-5-1-355,416

急慢惊风与太阴阳病症之研究/陆自量//苏州国医杂志.-5-1-257

论霍乱之原因及中西治疗法之比观/陆自量//苏州国医杂志.-5-1-175

梦遗之原因/陆自量//苏州国医杂志.-5-1-90

湿病原理/陆自量//苏州国医杂志.-5-2-207

温病与栀子豉汤之关系/陆自量(述);俞紫馨(录)//光华医药杂志.-4-41-467

抑郁伤肝之现代观察/陆自量//苏州国医杂志.-5-1-26

中医术语肾水与肝火之研讨/陆自量//苏州国医杂志.-5-2-289

陆宗慎

对于沙洲国医砥柱分社成立之鸟瞰/陆宗慎//国医砥柱月刊.-5-18-324

路登云

按目前全国中医之程度及国民之经济力量宜采取何种方法改良中药以收通行无阻普及全国之功效/路登云//医学杂志.-2-18-490

八味地黄丸知柏地黄丸之研究/路登云//光华医药杂志.-4-36-392

本草问答今按/路登云//现代中医.-4-42-162

绷带学概论/路登云//现代中医.-4-43-111

不难治愈的干血痨/路登云//现代医药月刊.-4-27-632

地黄山药为河南之特产/路登云//光华医药杂志.-4-35-339

改进中医采取中西融洽之方法其利弊安在试申论之/路登云//医学杂志.-2-18-486

改良国药发凡/路登云//现代中医.-4-42

－128

感冒风寒用发汗之意义/路登云//现代医药月刊.－4－27－721,727

个人读书生活之经过/路登云//现代中医.－4－43－52

各地民间疗法实录十一/路登云//现代中医.－4－43－238

贡献余之经验良方(征文一)/路登云//现代中医.－4－43－423

桂枝之学理研究/路登云//现代中医.－4－42－185

国难期间中医应有之准备及工作/路登云//医学杂志.－2－18－299

国药调剂学(连载)/路登云(编著);张云(校阅)//现代中医.－4－42－319,350

国药之改制(开封国药改进社开幕演说辞)/路登云//现代中医.－4－42－544

国医制法之不良/路登云//现代医药月刊.－4－27－364

河南药会之调查/路登云//光华医药杂志.－4－35－338

家庭固有之药物/路登云//现代医药月刊.－4－27－454

淋巴病概论/路登云//医学杂志.－2－18－252

论中风与脑出血/路登云//现代中医.－4－43－463

辟回龙汤/路登云//现代中医.－4－42－229

气之研究征文五/路登云//现代中医.－4－42－89

伤寒漫谈/路登云//现代医药月刊.－4－27－573

伤科疗法鸟瞰/路登云//现代中医.－4－42－478

少阳经与大小柴胡汤之意义/路登云//现代中医.－4－42－257

神经过敏症/路登云//现代中医.－4－43－597

谈谈疥癣虫/路登云//现代医药月刊.－4－27－427

痰饮之研究/路登云//现代医药月刊.－4－27－739

外科麻醉药之制法/路登云//现代中医.－4－43－165

外科药品配合法/路登云//现代中医.－4－43－118

外科之膏药及散剂宜急改良/路登云//现代中医.－4－43－137

温病漫谈/路登云//现代医药月刊.－4－27－603//现代中医.－4－42－601

吴鞠通论霍乱引经据典之误/路登云//现代中医.－4－42－548

西药之种类及其举例/路登云//现代中医.－4－42－201

小肠疝气之实验/路登云//现代中医.－4－42－130

咽喉病疗法概论/路登云//现代中医.－4－42－249

药在治疗上之作用/路登云//现代中医.－4－43－470

营卫漫谈/路登云//华西医药杂志.－5－37－367

禹州药市鸟瞰/路登云//光华医药杂志.－4－35－201

中暑症之治验/路登云//现代中医.－4－42－206

中西医药谈/路登云//医林一谔.－4－11－541

中医科学化略论/路登云//现代中医.－4－42－574

中医外科之疗法及手术/路登云//现代中医.－4－43－136

中医药前途之预测/路登云//现代中医.－4－42－135

路东陞

读刊有感敬告同志片言/路东陞//国医砥柱月刊.－5－16－449

鸣谢小儿百效神丹/路东陞//国医砥柱月刊.－5－17－246

治小儿惊症之秘方/路东陞//国医砥柱月刊.－5－16－421

路易司泰

青年期的疾病(连载)/[美]路易司泰(著);陈守真(译)//三三医报.-2-36-80,114,152,190

鹭 声

给光华的敬礼/鹭声//光华医药杂志.-4-36-415

鹭声医学杂志社

题词/鹭声医学杂志社//中西医药.-5-9-420

闫焕廷

针灸治愈悬梁自缢急救报告/闫焕廷//针灸杂志.-4-32-502

闫焕庭

重舌惊风针治而愈颇可取法/闫焕庭//针灸杂志.-4-28-80

闫立炳

本草选旨(一)至(十六)/闫立煜,闫立炳(手授);闫陞(辑);王雪楼(投)//中医杂志.-2-22-295,503.-2-23-117,333,485.-2-24-109,219,377.-2-25-83,247,401.-2-26-85,245,411.-2-27-83,251,377

闫立煜

本草选旨(一)至(十六)/闫立煜,闫立炳(手授);闫陞(辑);王雪楼(投)//中医杂志.-2-22-295,503.-2-23-117,333,485.-2-24-109,219,377.-2-25-83,247,401.-2-26-85,245,411.-2-27-83,251,377

闫陞

本草选旨(一)至(十六)/闫立煜;闫立炳(手授);闫陞(辑);王雪楼(投)//中医杂志.-2-22-295,503.-2-23-117,333,485.-2-24-109,219,377.-2-25-83,247,401.-2-26-85,245,411.-2-27-83,251,377

闫震中

艾之丛谈/闫震中//针灸杂志.-4-31-31

针科变迁史中之概观/闫震中//针灸杂志.-4-33-369

吕春山

臂痛/吕春山//针灸杂志.-4-28-511

骨槽风/吕春山//针灸杂志.-4-28-510

狂症/吕春山//针灸杂志.-4-28-511

请问流行痞块筋瘤麻疮麻风/吕春山//针灸杂志.-4-28-483

疝痛/吕春山//针灸杂志.-4-28-511

针灸治疗社铭/吕春山//针灸杂志.-4-28-424

针灸治愈急惊一则/吕春山//针灸杂志.-4-28-192

吕岱宗

本年伏秋之阴霍乱病预防方论/吕岱宗//中医世界.-3-27-601

吕复养

十四经发挥序/吕复养//针灸杂志.-4-30-473

吕汉章

伤寒论注阳明病篇/吕汉章//复兴中医.-5-31-376

伤寒论注阳明病篇小言/吕汉章//复兴中医.-5-31-273

伤寒论注自序/吕汉章//复兴中医.-5-31-272

吕环章

伤寒初起无汗本源说/吕环章//国医正言.-5-3-99

吕 璜

初月楼古文绪论(连载)/吕璜(录);万钧(注)//中西医学报.-1-33-353,423

吕嘉亨

护岩膏/吕嘉亨//三三医报.-2-31-279

吕锦春

问面部及四肢浮肿骨疼足软咳嗽治法/吕锦春//绍兴医药学报星期增刊.-1-22-370

吕钜荣

答汗出不止之原因及治法/吕钜荣//杏林医学月报.-3-20-118

吕丽屏

国难期间国医药界应如何准备/吕丽屏//光华医药杂志.-4-40-206

治愈日本人宿疾医案/吕丽屏//光华医药杂志.-4-39-321

吕履成

性病求治/吕履成//光华医药杂志.-4-38-163

征求组织儿科特效刊/吕履成//光华医药杂志.-4-38-527

吕孟祥

攻下疗法与肠胃病/吕孟祥//苏州国医杂志.-5-2-286

吕忞曾

寄秦主任伯未/吕忞曾//中医指导录.-4-4-252

疫疹/吕忞曾//中医指导录.-4-3-467

游莱芜城南谭家楼山/吕忞曾//中医指导录.-4-4-343

中西医治疗之实录/吕忞曾//中医指导录.-4-4-249

吕乃文

读复兴中医寄怀/吕乃文//复兴中医.-5-31-429

脉学寻源自序/吕乃文//复兴中医.-5-31-552

伤寒论注阳明病篇(连载)/吕乃文//复兴中医.-5-31-452,509

伤寒梳例凡例/吕乃文//复兴中医.-5-31-637

伤寒梳例太阳病全篇发刊词/吕乃文//复兴中医.-5-31-635

写在读伤寒论书后/吕乃文//复兴中医.-5-31-553

谢时社长赐序二律/吕乃文//复兴中医.-5-31-640

吕鹏搏

改良食米之研究/吕鹏搏(译);蒋仲彦,朱蓉镜(注)//中西医学报.-1-41-409

吕善夫

问妇科病理一则/吕善夫//三三医报.-2-29-260

吕少夫

奇病奇闻/吕少夫//针灸杂志.-4-32-395

吕少函

带疾之研究及其治疗/吕少函//中医世界.-3-39-239

蓝田国药出产及近来市价概况/吕少函//光华医药杂志.-4-39-339

脾疳生疮/吕少函//光华医药杂志.-4-39-319

肾疳出血/吕少函//光华医药杂志.-4-39-321

问题二则/吕少函//光华医药杂志.-4-38-259,561

吕绍光

戒烟歌/吕绍光//光华医药杂志.-4-37-337

吕绍荣

读梁君辟可因次郎文有感/吕绍荣//杏林医学

月报.-3-18-452

读上海市监委案后/吕绍荣//医林一谔.-4-10-51

国医当中亟宜振兴国货/吕绍荣//杏林医学月报.-3-19-547

吕世琦

诊断杂谈/吕世琦//华西医药杂志.-5-37-412

吕叔平

仿寓意草(一)至(三)/李冠仙(遗著);吕叔平(录)//中医杂志.-2-19-187,412.-2-20-15

论营卫二气发生之部分与风寒温热之传变/吕叔平//中医杂志.-2-19-240

特捐会记事/吕叔平//中医杂志.-2-19-148

医界同乐会记事/吕叔平//中医杂志.-2-19-149

医学闲话/吕叔平//中医杂志.-2-19-82,132

赵氏医案(连载)/赵海仙(著);吕叔平(录)//中医杂志.-2-20-457.-2-21-118,298,489

职员茶话会记事/吕叔平//中医杂志.-2-19-375.-2-20-375

吕思勉

郑君湘溪传/吕思勉//中西医学报.-1-34-245

吕 文

赠刘哲苍先生序/吕文//沈阳医学杂志.-3-2-449

吕仰山

疳症治验/吕仰山//光华医药杂志.-4-37-314

吕元膺

吕元膺论医/吕元膺//医学杂志.-2-8-614

吕在申

答问/吕在申(问);谢诵穆(答)//中医新生命.-5-7-49

吕在申君来函/吕在申//中医新生命.-5-6-300

铁樵医药事务所读者园地:口味诊断辨(其三)/吕在申//铁樵医学月刊.-4-44-716

吕仲谦

对施副馆长建议统一病名以西医病名为准之驳议/吕仲谦//杏林医学月报.-3-20-234

吕子厚

生理卫生学问答(连载)/吕子厚//中西医学报.-1-41-501,553//医学杂志.-2-12-371,541.-2-13-43,143,245,358,499.-2-14-30

胃痛治验录/吕子厚//医学杂志.-2-12-584

元明粉之神效治疗谈/吕子厚//中西医学报.-1-41-549

元明粉之神效治验谈/吕子厚//医学杂志.-2-13-256//医林一谔.-4-10-200

吕子陶

吕子陶君序灵素生理新论/吕子陶//医学杂志.-2-5-375

履 冰

论东亚病夫国之病/履冰//绍兴医药月报.-2-39-489

新流行的鹦鹉病(录自由谈)/履冰//中西医学报.-1-41-414

绿 苔

流行性感冒之史的研究(一)至(三)/绿苔//杏林医学月报.-3-17-217,252,300

绿 亭

人类面貌将成三角形之推测/绿亭//三三医报.-2-33-320

绿　珠

二百五十岁老人之养生名言/绿珠//医界春秋
.-3-9-418

栾志仁

建国声中谈医药前途/栾志仁//华西医药杂志
.-5-36-53

我要选这样的国大代表选这样的立法委员/栾
志仁//华西医药杂志.-5-37-246

新时代新的医药前途/栾志仁//华西医药杂志
.-5-37-589

一代完人应如何奋斗前进/栾志仁//新中华医
药月刊.-5-35-96

中国的医和药(给林语堂先生)/栾志仁//华西
医药杂志.-5-37-122

銮江钓叟

类中质疑解/銮江钓叟//三三医报.-2-31
-411

罗柏林

维他命在人体中之重要/罗柏林//华西医药杂
志.-5-36-427

罗臣司登

肺结核与 Potossium-Sulpho-Guaiacol 制剂/
[奥]罗臣司登(著);楷(译)//中西医药.-5-
12-501

罗东生

伤寒捷径/罗东生(述);俞卓茂(录)//中医世界
.-3-26-411

罗端毅

霍乱流行之警告/罗端毅//绍兴医药学报.-1-
15-558

人之思想中医为主于心西医为主于脑二说以何
者为是试申言之/罗端毅//绍兴医药学报.-1
-13-102

妊娠疫诊治验/罗端毅//神州医药学报.-1-43

-339

山杨柳/罗端毅//神州医药学报.-1-43-513

中西剖解带脉考(课卷选录)/罗端毅//绍兴医
药学报.-1-13-55

中西剖解三焦考(课卷选录)/罗端毅//绍兴医
药学报.-1-13-57

中西剖解血室考(课卷选录)/罗端毅//绍兴医
药学报.-1-13-56

罗　格

模仿教育的错误/罗格//光华医药杂志.-4-35
-9

罗广济

神医/罗广济//新中医刊.-5-19-87

中风论/任济康,黄应福,荣质文,孟克明,傅旭
初,罗广济//新中医刊.-5-19-126

罗广深

肝腔虫病之来源与预防/左维明,罗广深//中西
医药.-5-13-143

罗　汉

关于少阴病用承气汤之辨误/罗汉//自强医学
月刊.-3-41-71

罗鸿涛

静坐时所用息念方法的优劣/罗鸿涛//三三医
报.-2-33-174

罗　济

卜雨雷博士著中国医学读后感/罗济//新中华
医药月刊.-5-35-332

罗济安

记祝味菊先生肾结核治验/罗济安//医界春秋
.-3-7-416

如是我闻/罗济安//自强医学月刊.-3-40
-631

我之命门观/罗济安//自强医学月刊.-3-41

-271

祝味菊先生三一七纪念会演辞/罗济安//自强
　医学月刊.-3-40-351

罗家诚

波兰医学博士波兰大学教授意生诺夫先生在湖
　北国医专科学校对全体同学讲演/李德裕
　(译);罗家诚(记)//国医公报.-4-25-381

罗家骥

人工制造疯犬之轶闻/罗家骥//中国医学月刊
　.-3-15-402

罗嘉珪

紧要通告(医药同志速猛醒)/黄信臣,罗嘉珪,
　汪迪堃//神州医药学报.-1-45-193

罗镜予

问咽喉肿大并气上逆之治法/罗镜予//医界春
　秋.-3-10-161

罗　兰

衰老之原因及其预防(连载)/〔德〕罗兰(著);
　丁福保(译)//国药新声.-5-25-249,511.-
　5-26-36,171,308,434,560//国医新声.-5
　-27-43,266,373,469,625//国药新声.-5
　-28-25,94,187,282,376

罗乐三

问产后气血衰弱治法/罗乐三//绍兴医药学报
　星期增刊.-1-21-247

罗理璇

小产后心痛验案/罗炜彤(著);罗理璇(录)//医
　界春秋.-3-8-66

罗罗山

赠中和医药室主人罗炜彤先生中西医学杂著题
　词(浣溪沙)/罗罗山//三三医报.-2-31-79

罗敏之

大陷胸丸治愈六年停饮案/罗敏之//沈阳医学
　杂志.-3-3-354

读刘君冕堂诊断学之感言/罗敏之//沈阳医学
　杂志.-3-3-334

国医宜努力自图说/罗敏之//沈阳医学杂志.-3
　-2-399

硫磺治验/罗敏之//沈阳医学杂志.-3-1-266

目科简说/罗敏之//沈阳医学杂志.-3-2-20

目科救弊(弁言)(连载)/刘松岩(原著);罗敏之
　(摘要辑录)//沈阳医学杂志.-3-2-282.-3
　-3-346

说补肾/罗敏之//沈阳医学杂志.-3-3-236

瘟毒肿项治验/罗敏之//沈阳医学杂志.-3-1-
　266

医庐漫画/罗敏之//沈阳医学杂志.-3-1-414

疫症略述/罗敏之//沈阳医学杂志.-3-3-345

征小灵丹之原料系何药/罗敏之//沈阳医学杂
　志.-3-1-284

治愈小儿痉症案/罗敏之//沈阳医学杂志.-3-
　1-396

自述/罗敏之//沈阳医学杂志.-3-2-192

罗明煌

乙亥新岁寄伯未先生/罗明煌//中医指导录.-4
　-4-252

罗潜庵

论温病脉证并治/罗潜庵//北平医药月刊.-5-
　9-283

罗荣勋

法医学上之处女膜/罗荣勋//中西医学报.-1-
　41-109//医林一谔.-4-10-153

改良中国产婆之建议/罗荣勋(译)//中西医学
　报.-1-41-479

罗　骚

罗大医士炜彤先生广厦落成暨嗣君结婚双庆/
　罗骚//三三医报.-2-30-492

罗绍祥

阴平阳秘精神乃治阴阳离决精神乃绝解/罗绍祥//中医杂志(广东).-3-4-42

罗审斋

问风瘫治法/罗审斋//三三医报.-2-29-33

罗省会

绿豆可治骨槽风重症记/罗省会//苏州国医杂志.-5-1-196

罗石麟

答杨觉倚君久病治征案三则/马冠群,杨铁僧,罗石麟//医界春秋.-3-11-18

罗时键

罗时键君来书/罗时键//中医新生命.-5-7-522

罗曙初

广西北流分社公函/罗曙初//国医砥柱月刊.-5-18-325

罗炜彤

不知病因妄用方药杀人论/罗炜彤//三三医报.-2-31-183

答二十/罗炜彤//绍兴医药学报.-1-12-70

痘疫流行之警告/罗炜彤//三三医报.-2-30-343

癸亥霍乱流行之警告/罗炜彤//三三医报.-2-30-163

罗炜彤履历/罗炜彤//三三医报.-2-36-162

小产后心痛验案/罗炜彤(著);罗理璇(录)//医界春秋.-3-8-66

罗锡有

王孟英先生略传/罗锡有//北平医药月刊.-5-9-376

罗燮元

产后服生化汤再商榷及其运用之标准/罗燮元//自强医学月刊.-3-40-619

答马君代友人征求遗精与阳痿治法/罗燮元//医界春秋.-3-8-435

答舒啸君问案二则/天愁,罗燮元//医界春秋.-3-7-175

答徐伯远君医学上之疑问四则/罗燮元//医界春秋.-3-8-523

答叶芳君问神经衰弱之治疗法/罗燮元//医界春秋.-3-8-327

国府公布施行国医条例纪念大会敬告我国中西医士同人书/罗燮元//医学杂志.-2-17-384

国医历代微菌学之发明考/罗燮元//现代中医.-4-42-313

论生化汤与产后应用诸方剂/罗燮元//现代中医.-4-43-552

麻风稽古/罗燮元//现代中医.-4-42-415

请问瘰疬之救星中干饼药研究是何药/罗燮元//中国医学月刊.-3-15-396

鼠疫之研究/罗燮元//医界春秋.-3-8-465

温病条辨评议/罗燮元//光华医药杂志.-4-41-567

温病新诠上编(连载)/罗燮元//华西医药杂志.-5-37-432,555

新编温病条辨汤方歌(一)至(八)/罗燮元//现代中医.-4-43-67,146,194,250,311,389,436,498

治完谷不化属于热者之经过/罗燮元//医学杂志.-2-6-504//医界春秋.-3-7-211

中西论疟比较谈(连载)/罗燮元//医学杂志.-2-8-184,312,441

中西论疟原理各异(连载)/罗燮元//医学杂志.-2-11-351.-2-12-111,246.-2-13-61

罗延龄

诊余杂写/罗延龄//国医砥柱月刊.-5-18-284

罗燕南

便捷取穴歌/罗燕南//针灸杂志.-4-32-317

华陀传略/罗燕南//针灸杂志.-4-29-465

马丹阳十二诀三里穴歌内年过三旬后针灸眼便宽之见解/罗燕南//针灸杂志.-4-32-48

泻井当泻荥补井当补合之商榷/罗燕南//针灸杂志.-4-31-263

针灸赋/罗燕南//针灸杂志.-4-30-19

中国针灸学研究社之新使命/罗燕南//针灸杂志.-4-30-38

罗扬伯

孩病治验/罗扬伯//三三医报.-2-33-569

罗耀祥

恶性疟并发脾肿大之治验/罗耀祥//新中医刊.-5-20-49

罗一民

青腿牙疳诊愈记/罗一民//国医导报.-5-29-305

罗毅夫

人体神经系的组织和针灸医术疗病的关系/罗毅夫//针灸杂志.-4-34-26

罗翼飞

小儿暑温治验/罗翼飞//光华医药杂志.-4-38-446

罗韵盦

课卷/罗韵盦//中医新生命.-5-6-467

课卷二/罗韵盦//中医新生命.-5-7-404

课卷三/罗韵盦//中医新生命.-5-7-454

罗瓒

柏子仁丸之研究(妇人大全良方)/罗瓒//医界春秋.-3-9-447

读涂尧夫子内经确为黄帝所作雷公所编书后/罗瓒//医界春秋.-3-9-238

对于伤寒论太阳中风阳浮而阴弱阳浮者热自发阴弱者汗自出啬啬恶寒淅淅恶风翕翕发热鼻鸣干呕者桂枝汤主之之管窥/罗瓒//医界春秋.-3-9-147

急惊治验记/罗瓒//医界春秋.-3-11-185

夹阴伤寒验案/罗瓒//医界春秋.-3-14-436

麻黄治喘息痰鸣之乡村实验谈/罗瓒//医界春秋.-3-10-255

人之记忆思想确出于心而运于脑辨/罗瓒//医界春秋.-3-10-506

为日本侵占东三省敬告全国国医药同志书/罗瓒//医界春秋.-3-8-530

医药与哲科/罗瓒//医界春秋.-3-8-415

致医界春秋社主席张赞臣先生讨论抵制日药书/罗瓒//医界春秋.-3-9-75

罗兆琚

从血液作用说到针灸效能/罗兆琚//针灸杂志.-4-30-199

读针灸杂志有感戏集千字文句以志之/罗兆琚//针灸杂志.-4-28-314

发明合谷复溜二穴能止汗发汗之原理/罗兆琚//针灸杂志.-4-32-475

肺结核病之溯源/罗兆琚//针灸杂志.-4-29-504

国人亟宜拥护国粹针灸术/罗兆琚//针灸杂志.-4-28-13

经穴学讲义/罗兆琚//针灸杂志.-4-30-279

看十年便血如何得治老年牙关脱臼如何医治/罗兆琚//针灸杂志.-4-28-73

刺针分寸艾灸壮数与留几呼之注意及其研究/罗兆琚//针灸杂志.-4-32-129

马丹阳十二诀之我见/罗兆琚//针灸杂志.-4-28-466

脑膜炎证之原因与治疗法/罗兆琚//针灸杂志.-4-31-27

奇经八脉与八法穴之探讨/罗兆琚//针灸杂志.-4-31-161

劝同志努力阐扬国粹书/罗兆琚//针灸杂志.-4-28-109

如谋针灸之出路须经验与学理并重庶克有济说/罗兆琚//针灸杂志.-4-32-291

十三鬼穴歌/罗兆琚//针灸杂志.-4-28-488

实用针灸指要(连载)/罗兆琚//针灸杂志.-4-29-159,261,369,397,479

实用针灸指要序/罗兆琚//针灸杂志.-4-29-41

四华穴法之研究/罗兆琚//针灸杂志.-4-31-435

提案二则/罗兆琚//针灸杂志.-4-29-654

提倡针灸古学并可立功立德/罗兆琚//针灸杂志.-4-28-371

学习针灸须具远大眼光/罗兆琚//针灸杂志.-4-28-330

一封研究针灸八会古法之信书/包鲁昇(问);罗兆琚(答)//针灸杂志.-4-31-256

针灸便览表(连载)/罗兆琚//针灸杂志.-4-28-29,127,237,345,445,559

针灸术触电疗法针灸师如电力厂之新学说/罗兆琚//针灸杂志.-4-30-58

针灸术与神经官能之关系说/罗兆琚//针灸杂志.-4-33-29

针灸消毒法说/罗兆琚//针灸杂志.-4-29-406

针灸消毒学讲义/罗兆琚//针灸杂志.-4-30-289

针灸穴腧治疗歌(连载)/罗兆琚//针灸杂志.-4-30-45,123,189,389.-4-31-17,91,157,249,431.-4-32-31,121,301,403,467.-4-33-21,109

针灸杂志三周纪念/罗兆琚//针灸杂志.-4-32-13

针灸之生理作用说/罗兆琚//针灸杂志.-4-29-60

诊断学讲义/罗兆琚//针灸杂志.-4-30-287

中国针灸经穴学讲义序/罗兆琚//针灸杂志.-4-30-266

中国针灸有改进之必要/罗兆琚//针灸杂志.-4-30-267

祝词/罗兆琚,瞿雪鹭,吴守铭//针灸杂志.-4-28-108.-4-29-22,140

罗振湘

驳余氏医述六气论之谬妄(连载)/罗振湘//医林一谔.-4-9-357,450

脉学发挥(一)至(二)/罗振湘//文医半月刊.-5-14-406,426

气化与科学相合国医应列入教育论/罗振湘//医林一谔.-4-9-235

取动物试验药物绝对不合医理/罗振湘//医学杂志.-2-15-10//医林一谔.-4-9-405

罗整春

公开狂病验方/罗整春//光华医药杂志.-4-37-414

罗止园

为国医砥柱社的题词/汤士彦,罗止园,刘仲良//国医砥柱月刊.-5-18-45,47,63

罗子昌

育儿浅说/罗子昌//中西医学报.-1-34-47

罗梓琴

铁樵函授医学学员作品:伤风咳嗽病理之归纳/罗梓琴//铁樵医学月刊.-4-44-208

骆保安

保安医馆种痘简章/骆保安//绍兴医药学报.-1-8-477

痘症略述(儿科)(一)至(三)/骆保安//绍兴医药学报.-1-8-105,151,371

儿科刍言又/骆保安//绍兴医药学报.-1-8-252

附种痘证书式/骆保安//绍兴医药学报.-1-8-479

复会董翁学官书/骆保安//绍兴医药学报.-1-9-33

会场要则(为戒吸卷烟以重生命事)/骆保安//绍兴医药学报.-1-8-298

己酉年运气表/骆保安//绍兴医药学报.-1-8-345

敬告社会诸君研究生理学书/骆保安//绍兴医药学报.-1-8-165

敬告越中种痘家(育儿要则)/骆保安//绍兴医药学报.-1-8-517

敬谢徐友丞君惠卫生丛录函/骆保安//绍兴医药学报.-1-8-299

骆保安致无锡丁仲祜君函/骆保安//绍兴医药学报.-1-9-270

上海医报诸君参政并乞/骆保安//绍兴医药学报.-1-8-212

卫生丛录书后/骆保安//绍兴医药学报.-1-8-299

医学丛编序/骆保安//绍兴医药学报.-1-9-117

骆朝聘

论细菌为六气之结果六气则为细菌之成因细菌者经所谓贼邪也/骆朝聘//医界春秋.-3-11-376

阴阳五行新解(连载)/骆朝聘//医界春秋.-3-11-73,121

骆季和

餲堂医话(连载)/张鲁封(遗著);骆季和(校勘)//绍兴医药学报.-1-13-497,499.-1-14-109,391

劳六三/骆季和//绍兴医药学报.-1-13-369

鲁毓麟/骆季和//绍兴医药学报.-1-13-370

骆静安

秋燥症治/骆静安//绍兴医药学报.-1-8-379

骆龙吉

内经病理学释义卷一/骆龙吉(原著);史介生(集注)//国医砥柱月刊.-5-17-627

骆明普

奔豚类霍乱之治验/骆明普//杏林医学月报.-3-18-393

辩暑温/骆明普//杏林医学月报.-3-18-61

产后血热治验/骆明普//杏林医学月报.-3-19-106

鸡骨梗之验方/骆明普//杏林医学月报.-3-20-387

鸡屎之功用/骆明普//杏林医学月报.-3-19-335

龙骨截疟之神效(生用不煅)/骆明普//杏林医学月报.-3-19-535

论惊风/骆明普//杏林医学月报.-3-18-301

论清暑益气汤/骆明普//杏林医学月报.-3-20-289

麻后噤口痢疾论治/骆明普//杏林医学月报.-3-20-27

茅草御鬼/骆明普//杏林医学月报.-3-20-170

虻虫考/骆明普//杏林医学月报.-3-21-206

溺后茎痛验案/骆明普//杏林医学月报.-3-19-241

起水泡症之验方/骆明普//杏林医学月报.-3-20-120

太阳病误治致痉之就疗/骆明普//杏林医学月报.-3-18-502

炭类止血论/骆明普//杏林医学月报.-3-21-206

邪热不杀谷直泻两则/骆明普//杏林医学月报.-3-20-384

忧惊类疟治验/骆明普//杏林医学月报.-3-19-106

脏腑配诊之研究/骆明普//杏林医学月报.-3-18-259

治痫补遗/骆明普//杏林医学月报.-3-18-183

卒魇之见证及论治/骆明普//杏林医学月报.-3-19-179

骆神赋

对于改进中医的几点意见/骆神赋//国医导报.-5-30-10

骆卫生

骆氏验案随录/骆卫生//绍兴医药学报.-1-8-291,465

骆无涯

读新纂儿科诊断学之我见/骆无涯//绍兴医药月报.-2-40-70

骆筱峰

传染性的痞块应名疫痞之建议/骆筱峰//光华医药杂志.-4-37-309//医界春秋.-3-12-292

读王会贞先生产后痛验案之贡献/骆筱峰//光华医药杂志.-4-36-548

公开一个秘制的黑病特效良方/骆筱峰//光华医药杂志.-4-37-198

黑热病特效方/骆筱峰//光华医药杂志.-4-37-33

黑热病问答/骆筱峰//光华医药杂志.-4-37-205

黑热病应名疫痞之建议/骆筱峰//医林一谔.-4-11-575

暑病的系统分析/骆筱峰//光华医药杂志.-4-38-23

整理国药业丸散药方之商榷/骆筱峰//光华医药杂志.-4-36-271

骆止荷

复兴中医之我见/骆止荷//国医砥柱月刊.-5-18-386

雒声峻

黄竹斋在西安药业公会欢宴席上之答辞/雒声峻//光华医药杂志.-4-37-248

调查药物有感而言/雒声峻//文医半月刊.-5-14-612

西京长安雒声峻祝词/雒声峻//国医砥柱月刊.-5-18-60

M

马本良

答问/马本良(问);谢诵穆(答)//中医新生命.-5-7-109

马伯孙

空气与疾病关系/马伯孙//中国医学月刊.-3-15-389

三焦之我见/马伯孙//医界春秋.-3-6-253

上肿宜发汗下肿宜利小便说/马伯孙//医界春秋.-3-6-154

马岱云

吐泻病用冷罨法之谬误/马岱云//中国医学月刊.-3-15-344

马德基

读乡党篇卫生小记/马德基//医学杂志.-2-3-552

马尔腾

身心健全之原理/马尔腾//中西医学报.-1-31-257

马福康

代张君征求良方/马福康//医界春秋.-3-14-376

马冠莘

发扬中医为胜利后建国之首务/马冠莘//国医砥柱月刊.-5-18-88

马冠群

白喉病愈记/马冠群//医界春秋.-3-13-515

产后昏晕验案/马冠群//医界春秋.-3-11-44

答马莲湘君奇病征求病理治法/马冠群//医界春秋.-3-12-279

答平步君征求痞癖病治疗方剂/马冠群//医界

春秋.-3-10-110

答萧俊逸君征求断产实验法/马冠群//医界春秋.-3-12-277

答杨觉倚君久病治征案三则/马冠群,杨铁僧,罗石麟//医界春秋.-3-11-18

答征求外疡之治疗法/马冠群//医界春秋.-3-12-278

挽医界前辈张山雷先生/马冠群//医界春秋.-3-11-278

挽医界前辈张锡纯先生二绝/马冠群//医界春秋.-3-11-226

五之轩医话/马冠群//医界春秋.-3-13-365

香薷之主治之病/马冠群//医界春秋.-3-14-389

征求乳岩疗法/马冠群//医界春秋.-3-10-260

马翰臣

问百五十九/马翰臣//绍兴医药学报.-1-16-120

马弘道

发疹窒扶斯病原之发见/马弘道//中西医学报.-1-35-51

咳嗽之疗法/马弘道//中西医学报.-1-35-249

为医十五则/马弘道//中西医学报.-1-35-104

医病有六不治/马弘道//中西医学报.-1-35-104

医有十三不可学/马弘道//中西医学报.-1-35-104

马绩熙

创办光华国药制药厂与仪器社之管见/马绩熙//光华医药杂志.-4-41-111

对于神州医药总会及分会之宣言/马绩熙//绍兴医药学报.-1-13-131

虎列拉之治验/马绩熙//神州医药学报.-1-46-511

两个春温治验的报告(连载)/马绩熙//光华医药杂志.-4-41-379,478

论时痧说/马绩熙//神州医药学报.-1-46-355

论中西医药疗病不在理想实验之优劣全在虚心审症方能功效同时并见姑假赤痢以证其说/马绩熙//神州医药学报.-1-46-353

千方易得一效难救/马绩熙//神州医药学报.-1-46-512

述中医六气为病之概况/马绩熙//医学杂志.-2-6-28

统一中西医学之新国策及中医亟待解决之四点/马绩熙//光华医药杂志.-4-40-319

为联络努力方向各分社长进一忠言/马绩熙//光华医药杂志.-4-40-318

医界春秋社三周纪念序(并词)/马绩熙//医界春秋.-3-6-464

中国新出之奇医案/马绩熙//绍兴医药学报.-1-13-158

中西医之治病贵先审证而后用药论/马绩熙//医界春秋.-3-5-539

忠告全国国医药号增设国医新药房群谋改进论/马绩熙//光华医药杂志.-4-37-21

马济仁

呃忒概述/马济仁//国医杂志.-4-13-451

马继兴

征求民国时代之针灸医学史料/马继兴//国医砥柱月刊.-5-18-234

中医学院制之实际与检讨/马继兴//国医砥柱月刊.-5-18-200

马继宗

读三焦有名而无形解后之疑惑/马继宗//医界春秋.-3-7-95

马家达

问妇人腹痛治法/马家达//绍兴医药学报星期增刊.-1-21-149

马嘉生

大小青龙及大柴胡汤桂枝加大黄汤均为表里双解之剂试分释之/马嘉生//中医杂志.-2-23-509

论西医之治疗/马嘉生//医界春秋.-3-5-20

四逆汤四逆散当归四逆汤三方合论/马嘉生//中医杂志.-2-23-511

马健华

肠胃之卫生/马健华//国医砥柱月刊.-5-17-222

马进礼

地锦考证及实验/马进礼//医界春秋.-3-14-387

腹大痞疾之治验/马进礼//针灸杂志.-4-31-474

临症验案二则/马进礼//文医半月刊.-5-14-535

奇症求治/马进礼//医界春秋.-3-13-461

实验单方二则/马进礼//医界春秋.-3-14-364

甜梨之研究/马进礼//医界春秋.-3-14-489

验案四则/马进礼//针灸杂志.-4-31-299

治痢验方/马进礼//医界春秋.-3-14-24

马进善

马氏医论跋/马进善//绍兴医药学报.-1-10-187

马精於

论肺炎病理与治疗之我见/马精於//文医半月刊.-5-14-531

马景行

我之反对迟婚的理由/马景行//中西医学报.-1-36-471

马景周

治噤口痢方/马景周//国医砥柱月刊.-5-16-302

马静寰

追荐会序/马静寰//沈阳医学杂志.-3-1-416

马克熊

问六十八/马克熊//绍兴医药学报.-1-12-521

马闿仙

吐衄验方/马闿仙//医界春秋.-3-6-294

马丽卿

肺结核验案/孙鸣第,马丽卿//华西医药杂志.-5-36-441

马莲湘

答医学上之疑问四则/马莲湘//医界春秋.-3-8-329

救世方药本草/马莲湘//医界春秋.-3-11-387

奇病征求病理治法/马莲湘//医界春秋.-3-11-28

泄泻关系于麻疹顺逆之研究/马莲湘//医界春秋.-3-8-312

马鲁义

纪越南一奇医/马鲁义//杏林医学月报.-3-21-307

马孟元

赤痢病中西治疗之大要/马孟元//中西医学报.-1-34-389

霍乱病中西治疗之大要/马孟元//中西医学报.-1-35-309

脚气病中西治疗之大要/马孟元//中西医学报.-1-34-219

疟疾中西治疗之大要/马孟元//中西医学报.-1-35-227

中风病中西治疗之大要/马孟元//中西医学报.-1-35-19

马梦樵

催眠剂之研究/马梦樵//中西医学报.-1-30-269

马培之

马氏医论/马培之(著);马叔循(校勘)//绍兴医药学报.-1-10-135

马徵君医案(一)至(五)/马培之(著);余继鸿(校)//中医杂志.-2-19-283,477.-2-20-73,251,439

马品玉

答王肖舫君问走马牙疳(二)/马品玉//绍兴医药学报星期增刊.-1-22-502

马清溪

初学中医应读何书/马清溪//医学杂志.-2-17-76

马人泽

下利有阴阳症烦躁亦有阴阳症辨/马人泽//中医杂志.-2-23-524

马善征

崩漏之原因与治疗/马善征//中医世界.-3-32-261

淡庐漫笔/马善征//中医世界.-3-32-317

冬不藏精春必病温今释/马善征//中医指导录.-4-1-406

汗血异名同类说/马善征//中医指导录.-4-3-299

论消化之原理/马善征//医学杂志.-2-12-86

马善征君来函/马善征//中医指导录.-4-1-59

内经邪气盛则实精气夺则虚释义/马善征//中医指导录.-4-3-265

人之筋骨属于肝肾之原理/马善征//医学杂志.-2-12-87

肾藏志之研究/马善征//医学杂志.-2-12-87

痰论/马善征//中医指导录.-4-1-306

心脑皆非全体生理之主宰说/马善征//医学杂志.-2-12-85

征求遗精与阳痿之治法/马善征//医界春秋.-3-8-200

治病求本说/马善征//中医指导录.-4-1-435

马少村

征求湿证治法/马少村//医界春秋.-3-11-29

马少青

湖北国医专校请政府明令颁布凡持有国医专校毕业证书可直接换领开业执照由/马少青//医学杂志.-2-18-348

湖北国医专校为教部非法强迫各国医专校一律改校称社请愿大会议决取消由/马少青//医学杂志.-2-18-344

马少卿

松香膏功用与制法/马玉卿(撰);马少卿(录)//光华医药杂志.-4-37-432

马少廷

答张树筠先生问友脾泄症/马少廷//绍兴医药学报星期增刊.-1-21-296

马师鳌

驳斥上海医师公会与西医团体等之呈文并告西医界从速省悟/马师鳌//杏林医学月报.-3-16-288

马师鳌君来函/马师鳌//杏林医学月报.-3-17-35,318,484

马寿民

产妇常识/马寿民//现代医药月刊.-4-27-461

马瘦吟

呈缪东麟太史/马瘦吟//沈阳医学杂志.-3-1-221

弹康民琴师所遗朱漆断纹琴有感/马瘦吟//沈

阳医学杂志.-3-1-345

国医此后当作如何思想/马瘦吟//沈阳医学杂志.-3-3-330

今日病家之心理/马瘦吟//沈阳医学杂志.-3-2-272

麻黄石膏/马瘦吟//沈阳医学杂志.-3-3-387

孙中山先生心肝二病之妄谈/马瘦吟//沈阳医学杂志.-3-1-184

题陆地仙经四首/马瘦吟//沈阳医学杂志.-3-2-125

题廿载春梦四首即呈仲仙兄斧削/马瘦吟//沈阳医学杂志.-3-2-248

题仙舫厅长石琴庐诗集四首/马瘦吟//沈阳医学杂志.-3-1-143

信医专而后可愈病/马瘦吟//沈阳医学杂志.-3-2-272

英国流行肺炎病之观测/马瘦吟//沈阳医学杂志.-3-1-185

咏一天秋琴(七绝四首)/马瘦吟//沈阳医学杂志.-3-1-221

马叔循

草河车/马叔循//绍兴医药学报.-1-17-296

大豆黄卷/马叔循//绍兴医药学报.-1-19-107

发散膏论/马叔循//绍兴医药学报.-1-18-87

鸡蛋油/马叔循//绍兴医药学报.-1-17-298

栝蒌土瓜/马叔循//绍兴医药学报.-1-17-296

蛞蝓/马叔循//绍兴医药学报.-1-17-297

流火/马叔循//绍兴医药学报.-1-17-558

论牛膝/马叔循//绍兴医药学报.-1-17-295

论人中白制法/马叔循//绍兴医药学报.-1-18-85

论王洪绪全生集/马叔循//绍兴医药学报.-1-17-558

论温病条辨银花赤芍/马叔循//绍兴医药学报.-1-17-298

马氏医论/马培之(著);马叔循(校勘)//绍兴医药学报.-1-10-135

评徐批外科正宗序/马叔循(遗稿)//绍兴医药学报.-1-19-355

朴硝火硝/马叔循//绍兴医药学报.-1-17-296

奇验良方五则/马叔循(遗稿)//三三医报.-2-31-273

乳香没药/马叔循//绍兴医药学报.-1-17-486

十滴水宜慎用论/马叔循//绍兴医药学报.-1-18-86

土木鳖马钱子/马叔循//绍兴医药学报.-1-17-297

紫背天葵/马叔循//绍兴医药学报.-1-17-295

马斯臧

忠告病家之要言/马斯臧//绍兴医药月报.-2-38-31

马廷涝

马佩荣医案(漪园业书第三集)/马廷涝(著);王子政,刘伯昂(全校)//国医砥柱月刊.-5-17-423,486

医学琐谈(漪园业书第五集选录)/马廷涝(著);秉钧(校阅)//国医砥柱月刊.-5-17-417

马文田

阿斯必林治疗倭麻质斯之实验谈二/马文田//中西医学报.-1-25-212

马文昭

蛋黄素为天然的烟瘾治疗法/马文昭(著);宋大仁(译)//中西医药.-5-10-38

马相伯

琥珀之讨论(上)走方郎中的奇迹/马相伯//中医指导录.-4-2-332

养生之道/马相伯//国医杂志.-4-12-140

马象阁

问眼疾垂膜/马象阁//沈阳医学杂志.-3-2-316

马星孚

六淫新说/马星孚//医界春秋.-3-7-408

马星樵

为友人征求肝风证之治法/马星樵//现代医药月刊.-4-27-103

马星岩

围药方/马星岩//神州国医学报.-4-18-258

马学歧

花柳病贻后症征治/马学歧//医界春秋.-3-11-181

马雅各

华人病症篇:疟疾/[英]马雅各(著);宋大仁(译)//中西医药.-5-9-520

马荫遐

发刊词/马荫遐//杏林医学月报.-3-16-9

肺主身之皮毛论(连载)/马荫遐//中医杂志(广东).-3-4-405

滑脉涩脉辨/马荫遐//杏林医学月报.-3-16-147

写在全国中医药界一致反抗中央卫生会议议决废止中医药案之呼声之前/马荫遐//杏林医学月报.-3-16-100

诸痉项强皆属于湿释义/马荫遐//杏林医学月报.-3-16-67

马英麟

沈阳医学杂志序一/马英麟//沈阳医学杂志.-3-1-20

马玉卿

对于黄金若秘方公开之贡献/马玉卿//光华医药杂志.-4-37-550

公开灵验药方/马玉卿//光华医药杂志.-4-38-142

松香膏功用与制法/马玉卿(撰);马少卿(录)//光华医药杂志.-4-37-432

马元放

肺病临床实验录再版序/马元放//新中华医药月刊.-5-35-481

马元仪

马氏临床学诠证(一)至(二十四)/马元仪(著);宋爱人(评注)//医界春秋.-3-12-49,103,159,279,337,393,434,488.-3-13-21,77,126,354,412,459,505.-3-14-24,86,135,192,245,300,360,424,473

马云翔

上海龙华生药采集记(连载)/马云翔//光华医药杂志.-4-35-121,198,260,336

诊舌要旨/马云翔//光华医药杂志.-4-35-475

马藻亭

征求答案二则/詹苦可,马藻亭//医界春秋.-3-7-25

玛继宗

阴阳论/玛继宗//医界春秋.-3-9-440

麦守信

花柳遗浊/麦守信//光华医药杂志.-4-39-252

皮肤病/麦守信//光华医药杂志.-4-39-448

满立勳

公开蛾喉神效秘方/满立勳//光华医药杂志.-4-38-216

漫　人
花果治病谈/漫人//国医导报.-5-30-65

毛邦汉
肺病与培土生金法/毛邦汉//中国医药月刊.-5-33-244

肺病治胃之经验谈(连载)/毛邦汉//中国医药月刊.-5-33-115,149

毛邦汉君来函/毛邦汉//中医新生命.-5-6-597.-5-7-51.-5-8-521

秋末春初间疟与中医之所谓伏气/毛邦汉//中国医药月刊.-5-33-21

映雪斋医药随笔/毛邦汉//国医导报.-5-30-314

毛炳南
癥瘕/毛炳南//苏州国医杂志.-5-2-572

毛达可
倪咸初/毛达可(遗著)//神州国医学报.-4-16-272

毛鸿声
病人与医生/毛鸿声//光华医药杂志.-4-36-416

毛近仁
评论医学的功罪/毛近仁//中国医学月刊.-3-15-461

胃病/毛近仁//中国医学月刊.-3-15-540

毛青全
饮食顾问自序/毛青全//华西医药杂志.-5-36-447

整理药业之呈请/毛青全//光华医药杂志.-4-39-439

毛晴晨
素问藏气法时论云五谷为养五果为助五畜为益五菜为充气味合而食之以补益精气解(连载)/毛晴晨//医学杂志.-2-13-26,132

毛仁仁
肺痨病菌的新仇敌是海带海藻昆布(连载)/毛仁仁//中国医学月刊.-3-15-19,76

论中国膳食有改良之必要/毛仁仁//医学杂志.-2-14-383//中国医学月刊.-3-15-57

毛覃敫
补过斋医话(连载)/毛覃敫//现代中医.-4-42-209,232,259,279,313,552,593,618.-4-43-322,444,611,668

恶性疟疾谈/毛覃敫//现代中医.-4-43-384

谈疹痦/毛覃敫//光华医药杂志.-4-38-196

毛文叔
问风湿合病之理/毛文叔//绍兴医药学报星期增刊.-1-22-35

毛锡爵
毛锡爵君来书/毛锡爵//中医新生命.-5-6-360

毛祥麟
对山医话(连载)/毛祥麟//医学报.-1-4-77,92,109,127,143,159,175,223,223,255,271,319,335

毛毅之
答陆渊雷先生两问题/毛毅之//自强医学月刊.-3-41-281

答问/毛毅之(问);谢诵穆(答)//中医新生命.-5-8-55

痞块病民间实验单方一则/毛毅之//中医新生命.-5-6-513

习题第十三号/毛毅之//中医新生命.-5-8-410

习题第十四号/毛毅之//中医新生命.-5-8-467

再征求目疾效方/毛毅之//自强医学月刊.-3-

41－282

征求目疾效方/毛毅之//自强医学月刊.-3-41
－124

毛友梧

答吴宏鼎君为哀子恳求膝毒原因或对证之疗法
/毛友梧//医界春秋.-3-8-527

答徐宗岐君征求病愈致哑之治疗/毛友梧//医
界春秋.-3-8-330

答张世元君问多年耳鸣治法三则/毛友梧，沈仲
圭，何伯贤//医界春秋.-3-8-477

治虚劳病不可统用建中汤说/毛友梧//医界春
秋.-3-9-70

毛幼安

阅时疫医院卫生必读所论痧症议/毛幼安//神
州医药学报.-1-42-211

中国医药断不偏废说/毛幼安//神州医药学报
.-1-42-81

毛　云

市党部代表训词/毛云//北平医药月刊.-5-9-
437

毛致诚

问发落治法/毛致诚//绍兴医药学报星期增刊
.-1-22-277

茅济棠

编辑室谈话/茅济棠//新中医刊.-5-20-399,
455,495

大麻风/茅济棠//新中医刊.-5-19-31

肺痨概论/茅济棠//新中医刊.-5-19-6

金匮要略之检讨(连载)/茅济棠//新中医刊.-5
－19－208,239,266 .-5-20-46,95,154,
291,379,476,518

茅济棠启事/茅济棠//新中医刊.-5-20-506

疟疾治疗之演进(连载)/茅济棠//国医导报.-5
－30－46,104

摇篮/茅济棠//新中医刊.-5-19-55

茅天民

论政府应定制医生公会条例一如律师公会之例
/茅天民//绍兴医药学报.-1-17-275

问石蛾隆起治法/茅天民//绍兴医药学报星期
增刊.-1-21-373

问药/茅天民//绍兴医药学报星期增刊.-1-21
－370

中医衰落之原因/茅天民//绍兴医药学报.-1-
17-272

茅行先

薛雪医经原旨之商榷/茅行先//针灸杂志.-4-
33-340

茅英华

金匮要略之检讨(连载)/茅英华//新中医刊.-5
－19－448,567

茅　玥

白血球和抵抗作用/茅玥//新中医刊.-5-19
－161

奇怪的脑髓/茅玥//新中医刊.-5-19-191

遗精/茅玥//新中医刊.-5-19-60

茅志庠

国医术语谈/茅志庠//国医导报.-5-30-160

痉与惊/茅志庠//新中医刊.-5-20-604

痉与惊说/茅志庠//国医导报.-5-30-311

茂木藏之助

腹痛辨(连载)/［日］茂木藏之助(原著)；陈史
六(译)//中医新生命.-5-6-431,502,574
.-5-7-11

懋　辅

从学习毛泽东思想谈医学卫生工作/懋辅//针
灸杂志.-4-34-325

梅　君

中国的咸菜具有绝大的价值/梅君//神州国医

学报.-4-18-445

梅琳醒侠氏

医学抉微序/梅琳醒侠氏//绍兴医药学报.-1-10-391

梅岭先

北平国医砥柱月刊总社湖南汉寿县永和乡分社筹备启事/刘了初,蔡文铎,梅岭先//国医砥柱月刊.-5-18-378

梅生居士

独灵草临床治验报告摘要三则/赵子成,梅生居士,朱绍龙//医界春秋.-3-12-105

梅　瘦

针灸术在法国/梅瘦//针灸杂志.-4-31-423

梅叔肱

经络/梅叔肱//自强医学月刊.-3-40-655

梅舒萼

论痰病之可危/梅舒萼//医学公报.-1-7-67

孟河马培之征君咽喉论(一)至(二)/梅舒萼//医学公报.-1-7-26,47

述怀偶咏(步张筱村先生原韵)/梅舒萼//医学公报.-1-7-286

吸烟与生理之关系说/梅舒萼//医学公报.-1-7-257

咏画梅寄王问樵君/梅舒萼//医学公报.-1-7-72

治脬破/梅舒萼//医学报.-1-7-489

梅滕更

上海博医会会长梅滕更博士演说词/梅滕更;周宜(译)//中西医学报.-1-32-25

梅退安

麻杏石甘汤之效用/梅退安//医林一谔.-4-10-590

梅县医药联合会

梅县医药联合会成立就职宣言/梅县医药联合会//医林一谔.-4-8-83

梅　轩

食物与早老/梅轩//国药新声.-5-23-325

梅　影

食时须知/梅影//现代医药月刊.-4-27-749

梅永茂

伤寒论新释卷一(一)至(十四)/梅永茂(撰);吴景焌(录)//杏林医学月报.-3-19-215,254,290,324,356,398,480,524.-3-20-17,67,111,149,242,283

为时医不敢用经方者之驳论/梅永茂(撰);吴景焌(录)//杏林医学月报.-3-20-23

中医界今后应有之觉悟(连载)/梅永茂//杏林医学月报.-3-18-282,403,451,485

梅詠仙

痹症治验记/梅詠仙//神州医药学报.-1-43-338

丐医/梅詠仙//神州医药学报.-1-42-123

吕巷梅咏仙上正会长蔡公书/梅詠仙//医学公报.-1-7-53

医案/梅詠仙//神州医药学报.-1-44-397

中国医学急宜整顿论/梅詠仙//医学报.-1-6-447

祝医学公会成立黄岁/梅詠仙//医学公报.-1-6-577

梅　湛

卫生之真相/梅湛//中西医学报.-1-28-465

梅竹洲

抱歉/梅竹洲//杏林医学月报.-3-19-194

答案三则/梅竹洲//医界春秋.-3-10-110

对于达禅陈放勋先生读陆渊雷先生伤寒论今释之桂枝附子汤白术附子汤之驳案质疑/梅竹

洲//杏林医学月报.-3-19-257

对于南洋吉隆坡谭活水君吴汉僊医界之警铎气
化为细胞之母六淫为细菌之原之我见之我见
/梅竹洲//杏林医学月报.-3-22-75

太阳之为病脉浮头项强痛之释义/梅竹洲//现
代医药月刊.-4-27-85

消渴病之研究/梅竹洲//杏林医学月报.-3-19
-299

医事杂感(连载)/梅竹洲//杏林医学月报.-3-
19-275,482

中西医之治疗谈/梅竹洲//医界春秋.-3-10-
50//杏林医学月报.-3-19-126

梅子芬

究中西医理孰长/梅子芬/沈阳医学杂志.-3-
1-241

数脉属火辨/梅子芬//沈阳医学杂志.-3-1
-381

美国纽约登佛化学制药公司

美国纽约登佛化学制药公司启事/美国纽约登
佛化学制药公司//杏林医学月报.-3-17
-38

门外汉

用药宜勿泥古方分两说/门外汉//沈阳医学杂
志.-3-1-309

朦叟

驳余岩氏中医不能列入医科系统议(连载)/朦
叟//医界春秋.-3-5-58,66,78,96

孟彬

拾荒/孟彬//新中医刊.-5-19-111

孟卜功

国医国药之真价值/孟卜功//医界春秋.-3-9-
7//医林一谔.-4-11-148

为医之道/张高港,孟卜功(录)//光华医药杂志
.-4-39-225

孟德斯鸠

回回教之不食猪肉之故/孟德斯鸠//中医新生
命.-5-7-61

孟登州

年余目疾一旦解除哮喘危症竟灸而安神哉/孟
登州//针灸杂志.-4-28-187

孟涵

医界的新趋势(录北京晨报)/孟涵(译);张锦灿
(转录)//三三医报.-2-33-5

孟侃如

脉理商讨/孟侃如//国医砥柱月刊.-5-16-43

孟克明

真伪/孟克明//新中医刊.-5-19-189

中风论/任济康,黄应福,荣质文,孟克明,傅旭
初,罗广济//新中医刊.-5-19-126

孟乐天

痞块症(又名黑热病)概论(连载)/孟乐天//国
医公报.-4-23-409.-4-24-35

我对于今日痘科之感言/孟乐天//医界春秋.-3
-7-273

孟丽生

北平医药月刊序/孟丽生//北平医药月刊.-5-
9-379

孟聘卿

皮肤病/孟聘卿//光华医药杂志.-4-39-357

孟起

读黄韶光君驳王慎轩发明三冲之病理及治法书
后/孟起//医界春秋.-3-6-133

孟世忱

中医科学原理/孟世忱//北平医药月刊.-5-21
-611

孟心史

血痣灵药/孟心史//神州国医学报.-4-16
-375

孟兴朕

问肺痨病治法/孟兴朕//绍兴医药学报星期增
刊.-1-22-179

疑问二则/孟兴朕//绍兴医药学报星期增刊.-1
-22-29

孟英

代华伯哭马叔循君/孟英//绍兴医药学报星期
增刊.-1-22-387

孟与朕

问蛲虫的治法/孟与朕//绍兴医药学报星期增
刊.-1-21-430

孟云

猘犬录/孟云,胡玮(著);许梦苏(录)//中医杂
志.-2-21-218

孟昭堂

针灸治疗验案二则/孟昭堂//针灸杂志.-4-33
-323

孟子英

问药/孟子英//三三医报.-2-30-448

征求痹痛治法/孟子英//三三医报.-2-30
-449

梦

药物作用略论/梦//医学报.-1-4-527

梦蜨

妇幼广义序/梦蜨//三三医报.-2-30-312

医/梦蜨//三三医报.-2-30-420

友人欲赠大观园浴池一联索句于余走笔应之/
梦蜨//三三医报.-2-31-361

梦蝶

谐闻二则/梦蝶//三三医报.-2-30-351

梦飞山人

赠中和医药室主人罗炜彤先生序/梦飞山人//
三三医报.-2-30-93

梦蕉

悼章太炎先生/梦蕉//中医新生命.-5-7-591

梦兰

小便如膏灵方/梦兰//医界春秋.-3-9-539

梦秋

性欲的变态和正态/梦秋//中西医药.-5-13
-61

性欲生活的变态和正态(连载)/梦秋//中西医
药.-5-12-53,157

梦西

许半龙君对于国医之两大主张/梦西//医界春
秋.-3-6-48

縻鹤鸣

中国针灸学不发达之真因/縻鹤鸣//医学杂志
.-2-15-12

縻雪亭

针灸漫谈/縻雪亭//医界春秋.-3-10-9//国
医杂志.-4-6-319

针灸术漫谈/縻雪亭//杏林医学月报.-3-19
-547

中国针灸术之实效/縻雪亭//神州国医学报.-4
-14-377

縻仲章

证治经验谈/縻仲章//光华医药杂志.-4-38
-64

米焕章

贝母半夏功用之研究/米焕章//医学杂志.-2-8-456

补阳还五汤之功效/米焕章//医学杂志.-2-8-461

服药法之研究/米焕章//医学杂志.-2-9-93

花柳病之治疗/米焕章//医学杂志.-2-9-217

霍乱诊治之经验/米焕章//医学杂志.-2-9-216

煎药法之研究/米焕章//医学杂志.-2-9-91

经验极效单方/米焕章//医学杂志.-2-8-595

痢疾经验方/米焕章//医学杂志.-2-9-215

论成药之弊/米焕章//医学杂志.-2-9-93

人参非温补回阳药之研究/米焕章//医学杂志.-2-8-591

三焦之说历来讫无定论然按之内经有指气化言者有指实象言者试分别条次之申明其意/米焕章//医学杂志.-2-1-605

伤寒三阳亦有寒证三阴亦有热证说/米焕章//医学杂志.-2-9-64

伤寒时疫之区别/米焕章//医学杂志.-2-8-485

芍药气味功用种类之研究/米焕章//医学杂志.-2-9-345

细辛用量之研究/米焕章//医学杂志.-2-8-593

血淋溺血病源及治疗/米焕章//医学杂志.-2-9-82

月事专主脾胃说/米焕章//医学杂志.-2-9-66

中阳溜经中阴溜腑/米焕章//医学杂志.-2-6-488

米吉庆

痈症患者在卫生上应行注意之事项/米吉庆//医学杂志.-2-16-580

痈症原因之探究及其病症中之虚实寒热分别观/米吉庆//医学杂志.-2-16-573

米荣惠

产后腿病请求良方/米荣惠//医学杂志.-2-18-568

脑神经衰弱症/米荣惠//医学杂志.-2-17-70

气逆胃痛请求方剂/米荣惠//医学杂志.-2-18-459

小肠疝/米荣惠//医学杂志.-2-17-407

忻县马负图先生之不药疗法/米荣惠//医学杂志.-2-17-252

中医中药公有制在国计民生上有何利益按吾国目前之社会状况能否推行顺利试就各方实际情形论列之/米荣惠//医学杂志.-2-17-333

米显东

湿热一病初起恶寒颇似伤寒症状然若用辛温发表为祸甚巨试言其理之所在/米显东//医学杂志.-2-13-197

米昀

问内经刺中某脏几日死而禁服篇又言内刺五脏试将刺脏之据经评释之/米昀//医学杂志.-2-8-234

问生理卫生之学西医讲之特详中医独略然乎/米昀//医学杂志.-2-10-620

中西医能否沟通说/米昀//医学杂志.-2-11-376

宓泰治

鹿茸在我国医药学上之地位/宓泰治//医林一谔.-4-11-534

宓望森

问胃病治法/宓望森//绍兴医药学报星期增刊.-1-21-48

绵毅

请求沙眼特效药/绵毅//光华医药杂志.-4-38-252

验方二则/绵毅//光华医药杂志.-4-38-211

苗霖荣

百药罔效之腰背疼痛/苗霖荣//医学杂志.-2-

17-71

妙　生

保存国医之途径/妙生//国医杂志.-4-5-356
//医林一谔.-4-8-235

民　报

科学的医术/民报//神州国医学报.-4-17
-492

民国医药会

西医之国医馆异论/民国医药会//中医世界.-3
-27-85

民政部

民政部奏续办外城官医院折/民政部//绍兴医
药学报.-1-8-121

旻　华

人参/旻华//光华医药杂志.-4-41-580

闵苍生

答复周君下问/闵苍生//绍兴医药学报.-1-18
-373

记某医校之内容/闵苍生//绍兴医药学报.-1-
17-442

再复周君/闵苍生//绍兴医药学报.-1-20
-224

闵金禾

绿梅花盦笔记/闵金禾//现代医药月刊.-4-27
-255

敏　田

外科大法(一)至(二)/敏田(学耕)(著);博敷
(校订)//文医半月刊.-5-14-599,642

明

筱斋随笔/明//文医半月刊.-5-14-4

明　道

伤逝琐言/明道//铁樵医学月刊.-4-44-656

明德斋主人

瘰疬经验方/明德斋主人//绍兴医药学报.-1-
14-230

梅毒除根良方/明德斋主人//绍兴医药学报.-1
-14-344

预治脐风经验良方/明德斋主人//绍兴医药学
报.-1-14-344

明明斋

答沈耕莘君问目疾治法/明明斋//绍兴医药学
报星期增刊.-1-21-87

明日医药杂志社

明日医药杂志优待读者办法/明日医药杂志社
//中西医药.-5-10-698

明　生

内部医政司立中医研究院意见/明生//杏林医
学月报.-3-20-497

说内部警署取缔苏医应取联合之态度/明生//
医学杂志.-2-15-536//杏林医学月报.-3
-21-101

苏省取缔七十余县改组中医谨约同日领证议/
明生//医学杂志.-2-16-69//杏林医学月
报.-3-21-187

推论中医条例之症结/明生//医学杂志.-2-15
-536//杏林医学月报.-3-20-418

明　远

中药新药理:吴萸/明远//光华医药杂志.-4-
39-424

鸣　秋

问药一则/鸣秋//绍兴医药学报星期增刊.-1-
22-92

铭 立

治疗成绩之报告/铭立//中西医学报.-1-32
-349

铭 泽

漆疮/铭泽//中医新生命.-5-8-633

谬效国

说治霍乱大法/谬效国//神州医药学报.-1-47
-322

缪东麟

和马玉书原玉/缪东麟//沈阳医学杂志.-3-1-
222

缪宏彬

答祝达望君问哮喘治法案/缪宏彬//医界春秋
.-3-7-100

缪宏仁

中西医沟通刍言/缪宏仁//医林一谔.-4-11
-147

缪俊德

赤痢与疫痢/缪俊德//国医砥柱月刊.-5-16
-213

从小儿异嗜症说到十二指肠虫病治法/缪俊德
//医学杂志.-2-18-316

读中国药物展览之概况感言/缪俊德//中国医
药月刊.-5-33-267

恶性疟之研究(连载)/缪俊德//医学杂志.-2-
18-500//现代中医.-4-43-366

肺病诊疗法/缪俊德//铁樵医学月刊.-4-44
-467

肝阳之研究/缪俊德//国医砥柱月刊.-5-15
-614

各地民间疗法实录一/缪俊德//现代中医.-4-
43-183

关于时令病之我见(连载)/缪俊德//复兴中医
.-5-31-503,627

痨病快览/缪俊德//文医半月刊.-5-14-523

癃闭新论/缪俊德//中国医药月刊.-5-33
-303

论外感六淫病(连载)/缪俊德//现代医药月刊
.-4-27-717,727,729,731,733,735,737

缪俊德君来函/缪俊德//医学杂志.-2-15
-307

缪俊德来函论江苏管理中医条例之误/缪俊德
//医学杂志.-2-16-127

疟疾新论/缪俊德//中国医药月刊.-5-33
-206

热病诊法选(一)至(八)/缪俊德//现代中医.-4
-43-191,245,306,386,431,496,604,659

肉角/缪俊德//现代中医.-4-43-591

提倡预防医学之灸法/缪俊德//针灸杂志.-4-
30-61

铁樵医药事务所第一届征文(痘疮篇)/缪俊德
//铁樵医学月刊.-4-44-571

痛证辨(连载)/缪俊德//医学杂志.-2-17-
11,130

瘰疬新论(连载)/缪俊德//中国医药月刊.-5-
33-101,142

胃病指南(连载)/缪俊德//医学杂志.-2-15-
129,262,494.-2-16-117

痫症验案/缪俊德//医学杂志.-2-18-436

新编方剂学之妥议/缪俊德//医学杂志.-2-18
-265

新兴医学论/缪俊德//医学杂志.-2-15-235

咽喉生一物垂出口外/缪俊德//现代中医.-4-
43-592

研究茵陈及青蒿之功用/缪俊德//复兴中医.-5
-31-566

药物新经验/缪俊德//现代中医.-4-43-300

医学之发明/缪俊德//铁樵医学月刊.-4-44
-200

增订产科心法按(连载)/汪朴斋(著);缪俊德
(按)//中国医药月刊.-5-33-436,458,
482,505,564

诊余偶谈/缪俊德//文医半月刊.-5-14-445
//国医砥柱月刊.-5-16-47

癥瘕害与癥瘕说/缪俊德//现代中医.-4-43
　　-546

中国急性传染病学序(连载)/缪俊德//医学杂
　　志.-2-15-462.-2-17-324

中药与西药下剂应用异同之点精粗优劣之判
　　(其四)/缪俊德//铁樵医学月刊.-4-44
　　-476

缪康寿

地气上为云天气下为雨释/缪康寿//医学杂志
　　.-2-8-164

缪铭泽

精神疗法在医学上之价值/缪铭泽//医学杂志
　　.-2-18-527

写在登革热流行后/缪铭泽//复兴中医.-5-31
　　-469

怎样改进中国医药/缪铭泽//复兴中医.-5-31
　　-231

缪迺强

医生缪铭泽先生小传/缪迺强//中国医药月刊
　　.-5-33-587

缪寿康

阴暑辨/缪寿康//医学杂志.-2-8-183

缪素灵

百日咳/缪素灵//广东医药月刊.-3-24-524

论今日学校宜注意卫生学/缪素灵//中西医学
　　报.-1-33-373

论无医学卫生智识之害/缪素灵//中西医学报
　　.-1-35-505

论婴儿七日病及预防法/缪素灵//中西医学报
　　.-1-35-83

素食有关于进化说/缪素灵//中西医学报.-1-
　　35-507

医鉴/缪素灵//中西医学报.-1-35-87

缪一鸣

目病求方/缪一鸣//三三医报.-2-32-375

缪永祺

脑膜炎/缪永祺//广东医药月刊.-3-24-572

说脑脊髓膜炎及有效之新治法/缪永祺//广东
　　医药月刊.-3-24-574

西医应有之觉悟/缪永祺//广东医药月刊.-3-
　　24-294

缪幼坚

题秦氏同门集/缪幼坚//中医指导录.-3-37
　　-590

题中医指导录/缪幼坚,张仲僵,胡诗静//中医
　　指导录.-3-37-188,589.-3-38-447

缪倬云

喉科小录/缪倬云//现代中医.-4-42-375

小产验案/缪倬云//光华医药杂志.-4-37
　　-414

沫　华

黑热病/沫华//现代中医.-4-43-461

莫集贤

法定传染病十种可以针灸吗/莫集贤//针灸杂
　　志.-4-31-268

疾病基于神经官能之障碍而发生及针灸治病之
　　功能说/莫集贤//针灸杂志.-4-29-191

神经的强弱就是生命底危吗/莫集贤//针灸杂
　　志.-4-29-297

医案数则/莫集贤//针灸杂志.-4-28-611

针灸常识/莫集贤//针灸杂志.-4-28-574

莫鉴均

咽喉病论略/莫鉴均//国医杂志.-4-5-164

莫兰医士

散拿克拉新对于肺结核之治疗价值/莫兰医士
　　(著);丁锡康(译)//中西医学报.-1-37-479

莫枚士

神农本经释例/莫枚士(遗著);黄绍珣(录存)//
　三三医报.-2-34-175

研经言(连载)/莫枚士(原本);杨宝善(钞存)//
　神州医药学报.-1-45-75,175,247,371,
　468.-1-46-51

莫鹏轩

中国医学发明数千年相承数十代以何时为最盛
　以何人为最著能溯其源流乎/莫鹏轩//国医
　杂志.-4-5-189

莫义廉

读中华国医学会杂志偶作/莫义廉//国医杂志
　.-4-5-205

莫　莹

产后腹痛之实验/莫莹//医学杂志.-2-18
　-445

肚泻实验方/莫莹//医学杂志.-2-18-446

干霍乱奇药/莫莹//医学杂志.-2-18-446

流鼻血特效法/莫莹//医学杂志.-2-18-445

水泻特效方/莫莹//医学杂志.-2-18-446

问肺痨咳血治法/莫莹//医学杂志.-2-18
　-560

质疑三则/莫莹//医学杂志.-2-18-463

中风中痰急救法/莫莹//医学杂志.-2-18
　-444

莫永如

滚水伤治法/莫永如//针灸杂志.-4-32-496

火伤治法/莫永如//针灸杂志.-4-32-496

生蛇缠腰方/莫永如//针灸杂志.-4-32-496

莫振魁

食物卫生略说/莫振魁//中西医学报.-1-24
　-261

牟聘三

虚劳病辨/牟聘三//沈阳医学杂志.-3-3-332

牟学允

泻井当泻荥补井当补合之我见/牟学允//针灸
　杂志.-4-33-37

针灸吟/牟学允//针灸杂志.-4-33-62

针灸治疗时间之经济谈/牟学允//针灸杂志.-4
　-32-162

牟允方

革命派保守派折衷派各说之批判/牟允方//新
　中华医药月刊.-5-35-669

各地民间疗法实录九/牟允方//现代中医.-4
　-43-236

疾病的个体特性/牟允方//新中华医药月刊.-5
　-35-619

脑脊髓膜炎防治的我见/牟允方//华西医药杂
　志.-5-36-521

消渴与糖尿病/牟允方//现代中医.-4-43
　-626

言脉/牟允方//现代中医.-4-43-166

中医不要西医化/牟允方//新中华医药月刊.-5
　-35-575

中医学原理自序/牟允方//华西医药杂志.-5
　-37-180

中医怎样科学化/牟允方//新中华医药月刊.-5
　-35-387

木村长久

古方药议(连载)/[日]木村长久(著);魏萱
　(译)//光华医药杂志.-4-37-233,330.-4
　-38-47,125,225,474,569.-4-39-63,519

古方药议(一)至(六)/[日]木村长久(著);魏
　萱(译)//文医半月刊.-5-14-92,120,139,
　153,172,188

木多精一

皮肤病之汤液治验/[日]木多精一(著);于成
　立(译)//光华医药杂志.-4-40-70

木山圆彦

皇汉医学复兴之急务/[日]木山圆彦//光华医

药杂志.-4-41-310

牧国泰

初试缠喉风红肿针到病除/牧国泰//针灸杂志.-4-28-510

孔穴便查表/牧国泰//针灸杂志.-4-29-70

某穴主某症说/牧国泰//针灸杂志.-4-32-135

牧廷芳

答张永修君征方/牧廷芳//医界春秋.-3-7-321

牧挺芳

代刘戚征求瘰疬结核验方/牧挺芳//医界春秋.-3-9-118

针药并施治愈鹤膝风之验案/牧挺芳//医界春秋.-3-9-417

牧醒震

民间实验单方二则/牧醒震//医界春秋.-3-10-439

治愈五年肝胃腿部风湿等症/牧醒震//针灸杂志.-4-28-509

慕 向

格言释义(连载)/慕向//国药新声.-5-24-208,316,434.-5-25-222,341

述/慕向//国药新声.-5-23-445

谈自治/慕向//国药新声.-5-25-98

穆永洲

半身不遂/穆永洲//医学杂志.-2-18-191

穆宗岳

答叶君橘泉求病理并治疗法/穆宗岳//医界春秋.-3-8-329

问眼目生翳之治法/穆宗岳//医界春秋.-3-8-29

医界春秋五周纪念三则/穆宗岳,戎先庆,癫侣

//医界春秋.-3-8-396

N

内务部

筹办学堂医院之部批/教育部,内务部//绍兴医药学报.-1-12-89

管理药商章程(连载)/内务部//绍兴医药学报.-1-10-196,353,409

解剖规则施行细则/内务部//中西医学报.-1-31-73

解剖尸体规则/内务部//医学杂志.-2-13-649

内务部批示/内务部//绍兴医药学报.-1-11-57

内政部

传染病预防条例/内政部//医学杂志.-2-13-644

内政部管理医生暂行规则及施行细则/内政部//三三医报.-2-34-417

卫生问答/内政部//中西医学报.-1-41-267

内政部卫生署

个人卫生之要则/内政部卫生署//医学杂志.-2-15-15

乃 静

答游戏问题(一)、(二)/乃静//绍兴医药学报星期增刊.-1-21-78,159

说施医之弊/乃静//绍兴医药学报星期增刊.-1-21-359

乃 兴

临床笔记/乃兴//中国医药月刊.-5-32-72

施今墨先生医案/乃兴(笔记)//中国医药月刊.-5-32-253

针灸讲座(经穴之考正)(连载)/乃兴//中国医药月刊.-5-32-376,413

中国成药配方集(暑湿门)/乃兴(编)//中国医药月刊.-5-32-98

奈业哥

卫生延寿说/奈业哥//中西医学报.-1-36
-109

南拜山

汉和医学研究之种种/[日]南拜山(著);中医
世界编者(译)//中医世界.-3-38-67

名医验方:皇汉医界/[日]南拜山(讲述);永田
生(笔记);周其华(摘译)//医界春秋.-3-9-
536

胃肠病之皇汉疗法/[日]南拜山(著);龚文豪
(译)//光华医药杂志.-4-38-475

南昌市中医公会

南昌市中医公会来电/南昌市中医公会//国医
公报.-4-22-451

南京市国医公会为国民大会代表选举法之规定
意涉含糊分呈司法院及内政部文/南昌市中
医公会//国医正言.-5-5-11

南海一樵

医林琐言/南海一樵//医林一谔.-4-8-103

南汇县公安局

南汇县公安局中医登记试题(连载)/南汇县公
安局//中医指导录.-4-2-371,401

南京国医传习所

南京国医传习所举行开学典礼各来宾演词/南
京国医传习所//国医公报.-4-21-385

南京市中医公会

南京市国医公会为国代选举令出两歧分呈各机
关文/南京市中医公会//国医正言.-5-5
-151

南京卫生月报社

题词/南京卫生月报社//中西医药.-5-9-420

南洋劝业会

南洋劝业会坐办陈观察与丁医生福保唐医生乃
安照会/南洋劝业会//医学公报.-1-7-379

南宗景

永嘉南宗景著中医内科全书(连载)/南宗景//
复兴中医.-5-31-610

倪柏森

痿痹合论/倪柏森//新中医刊.-5-20-238

倪本青

菊之功用/倪本青//中医指导录.-3-38-110

临症指南选按(叶天士医案;华岫云原辑)(连
载)/唐思义,倪本青(选按)//中医指导录.-3
-37-81,189,393,509,591.-3-38-117,
347,449,549,649.-3-39-93,203,297,
411,529.-4-4-389,419,451,483,515,547

疟痢同病论治/倪本青//中医指导录.-3-38
-227

痧与霍乱考/倪本青//中医指导录.-3-37
-583

蟹之生理与剖解/倪本青//中医指导录.-3-38
-105

倪炳荣

辨邪气与微生/倪炳荣//中西医学报.-1-36
-39

齿痛之诊断及疗法/倪炳荣//中西医学报.-1-
36-27

敬告旧医家当善用问诊/倪炳荣//绍兴医药学
报.-1-14-495

敬告医界当善用下法/倪炳荣//中西医学报.-1
-32-31

余之医学改良意见书/倪炳荣//绍兴医药学报
.-1-15-67

倪高凤

法国人的针灸热/倪高凤//针灸杂志.-4-31
-233

倪静芳

答毛君问目疾/倪静芳//自强医学月刊.-3-41
-207

倪克庆

问癫痫病之治法/倪克庆//医界春秋.-3-9
-73

倪克显

我们集团和国医的将来/倪克显//铁樵医学月
刊.-4-44-713

倪 卢

桑椹可治便秘/倪卢//中西医学报.-1-37
-384

倪梦若

读温病条辨第八节用白虎加人参汤之辩论/倪
梦若//杏林医学月报.-3-20-22

倪梦若启事/倪梦若//医林一谔.-4-10-38

神昏谵语非逆传心胞说/倪梦若//医林一谔.-4
-9-461

太阳病下之后其气上冲者可与桂枝汤论/倪梦
若//杏林医学月报.-3-21-330

血淋特效方/倪梦若//光华医药杂志.-4-37
-439

医药论说集/倪梦若//医林一谔.-4-9-239

倪铭三

答赖君佩瑜/倪铭三//神州医药学报.-1-42
-295

倪七英

虚劳病自疗谈/倪七英//国医砥柱月刊.-5-17
-657

倪 强

大承气汤与白虎汤合论/倪强//苏州国医杂志
.-5-2-288

倪汝奂

三三医报祝词/倪汝奂//三三医报.-2-30
-351

上裘吉生先生函/倪汝奂//三三医报.-2-30
-560

上裘吉生先生书/倪汝奂//三三医报.-2-30
-297

五分钟热心/倪汝奂//三三医报.-2-30-603

笑的功用/倪汝奂//三三医报.-2-31-388

辛苦/倪汝奂//三三医报.-2-30-603

药谜纪咏/倪汝奂//三三医报.-2-31-289

倪石奇

答金子宜君治鼓胀法/倪石奇//绍兴医药学报
星期增刊.-1-21-351

倪士英

春温初起治宜桂枝汤之我见/倪士英//光华医
药杂志.-4-41-465

肺痨病自疗法/倪士英//文医半月刊.-5-14
-528

复兴民族须先改进中医始/倪士英//国医砥柱
月刊.-5-15-603

黄连治痢经验谈/倪士英//国医砥柱月刊.-5-
16-295

倪市隐

回乡述怀就政并乞赐和/倪市隐//针灸杂志.-4
-34-22

敬祝承公淡安中国针灸杂志复刊纪念/倪市隐
//针灸杂志.-4-34-13

倪寿常

插画/倪寿常//医界春秋.-3-6-18

双十节之背景/倪寿常//医界春秋.-3-6-115

祝画/倪寿常//医界春秋.-3-7-387

倪庭槐

讹传夹阴病辨正/倪庭槐//医学报.-1-5-338

倪维德

防风培植法(药团须知)/倪维德//国医公报.-4
-26-321

肝脏病之探讨(连载)/倪维德//光华医药杂志
.-4-37-207,299

关于用药方法之刍见/倪维德//光华医药杂志
.-4-38-522

绿盦医话/倪维德//现代医药月刊.-4-27-731

提高国医改进技术之三大主张/倪维德//光华
医药杂志.-4-38-304

通便法之分析/倪维德//国医正言.-5-3-581

现代医药二周纪念特号献词/倪维德//现代医
药月刊.-4-27-698

消渴病之新研究/倪维德//光华医药杂志.-4-
38-192

心脏病之研究(连载)/倪维德//北平医药月刊
.-5-9-210,318

心脏病之研究/倪维德//北平医药月刊.-5-9-
84

验方数则/倪维德//光华医药杂志.-4-38
-211

倪息庵

三一七纪念后之我见/倪息庵//国医杂志.-4-
13-382

倪燮堂

问双目减明治法/倪燮堂//绍兴医药学报星期
增刊.-1-21-176

倪益斋

论伤寒中风脉证治法之区别/倪益斋//神州医
药学报.-1-47-25

谵语燥屎为胃实之主症其治法是否概用承气论
/倪益斋//神州医药学报.-1-47-23

倪翼之

何恒道堂医案/倪翼之//中医世界.-3-28
-288

倪云岳

铁樵函授医学学员课艺选刊:伤寒论所称六经
其定义云何(六)/倪云岳//铁樵医学月刊.-4
-44-171

鲇川静

尿毒症治验/鲇川静(作);张敬武(译)//文医半
月刊.-5-14-152

细菌非病原/[日]鲇川静(著);陈震异(译)//
光华医药杂志.-4-41-211

涅阳学社

涅阳学社为日新医学一道歉启事/涅阳学社//
杏林医学月报.-3-17-439

聂崇侯

中国眼镜史/聂崇侯//医史杂志.-5-39-215

聂海帆

教育局代表训词/聂海帆//北平医药月刊.-5-
9-438

聂其杰

单方两则/聂其杰//中医世界.-3-33-61

聂士成

试将瘫痪风痹历节黄汗等症状及治法分别详言
之/聂士成//医学杂志.-2-12-461

问桂枝汤与桂枝加芍药汤二方药味相同惟芍药
之分量不同似芍药之关系甚大试比例详而言
之/聂士成//医学杂志.-2-12-322

聂世平

祝国医砥柱月刊六卷开始/聂世平//国医砥柱
月刊.-5-18-357

聂欲方

致俞鉴泉先生鉴阅/聂欲方//绍兴医药学报星
期增刊.-1-22-304

聂毓芳

题词/聂毓芳//神州医药学报.-1-47-16

聂云台

表里丹及三黄丹治效之证明/聂云台//中国医药月刊.-5-33-432

表里和解丹及温病三黄丹说明/聂云台//中国医药月刊.-5-33-308

臌胀特效药/聂云台//神州国医学报.-4-15-619

霍乱治法摘要/聂云台//中国医药月刊.-5-33-273

急性传染病标准捷效疗法/聂云台//中国医药月刊.-5-33-592

萝卜治疗之功效/聂云台//中国医药月刊.-5-33-281

湿温症时方标本附评(连载)/聂云台//中国医药月刊.-5-33-150,186

孙仲华先生抄示急救霍乱经验神方/聂云台(记)//中西医学报.-1-38-151

卫生以心理为重说/聂云台//中西医学报.-1-40-309

先乐山公医药济人之报/聂云台//中国医药月刊.-5-33-507

先乐山公治疫效药之研究/聂云台//中国医药月刊.-5-33-476

小便下血及治癣方/聂云台//中医杂志.-2-26-308

血症验方/聂云台//中医世界.-3-25-229

猪胰酒治肺病/聂云台//中国医药月刊.-5-33-97

猪胰治肺病之续报/聂云台//中国医药月刊.-5-33-246

聂志农

中国本草科学之研究/曾广方(讲);王铭鼎,聂志农(笔记)//医林一谔.-4-11-621

聂子因

奉赠伯未方家/聂子因//中医指导录.-4-1-247

鸡血藤胶为通经圣药/聂子因//中医世界.-3-25-329

鳖鱼肝油之商榷/聂子因//中医世界.-3-26-176

手足脉承交之征象/聂子因//中医世界.-3-25-464

小儿病丛谈/聂子因//中医世界.-3-26-53

心与脑/聂子因//中医世界.-3-25-438

宁波大自鸣钟内卫生公会

敬送卫生良方/宁波大自鸣钟内卫生公会//绍兴医药学报.-1-12-197

宁波商报

电请中医列入学校系统/宁波商报//三三医报.-2-34-175

宁波卫生公会

宁波卫生公会简章/宁波卫生公会//绍兴医药学报.-1-12-167

宁波医学研究会

宁波医学研究会章程/宁波医学研究会//医学报.-1-6-455

宁达蕴

中华天年医社之创兴/宁达蕴//三三医报.-2-33-272

宁日升

征求脑疾良方/宁日升//医界春秋.-3-9-315

宁顺常

医学谈数/宁顺常//中西医学报.-1-36-271

宁未龄

读四卷七期宋鹤年君指甲代针案感言/宁未龄//针灸杂志.-4-33-214

医界时评/宁未龄//文医半月刊.-5-14-440

治痢笔记三则/宁未龄//国医砥柱月刊.-5-16
-222

中医肾脏之研究/宁未龄//国医砥柱月刊.-5-
16-401

宁宗麟

死之医学观察/宁宗麟//中西医学报.-1-33
-505

我之肺病摄生谈/宁宗麟//中西医学报.-1-33
-39

预防肺痨病之研究/宁宗麟//中西医学报.-1-
33-507

拙庐杂抄/宁宗麟//中西医学报.-1-33-337

甯公锐

理想脏腑虚体的功用/甯公锐//医学杂志.-2-
1-157

说脉(连载)/甯公锐//医学杂志.-2-3-412,
528.-2-4-26

体内构造功用略言/甯公锐//医学杂志.-2-1-
37

甯会零

呈伯未先生/甯会零//中医指导录.-4-1-350

肝脏与卧梦/甯会零//中医指导录.-4-1-304

立命之根与强健之体/甯会零//中医世界.-3-
27-510

论中药化验函/甯会零//中医指导录.-4-2
-110

十二经筋即神经论/甯会零//中医指导录.-4-
1-240

十二经与西说暗合论/甯会零//中医指导录.-4
-1-238

特效药之发见/甯会零//中医世界.-3-27
-142

牛大业

针灸讨论会治法选刊/牛大业//医学杂志.-2-
2-132

牛峰一

多年痼疾/牛峰一//光华医药杂志.-4-38
-536

牛惠善

医院煎药规则/牛惠善//医学杂志.-2-7-86

牛希舜

治胃气疼经验良方/牛希舜//国医砥柱月刊.-5
-16-356

牛应中

论汗吐下补不宜乱投方剂并经验谈一则/牛应
中//医学杂志.-2-18-442

农惠毂

奇病待答/农惠毂//华西医药杂志.-5-37
-285

女医劲氏

阅药家劝世箴感言/女医劲氏//绍兴医药学报
.-1-15-578

O

区步桥

百日咳治法/区步桥//中医世界.-3-36-328

戒烟良法/区步桥//中医世界.-3-36-225

区金浦

心之合脉也其荣色也其主肾也说/伍兰瑞,区金
浦//中医杂志(广东).-3-4-409

区少瀚

食谷欲呕者属阳明也吴茱萸汤主之得汤反剧者
属上焦也义/区少瀚//国医杂志.-4-5-154

区学愚

痔疮特效方/区学愚//中医世界.-3-36-143

区裕祯

妇人中风发热恶寒经水适来得之七八日热除而脉迟身凉胸胁下满如结胸状谵语此为热入血室也当刺期门随其实而泻之义/区裕祯//国医杂志.-4-5-166

太阳与少阳合病自下利者与黄芩汤若呕者黄芩加半夏生姜汤主之义/区裕祯//国医杂志.-4-5-362

问曰何缘得阳明病答曰太阳病若发汗若下若利小便此亡津液胃中干燥因转属阳明不更衣内实大便难者此名阳明也义/区裕祯//国医杂志.-4-5-363

伤寒中风医反下之其人下利日数十行谷不化腹中雷鸣心下痞硬而满干呕心烦不得安医见心下痞谓病不尽复下之其痞益甚此非热结但以胃中虚客气上逆故使硬也甘草泻心汤主之义/区裕祯/国医杂志.-4-5-160

欧克仁

大汗亡阳解/欧克仁//医界春秋.-3-10-341

对于桂枝能发汗及止汗之商榷/欧克仁//医界春秋.-3-10-360

生津药与燥湿药/欧克仁//光华医药杂志.-4-35-562

欧香岩

常识(一)难产七因/欧香岩//沈阳医学杂志.-3-1-46

欧行一

记万国食品会/欧行一//中西医学报.-1-24-199

欧阳秉钧

对日本奖励栽培汉药与汪精卫氏废除中国医药之感言(连载)/欧阳秉钧//杏林医学月报.-3-20-187,231

对于日本奖励栽培汉医药与汪精卫氏废除中国医药之感言/欧阳秉钧//现代医药月刊.-4-27-115

日本奖励栽培汉药与汪精卫废除中国医药/欧阳秉钧//医林一谔.-4-10-353

欧阳福保

肺病之新发现/欧阳福保//中医世界.-3-35-155

国医节读中医世界有感即寄秦伯未先生/欧阳福保//中医世界.-3-35-25

内经火郁发之讲义/欧阳福保//中医世界.-3-35-247

医事谈奇/欧阳福保//中医世界.-3-35-561

欧阳慧漗

肌肉/欧阳慧漗//中西医学报.-1-38-353

欧阳季瀛

鸣呼近世之文明/欧阳季瀛//中西医学报.-1-35-145

欧阳建清

二个问题/欧阳建清//光华医药杂志.-4-38-257

欧阳健

臂痈一针若失/欧阳健//针灸杂志.-4-28-170

凡轻微杂症一针即愈/欧阳健//针灸杂志.-4-28-175

痢疾频于险境一针即转危为安/欧阳健//针灸杂志.-4-28-172

痢疟夹症针治之速效/欧阳健//针灸杂志.-4-28-169

练习针灸实验报告汇录/欧阳健//针灸杂志.-4-28-169

疟疾纠缠针治断根效验捷如桴鼓/欧阳健//针灸杂志.-4-28-172

乳岩重症灸力化险为夷/欧阳健//针灸杂志.-4-28-175

痰嗽气喘针治效力如神/欧阳健//针灸杂志.-4-28-170

小儿身热腹泻针治之奇效/欧阳健//针灸杂志
.-4-28-171

心胸恶逆饱闷及肚腹疼痛针治之捷效/欧阳健
//针灸杂志.-4-28-173

胸腹积块一经针治渐次软化/欧阳健//针灸杂
志.-4-28-170

牙疼针效如神/欧阳健//针灸杂志.-4-28
-171

中风险症一经针治转危为安/欧阳健//针灸杂
志.-4-28-174

欧阳竟成

治疗妇女肥胖病的特效药/欧阳竟成//中医世
界.-3-37-45

欧阳镜湖

阿斯必林治疗偻麻质斯之实验谈一/欧阳镜湖
//中西医学报.-1-25-211

欧阳锜

内科辨证学肌肤系统证/欧阳锜//国医砥柱月
刊.-5-18-369

欧阳石芝

欧阳石芝先生来书(附刊)/欧阳石芝//中西医
学报.-1-24-65

欧阳士廉

老气痛证治愈/欧阳士廉//医学杂志.-2-8
-454

欧阳僎

跌伤流血不止/欧阳僎//针灸杂志.-4-33
-224

下腿溃疡(臁疮)之简易疗法/欧阳僎//针灸杂
志.-4-33-224

治鱼骨哽在喉中/欧阳僎//针灸杂志.-4-33
-224

欧阳逸休

中医化科学/欧阳逸休//国医砥柱月刊.-5-18
-328

瓯香馆主

国医砥柱社苏陈镇分社成立盛典/瓯香馆主//
国医砥柱月刊.-5-18-341

P

帕孙兹

食物新论/帕孙兹(原著);伍况甫(译)//德华医
学杂志.-1-39-303

潘柏辰

白虎汤与调胃承气汤的构造及演变/潘柏辰//
国医公报.-4-23-84

慈石汤新解/潘柏辰//神州国医学报.-4-17
-343

大丸能治妇女癥癖之研究/潘柏辰//光华医药
杂志.-4-37-502

独活葛根生姜甘草汤的解剖/潘柏辰//杏林医
学月报.-3-23-69

桂枝三物汤与桂枝生姜枳实汤/潘柏辰//杏林
医学月报.-3-23-236

桂枝汤非发汗剂(一)至(二)/潘柏辰//国医正
言.-5-5-125,175

黄连汤症是什么/潘柏辰//光华医药杂志.-4-
37-303

黄芪汤症之下利是否系太阳与少阳合病/潘柏
辰//国医公报.-4-25-562

金匮杏子汤考/潘柏辰//国医公报.-4-23-197

经方与时方/潘柏辰//杏林医学月报.-3-23
-25

麻黄汤的研究(连载)/潘柏辰//国医正言.-5-
5-31,77

麻杏甘石汤的研究/潘柏辰//国医公报.-4-25
-459

麦门冬汤的研究/潘柏辰//国医正言.-5-4
-609

芍药地黄汤与芍药汤/潘柏辰//光华医药杂志
　　.-4-39-223

芍药汤的研究/潘柏辰//医学杂志.-2-17
　　-485

神丹丸的组织有无讹舛/潘柏辰//现代中医.-4
　　-43-630

生地黄汤的解剖/潘柏辰//光华医药杂志.-4
　　37-39

谈谈瘀热与淤血/潘柏辰//医界春秋.-3-13
　　-258

探讨在霍乱病脉暴数之下产生的一个人参汤/
　　潘柏辰//文医半月刊.-5-14-343

桃仁散科学化/潘柏辰//光华医药杂志.-4-39
　　-392

旋复代赭汤的探讨/潘柏辰//医界春秋.-3-13
　　-418

怎么会有内补当归建中汤这名目/潘柏辰//医
　　学杂志.-2-18-407

增损炙甘草汤的发见/潘柏辰//医界春秋.-3-
　　12-273

栀子豉汤的动向/潘柏辰//国医公报.-4-25
　　-320

竹叶汤的一个迷/潘柏辰//医界春秋.-3-13
　　-510

潘保群

验案五则/潘保群//针灸杂志.-4-31-205

潘北辰

茯苓补心汤的研究/潘北辰//医学杂志.-2-18
　　-120

葛根独活汤的多面性/潘北辰//神州国医学报
　　.-4-18-379

侯氏黑散的理论和经验上之科学演绎/潘北辰
　　//光华医药杂志.-4-39-492

缓中补虚的大黄䗪虫丸有没有疑问/潘北辰//
　　神州国医学报.-4-18-44

科学改进的呼声中贡献一个防己汤/潘北辰//
　　神州国医学报.-4-18-240

拾得一个桃仁三物汤来谈谈/潘北辰//医界春

秋.-3-14-18

蜀漆汤的改进/潘北辰//国医砥柱月刊.-5-18
　　-657

温病的主方是什么/潘北辰//光华医药杂志.-4
　　-41-448

我国医学遗产里的牡蛎圆有没有科学医接受价
　　值(连载)/潘北辰//光华医药杂志.-4-40-
　　131,211

乌头赤石脂丸之乌头系乌梅之讹除药征及续药
　　征一般作者所言有没有其他理论或事实可以
　　证明其不谬/潘北辰//神州国医学报.-4-18
　　-92

怎么样一个木防己汤/潘北辰//医界春秋.-3-
　　14-143

怎样对付粟粒热/潘北辰//现代中医.-4-43
　　-280

茱萸煎的适应症是不是胃癌/潘北辰//神州国
　　医学报.-4-18-291

竹叶石膏汤的考较/潘北辰//神州国医学报.-4
　　-17-457

潘炳奎

潘炳奎君抄寄通函疗治一则/潘炳奎//医学杂
　　志.-2-3-99

潘　尘

经穴学试卷/潘尘//针灸杂志.-4-30-295

潘承钧

重刊仲景伤寒补亡论缘起/施锡麟,潘承钧//中
　　医杂志.-2-23-195

潘澄濂

国医节的感想/潘澄濂//新中医刊.-5-19
　　-176

精神病之原因/潘澄濂//新中医刊.-5-19
　　-257

内脏形态学(一)至(四)/潘澄濂//现代中医.-4
　　-42-238,261,323,481

现代温热病(连载)/潘澄濂//中国医药月刊.-5

- 32 - 421,459,483,517,556 .- 5 - 33 - 19,
61,125,180,257,289,314

现代温热病补遗/潘澄濂//中国医药月刊.-5-
33 - 319

潘春霆

神经解/潘春霆//针灸杂志.-4-28-44

通函研究针灸之收获/潘春霆//针灸杂志.-4-
28 - 67

潘粹琦

调经统论(连载)/潘粹琦//中医世界.-3-38-
75,180,307,411,491,599

潘公展

潘公展题词/潘公展//国医砥柱月刊.-5-18
-518

潘国贤

关于痧子/潘国贤//苏州国医杂志.-5-1-254

论伤寒金匮之异点/潘国贤//苏州国医杂志.-5
- 1 - 320

脐风预防法/潘国贤//苏州国医杂志.-5-1
- 435

天痘概论/潘国贤//苏州国医杂志.-5-2-123

新编医案讲义(摘录)/潘国贤(主编)//苏州国
医杂志.-5-2-151

潘荷锄

祝中医世界/潘荷锄//中医世界.-3-25-217

潘鸿如

经痛症与寒热虚实/潘鸿如//中国女医.-5-34
- 228

潘壶隐

流通医药书籍办法之商榷/凌拜飏,潘壶隐//绍
兴医药学报.-1-11-15

略述天花原起及禁忌治法/潘壶隐//绍兴医药
学报.-1-10-252

整顿医药之旁观刍议/潘壶隐//绍兴医药学报
.-1-10-451

潘化心

皮肤病针有神效/潘化心//针灸杂志.-4-28
- 281

潘 江

论肿胀之病理/潘江//医界春秋.-3-6-37

潘劲夫

病菌概言/潘劲夫//广东医药月刊.-3-24
- 533

潘澹川

友人陈守真掌各学校教职员多年素志于医壬戌
秋投王蕴如先生门下实习亦一济世之良谋爰
赋一章以勉之/潘澹川//三三医报.-2-29
- 636

潘恺义

山药能治肺痨之吾见/潘恺义//苏州国医杂志
.-5-1-440

潘茂林

光汉中医专科学校广州市医学卫生社光汉医院
等联合来函/赖际熙,潘茂林,黄焯南//医界
春秋.-3-14-262

请呈请国民政府从速公报施行中医条例俾有遵
循而崇法治案/潘茂林//国医公报.-4-22
- 435

请呈请行政院通令全国卫生行政机关增设中医
课处理中医中药案/潘茂林//国医公报.-4-
22 - 415

请函请考选委会从速制定中医考试条例并明令
停止各省市县政府举行中医考试划一中医考
试法令案/潘茂林//国医公报.-4-22-426

请函请内教两部明令取销中医学社名义将中医
学校列入学校系统以普及国医教育而维民族
固有智能案/潘茂林//国医公报.-4-22

－402

请教育部恢复国医学校名称案/潘茂林//国医公报.－4－22－403

请教育部速令各省卫生常务局仍依向章准办国医学校案/潘茂林//国医公报.－4－22－403

请立法院制定医校规程案/潘茂林//国医公报.－4－22－404

请召集国医大会俾沟通全国国医意见以便进行整理国医学术案/潘茂林//国医公报.－4－22－439

提议请行政院提高中央国医馆职权案/潘茂林//国医公报.－4－22－437

中医界呈诉广州市卫生局(呈文)/王金石,潘茂林//杏林医学月报.－3－19－110

潘女士

看护妇佛连色那丁盖 FlorenceNightingale 传/潘女士//中西医学报.－1－26－99

潘　让

中华民国第一卫生会启/潘让//中西医学报.－1－26－293

潘纫娴

从行易知难说到做医的真正精神/潘纫娴//国医砥柱月刊.－5－17－284

潘如桐

鳖/潘如桐//中医世界.－3－31－567

肠窒扶斯研究/潘如桐//中医世界.－3－34－161

葛根汤与人参败毒散之比较/潘如桐//中医世界.－3－38－187

交感出血证之治疗/潘如桐//中医世界.－3－39－348

零星本草之研究(连载)/潘如桐//中医世界.－3－37－135,254,357,467

刘仕廉医话五则/潘如桐//中医世界.－3－33－311

龙泽斋女科医话二则/潘如桐//中医世界.－3－36－32

龙泽斋医话(连载)/潘如桐//中医世界.－3－34－436,562

吐与补/潘如桐//中医世界.－3－32－435

枳实枳壳辨/潘如桐//中医世界.－3－34－686

潘箬泉

遂初室医话(连载)/潘箬泉//光华医药杂志.－4－37－447.－4－38－437.－4－39－47

潘少兰

论医者为应世救民之天职/潘少兰//绍兴医药月报.－2－41－473

潘绍箕

问一百另一/潘绍箕//绍兴医药学报.－1－14－522

潘绍文

治病必求于本论/潘绍文//中医杂志(广东).－3－4－309

潘申甫

分经药性赋/潘申甫(著);吴志民(录)//中医杂志.－2－28－63

疡症捷诀/潘申甫(著);张伯雄(校);吴志民(录)//中医杂志.－2－27－196

潘菽

一个医生所应该知道的心理学(连载)/潘菽//苏州国医杂志.－5－1－331,411

潘树仁

辨假轻粉/潘树仁//中国医药月刊.－5－32－412

第四十难之研究/潘树仁//中国医药月刊.－5－32－322

读者来函谈食物中毒/潘树仁//中国医药月刊.－5－32－137

肺合皮毛之研究/潘树仁//中国医药月刊.－5－32－455

改正旧说内外因的商榷/潘树仁//中国医药月刊.-5-32-585

肝之研究/潘树仁//国医砥柱月刊.-5-17-659

煎药常识/潘树仁//中国医药月刊.-5-32-334

简便治癣妙法/潘树仁//中国医药月刊.-5-32-241

简单生理的研究/潘树仁//中国医药月刊.-5-32-578

精神病鉴定的怀疑/潘树仁//中国医药月刊.-5-32-445

淋菌性睾丸炎治验/潘树仁//中国医药月刊.-5-32-504

灵验奇方种子调经药袋对于种子有绝大把握/潘树仁//中国医药月刊.-5-32-334

脉象变化原理之研究/潘树仁//中国医药月刊.-5-32-392

漫谈菌虫/潘树仁//中国医药月刊.-5-32-283

内经辨疑/潘树仁//中国医药月刊.-5-33-24

七情内喜之商榷/潘树仁//中国医药月刊.-5-32-506

气的研究/潘树仁//中国医药月刊.-5-33-367

热的研究/潘树仁//中国医药月刊.-5-32-530

妊娠学述要(连载)/潘树仁//中国医药月刊.-5-32-237,284

乳痈初起之简便手术疗法/潘树仁//中国医药月刊.-5-32-198

肾的研究/潘树仁//中国医药月刊.-5-32-188

柿蟹共食中毒记/潘树仁//中国医药月刊.-5-32-173

天癸之研究/潘树仁//中国医药月刊.-5-32-272

五脏配四季之研究/潘树仁//国医砥柱月刊.-5-18-392

闲谈治疟效方/潘树仁//中国医药月刊.-5-32-476

学医初步/潘树仁//中国医药月刊.-5-33-

155,193

阴阳之研究附亡阴与亡阳(连载)/潘树仁//国医砥柱月刊.-5-17-623,637

中医生理学之研究/潘树仁//国医砥柱月刊.-5-17-607

潘诵翱

潘诵翱君来稿/潘诵翱//中西医学报.-1-24-426

潘天龙

中医之辨证与西医之验菌书后/潘天龙//中医杂志.-2-27-55

潘纬亮

却病琐言(一)至(二)/潘纬亮(遗著);许盥孚(录)//中医杂志.-2-20-127,315

潘文田

答穆宗岳君问眼目生翳之治法/潘文田//医界春秋.-3-8-245

答姚鑫波君问绣球风之治法/潘文田//医界春秋.-3-8-329

中药必不能废煎者之数端的讨论/潘文田//医界春秋.-3-9-57

潘文源

生理卫生学要义(连载)/H. W. Conn(著);潘文源(译)//绍兴医药学报.-1-18-41,89,177,254,329,411,489.-1-19-275,359

生理卫生学要义目录/H. W. Conn(著);潘文源(译)//绍兴医药学报.-1-18-37

潘文藻

创办医校医报之原起/潘文藻//绍兴医药月报.-2-37-65

官厅对于时毒天花之注意/潘文藻//绍兴医药月报.-2-37-207

汉口建筑医院/潘文藻//绍兴医药月报.-2-37-135

今春时症案节录/潘文藻//绍兴医药月报.-2-37-192

绍县清乡巡缉队新聘医官/潘文藻//绍兴医药月报.-2-37-430

绍兴故医奇闻之僭评/潘文藻//绍兴医药月报.-2-37-135

神州医药会厦门分会之公启/潘文藻//绍兴医药月报.-2-37-279

省令传发治癫狗咬伤妙方/潘文藻//绍兴医药月报.-2-37-429

时痎证治法/潘文藻//绍兴医药学报星期增刊.-1-21-51

时评/潘文藻//绍兴医药月报.-2-37-66

天花时疫蔓延之刍议/潘文藻//绍兴医药月报.-2-37-65

中华医会在宁开会/潘文藻//绍兴医药月报.-2-37-135

潘友仁

北平国医砥柱社江阴申港镇成立分社宣言/潘友仁,刘宝坤//国医砥柱月刊.-5-18-378

潘又岱

多年失眠症/潘又岱//光华医药杂志.-4-36-512

潘载士

高年服务社会之医生张颂元/潘载士//光华医药杂志.-4-36-129

潘兆鹏

问题四则/王凤光(问);潘兆鹏(答)//文医半月刊.-5-14-43

怎样研究中国医学/潘兆鹏//中国医药月刊.-5-33-53

赠给文医半月刊/潘兆鹏//文医半月刊.-5-14-3

潘知本

五分时之体操/斯培尔丁(著);潘知本(译)//中西医学报.-1-34-377

潘志中

神效斑症方/潘志中//中医杂志.-3-4-66

畔叟

中西医生/畔叟//杏林医学月报.-3-16-119

庞继善

南京行医的秘诀/庞继善//光华医药杂志.-4-35-48

庞京周

存乎废乎(关于中国旧医学存废问题的检讨)/江晦鸣(著);庞京周(校评)//中西医药.-5-10-552

答旧医及告政府社会诸公文/庞京周//中西医药.-5-13-254

庞履廷

代沧县学校问病二则/庞履廷//绍兴医药学报星期增刊.-1-22-219

说切药之非/庞履廷//绍兴医药学报.-1-18-75

庞梦畴

卒中病理之研讨/庞梦畴//国医砥柱月刊.-5-18-365

庞士俊

疑问七则/庞士俊//国医砥柱月刊.-5-15-580

庞士龙

集益录:茅根/庞士龙//中医指导录.-4-2-432

医案琐言/庞士龙//中医世界.-3-32-312

营卫新诠/庞士龙//中医世界.-3-28-278

庞希哲

北平国医砥柱社四川遂宁分社成立感言/庞希哲//国医砥柱月刊.-5-18-443

庞载彤

和张相臣先生咏怀七律五首/庞载彤//三三医报.-2-30-534

调查事件/庞载彤//三三医报.-2-31-276

培　根

论芍药之禁忌/培根//国药新声.-5-25-597

裴　德

驱蚊尘谈/裴德//中西医学报.-1-31-366

裴东野

村医自警赋(连载)/裴东野//沈阳医学杂志.-3-1-481.-3-2-189

呵笔/裴东野//沈阳医学杂志.-3-1-410

评窗戏笔(专本草)/裴东野//沈阳医学杂志.-3-1-410

壬戌年诗颂二首/裴东野//沈阳医学杂志.-3-1-410

消夏赋/裴东野//沈阳医学杂志.-3-1-478

消夏诗/裴东野//沈阳医学杂志.-3-1-478

裴国钟

两腋出汗/裴国钟//光华医药杂志.-4-37-154

裴慎思

一封取出断针法的信/裴慎思//针灸杂志.-4-30-76

裴雁宾

半身不利/裴雁宾//光华医药杂志.-4-37-151

佩　我

人种改良问题之大呼声/佩我（著）；［美］Herbert E. Walter(原著)//中西医学报.-1-32-169

佩　瑛

西法治痢说/佩瑛，郁瑞//中医杂志.-2-26-229

朋寿堂主人

痢疾方/朋寿堂主人//中医世界.-3-31-602

彭葆森

答章晓苣问眼病治法/彭葆森//绍兴医药学报星期增刊.-1-22-181

彭朝仁

治邪祟附身歌/彭朝仁//针灸杂志.-4-33-50

彭承中

读金匮痉症论书后/彭承中//医界春秋.-3-11-476

读金匮痰饮证书后/彭承中//医界春秋.-3-11-429

张景岳标本中气图书后/彭承中//医界春秋.-3-12-429

彭承祖

治喉症浅说/彭承祖//文医半月刊.-5-14-198

中医系统学生命宇宙篇(一)至(十一)/彭承祖//文医半月刊.-5-14-129,145,161,177,211,227,244,259,276,291,308

中医系统学原理下篇(一)至(二十六)/彭承祖//文医半月刊.-5-14-81,96,113,130,145,162,178,212,230,245,276,291,308,324,341,357,374,402,441,458,475,494,550,571

彭德溥

请在京市设立国医诊疗所以救贫病案/彭德溥//国医公报.-4-22-445

彭涤生

九针式样及主治表附图/彭涤生//针灸杂志.-4-30-404

先后天灸法治症说明/彭涤生//针灸杂志.-4-33-400

小儿脐风灸治秘法公开/彭涤生//针灸杂志.-4-33-398

针之制造表/彭涤生//针灸杂志.-4-30-403

最近用针灸治愈各症实验报告/彭涤生//针灸杂志.-4-30-226

彭笛楼

委中尺泽放血治小儿痉症特效之研究/彭笛楼//针灸杂志.-4-33-124

彭光美

咳嗽带血/彭光美//光华医药杂志.-4-38-79

彭汉书

验方三则/彭汉书//中医世界.-3-29-87

彭鉴五

代袁君征求目臀良方/彭鉴五//医界春秋.-3-9-74

彭菊洲

牙齿之卫生/彭菊洲//中西医学报.-1-37-369

蛀牙之原因及其预防法/彭菊洲//中西医学报.-1-36-492

彭立成

生理上之怪事/彭立成//神州国医学报.-4-14-123

彭秋宾

皎霞轩诗稿/彭秋宾//中医杂志.-2-19-541

彭寿萱

五六两月值课者启事/彭寿萱//绍兴医药学报.-1-13-24

彭崧毓

记寿媪/彭崧毓//中西医学报.-1-27-301

彭天演

黄溪最近方案/彭天演//神州医药学报.-1-47-565

力争中医加入学校系统之再起/彭天演等//三三医报.-2-33-527

绣野庐诗稿/彭天演//神州医药学报.-1-47-395

责任(四)/彭天演//神州医药学报.-1-47-511

彭问苍

针灸神验记/王青瀛(治疗);彭问苍(笔记)//针灸杂志.-4-33-290

彭养光

立法院委员兼中央国医馆副理事长彭养光先生题字/彭养光//现代医药月刊.-4-27-566

彭副理事长养光演词/彭养光//国医公报.-4-24-508

彭养光题词/彭养光//国医砥柱月刊.-5-18-519

为现代医药学社题词/彭养光等//现代医药月刊.-4-27-701

中西医宜融会说/彭养光//国医公报.-4-19-365

彭 怡

医学碎金/彭怡//中医杂志.-2-28-375

彭荫丞

对于中西医之我见/彭荫丞//医界春秋.-3-5-67

彭映庄

霍乱中风血崩耳痛之治验/彭映庄//针灸杂志.-4-28-397

彭佑明

不愧为中华医药改进声中之新的刊物/彭佑明//新中华医药月刊.-5-35-206

贡献时疫霍乱预防法与急救方/彭佑明//新中华医药月刊.-5-35-249

中西医药应普及到农村去/彭佑明//华西医药杂志.-5-36-221

中医的派别及其趋势/彭佑明//新中华医药月刊.-5-35-331

彭植青

月刊总社六十期纪念题诗一首/彭植青//国医砥柱月刊.-5-18-365

彭子益

补白/彭子益//文医半月刊.-5-14-180

平陆县知事彭子益君致理事长缄/彭子益//医学杂志.-2-36-4

小儿麻疹/彭子益//国医砥柱月刊.-5-17-289

中医系统学/彭子益(讲);唐国藩(记)//光华医药杂志.-4-41-49

中医系统学伤寒论六经原文读法篇(一)至(十五)/彭子益(编)//国医砥柱月刊.-5-15-491,548,605.-5-16-23,90,153,326,385,499,581.-5-17-19,107,276,352

中医系统学原理上篇(一)至(二)/彭子益//文医半月刊.-5-14-323,340

彭祖寿

凡医必须兼通针灸说/彭祖寿//针灸杂志.-4-32-196

古有一针二灸三服药之谚试引伸其义/彭祖寿//针灸杂志.-4-32-208

经穴之研究/彭祖寿//针灸杂志.-4-32-205

胃痉挛治疗汇案/彭祖寿//针灸杂志.-4-34-267

详论针灸之适应病症/彭祖寿//针灸杂志.-4-32-201

学针灸学后之感想与经验谈/彭祖寿//针灸杂志.-4-32-199

验案三则/彭祖寿//针灸杂志.-4-32-341

针灸成绩报告(连载)/彭祖寿//针灸杂志.-4-28-615.-4-31-134

针灸应如何而后可以流行普遍应如何而后可以合乎科学论/彭祖寿//针灸杂志.-4-32-209

针灸源流论/彭祖寿//针灸杂志.-4-32-202

针灸治疗表/彭祖寿//针灸杂志.-4-29-217

针灸治疗成绩/彭祖寿//针灸杂志.-4-30-155

正经与奇经之意义/彭祖寿//针灸杂志.-4-32-207

指力与心神并重论/彭祖寿//针灸杂志.-4-32-210

治愈走动如木疼痛欲折之腰病验案/彭祖寿//针灸杂志.-4-32-501

中国针灸学研究社社员对于复兴针灸所负之责任/彭祖寿//针灸杂志.-4-32-191

甓水朱华

白海棠篍笔记/甓水朱华//中医杂志.-2-19-275

平

上海市卫生局举行第六届中医登记小志/平//中医指导录.-4-1-438

平步云

简方六则/平步云//医界春秋.-3-10-299

实用验方/钱又起,平步云//医界春秋.-3-10-12

为舍亲张君征求痞癖病治疗方剂/平步云//医界春秋.-3-9-466

平　凡

论腐败的中医高考/平凡//国医砥柱月刊.-5-18-253

平湖国医支馆

平湖国医支馆奉中馆指示汇寄捐款办法/平湖

国医支馆//光华医药杂志.-4-41-185

平湖国医支馆暨改进会为募建首都国医院告医药界同仁热心人士/平湖国医支馆//光华医药杂志.-4-41-186

平湖国医支馆为募捐一日所得建造首都医院通电全县国医药界/平湖国医支馆//光华医药杂志.-4-41-20

平湖县国医支馆通电国医药界订阅光华医药杂志/平湖国医支馆//光华医药杂志.-4-41-21

平湖县中医公会

平湖中医公会快邮代电/平湖县中医公会//杏林医学月报.-3-19-421

平民医药周报社

平民医药周报社聘书/平民医药周报社//国医砥柱月刊.-5-18-259

平民医药周报义卖兴学启事/平民医药周报社//国医砥柱月刊.-5-18-98

菩 生

胃之呻吟语/菩生//中西医学报.-1-32-291

药剂之效力/菩生//中西医学报.-1-33-159

蒲健鹏

花柳病之遗祸与预防法/蒲健鹏//杏林医学月报.-3-16-325

蒲凯平

蒲氏医案自序/蒲凯平//三三医报.-2-32-338

蒲仙舟

绍兴朱华乡医药界写真片/蒲仙舟//绍兴医药学报.-1-19-380

濮昂千

吐血良方/濮昂千//中医杂志.-2-25-149

濮凤笙

答复会员朱君慕丹征求咽喉肿胀吹药不效除打血清针外可有相等之中药以急救之/濮凤笙//神州医药学报.-1-47-75

喉痹续说/濮凤笙//神州医药学报.-1-43-508

喉症治验医案二则/濮凤笙//神州医药学报.-1-44-151

论张镕经君手术治验喉中梅核症书后/濮凤笙//神州医药学报.-1-47-229

濮凤笙王葆年启事/濮凤笙,王葆年//医学公报.-1-7-145

与张镕经君手术治验喉中梅核症商榷书/濮凤笙//神州医药学报.-1-45-563

濮键明

新胜医药界纪事/濮键明,李裴如//三三医报.-2-31-577

濮梧冈

论仲景为言温病之祖/濮梧冈//医学公报.-1-7-41

挽联/濮梧冈//医学报.-1-6-305

浦城记者

浦城国医支馆筹委合影/浦城记者//光华医药杂志.-4-36-214

溥

咄咄逼人之卫生局/溥//医林一谔.-4-8-567

Q

戚华昌

体温之研究/戚华昌//中医指导录.-4-1-176

戚梦龄

医学从女界上进行关系民国强弱有绝大能力说/戚梦龄//中西医学报.-1-30-249

戚如轩

论月经之开始期与终止期/戚如轩//中医指导
录.-4-1-436

伤寒气喘说/戚如轩//中医指导录.-4-4-18

胎前产后用药论/戚如轩//医界春秋.-3-9
-334

戚松年

喉症阴阳论(一)至(二)/戚松年//国医正言.-5
-3-95,137

戚肖波

病理小谈(一)至(二)/戚肖波//铁樵医学月刊
.-4-44-63,157

补下表消之禁例/戚肖波//铁樵医学月刊.-4-
44-380

肠窒扶斯菌的传染和进入人体的途径/戚肖波
//铁樵医学月刊.-4-44-298

单方一束/戚肖波//中医新生命.-5-6-44

谈谈白喉菌和它的假膜的关系/戚肖波//铁樵
医学月刊.-4-44-203

戚　扬

重订广温热论序/戚扬//绍兴医药学报.-1-10
-526

戚永济

针灸验案三则/戚永济//针灸杂志.-4-34
-224

戚有三

卫生刍言/戚有三//绍兴医药学报.-1-16
-213

戚屿璋

铁樵函授医学学员课艺选刊:读病理各论第一
册书后(其五)/戚屿璋//铁樵医学月刊.-4-
44-70

铁樵函授医学学员课艺选刊:何谓代偿作用试
约举其例并言其理(其三)/戚屿璋//铁樵医

学月刊.-4-44-262

铁樵函授医学学员课艺选刊:伤寒论所称六经
其定义云何(二)/戚屿璋//铁樵医学月刊.-4
-44-19

戚子云

如何实施乡村医药卫生/戚子云//中医世界.-3
-38-581

漆绍康

肺痨治验举例/漆绍康//新中华医药月刊.-5-
35-82

中西医治疗成绩之比较/漆绍康//新中华医药
月刊.-5-35-246

祁鸣冈

堂弟痿症如何治疗/祁鸣冈//医学杂志.-2-16
-592

齐　书

冷水发伏热病/齐书//中医杂志(广东).-3-4-
317

齐志学

阿胶之研究/齐志学//国医正言.-5-3-343

鼻衄之治验谭/齐志学//杏林医学月报.-3-17
-25

编者附论/齐志学//国医正言.-5-4-361

辨养阴清肺汤之利弊/齐志学//杏林医学月报
.-3-17-188

病家信任医士不专足以贾祸说/齐志学//自强
医学月刊.-3-40-14

答山左李寿轩先生论医学书附原函/齐志学;李
寿轩//国医正言.-5-5-398

戴小儿伤寒之治验谭/齐志学//杏林医学月报
.-3-23-444

悼曾觉叟先生/齐志学//国医正言.-5-5-355

悼孟翼之先生/齐志学//国医正言.-5-5-553

冬令之补品/齐志学//国医正言.-5-5-393

读世补斋医书后/齐志学//国医正言.-5-4-

120

读者通讯/齐志学//国医正言.-5-4-199

对于辩驳经文之谏议/齐志学//自强医学月刊
.-3-40-251

对于国医之感言/齐志学//国医正言.-5-3
-221

妇女病验方辑要(一)至(十六)/齐志学//国医
正言.-5-4-95,145,201,256,305,359,
415,465,516,569,620.-5-5-42,90,138,
185,238

国医正言社会义务部启事/陈泽东,齐志学//国
医正言.-5-5-341,395,449,500

国医正言社会义务栏启事/齐志学//国医正言
.-5-3-586

煎药须知(一)至(五)/齐志学//国医正言.-5-
5-448,497,547,596,643//新中华医药月刊
.-5-35-16

介绍北方医院戒烟/齐志学//国医正言.-5-3-
588

介绍温氏四种良药/齐志学//国医正言.-5-5-
41

淋浊之认识与自疗法(一)至(四)/齐志学//国
医正言.-5-5-183,237,287,339

内经深合卫生本旨论/齐志学//自强医学月刊
.-3-40-247

普劝戒毒戒烟文/齐志学//国医正言.-5-5
-396

社会义务栏简则/齐志学//国医正言.-5-3
-499

谈话(七厘散和五茄皮酒)/齐志学//国医正言
.-5-4-305

谈话/齐志学//国医正言.-5-4-144.-5-4
-619

谈医随录/齐志学//国医正言.-5-3-447

卫生要诀/齐志学//国医正言.-5-4-515.-5
-5-546

先嫂张夫人病逝记/齐志学//国医正言.-5-4-
567

献给阅者的几句话/齐志学//国医正言.-5-3-
547

消化不良的自然疗法/齐志学//国医正言.-5-
4-93

验方外科痈疽方/齐志学//国医正言.-5-3
-640

药物之研究/齐志学//国医正言.-5-4-193

医案问答(连载)/齐志学//国医正言.-5-4-
147,307

医事漫录/齐志学//杏林医学月报.-3-17-436

医学漫录/齐志学//国医正言.-5-3-306

饮池轩笔记/齐志学//国医正言.-5-4-85

治鼻衄方/齐志学//国医正言.-5-3-500

治遗精方/齐志学//国医正言.-5-3-586

岐 生

国民政府将设立国医馆/岐生//中医指导录.-4
-1-25

岐 襄

阴阳五行不足为中医病/岐襄//中医世界.-3-
25-42

其 谁

多为贵/其谁//医界春秋.-3-6-123

游医政学院拾零/其谁//医界春秋.-3-12
-175

奇

白米中有毒素/奇//光华医药杂志.-4-38-
391

冤鬼要命/奇//光华医药杂志.-4-37-346

祇 虹

治眼癣方/祇虹//神州国医学报.-4-16-113

祈鸣冈

质疑三则/祈鸣冈//医学杂志.-2-18-367

琪华观

华药盛销美境/琪华观//三三医报.-2-36-49

綦志千

葛根黄连黄芩汤解/綦志千//中国医药月刊.-5
-32-146

企 仁

续黄君眉孙问症之不了语并请教学会诸君/企
仁//神州医药学报.-1-45-278

绮 石

理虚元鉴补正初草(连载)/[日]绮石(原本);
谢昌(补正)//神州国医学报.-4-14-22,61

谦

火伤/谦//文医半月刊.-5-14-70
世医/谦//中医世界.-3-31-230

谦吉堂

治潮湿疮膏奇效方/谦吉堂//绍兴医药学报.-1
-14-340

钱安璞

谈谈关于肝癌之适应桃核承气/钱安璞//国医
砥柱月刊.-5-18-642
下利之适应承气/钱安璞//国医砥柱月刊.-5-
18-658

钱宝华

复兴中医专校成立刍言/钱宝华//复兴中医.-5
-31-681
沪渎近案(连载)/钱宝华//中国女医.-5-34-
210,249,268
女医同志为什么要成立中国女医学社/钱宝华,
张静霞//中国医药月刊.-5-32-369//中国
女医.-5-34-239
向女医同道进一言理想与事实/钱宝华//国医
砥柱月刊.-5-16-589

钱昌藩

读修正伤寒论文之管见/钱昌藩//医学杂志.-2
-8-417

三虚三实说/钱昌藩//中医杂志.-2-23-545

钱赤枫

记产后喘疾误治验症/钱赤枫//中医杂志.-2-
23-112

钱崇润

天花痘之预防法及医疗法(连载)/钱崇润(著);
何小廉(选录)//绍兴医药学报.-1-8-459,
499.-1-9-21

钱春江

各地民间疗法实录八/钱春江//现代中医.-4-
43-190
外科常识/钱一青(述);钱春江(记)//现代中医
.-4-43-323
外疡溃后之疗养谈/钱春江//现代中医.-4-43
-143

钱春榆

广德县中医协进会呈请整顿医业规程呈文/钱
春榆//三三医报.-2-36-313
广德县中医协进会宣言/钱春榆//三三医报.-2
-36-329

钱存济

春榆医案/钱存济//神州医药学报.-1-44-
243.-1-45-71
春榆医话/钱存济//神州国医学报.-4-14
-616
答包识生第一期学报问四/钱存济//神州医药
学报.-1-43-252
答程君庭玉之问难/钱存济//神州医药学报.-1
-45-483
答崇君肖葵第七期学报问二/钱存济//神州医
药学报.-1-44-269
答朱君振华第十期学报问一/钱存济//神州医
药学报.-1-44-404
疗毒走黄治验案/钱存济//神州国医学报.-4-
15-127

广德医药学会常年大会记/钱存济//三三医报
　　.-2-31-321

猴胎之异闻/钱存济//三三医报.-2-31-321

黄君内科用外治法质疑/钱存济//神州医药学
　　报.-1-44-401

临诊治验记/钱存济//医界春秋.-3-7-98

临证诊断笔记/钱存济//神州医药学报.-1-47
　　-557

论兴医学必须化除旧习/钱存济//神州医药学
　　报.-1-44-331

论运气不足为治病之真谛/钱存济//神州医药
　　学报.-1-44-115

伤寒疑问/钱存济//神州医药学报.-1-44
　　-267

伤燥误补坏证治验/钱存济//三三医报.-2-36
　　-274

少阴下利坏症治验案/钱存济//神州国医学报
　　.-4-15-174

时疫治法之讨论/钱存济//神州医药学报.-1-
　　46-516

实验单方选录/钱存济//神州医药学报.-1-46
　　-513

通信/钱存济//神州医药学报.-1-44-167

王君肺痨疑问之商榷/钱存济//神州医药学报
　　.-1-43-435

维持医药之刍议/钱存济//神州医药学报.-1-
　　45-426

问二妇人受双胎与受三胎之原因/钱存济//神
　　州医药学报.-1-45-477

犀角羚羊角之研究/钱存济//国医砥柱月刊.-5
　　-18-371

信石质疑/钱存济//神州医药学报.-1-44
　　-491

信说/钱存济//神州医药学报.-1-47-129

医生优劣的鉴别法/钱存济//神州医药学报.-1
　　-47-203

谵语燥屎不可概用承气论/钱存济//神州国医
　　学报.-4-15-14

诊断笔记/钱存济//三三医报.-2-32-170

质疑一则/钱存济//神州医药学报.-1-46

　　-518

中风证之治疗/钱存济//医学杂志.-2-10
　　-258

中风治验案/钱存济//神州国医学报.-4-15
　　-72

中风治愈证/钱存济//三三医报.-2-36-169

朱君阜山信石辩/钱存济//神州医药学报.-1-
　　45-236

钱达九

伤科概论/钱达九//中国医学月刊.-3-15-283

钱渡五

论中药炮制失宜/钱渡五//中医杂志.-2-21
　　-76

钱公玄

奔豚解/钱公玄//新中医刊.-5-19-14

病后调理研究/钱公玄//光华医药杂志.-4-35
　　-310

肺痈论/钱公玄//国医砥柱月刊.-5-17-587

桂枝汤方义/钱公玄//医界春秋.-3-9-22

国医节的感想/钱公玄//新中医刊.-5-19
　　-176

黑热病/钱公玄//现代中医.-4-43-277

金匮奔豚病方论/钱公玄//新中医刊.-5-19
　　-598

金匮方论(连载)/钱公玄//新中医刊.-5-19-
　　210,241,268,298.-5-20-434

金匮肺痿肺痈咳嗽上气病方论(连载)/钱公玄
　　//新中医刊.-5-19-488,559

金匮腹满寒疝宿食病方论/钱公玄//新中医刊
　　.-5-20-78

金匮痰饮咳嗽病方论/钱公玄//新中医刊.-5-
　　20-200

金匮五藏风寒积聚病方论/钱公玄//新中医刊
　　.-5-20-153

金匮消渴病方论/钱公玄//新中医刊.-5-20
　　-556

金匮胸痹心痛短气病方论/钱公玄//新中医刊

.-5-20-34

金匮虚痨病方论(连载)/钱公玄//新中医刊.-5-19-393,446

痢疾之经验谈/钱公玄//光华医药杂志.-4-36-262

痢疾之吸着疗法谈/钱公玄(述)//新中医刊.-5-19-81

热入血室用小柴胡汤论/钱公玄//现代中医.-4-42-495

热水瓶/钱公玄//新中医刊.-5-19-107

伤寒论读法之一得/钱公玄//光华医药杂志.-4-36-551

伤寒漫谈(连载)/钱公玄//光华医药杂志.-4-35-471,548.-4-36-30,102,178

伤寒与温病是否有对立之可能征文一/钱公玄//现代中医.-4-42-42

湿温之初病与发汗/钱公玄//现代中医.-4-42-160

手颤之原因/钱公玄//光华医药杂志.-4-35-239

说产后用药/钱公玄//现代中医.-4-42-83

吐血论治/钱公玄//新中医刊.-5-19-157

温病可否有外感伏气之分别征文二:温病伏气之我见/钱公玄//现代中医.-4-42-14

香药考/钱公玄//新中医刊.-5-19-318

虚劳论/钱公玄//国医砥柱月刊.-5-17-497

药性鳞爪/钱公玄//光华医药杂志.-4-35-323

饮冷与失音/钱公玄//光华医药杂志.-4-36-107

再论狐惑病(狐惑病今释之商榷)/钱公玄//现代中医.-4-42-218

怎样对付一般富贵的病家/钱公玄//光华医药杂志.-4-35-327

钱海鳌

凡医必须兼通针灸说/钱海鳌//针灸杂志.-4-32-239

学针灸学后之感想与经验谈/钱海鳌//针灸杂志.-4-32-481

钱海波

问三黄化毒丸/钱海波//三三医报.-2-33-345

钱汉炎

对于刘君疵禅霍乱实验之商榷/钱汉炎//中医杂志.-2-27-63

记误治两则/钱汉炎//中医杂志.-2-22-285

治验杂录/钱汉炎//中医杂志.-2-23-272

钱鸿年

豆卷配制之新规定/钱鸿年//医界春秋.-3-9-504

医界春秋七周年纪念前的希望/钱鸿年//医界春秋.-3-9-390

钱鸿洲

法定伤寒病与中药治疗/钱鸿洲//中西医药.-5-13-504

钱惠伦

述月经/钱惠伦//中西医学报.-1-40-409

钱季寅

三年来之中医界/钱季寅//中医世界.-3-30-12

钱健民

讲述推拿医术起源与功效/钱健民//国医公报.-4-23-405

推拿医术(连载)/钱健民//国医公报.-4-23-337,461.-4-24-83,201,309

钱　江

一年来之中医/钱江//中医新生命.-5-8-351

医学与哲学之简评/钱江//中医新生命.-5-7-385

钱江治

新安胡天宗先生与江同为医药卫生会会员客秋

五旬荣庆首倡四律索和江缘悭识荆情殷御李勉步原韵录请大吟坛指政/钱江治//三三医报.-2-29-635

钱今阳

哀缪俊德同志/钱今阳//国医砥柱月刊.-5-17-620

苍盦文稿(连载)/钱今阳//中国医药月刊.-5-32-343,508

苍盦问答/钱今阳(著);张嘉因(录)//国医砥柱月刊.-5-17-135

苍盦随笔/钱今阳//国医砥柱月刊.-5-16-355

从事中医教育以来之感想/钱今阳//复兴中医.-5-31-682

代邮/钱今阳//国医砥柱月刊.-5-17-6

对中医学校之愿望/钱今阳//新中医刊.-5-20-405

儿科良药/钱今阳//国医砥柱月刊.-5-16-567

儿科诊断纲要/钱今阳//复兴中医.-5-31-699

妇科易知录序/钱今阳//医学杂志.-2-18-180//光华医药杂志.-4-40-391//文医半月刊.-5-14-253

革新与革心/钱今阳//国医砥柱月刊.-5-18-356

纪念国医节/钱今阳//现代中医.-4-43-109

纪念国医节应有之认识与努力/钱今阳//国医公报.-4-25-247

纪念国医节之回顾与前瞻/钱今阳//新中医刊.-5-20-535

家慈谭太夫人八秩寿辰征诗文启/钱今阳//光华医药杂志.-4-40-164

今后之国医砥柱月刊社/钱今阳//国医砥柱月刊.-5-17-539

今年国医节之希望/钱今阳//中医世界.-3-39-27//神州国医学报.-4-18-283

两年来之武进国医学会/钱今阳(述)//国医公报.-4-24-334

钱今阳敬告本社全体同仁/钱今阳//国医砥柱月刊.-5-18-450

钱今阳启事/钱今阳//国医砥柱月刊.-5-17-495.-5-18-86

钱今阳谢启/钱今阳//国医砥柱月刊.-5-18-385

钱同增先生验案(连载)/钱今阳(辑)//现代医药月刊.-4-27-608,634//文医半月刊.-5-14-333,348,378

钱同增先生验案/钱今阳(辑)//医学杂志.-2-17-379//杏林医学月报.-3-22-427//光华医药杂志.-4-40-382

濡弦脉象是否可以并见说/钱今阳(述);高鉴如(录)//国医砥柱月刊.-5-17-34

三十三年国医节刍言/钱今阳//国医砥柱月刊.-5-17-619

实用妇科学(连载)/盛心如(著);钱今阳(校)//国医砥柱月刊.-5-17-549,573,594

岁首向国医界献辞/钱今阳//中国医学.-5-34-4

胎黄与胎赤/钱今阳//新中医刊.-5-20-377

胎教与遗传/钱今阳//新中医刊.-5-20-345

题词/叶橘泉,时逸人,钱今阳//中国医药月刊.-5-32-36,36,36

挽陈子安先生/钱今阳//国医砥柱月刊.-5-16-636

挽南通朱南山先生/钱今阳//国医砥柱月刊.-5-16-552

挽张忍庵道兄/钱今阳//国医砥柱月刊.-5-17-163

王硕如先生传/钱今阳//中医世界.-3-39-473//国医砥柱月刊.-5-16-359

为编委会成立敬告读者诸君/钱今阳//国医砥柱月刊.-5-17-561

我所望于各分社者/钱今阳//国医砥柱月刊.-5-17-581

武进国医专科学校复校纪念特刊发刊词/钱今阳//国医砥柱月刊.-5-18-119

武进张赞臣先生小史/钱今阳//复兴中医.-5-31-727

夏令卫生与衣食住行/钱今阳(述);高鉴如(录)//国医砥柱月刊.-5-17-130

腺病概言/钱今阳//新中医刊.-5-20-14

消化不良者之卫生常识/钱今阳//国医砥柱月刊.-5-17-208//国医导报.-5-29-27

小儿踉咳概论/钱今阳//国医导报.-5-29-105

泄泻与痢疾/钱今阳//杏林医学月报.-3-22-114//现代医药月刊.-4-27-523

泻痢概论/钱今阳//国医砥柱月刊.-5-16-414

医案之变迁与体裁及其作法/许半龙(作);钱今阳(撰按)//中国医药月刊.-5-32-267

译作专号之前奏/钱今阳//国医砥柱月刊.-5-18-21

中国女医月刊华北版/钱今阳//中国医药月刊.-5-32-369

中国外科医学教科书序/钱今阳//医学杂志.-2-18-181//光华医药杂志.-4-40-391//文医半月刊.-5-14-285

中医的将来/钱今阳//国医砥柱月刊.-5-16-324

中医教育应有之趋向与改进/钱今阳//复兴中医.-5-31-157

中医外科医学教科书序/钱今阳//医界春秋.-3-14-475

钱金城

日本良医/钱金城//国医正言.-5-4-175

钱缙甫

驳汉药实验绪言/钱缙甫//神州医药学报.-1-43-31

驳医学世界续刊之宣言(连载)/钱缙甫//神州医药学报.-1-42-80,154,218,263

癸丑秋大病误服西药金鸡纳霜遂致厥脱感而书此/钱缙甫//神州医药学报.-1-42-391

经学家之医学/钱缙甫//神州医药学报.-1-43-404

论伏暑症/钱缙甫//神州医药学报.-1-46-48

论医学报以求实用立说不宜过于艰深/钱缙甫//神州医药学报.-1-43-311

论中医/钱缙甫//神州医药学报.-1-43-192

神州医药学报校勘记/钱缙甫//神州医药学报.-1-42-121,187,237,289,503.-1-43-70,71,158,276,381,451,550.-1-44-96,191,294,423.-1-45-103,312,512.-1-46-125,241

史学家之医学(连载)/钱缙甫//神州医药学报.-1-44-18,117,436.-1-45-232

闻上海神州医药学会已议决设立医校喜而赋之/钱缙甫//神州医药学报.-1-45-586

医家诗话(连载)/钱缙甫//神州医药学报.-1-45-305,398

阅报纸知神州医药会入京请愿已得国务院批准喜而赋之/钱缙甫//神州医药学报.-1-43-274

钱九如

淋与癃之辨别及治疗/钱九如//中医世界.-3-36-24

外感咳嗽/钱九如//中医世界.-3-36-202

钱久豪

针鬼(神经失常)二例/钱久豪//针灸杂志.-4-34-75

钱康侯

河车辨/钱康侯//医学报.-1-6-213

钱理卿

简便方/钱理卿//医学报.-1-5-57

钱梦蛟

温症简捷治疗法/钱梦蛟//国医砥柱月刊.-5-17-284

钱梦楼

铁樵函授医学学员作品:读讲义一得(其三)/钱梦楼//铁樵医学月刊.-4-44-303

钱模楷

各种传染病之潜伏期/钱模楷//中西医学报.-1
-40-594

钱慕韩

抗痨素(痨病专家钱慕韩医师临床报告)/钱慕
韩//国药新声.-5-26-622

钱　能

读书有感/钱能//国医新声.-5-27-437

节读孔子家语有感(连载)/钱能//国药新声.-5
-25-478,616.-5-26-129

节读孔子家语札记(连载)/钱能//国药新声.-5
-26-263,512//国医新声.-5-27-231

录孔子家语序/钱能(录)//国药新声.-5-26
-636

钱少楠

钱氏产科验方(连载)/钱少楠(编);钱寿祺(校
录)//绍兴医药月报.-2-37-173,251,333,
405.-2-38-43,121,199,279,349,415.-2
-39-27,87,137,193,245,295,351,401,
455,505,553,611.-2-40-45,83,131,185,
245,471,517,623.-2-41-35

钱申伯

二问腹痛病在何经如何分别/钱申伯(问);周小
农(答)//中国医学月刊.-3-15-400

一问虚热与实热究竟如何分别/钱申伯(问);周
小农(答)//中国医学月刊.-3-15-400

钱深山

世界各国之医生统计/钱深山//中医世界.-3-
25-190

钱寿祺

钱氏产科验方(连载)/钱少楠(编);钱寿祺(校
录)//绍兴医药月报.-2-37-173,251,333,
405.-2-38-43,121,199,279,349,415.-2
-39-27,87,137,193,245,295,351,401,

455,505,553,611.-2-40-45,83,131,185,
245,471,517,623.-2-41-35

钱叔棠

征求骨槽风病理及治法/钱叔棠//医界春秋.-3
-9-118

钱双呆

铁樵函授医学学员课艺选刊:伏暑之病因如何/
钱双呆//铁樵医学月刊.-4-44-30

铁樵函授医学学员课艺选刊:试言大青龙汤小
青龙汤主治异同之点(一)/钱双呆//铁樵医
学月刊.-4-44-253

铁樵函授医学学员课艺选刊:试言麻黄汤桂枝
汤应用异同之点(一)/钱双呆//铁樵医学月
刊.-4-44-112

铁樵函授医学学员作品:恽氏讲义为实用之医
学/钱双呆//铁樵医学月刊.-4-44-211

无题/钱双呆//铁樵医学月刊.-4-44-151

钱颂霞

验方二则/钱颂霞//中西医学报.-1-41-456

验方一束/钱颂霞//中西医学报.-1-40-595

钱甦石

脑膜炎为疫性痉症概述/钱甦石//光华医药杂
志.-4-37-297

征求遗精疗法/钱甦石//医界春秋.-3-9-26

钱泰基

二十世纪之学校儿童健康十字军/钱泰基//中
西医学报.-1-36-461

肝脏卫生说(录青年进步)/钱泰基//中西医学
报.-1-34-289

呼吸卫生论/钱泰基//中西医学报.-1-36-79

家居卫生举要/钱泰基//中西医学报.-1-36
-151

钱蔚林

脐风方/钱蔚林//绍兴医药学报星期增刊.-1-

22－213

钱文伯

改良医学意见书/钱文伯//中西医学报.-1-30
－105

钱文广

春温夹食证治愈/钱文广//医学杂志.-2-8
－588

肝强脾弱积饮症治验/钱文广//医学杂志.-2-
8－334

火逆变痉症治愈/钱文广//医学杂志.-2-9
－221

霍乱转筋症治愈/钱文广//医学杂志.-2-9
－222

脑漏证治愈/钱文广//医学杂志.-2-7-349

热厥下利治验/钱文广//医学杂志.-2-8-81

亡阳证治验/钱文广//医学杂志.-2-8-82

胃燥咳嗽治愈/钱文广//医学杂志.-2-8-455

阴水症治验/钱文广//医学杂志.-2-7-471

征求和韵/钱文广//三三医报.-2-31-397

钱文焕

问皮肤万灵膏/钱文焕//绍兴医药学报星期增
刊.-1-22-40

钱问高

国医砥柱社复兴纪念题词/钱问高//国医砥柱
月刊.-5-18-42

钱无逸

问患梅毒症之治疗法/钱无逸//绍兴医药学报
星期增刊.-1-21-438

钱心石

问血痔流血生虫之治法/钱心石//绍兴医药学
报星期增刊.-1-22-108

钱信忠

医务工作者的方向/钱信忠//华西医药杂志.-5

－37－597

医务工作者协会的意义与任务/钱信忠//华西
医药杂志.-5-37-599

钱星若

不死于病几死于药/钱星若//神州医药学报.-1
－46－510

词戏颂(有序)/钱星若//绍兴医药学报星期增
刊.-1-22-340

谨奉黄眉孙先生草书/钱星若//神州医药学报
.-1-46-417

敬求包识生先生解昧/钱星若//神州医药学报
.-1-46-426

来函更正/钱星若//神州医药学报.-1-46
－338

天痘流行之感言/钱星若//绍兴医药学报.-1-
19－481

问案一则/钱星若//神州医药学报.-1-46
－313

问症一则/钱星若//神州医药学报.-1-45
－479

医家宝筏/钱星若//神州医药学报.-1-45
－519

阴气者静则神藏躁则消亡论/钱星若//绍兴医
药学报.-1-19-192

真中风与类中风虚实标本论/钱星若//绍兴医
药学报.-1-19-189

治病求本是为良医说/钱星若//神州医药学报
.-1-46-477

治验一则/钱星若//神州医药学报.-1-46
－297

钱星石

诊治与卫生必并行说/钱星石//绍兴医药学报
.-1-18-247

整顿中医社会关系之管见/钱星石//绍兴医药
学报.-1-18-243

钱杏荪

今岁敝处春雪后多喉病初起用六味汤尚验报告

受病原因及其治法惟与去冬喉病治法稍异/钱杏荪//绍兴医药学报.-1-20-44

社友心得录/钱杏荪//医学报.-1-4-524

洋靛涂疮贻患/钱杏荪//医学报.-1-4-268

预防天花方/钱杏荪(抄录)//三三医报.-2-29-378

钱　雄

农村给药时惨痛印象/钱雄//光华医药杂志.-4-35-15

钱一青

外科常识/钱一青(述);钱春江(记)//现代中医.-4-43-323

钱一苇

合理化的婴儿哺养法/钱一苇//中医世界.-3-37-264

钱　乙

钱氏小儿药证直诀(总目)/钱乙//绍兴医药月报.-2-39-191

钱氏小儿药证直诀义疏(连载)/钱乙(原著);张山雷(注疏)//绍兴医药月报.-2-39-85,131,239,289,345,395,451,499,543,597.-2-40-41,75,125,179,235,287,361,409,463,509,567,611.-2-41-26,77,128,173,223

钱荫伯

问症一则/钱荫伯//神州医药学报.-1-45-277

钱荫五

不能食盐/钱荫五//光华医药杂志.-4-40-558

钱友菊

答五:答钱君阴伯问症一则/钱友菊//神州医药学报.-1-45-484

少阴伤寒辨/钱友菊//神州医药学报.-1-46-33

钱又蝶

冬季的呼吸卫生/钱又蝶//光华医药杂志.-4-36-573

钱又起

实用验方/钱又起,平步云//医界春秋.-3-10-12

征求治白带简易方/钱又起//医界春秋.-3-10-32

钱于开

庆祝国医砥柱月刊六卷开始/钱于开//国医砥柱月刊.-5-18-370

钱于樾

医之职责/钱于樾//国医砥柱月刊.-5-18-327

钱愚如

德报珠还记(连载)/钱愚如//北京医药月刊.-5-21-90,170,249,318,410

快马夫妻(连载)/钱愚如//北京医药月刊.-5-21-457,507,556,621

温病之根本预防法/钱愚如//北京医药月刊.-5-21-290

钱志远

良方秘笈公开对口疽验方/钱志远//光华医药杂志.-4-41-23

治验录/钱志远//中医杂志.-2-27-364

钱治安

乳证论/钱治安//神州医药学报.-1-42-83

治喉痧说/钱治安//神州医药学报.-1-42-216

钱治铮

征求药物种子/钱治铮//三三医报.-2-29

- 580

钱致远

临证录/钱致远//中医杂志.-2-26-406

淋浊治验/钱致远//光华医药杂志.-4-40-39

钱稺樵

我读月刊后的小写/钱稺樵//国医砥柱月刊.-5-18-391

钱仲阳

钱氏小儿药证直诀义疏(连载)/钱仲阳(原著);
张山雷(疏)//沈阳医学杂志.-3-1-33,99,
195,260,326,390,454.-3-2-32,96,168,
234,300,360,426.-3-3-28,76,134,194,
246,294

钱子青

答马继宗君读三焦有名而无形解后之疑惑/钱
子青//医界春秋.-3-7-133

瘰病之原因与治疗/钱子青//中医世界.-3-39
-254

三焦有名而无形解/钱子青//医界春秋.-3-7-10

伟大的科学爱克斯光镜/钱子青//光华医药杂
志.-4-35-493

子痫风之病因及其疗法/钱子青//中医世界.-3
-39-253

钱自严

干霍乱症/钱自严//针灸杂志.-4-34-380

严重之瘰病月余全治/钱自严//针灸杂志.-4-
34-377

钱祖翰

书喻嘉言寓意草篇后/钱祖翰//中西医学报.-1
-23-325

医说/钱祖翰//中西医学报.-1-23-324

钱祖绳

春雪后喉病之治法/钱祖绳//医学杂志.-2-2-

330

三焦膀胱者腠理毫毛其应解/钱祖绳//医学杂
志.-2-8-424

外疡兼自盗汗心汗治法/钱祖绳//医学杂志.-2
-6-370

疡科治法要略(连载)/钱祖绳//医学杂志.-2-
4-74,193

致社友周小农君报告脑膜炎函/钱祖绳//绍兴
医药学报.-1-17-37

潜

医家伯道/潜//中西医学报.-1-23-429

潜 龙

肥胖病之研究/潜龙//中医世界.-3-39-243

浅田惟常

马脾惩毖篇/[日]浅田惟常//中医世界.-3-
26-8

倩 若

产儿的新纪录/倩若//光华医药杂志.-4-36-
48

蒨

施今墨先生治验一则/蒨//中国医药月刊.-5-
32-295

强 魄

大哲学家康德之卫生/强魄//中西医学报.-1-
23-34

节食养生法/强魄//中西医学报.-1-23-31

乔殿扬

精神魂魄谈/乔殿扬(著);王兰远(录)//绍兴医
药学报.-1-16-557

乔鹤琴

铁樵函授医学课艺选刊:热病正义(其五)/乔鹤
琴//铁樵医学月刊.-4-44-393

铁樵函授医学学员课艺选刊:读完本学期讲义
　　后有何心得各抒所见言之(其三)/乔鹤琴//
　　铁樵医学月刊.-4-44-166

乔俊良

几个建议/乔俊良//光华医药杂志.-4-36
　　-299

中医条例公布后什么是中医界当前的重要工作
　　/乔俊良//光华医药杂志.-4-39-290

乔　木

英国高龄者之增加/乔木//光华医药杂志.-4-
　　38-140

乔尚谦

便血之疗治/乔尚谦//医学杂志.-2-3-584

大头瘟外治法/乔尚谦//医学杂志.-2-2-324

当归救逆之治验/乔尚谦//医学杂志.-2-3
　　-456

风邪日久转入筋络之研究/乔尚谦//医学杂志
　　.-2-3-55

甘草单独之治验/乔尚谦//医学杂志.-2-6
　　-86

膈膜发炎疗治之经验/乔尚谦//医学杂志.-2-
　　5-483

黄土汤治远血之研究/乔尚谦//医学杂志.-2-
　　4-197

火罐治病说/乔尚谦//医学杂志.-2-3-586

胯疽之治疗/乔尚谦//医学杂志.-2-1-518

历年中西医药亲身阅历谈/乔尚谦//医学杂志
　　.-2-7-182

论吾乡妇女当注重卫生/乔尚谦//医学杂志.-2
　　-5-461

脾胃一门当遵叶氏之治法论/乔尚谦//医学杂
　　志.-2-2-416

前清医学大家之概论/乔尚谦//医学杂志.-2-
　　7-181

三春柳之研究/乔尚谦//医学杂志.-2-3-588

痧类虚劳之治验/乔尚谦//医学杂志.-2-2
　　-468

下药误服之害/乔尚谦//医学杂志.-2-6-218

虚劳杂症论(连载)/乔尚谦//医学杂志.-2-3-
　　53,294

虚劳症宜清金保肺论/乔尚谦//医学杂志.-2-
　　3-442

羊毛瘟之治验/乔尚谦//医学杂志.-2-3-196

疫痢之研究/乔尚谦//医学杂志.-2-2-321

痈疽阴阳辨论/乔尚谦//医学杂志.-2-6-485

痔疮治疗/乔尚谦//医学杂志.-2-6-372//复
　　兴中医.-5-31-29

乔寿添

汉医勃兴展览会观感/乔寿添//国医文献.-5-
　　15-403

黄郛肝癌治疗之经过/乔寿添//神州国医学报
　　.-4-18-158

乔贞如

报告陈发元君惠赐脚疾良方之经过/乔贞如//
　　医界春秋.-3-13-462

答王存君代问患鼻病之治疗法/乔贞如//医界
　　春秋.-3-10-502

恩赐良方/乔贞如//医界春秋.-3-11-180

请赐良方/乔贞如//医界春秋.-3-10-502

征求裂脚病治疗方剂/乔贞如//医界春秋.-3-
　　10-73

乔　治

瘰疬对口鹤膝/乔治//中医世界.-3-35-446

樵　夫

齿之卫生/樵夫//中西医学报.-1-24-425

茄　辛

国医幸与不幸/茄辛//中医世界.-3-38-171

钦　云

名医之任务/钦云//国医砥柱月刊.-5-17
　　-283

秦丙乙

会诊问题/秦丙乙//中医杂志.-2-28-191

种种咳病之研究/秦丙乙//医学杂志.-2-12-570

秦伯未

安胎浅说/秦伯未//现代中医.-4-43-535

白人受赐中国医药/秦伯未//中医世界.-3-33-12

北郊行(补白)/秦伯未//中医世界.-3-29-35

编者小言/秦伯未//中医世界.-3-30-11,371.-3-31-11,380.-3-32-4

辨症/秦伯未//中医世界.-3-34-653

病理讲座(连载)/秦伯未//中医指导录.-4-4-347,379,405,439

病理讲座序/秦伯未//中医指导录.-4-4-345

补白/秦伯未//中医世界.-3-32-80

沧社征求同志启/刘山农,严振生,秦伯未,王一仁等//中医杂志.-2-22-192

昌化陈玉林君寄赠社前茶诗以代柬/秦伯未//中医指导录.-4-4-28

呈黄云门诗家/秦伯未//中医世界.-3-27-147

城东国学科女弟子以唱和诗见示即占四截报之/秦伯未//中医指导录.-4-1-153

斥医断(连载)/[日]新甫子(著述);秦伯未(选录)//中医杂志.-2-24-354.-2-25-50,218

斥余云岫医校系统驳议/秦伯未//三三医报.-2-33-401//中西医药.-5-13-215

除夕饮杏花楼有怀/秦伯未//中医指导录.-3-37-310

川沙县中医公会医药研究丛刊/秦伯未//中医指导录.-3-38-523

慈禧请脉记(连载)/薛宝田(著);秦伯未(录)//中医指导录.-3-39-181,277,395,513

疗疮验方/秦伯未//中医世界.-3-30-177

东园同潘仰尧先生/秦伯未//中医指导录.-3-37-310

读内经难经伤寒金匮疑义全解(连载)/秦伯未//中医杂志.-2-21-67,240

对于十八期插图之研究/秦伯未//中医杂志.-2-25-265

对于卫生局之疑问/秦伯未//医界春秋.-3-5-383

儿科学讲义/秦伯未//中医世界.-3-26-358

二兰室词稿/秦伯未//中医杂志.-2-20-147

二兰室诗稿/秦伯未//中医杂志.-2-19-123,535

二兰室医学志异录/秦伯未//中医杂志.-2-20-429

菲律宾政府取缔中医/秦伯未//中医世界.-3-34-405

妇科讲座/秦伯未//中医世界.-3-30-21

妇科学讲义/秦伯未//中医世界.-3-26-361

妇人不孕之种种/秦伯未//中医世界.-3-32-602

妇人月经病讲义(连载)/秦伯未//中医世界.-3-27-351,465

复函/秦伯未//中医指导录.-4-4-27

复兴民族教育与提倡国医/秦伯未//中医世界.-3-33-9

复张赞臣兄书(读汪函后之感言)/秦伯未//医界春秋.-3-12-509

傅雍言道长门多男女子弟今岁元旦有同乐会之举折柬相邀谱此贺之调寄一剪梅/秦伯未//中医世界.-3-32-436

甘草琐语/秦伯未//中医世界.-3-28-35

肝为先天之新研究/秦伯未(讲);汤君捷(记)//光华医药杂志.-4-37-491

感怀和孙漱石先生/秦伯未//中医指导录.-4-3-178,471

膏滋药/秦伯未//中医世界.-3-34-648

各科研究法(连载)/秦伯未(述)//中医指导录.-4-1-391,423,455,487,519.-4-2-5,35,67,95,127,159,193

古今医方集成序/秦伯未//中医指导录.-4-4-500

关于加入学系案之请愿报告书/随翰英,徐究仁,秦伯未//广东医药月刊.-3-24-443

归舜丞先生属制膏方戏拟两律代案/秦伯未//中医指导录.-4-4-252

国医馆之毁誉/秦伯未//中医世界.-3-27-98

国医节/秦伯未//医界春秋.-3-13-349

国医学者之两个错误/秦伯未(讲);汤君捷(记)//中医指导录.-4-4-399

国医与科学/秦伯未//中医世界.-3-30-373

贺冯佩华女士悬壶/秦伯未//中医世界.-3-34-14

贺钟亚光女士悬壶/秦伯未//中医世界.-3-34-14

琥珀之讨论(下)琥珀琐谈/秦伯未//中医指导录.-4-2-333

皇汉医学之实际/秦伯未//中医世界.-3-36-361

机联会医药顾问录/秦伯未//中医指导录.-4-2-144

寄柳亚子/秦伯未//中医指导录.-4-2-177

今冬/秦伯未//中医世界.-3-30-511

今后个人之努力与本刊之使命/秦伯未//中医世界.-3-34-9

今后之奋勉/秦伯未//医界春秋.-3-13-296

金匮发微序/秦伯未//中医指导录.-3-39-409

金匮杂记(连载)/秦伯未(著述);秦又安(校订)//中医指导录.-4-4-3,35,67,99,131,163,195,227,259,291,323,355

金匮杂记(连载)/秦伯未//中医世界.-3-26-391,396,407,419,440,454,456,462,464,467,542,548,551

金元四大家学说之研究(连载)/秦伯未//中医世界.-3-29-281.-3-30-159,525//中医指导录.-4-2-228,260,290,322,355,386

惊风管见(连载)/秦伯未//光华医药杂志.-4-35-300,463,544

厥逆症之治疗分析/秦伯未//国医杂志.-4-13-239//光华医药杂志.-4-35-19

昆山朱镜蓉女士能诗文忽报堕河殁拈此悼之/秦伯未//中医指导录.-4-2-178

类证释惑(连载)/秦伯未//中医指导录.-4-4-11,43

类证新辨(连载)/秦伯未//中医指导录.-4-4-75,106,137,169,205,241,273,299,334,365

李沛仁君惠赠洞庭碧螺煮饮沁脾余迩来酒肠窄隘正如杜牧当年诗以代柬并博一笑/秦伯未(著述);秦又安(校订)//中医指导录.-4-4-343

痢疾之治法/秦伯未//中医世界.-3-32-582

联语偶存/秦伯未//中医指导录.-4-2-438

临症指南选按序/秦伯未//中医指导录.-4-4-387

灵兰书室医案/秦伯未//中医杂志.-2-24-257

论妇人无须之理寄俞君/秦伯未//中医杂志.-2-20-156

论厥阴阳明渴饮及治法/秦伯未//中医杂志.-2-19-232

论阴虚与阳虚/秦伯未//国医砥柱月刊.-5-17-541

论中医处方之讹字答伍君师谦/秦伯未//中医杂志.-2-21-175

毛君祖谋悬壶诗以贺之/秦伯未//中医世界.-3-32-460

南社一首寄胡朴安/秦伯未//中医指导录.-4-2-178

难经之研究/秦伯未//中医指导录.-4-3-6

内经病机十九条之研究(连载)/秦伯未(述);秦又安(校录)//中医指导录.-4-1-413,443,477,509,539.-4-2-23,53

内经脉解(一)至(三)/秦伯未//中医杂志.-2-22-80,289,491

内经十二官命名之义/秦伯未//中医杂志.-2-28-324

内经正反治疗之发挥/秦伯未//光华医药杂志.-4-36-372

内经之温病观/秦伯未(讲);章鹤年(记)//中医世界.-3-35-47

女医志/秦伯未//中医世界.-3-27-409

评伤寒温热之争(连载)/秦伯未//现代中医.-4-42-9,33

谦斋女科医话/秦伯未//中医世界.-3-25-299

谦斋随笔(连载)/秦伯未//中医世界.-3-31-244,603.-3-32-171

谦斋验方偶录/秦伯未//中医杂志.-2-25-151

谦斋医话(连载)/秦伯未//中医世界.-3-25-203,396,457.-3-26-164,543,642

谦斋医学杂记/秦伯未//中医世界.-3-30-65

谦斋幼科医话/秦伯未//中医世界.-3-26-44

谦斋语录(恶露)/秦伯未(讲);杨永钊(笔记)//中医指导录.-4-3-418

谦斋语录(肝火)/秦伯未(讲);杨永钊(笔记)//中医指导录.-4-3-226

谦斋语录(肝气)/秦伯未(讲);杨永钊(笔记)//中医指导录.-4-3-225

谦斋语录(攻药)/秦伯未(讲);杨永钊(笔记)//中医指导录.-4-3-258

谦斋语录(花柳)/秦伯未(讲);杨永钊(笔记)//中医指导录.-4-3-290

谦斋语录(经闭)/秦伯未(讲);杨永钊(笔记)//中医指导录.-4-3-194

谦斋语录(麻瘄)/秦伯未(讲);杨永钊(笔记)//中医指导录.-4-3-450

谦斋语录(情志)/秦伯未(讲);杨永钊(笔记)//中医指导录.-4-3-257

谦斋语录(神经)/秦伯未(讲);杨永钊(笔记)//中医指导录.-4-3-482

谦斋语录(湿热)/秦伯未(讲);杨永钊(笔记)//中医指导录.-4-3-289

谦斋语录(天竹)/秦伯未(讲);杨永钊(笔记)//中医指导录.-4-3-386

谦斋语录(调经二)/秦伯未(讲);杨永钊(笔记)//中医指导录.-4-3-354

谦斋语录(调经一)/秦伯未(讲);杨永钊(笔记)//中医指导录.-4-3-353

谦斋语录(吐血)/秦伯未(讲);杨永钊(笔记)//中医指导录.-4-3-161

谦斋语录(血崩)/秦伯未(讲);杨永钊(笔记)//中医指导录.-4-3-419

谦斋语录(自杀)/秦伯未(讲);杨永钊(笔记)//中医指导录.-4-3-193

秦伯未紧要启事/秦伯未//中医指导录.-4-3-385,417

秦氏同门集:医书序跋集/秦伯未//中医世界.-3-32-227

清代名医医案菁华/秦伯未//医学杂志.-2-10-405

秋深钦公塘偶成/秦伯未//中医指导录.-4-4-252

群经大旨金匮要略(连载)/秦伯未(述)//中医指导录.-4-2-87,115,147,179,213,249,279,307,339,373

群经大旨内经(连载)/秦伯未(述)//中医指导录.-4-3-153,181,215,247,281,311

群经大旨伤寒论(连载)/秦伯未(述)//中医指导录.-4-2-405,439,473.-4-3-27,57,91,121

人参/秦伯未//中医世界.-3-34-685

人生之三大问题(一)至(三)/秦伯未(讲);徐德庚(笔记)//中国医学.-5-34-22,72,119

日本井上香彦翁经验方诠按(连载)/秦伯未//中医世界.-3-36-43,161,243,339,445,525.-3-37-55,163,271,371

三益学社文学科中医科函授部招生/秦伯未//中医杂志.-2-23-387

伤寒鸟瞰(一)至(十六)/汪惇士(原著);秦伯未(重订)//中医指导录.-4-3-130,162,195,227,259,291,355,387,420,451,483.-4-4-7,41,71,103,135

上海县教育局在城内一粟庵与敝庐相望今春迁至北桥新址郑果斋出诗索和草成四律不禁沧桑人物之感/秦伯未//中医指导录.-4-3-119

上元夜寄内子珩君/秦伯未//中医指导录.-4-2-178

释暑/秦伯未//中医世界.-3-32-556

水果与病人/秦伯未//中医世界.-3-31-566

四壶先生传/秦伯未//中医指导录.-4-4-311

岁暮杂诗/秦伯未//中医指导录.-4-3-435

胎堕验方/秦伯未//中医世界.-3-35-546

太阳中风与半身不遂之中风异病同名解/秦伯未//中医杂志.-2-20-48

谈谈新中医/秦伯未//医界春秋.-3-6-147

谈铁质之补血/秦伯未//中医世界.-3-35-139

汤液治疗讲座(连载)/秦伯未//光华医药杂志.-4-37-113,200,305,406

汤液治疗讲座/秦伯未//光华医药杂志.-4-38-201

唐容川以痨病脉浮大手足烦为阳虚辨/秦伯未//中医杂志.-2-19-49

题翠楼吟草即寄陈小翠女士西湖/秦伯未//中医指导录.-4-1-182

题东台王锡光兄先德兰亭前辈印谱/秦伯未//中医指导录.-3-37-80

题荷锄图为丁梓仁先生/秦伯未//中医指导录.-4-4-28

题龙岩谢氏族谱/秦伯未//中医世界.-3-27-513

题王默庵野菜二十四咏/秦伯未//中医指导录.-4-4-478

题袁简陔先哲墨迹为王篱农先生/秦伯未//中医指导录.-3-37-80

体温之研究/秦伯未//中医世界.-3-32-480

统一病名/秦伯未//中医世界.-3-33-255

胃病诊治谈/秦伯未//医界春秋.-3-12-219

温病条辨分三焦立论议/秦伯未//中医杂志.-2-21-440

夏令卫生与药品展览/秦伯未//中医指导录.-3-39-83

闲话/秦伯未//中医世界.-3-32-346.-3-34-435

现代国医之趋势/秦伯未//中医世界.-3-27-120

献给中医女医学社诸君/秦伯未//中国女医.-5-34-186

晓发金陵/秦伯未//中医世界.-3-27-162

写祝医界春秋七周始刊纪念(附佛山温玉书先生题词)/秦伯未//医界春秋.-3-9-389

辛壬诗录/秦伯未(著);秦又安(辑)//中医世界.-3-30-563

辛未除夕沪变正剧独守城西赋此待旦/秦伯未//中医指导录.-4-2-145

新旧生理学论/秦伯未//现代中医.-4-42-572

新年与国医/秦伯未//中医世界.-3-28-141

血崩验方/秦伯未//中医世界.-3-30-205

血压增高之中医新疗法/秦伯未//新中医刊.-5-19-178

眼科简易补编序/秦伯未//中医指导录.-3-37-187

养生却病诀/秦伯未//中医世界.-3-31-517

养生琐言序/秦伯未//三三医报.-2-36-261

养生小言/秦伯未//中医杂志.-2-19-531

药物形态学(一)至(二)/沈祥瑞(述);秦伯未(录)//中医杂志.-2-26-94,256

药物学纲要/秦伯未//中医世界.-3-26-365

一腔热血颂光华/秦伯未//光华医药杂志.-4-38-292

医界春秋秦序二(连载)/秦伯未//医界春秋.-3-5-221.-3-6-25

医界前途之危险/秦伯未//医界春秋.-3-5-17

医林初集(连载)/秦伯未//中医世界.-3-32-535.-3-33-161

医林隽语(连载)/秦伯未//中医杂志.-2-23-60,174,258

医林韵语/秦伯未//中医杂志.-2-21-424

医事导游(连载)/秦伯未//中医指导录.-4-1-3,39,71,103,135,167,199,231,263,297,327

医事导游目次/秦伯未//中医指导录.-4-1-360

医事导游绪言/秦伯未//中医指导录.-4-1-359

医校之教材问题/秦伯未//中西医药.-5-13-309

医学上之堕胎问题/秦伯未//中医世界.-3-25-334

意有未尽绩成二律即以赠别/秦伯未//中医指导录.-4-3-120

因国庆而想到中医革命/秦伯未//医界春秋.-3-6-120

阴病得阳脉者生论/秦伯未//中医杂志.-2-19-444

阴阳五行小语(一)至(二)/秦伯未//中医世界.-3-25-17,38

有三千年历史的中医/秦伯未//医界春秋.-3-5-337

鸳湖朱春庐君工文学初从朱氏游继从张氏游壬申春学成归悬壶于吴江盛泽走函索诗报以四截/秦伯未//中医世界.-3-29-307

愿国医出版界大团结/秦伯未//医界春秋.-3-12-28

杂感/秦伯未//中医世界.-3-31-446

再论内经妇人无须之理答叶君/秦伯未//中医杂志.-2-20-326

怎样去改进中国医学/秦伯未//医界春秋.-3-6-30

赠朱蓉镜先生/秦伯未//中医指导录.-4-3-501

张机考/秦伯未//中医指导录.-4-3-456

张仲景之伟大贡献/秦伯未//国医文献.-5-15-101

诊断学纲要/秦伯未//中医世界.-3-26-363

诊余清话(连载)/秦伯未//中医杂志.-2-24-75,185,264,358//中医世界.-3-25-208,227

诊余琐语/秦伯未//中医世界.-3-32-548

诊余闲话(连载)/秦伯未//中医世界.-3-32-86,109

诊余杂感/秦伯未//中医世界.-3-28-145

征求投稿/曹尹甫,秦伯未,尤学周//三三医报.-2-30-480

郑果斋招隐北桥感赋/秦伯未//中医指导录.-4-2-178

中国医事年鉴/秦伯未//中医世界.-3-33-258

中国医药在世界各国近讯汇报/秦伯未//中医指导录.-3-38-223

中西科哲/秦伯未//中医世界.-3-34-532

中西小评/秦伯未//中医世界.-3-35-157

中央国医馆名誉理事秦伯未先生题字/秦伯未//现代医药月刊.-4-27-3

中央国医馆之自亡政策/秦伯未//中医世界.-3-31-383

中医的程度/秦伯未//医界春秋.-3-5-532

中医的真理/秦伯未//医界春秋.-3-5-358

中医基本学说(一)至(十六)/秦伯未//中医指导录.-4-3-323,375,405,437,473,503.-4-4-29,57,87,123,155,189,219,253,285,313

中医基本学说序/秦伯未//中医指导录.-4-3-321

中医世界编者小言/秦伯未,方公溥//中医世界.-3-26-535.-3-27-7,119

中医世界阴阳五行讨论号导言/秦伯未//中医世界.-3-25-11

中医图书馆之计划及实行/秦伯未//中医世界.-3-25-90

中医文化运动 纪念钱季寅君作/秦伯未//中医世界.-3-31-13

中医之基本学说/秦伯未(讲);章鹤年(记录)//中医世界.-3-34-649

诸痹宜针引阳气/秦伯未//中医杂志.-2-20-221

竹豚(连载)/秦伯未//中医世界.-3-26-201.-3-30-69

最古养胎方之新研究/秦伯未//中医指导录.-3-38-435

昨今明与国医馆/秦伯未//医界春秋.-3-8-92//中医世界.-3-27-83

秦崇仁

消治龙实验报告/秦崇仁//国医导报.-5-30-258

秦光锡

问头生胬肉之治法/秦光锡//医学杂志.-2-18

－563

秦国桢

按摩说/秦国桢//医学杂志.－2－11－194

产后胻疽之原因证候病理诊断治法处方并中西应用有效之验方/秦国桢//医学杂志.－2－17－355

防疫刍言/秦国桢//医学杂志.－2－8－299

化生精说/秦国桢//医学杂志.－2－4－24

欢笑为人之长寿品/秦国桢//医学杂志.－2－6－193

家庭药物制造一斑/秦国桢//医学杂志.－2－9－464

苦杏仁柏子仁桃仁油之毒质/秦国桢//医学杂志.－2－12－268

轻药愈病论/秦国桢//医学杂志.－2－11－226

请问三事/秦国桢//医学杂志.－2－17－409

说无药疗病法/秦国桢//医学杂志.－2－11－593

问病二则/秦国桢//医学杂志.－2－17－305

验方四则/秦国桢//医学杂志.－2－6－231

用药宜忌录要/秦国桢//医学杂志.－2－13－254

秦恒康

问病二则/秦恒康//光华医药杂志.－4－38－547

秦厚生

读段梦兰先生时疫温疹论治之后/李建昌,刘明言,张百塘,秦厚生//北京医药月刊.－5－21－282

秦淮碧

东洋和汉医学实验集/秦淮碧//自强医学月刊.－3－41－522

秦 杰

急痧立愈/秦杰//针灸杂志.－4－34－379

脑瘀血头痛瞬间解除/秦杰//针灸杂志.－4－34－379

秦景明

幼科折衷(卷上)至(卷下)/秦景明(著);张伯良(校订)//中医世界.－3－30－319,635.－3－31－307,419

秦柳江

春温证治实验谈/秦柳江//光华医药杂志.－4－41－380,478

冯炳南先生胃病之研究/秦柳江//光华医药杂志.－4－41－296

前清德宗请脉记/杜子良(遗著);秦柳江(录)//光华医药杂志.－4－40－230.－4－41－140

药园医案(连载)/杜子良(著);秦柳江(录)//光华医药杂志.－4－41－129,281

秦善征

治验随笔/秦善征//神州国医学报.－4－14－327

秦绍先

产后干咳颇有肺痨之疑/秦绍先//医学杂志.－2－16－596

从血之生理病理上研究失血症/秦绍先//医界春秋.－3－13－205

脑出血之原因证候病理诊断治法试列举中外医书所列之记载并附列实用有效之验方及秘方/秦绍先//医学杂志.－2－18－57

脾胃之生理与治法概要/秦绍先//光华医药杂志.－4－39－131

三个疑问/秦绍先//医学杂志.－2－16－393

痰咳胁痛半年不愈/秦绍先//医学杂志.－2－17－184

问热病齿黑及大便溏黑之原理/秦绍先//医学杂志.－2－17－405

中医条例公布后的杞忧/秦绍先//中医世界.－3－37－109

中医学在学术上治疗上政治上公共卫生上业务上经如何之改进整理方可与西医平行发展而不为天演所淘汰试详言之/秦绍先//医学杂志.－2－18－34

秦深泉

伤寒与疫厉之分别(一)至(四)/秦深泉//国医
正言.-5-3-45,97,137,193

秦慎安

医学研究及改良之我见/秦慎安//中医杂志.-2
-28-313

秦绳武

春温证论略/秦绳武//光华医药杂志.-4-41
-372

实施中医条例我们国医界应该怎样执行业务/
秦绳武//光华医药杂志.-4-39-389

秦氏同门会

仙桃草之研究/秦氏同门会//中医指导录.-3
-39-403

中医世界画报仙桃草摄影/秦氏同门会//中医
世界.-3-39-218

秦氏同门制药社

仙桃饮子之发明/秦氏同门制药社//中医指导
录.-3-39-519

秦氏医室

近代画家沈镜芙先生画吕祖像/秦氏医室//中
医世界.-3-33-252

秦树藩

免疫学简说/秦树藩//现代中医.-4-42-557

秦颂尧

六十述怀/秦颂尧//国医导报.-5-29-157

秦又安

痘疮溃烂疗法/秦又安//中医世界.-3-35
-442

鹅掌风验方/秦又安//中医世界.-3-26-673

二万万元之惊人数/秦又安//中医世界.-3-35
-13

国医对于胎盘之效用/秦又安//中医世界.-3
-35-238

和田启十郎之细菌论/秦又安//中医指导录.-4
-2-261

喉痛方/秦又安//中医世界.-3-27-258

假死与真死之辨别法/秦又安//中医世界.-3
-35-138

截疟方/秦又安//中医指导录.-4-3-433

解鸦片毒神效方/秦又安//中医指导录.-4-1-
246

金匮杂记(连载)/秦伯未(著述);秦又安(校订)
//中医指导录.-4-4-3,35,67,99,131,
163,195,227,259,291,323,355

经济戒烟效方/秦又安//中医指导录.-4-4
-491

警铎/秦又安//中医世界.-3-31-180

救急选方(连载)/[日]丹波元简(辑);秦又安
(校)//中医世界.-3-26-223,337,615,675
.-3-27-175

李沛仁君惠赠洞庭碧螺煮饮沁脾余迩来酒肠窄
隘正如杜牧当年诗以代柬并博一笑/秦伯
(著述);秦又安(校订)//中医指导录.-4-4-
343

论治病必明十二经/秦又安//中医指导录.-4-
1-19

马培之先生察舌法(连载)/秦又安//中医世界
.-3-32-347.-3-33-108

名医语录/秦又安//中医世界.-3-30-158

木贼草之贡献/秦又安//中医世界.-3-35
-242

内经病机十九条之研究(连载)/秦伯未(述);秦
又安(校录)//中医指导录.-4-1-413,443,
477,509,539.-4-2-23,53

内经东方生风之今释/秦又安//中医世界.-3-
35-558

疟疾验方(连载)/秦又安//中医世界.-3-26-
654,665

清医学案述略(王清任 黄元御)/秦又安(辑)//
中医指导录.-4-3-204

清医学案述略(薛雪 徐大椿)/秦又安(辑)//中

医指导录.-4-3-169

清医学案述略(叶桂)/秦又安(辑)//中医指导录.-4-3-140

任脉之研究/秦又安//中医世界.-3-34-556

日人收买医书/秦又安//中医世界.-3-34-582

三部九候正误/秦又安//中医世界.-3-25-486

三一七/秦又安//中医世界.-3-27-20

痧药水/秦又安//中医世界.-3-35-454

伤寒论校勘记(连载)/秦又安//医学报.-1-6-461,476,486//医学公报.-1-6-562,584.-1-7-118,159,172,227,239,263//中医世界.-3-25-141,241,407

时症验方/秦又安//中医指导录.-4-2-276

实用外科制剂学(连载)/秦又安//中医指导录.-4-2-223,255,287,319,351,383,415,447.-4-3-3,35,68

世界最大医学研究所/秦又安//中医世界.-3-33-259

文蛤散考/秦又安//中医指导录.-4-2-171

象贝之垄断/秦又安//中医世界.-3-34-13

薤白生姜之功效/秦又安//中医世界.-3-27-394

辛壬诗录/秦伯未(著);秦又安(辑)//中医世界.-3-30-563

验方片羽录/秦又安//中医世界.-3-28-166

验尸纪实/秦又安//中医指导录.-4-2-110

一月中之要人谈话/秦又安//中医世界.-3-33-11

医林趣话(连载)/秦又安//中医世界.-3-27-408,412

医学非单纯理论所得解决/秦又安//中医世界.-3-33-14

医药提要(卷一)至(卷四)/张忍叟(辑);秦又安(校正)//中医世界.-3-33-379.-3-34-67,205,347,463,585,687,695.-3-35-59,163

以医道为荷叶/秦又安//中医世界.-3-31-114

阴阳的使用法和定律/秦又安//中医世界.-3-25-57

治疯犬咬特效方/秦又安//中医指导录.-4-1-245

秦又词

灵兰书室医案/秦又词(遗著)//中医杂志.-2-24-60

秦佑嘉

试论中西医学之异同得失/秦佑嘉//新中华医药月刊.-5-35-81

秦韵仙

请赐治法/秦韵仙//光华医药杂志.-4-38-564

秦振生

肘后歌浅注(连载)/秦振生//针灸杂志.-4-33-286

秦振声

得心应手的晕针预防法/秦振声//针灸杂志.-4-32-336

霍乱论治/秦振声//针灸杂志.-4-31-97

痧疹论治/秦振声//中医世界.-3-37-21

针中脘穴何以能止暑期的呕吐病/秦振声//针灸杂志.-4-32-59//光华医药杂志.-4-40-128

肘后歌浅注(连载)/秦振声//针灸杂志.-4-33-204

秦正生

天花的分朝治法(连载)/秦正生//国医砥柱月刊.-5-17-404,465

秦之济

论结胸痞气藏结/秦之济//医学杂志.-2-2-288

伤寒六经惟少阳无四逆汤证原理/秦之济//中

医杂志.-2-20-399

遇安斋证治丛录序/秦之济//三三医报.-2-32
　-454

青木幸三郎

便秘/[日]青木幸三郎(著);谈承五(译)//国
　医砥柱月刊.-5-18-28

腹痛之鉴别/[日]青木幸三郎(著);朱良春(编
　译)//华西医药杂志.-5-36-467

下痢/[日]青木幸三郎(著);谈安石(译)//国
　医砥柱月刊.-5-18-22

青　年

青年体育之仇敌/青年//中西医学报.-1-23
　-162

青年社

中医生反对取缔之文章/青年社//绍兴医药学
　报.-1-18-291

青　翁

膀牵筋/青翁//神州国医学报.-4-16-113

青　霞

血统上之遗传关系/青霞//医学杂志.-2-5
　-60

致张杨胡朱诸先生函/青霞//绍兴医药学报星
　期增刊.-1-22-208

清

精神上之卫生/清//中西医学报.-1-41-287

清　格

饮牛血治肺痨/清格//神州国医学报.-4-17
　-108

清　华

肥胖之治疗法/清华//三三医报.-2-33-213

酒病论/清华//绍兴医药月报.-2-40-456

清华学校

王立才与夏昕藜书/清华学校//中西医学报.-1
　-24-260

清　瘤

二头四手/清瘤//神州国医学报.-4-15-250

神农氏考略/清瘤//神州国医学报.-4-14
　-523

睡病考/清瘤//国医杂志.-4-12-424//神州
　国医学报.-4-15-89

清水藤太郎

汉方疗法义解(连载)/[日]清水藤太郎(著);
　邓名世(译)//中医世界.-3-38-487,596.-
　3-39-43,149,371

汉方疗法义解(一)至(二)/[日]清水藤太郎
　(著);张敬武(译)//文医半月刊.-5-14-
　188,221

清溪医隐

验案(连载)/清溪医隐//国医杂志.-4-12-
　44,104

清　源

尿在外科上之应用/清源//国医导报.-5-30-61

晴　晨

内经新诠一则/晴晨//中国医学月刊.-3-15
　-35

擎　天

中医训练有利于卫生行政/擎天//中西医药.-5
　-13-403

庆　升

余姚麦冬之调查/庆升//绍兴医药学报.-1-19
　-293

丘汉仪

藏于精者春不病温论/丘汉仪//国医杂志.-4-

5－542

阳明厥阴不从标本而从中也论/丘汉仪//国医杂志.-4－5－550

丘嘉祥

鼠疫特效治疗法(连载)/丘嘉祥//光华医药杂志.-4－38－318,460.-4－39－36

丘启明

常山治疟之效能及应用之粉剂/丘启明//医界春秋.-3－13－32

丘倩尹

丘倩尹君来函/丘倩尹//中医新生命.-5－7－55

丘 山

科学化国医见解(一)至(二)/丘山//文医半月刊.-5－14－119,133

论古人对于伤寒病有日传一经之说/丘山//文医半月刊.-5－14－478

手淫与伏气温病有密切之关系(一)至(二)/丘山//文医半月刊.-5－14－84,100

血清注射与类毒素注射二药剂有效期之长短及其有无流弊之略谈/丘山//文医半月刊.-5－14－70

邱炳煌

艾灸治疗结核之新福音/[日]原志兔太郎(著);邱炳煌(译);陈炜如(转载)//针灸杂志.-4－29－64

结核治疗之新福音/[日]志兔太郎祝(著);邱炳煌(译)//医林一谔.-4－11－150

邱达之

治头上秃癣(又名胎毒)经验良方/邱达之//国医砥柱月刊.-5－16－178

邱 绂

对于内经注释之怀疑/邱绂//医学杂志.-2－3－263

上药养命中药养性论/邱绂//医学杂志.-2－3－141

预拟防治春温时疫方法/邱绂//医学杂志.-2－1－522

邱鸿儒

中央考试院特考及格中医师联谊会启事/盛展能,邱鸿儒//华西医药杂志.-5－37－503

邱 键

读者投书/邱键//华西医药杂志.-5－37－289

国民大会对中医提案已获通过/邱键//国医砥柱月刊.-5－18－452//华西医药杂志.-5－37－444

现代国医改进刍义/邱键//华西医药杂志.-5－37－461

邱景瀛

实验救吞鸦片法/邱景瀛//中西医学报.-1－29－55

邱 君

通信治疗:虚脱/邱君//中医指导录.-4－3－42

邱茂良

从中医科学化谈到针灸学术的改进方法/邱茂良//针灸杂志.-4－34－15

引吐法/邱茂良//针灸杂志.-4－34－269

与第二届毕业同学论脉/邱茂良//针灸杂志.-4－33－375

晕针须知/邱茂良//针灸杂志.-4－28－45

怎样阐扬我们的针灸学术/邱茂良//针灸杂志.-4－28－325

针灸学术各种治疗法之研究/邱茂良//针灸杂志.-4－34－126

针灸治疗学讲义/邱茂良//针灸杂志.-4－30－281

中国针灸讲习所治疗学讲义绪言/邱茂良//针灸杂志.-4－30－268

邱明扬

寸白虫治验/邱明扬//医学杂志.-2-10-594

生化汤之我见并与沈朱二君之商榷/邱明扬//
　中医杂志.-2-28-179

阴虚牙痛治验/邱明扬//医学杂志.-2-11-72

燥气之研究(连载)/邱明扬//医学杂志.-2-10
　-581.-2-11-56

邱铭山

读邓靖山君乳癌乳病后的感想/邱铭山//杏林
　医学月报.-3-20-167

邱慕韩

温热经验谈/邱慕韩//光华医药杂志.-4-36
　-384

邱倩尹

答问/邱倩尹(问);陆渊雷(答)//中医新生命.-
　5-7-290,399

习题第十三号/邱倩尹//中医新生命.-5-8-520

邱丘山

人体汗液是否膀胱所化之气/邱丘山//杏林医
　学月报.-3-20-417

暑湿热三气化合之原理及其病之治法/邱丘山
　//医林一谔.-4-10-546

温证与伤寒异治法/邱丘山//医林一谔.-4-10
　-503

邱蓉舫

湿症论/邱蓉舫//中医杂志.-2-27-343

水火既济论/邱蓉舫//中医杂志.-2-27-340

邱圣征

杨如侯著灵素生理新论各序(序三)/邱圣征//
　医学杂志.-2-4-16

邱檀荪

创办广东活人医学会社章程/邱檀荪//医学报
　.-1-4-378

论戊申岁粤港核疫(一)至(四)/邱檀荪//医学
　报.-1-6-27,61

邱啸天

赋谢中央国医馆附设国医研究班同学毕业邀宴
　/邱啸天//医界春秋.-3-14-474

提议设立中央国医院案/邱啸天//国医公报.-4
　-22-421

中医条例公布祝词(并序)/邱啸天//医界春秋
　.-3-13-301

中医药条例公布纪念特刊祝词并序/邱啸天//
　国医公报.-4-24-532

邱雨臣

光华医药杂志社三周纪念/邱雨臣//光华医药
　杂志.-4-40-343

危险妇人病治验实录/邱雨臣//光华医药杂志
　.-4-38-440

中毒治验/邱雨臣//光华医药杂志.-4-37-447

邱在寅

邱在寅来函/邱在寅//中医指导录.-4-3-176

温病医案两则/邱在寅//中医指导录.-4-4
　-275

邱在元

白喉一得序/邱在元//绍兴医药学报.-1-20
　-502

邱治中

编后余话/邱治中//中医世界.-3-38-518

编后余谈/邱治中//中医世界.-3-37-575

编辑部代邮/邱治中//中医世界.-3-36-160

编辑室/邱治中//中医世界.-3-39-75

编者代邮/邱治中//中医世界.-3-38-330

病原微生物出入人体之危害/邱治中//中医世
　界.-3-37-533

答广东周虹先生/邱治中//中医世界.-3-37
　-564

肺痨病研究/邱治中//光华医药杂志.-4-36

－116

妇女乳病各论/邱治中//光华医药杂志.－4－36
　　－33

复兴农村医界应有之努力/邱治中//中医世界
　　.－3－36－175

国医所不注意的卫生法(连载)/邱治中//中医
　　世界.－3－38－479,579

国医应负之责任/邱治中//中医世界.－3－36－7

戒烟特效方/邱治中//中医世界.－3－38－77

精神卫生的研究/邱治中//中医世界.－3－38
　　－275

敬告患霍乱症之病家/邱治中//中医世界.－3－
　　37－421

蠲释悲感和增进幸福的卫生谈/邱治中//中医
　　世界.－3－37－107

痨瘵之传染病与共食问题/邱治中//中医世界
　　.－3－37－325

老年卫生之提倡/邱治中//中医世界.－3－36
　　－459

痢疾浅说/邱治中//中医世界.－3－39－363//
　　光华医药杂志.－4－35－478

农村医业不发展的缘由/邱治中//中医世界.－3
　　－39－23

女性致命伤的白带/邱治中//中医世界.－3－38
　　－619

青年病漫谈/邱治中//光华医药杂志.－4－36
　　－490

邱治中启事/邱治中//中医世界.－3－37－250
　　//国医砥柱月刊.－5－18－510

为本刊投稿事敬告国医界诸君/邱治中//中医
　　世界.－3－36－91

五年来的出版概况与今后的计划/邱治中//中
　　医世界.－3－38－23

习惯的养成和克制/邱治中//中医世界.－3－38
　　－381

医国医人喻/邱治中//中医世界.－3－37－219

医学智识同社会习惯的关系/邱治中//中医世
　　界.－3－36－263

医药界注意/邱治中//中医世界.－3－38－14

预防天花和预防伤风的要点/邱治中//中医世

界.－3－38－155

月经病的简易自疗/邱治中//中医世界.－3－39
　　－259

中医世界十一卷第一期五周纪念号征文启事/
　　邱治中//中医世界.－3－37－326,428

中医世界十一卷五期发行妇人病专号征稿启事
　　/邱治中//中医世界.－3－38－276

中医世界四周纪念之回顾与今后之希望/邱治
　　中//中医世界.－3－37－7

中医世界杂志社聘各省市县医药新闻记者启事
　　/邱治中//中医世界.－3－38－14,258

中医世界杂志社征求各地同志组织分社启事/
　　邱治中//中医世界.－3－38－14,258

邱宗山

邱氏神农本草经浅说卷一(连载)/邱宗山//北
　　京医药月刊.－5－21－134,214,293,358,
　　427,482,531,593

邱祖培

斑痧疹瘰丹痦辨论/邱祖培//光华医药杂志.－4
　　－39－211

春温赘言(连载)/邱祖培//光华医药杂志.－4－
　　41－374,461

秋

行宪以后的中医师/秋//华西医药杂志.－5－37
　　－353

今后之华西医药杂志/秋//华西医药杂志.－5－
　　37－4

请先做到躬自厚而薄责于人的远怨方法/秋//
　　华西医药杂志.－5－37－63

我们对国民大会中医药提案进一解/秋//华西
　　医药杂志.－5－37－459

选举年中医界应有的觉悟/秋//华西医药杂志
　　.－5－37－191

医师公会以国父诞辰定为医师节感言/秋//华
　　西医药杂志.－5－37－513

由中医今日所处之法律地位谈到今天我们要选
　　举出来的立法委员/秋//华西医药杂志.－5－

37 - 301

质台高同学会中医问题研究委员会(附:论中医问题)/秋//华西医药杂志.-5-36-395

自力更生/秋//华西医药杂志.-5-37-545

秋　梦

安眠法/秋梦//德华医学杂志.-1-39-155

秋　生

冬季使用暖炉之注意/秋生//中西医学报.-1-36-493

仇尧基

国药出口减少之原因/仇尧基//医林一谔.-4-10-286

求是草

题词三阕并引/求是草//绍兴医药学报.-1-9-141

求是斋

工余随笔/求是斋//国药新声.-5-28-313

裘华候

初试针灸之成绩愈六年肩痹小儿牙痛/裘华候//针灸杂志.-4-28-91

裘吉生

爱国的根本/裘吉生//绍兴医药学报星期增刊.-1-21-10

贝母栽培法/裘吉生//三三医报.-2-30-263

本报又一周年之书感/裘吉生//绍兴医药学报.-1-13-345

蓖麻油之中西异性说/裘吉生//绍兴医药学报.-1-12-218

病家鉴(连载)/裘吉生//绍兴医药学报星期增刊.-1-21-2,10,19,26,36,43

病理学会通(连载)/裘吉生(撰);朱祖瑞,陈尚达(校)//绍兴医药学报.-1-12-225,297

补/裘吉生//绍兴医药学报星期增刊.-1-21-10

采参/裘吉生//绍兴医药学报.-1-12-295

草药图考(连载)/裘吉生//绍兴医药学报.-1-10-553.-1-11-37,95,291,379.-1-12-61.-1-13-25,141,249,351

草药图考目录/裘吉生//绍兴医药学报.-1-10-479

草药图考序/裘吉生//绍兴医药学报.-1-10-477

吃饭/裘吉生//绍兴医药学报星期增刊.-1-21-2

出借书籍/裘吉生//三三医报.-2-30-530

创刊三三医书琐谈/裘吉生//三三医报.-2-30-369

答八/裘吉生//绍兴医药学报.-1-10-116

答慈北宓望森君问肝病治法/裘吉生//绍兴医药学报星期增刊.-1-21-62

答二十/裘吉生//绍兴医药学报.-1-11-188

答高思潜君/裘吉生//三三医报.-2-33-25

答韩成之君喉病/裘吉生//绍兴医药学报星期增刊.-1-21-110

答六十/裘吉生//绍兴医药学报.-1-12-447

答六十一/裘吉生//绍兴医药学报.-1-12-446

答倪君函/裘吉生//三三医报.-2-30-416

答十五/裘吉生//绍兴医药学报.-1-10-488

答王兰远君/裘吉生//三三医报.-2-29-556

答五十八/裘吉生//绍兴医药学报.-1-12-443

答越铎报社问时症治法/裘吉生//绍兴医药学报星期增刊.-1-21-87

地头/裘吉生//绍兴医药学报.-1-12-224

防疫忠告/裘吉生//绍兴医药学报.-1-13-241

冯死的前车可鉴不在这个在那个/裘吉生//绍兴医药学报星期增刊.-1-21-26

感激的表示/裘吉生//绍兴医药学报星期增刊.-1-21-18

高氏万应药茶说明书/裘吉生//三三医报.-2-29-333

膏药招牌/裴吉生//绍兴医药学报星期增刊.-1-21-2

函请刊行肖岩先生遗书/裴吉生,何廉臣//绍兴医药学报.-1-17-41

记日本汉医学家治胃病/裴吉生//绍兴医药学报.-1-12-176

寄周小农/裴吉生//三三医报.-2-31-23

鷾鸹集医学揭要(一)至(二)/翁振基(著);王如恪(订正);裴吉生(校刊)//绍兴医药学报.-1-16-233.-1-18-50

金鸡纳霜考/裴吉生//绍兴医药学报.-1-8-23

金匮广义序/裴吉生//三三医报.-2-31-118

经验良方汇编(连载)/裴吉生//绍兴医药学报星期增刊.-1-21-275,292

敬答任伯和君/裴吉生//三三医报.-2-29-369

敬答投函责问的诸君/裴吉生//绍兴医药学报星期增刊.-1-21-155

敬答王君润民书/裴吉生//三三医报.-2-35-529

哭蔡镜清/裴吉生//绍兴医药学报星期增刊.-1-21-34

两个困难的感想/裴吉生//绍兴医药学报.-1-19-89

流通医药书籍有限公司招股简章/裴吉生,张汝伟//绍兴医药学报.-1-14-423

流通医药学书有限公司进行事略/裴吉生,张汝伟//绍兴医药学报.-1-10-374,447,514.-1-11-3,72,151,227.-1-12-119,405.-1-13-11,237,516.-1-15-125

论东西医不留意中医学决不能行于中国/裴吉生//绍兴医药学报.-1-10-377

论宫廷对于布种牛痘之文告/裴吉生//绍兴医药学报.-1-16-329

论历次各处医报停版之原因/裴吉生//绍兴医药学报.-1-16-263

论提倡中医中药首宜流通书籍/裴吉生//绍兴医药学报.-1-10-305

罗谦甫治验案序/裴吉生//绍兴医药学报.-1-11-278

落夜/裴吉生//绍兴医药学报星期增刊.-1-21-51

请调查中西医报/裴吉生//三三医报.-2-30-268

秋燥论/李调之(辑录);裴吉生(校刊)//绍兴医药学报.-1-16-273

裴吉生启事/裴吉生//三三医报.-2-29-4.-2-36-70,106,141,177,214,250,286,322,358

绍兴时病发生/裴吉生//绍兴医药学报星期增刊.-1-21-34

绍兴医药报社更正广告/裴吉生//绍兴医药学报.-1-19-480

社友治验录:狗宝治胃病有神效/裴吉生//绍兴医药学报.-1-11-538

社友治验录:临诊偶录/裴吉生//绍兴医药学报.-1-10-423

社友治验录:痫症治验/裴吉生//绍兴医药学报.-1-11-328

时瘄初起亦不能误用风寒药/裴吉生//绍兴医药学报.-1-16-208

时感证邪热内陷辨/裴吉生//绍兴医药学报.-1-16-350

食面粄/黄楣孙(著);裴吉生(校)//绍兴医药学报.-1-15-487

寿胡君宗甫五十/裴吉生//三三医报.-2-29-635

呓笔/裴吉生//绍兴医药学报星期增刊.-1-21-19

素食主义与卫生/裴吉生//绍兴医药学报.-1-10-464

题词/吴让,裴吉生//绍兴医药学报.-1-10-393.-1-16-6

调查事件:绍兴之医俗(连载)/裴吉生//绍兴医药学报.-1-9-319,377,437,567

调查事件:征求医俗/裴吉生//绍兴医药学报.-1-9-319

瘟痧证治要略序/裴吉生//绍兴医药学报.-1-13-203

问八十一/裘吉生//绍兴医药学报.-1-14-32

问七十八/裘吉生//绍兴医药学报.-1-13-407

问七十六/裘吉生//绍兴医药学报.-1-13-172

问七十五/裘吉生//绍兴医药学报.-1-13-170

问三十八/裘吉生//绍兴医药学报.-1-11-320

问十二/裘吉生//绍兴医药学报.-1-10-406

问十三/裘吉生//绍兴医药学报.-1-10-406

问十一/裘吉生//绍兴医药学报.-1-10-405

问四十六/裘吉生//绍兴医药学报.-1-11-408

问四十五/裘吉生//绍兴医药学报.-1-11-407

问五十七/裘吉生//绍兴医药学报.-1-12-310

问五十三/裘吉生//绍兴医药学报.-1-12-248

消遣也要寻有益的事/裘吉生//绍兴医药学报星期增刊.-1-21-59

小言/裘吉生//绍兴医药学报星期增刊.-1-21-2

校刊叶氏重订伤暑全书序/裘吉生//绍兴医药学报.-1-13-105

谢周小农君拟将祝款移助报社/裘吉生//绍兴医药学报.-1-19-312

新潮与医学/裘吉生//绍兴医药学报.-1-16-467

新加坡同济医院情形/黄楣孙(著);裘吉生(校)//绍兴医药学报.-1-15-481

新年之医事杂谈/裘吉生//绍兴医药学报.-1-16-197

玄参栽培法/裘吉生//三三医报.-2-30-263

学生身体检查暂行办法/裘吉生//绍兴医药学报.-1-16-283

学校卫生应行注意事项/裘吉生//绍兴医药学报.-1-16-284

药品之特长性/裘吉生//绍兴医药学报.-1-12-222

药物与产出地之关系说/裘吉生//绍兴医药学报.-1-12-155

药物之特性说/裘吉生//绍兴医药学报.-1-13-40

椰气伤人/黄楣孙(著);裘吉生(校)//绍兴医药学报.-1-15-485

也是极大的国耻/裘吉生//绍兴医药学报星期增刊.-1-21-51

医士道/裘吉生(辑)//绍兴医药学报.-1-10-67

医学古籍序目纂要(连载)/裘吉生//三三医报.-2-35-412,511,556.-2-36-118

医学抉微序/裘吉生//绍兴医药学报.-1-11-509

有儿女种痘的看看/裘吉生//绍兴医药学报星期增刊.-1-21-91

越医药学汇讲(连载)/裘吉生//三三医报.-2-29-397.-2-31-261

越医药学汇讲/裘吉生,吴丽生//三三医报.-2-31-333

再答任伯和君/裘吉生//三三医报.-2-29-556

增订脚气刍言(连载)/曾心壶(著);周小农(增订);裘吉生(校刊)//绍兴医药学报.-1-16-243,301.-1-17-501.-1-18-51

真真是人同此心的/裘吉生//绍兴医药学报星期增刊.-1-21-42

征求草药之正名/裘吉生//三三医报.-2-30-269

致总会书/胡瀛峤,何廉臣,裘吉生//绍兴医药学报.-1-12-260

中药改革从理想现事实了/裘吉生//绍兴医药学报星期增刊.-1-22-291

种痘消毒法/裘吉生//绍兴医药学报.-1-10-328

种牛痘的要件/裘吉生//绍兴医药学报.-1-17-473

重刻人参考序/裘吉生//绍兴医药学报.-1-11-277

周氏易简方集验方合刊序/裴吉生//绍兴医药学报.-1-12-24

祝词/裴吉生等//中医杂志.-2-19-17,17,17,18,18,18,19,19,19,20,20,20,20,21,22,22

祝福的本意大错了/裴吉生//绍兴医药学报星期增刊.-1-21-67

最厉害没有了/裴吉生//绍兴医药学报星期增刊.-1-21-107

裴竞生
广州药用植物出产记略/裴竞生//绍兴医药学报星期增刊.-1-21-7

裴沛然
医事随笔/裴沛然//国医导报.-5-30-178

中国医学平议/裴沛然//中国医药月刊.-5-33-11

中国医药之科学的整理/裴沛然//国医导报.-5-29-272

裴庆煦
祝文/裴庆煦//绍兴医药学报.-1-9-350

裴仰云
赤痢/裴仰云//绍兴医药月报.-2-39-549,607

裴吟五
纪革命先烈秋瑾提倡女医事/裴吟五//光华医药杂志.-4-35-422

女子学医可以促进新生活运动/裴吟五//光华医药杂志.-4-35-379

裴振寰
胃病之预防术/裴振寰//中西医学报.-1-31-435

裴宗华
就生理学上解释真阴元阳之要义/裴宗华//国

医砥柱月刊.-5-17-636

曲近性
春温症治/曲近性//光华医药杂志.-4-41-466

曲魁逢
征求答案/曲魁逢//沈阳医学杂志.-3-3-100

曲清齐
救急良方/柳琦五;曲清齐//医学杂志.-2-16-36

渠 深
古人对于预后不良之中心意见/渠深//现代中医.-4-43-14

黄疸病原因之研讨/渠深//现代中医.-4-43-221

伤寒太阳病坏病论治我见/渠深//医界春秋.-3-13-14

有故无殒解例/渠深//现代中医.-4-42-578

瞿澹庵
幼科金针补遗/瞿澹庵//中医世界.-3-28-167

瞿兑贞
产科手术之适应症/瞿兑贞//光华医药杂志.-4-35-32

推广农村助产之急需/瞿兑贞//光华医药杂志.-4-35-42

瞿鸿机
延寿新法序(代论)/瞿鸿机//中西医学报.-1-30-15

瞿凤柏
中华医学之革新与医学统一进展论/瞿凤柏//国医砥柱月刊.-5-18-455

瞿惠荣

蟹之烹煮护藏及中毒解除法/瞿惠荣//中医指
　导录.-3-38-108

瞿　均

高年宿疾/瞿均//光华医药杂志.-4-36-137

瞿冷仙

吐血述略/瞿冷仙//医界春秋.-3-13-242

温病案验/瞿冷仙//中医世界.-3-26-144

温病痉厥治验/瞿冷仙//中医世界.-3-26
　-268

瞿冕良

江苏璜泾国医砥柱分社成立宣言/瞿冕良
　（述）；徐乃星（记录）//国医砥柱月刊.-5-
　18-397

瞿绍衡

临产须知评正目录/瞿绍衡//国药新声.-5-24
　-607

临床须知评正/闫诚斋（原著）；瞿绍衡（评正）；
　余云岫（参校）//国药新声.-5-24-613

临床须知评正凡例/瞿绍衡//国药新声.-5-24
　-609

郑庄公寤生解之商榷/瞿绍衡//国药新声.-5-
　22-207

瞿文楼

痢疾讨论（连载）/瞿文楼//北京医药月刊.-5-
　21-577,633

论人群健康当自不治已病治未病作起/瞿文楼
　//北京医药月刊.-5-21-38

瞿雪鹭

针灸为中医界之必要补助术/瞿雪鹭//针灸杂
　志.-4-29-355

祝词/罗兆琚，瞿雪鹭，吴守铭//针灸杂志.-4-
　28-108.-4-29-22,140

去　疾

什么叫血压高/去疾//中国医药月刊.-5-32
　-82

夏天中暑要怎样处置/去疾//中国医药月刊.-5
　-32-46

全国教育联会

全国教育联会议决请教育部明定中医课程并列
　入医学校规程案/全国教育联会//医学杂志
　.-2-7-104,361

全国医药团体代表大会

筹备全国药团联合会/全国医药团体代表大会
　//三三医报.-2-36-455//广东医药月刊.-
　3-24-260

全国医药团体总联合会

常委第二次会议/全国医药团体总联合会//广
　东医药月刊.-3-24-259

常委第一次会议/全国医药团体总联合会//广
　东医药月刊.-3-24-259

组织学程编制委员会之动机（全国医药团体总
　联合会呈教育部文）/全国医药团体总联合会
　//广东医药月刊.-3-24-442

全国医药团体总联合会秘书处

全国医药团体总联合会之代电/全国医药团体
　总联合会秘书处//医界春秋.-3-7-288

全国医药团体总联合会暹罗特别分会

全国医药团体总联合会暹罗特别分会通告书/
　全国医药团体总联合会暹罗特别分会//医学
　杂志.-2-11-633

全国医药学会

全国医药学会慎用洋蔻通告/全国医药学会//
　神州医药学报.-1-42-506

全国医药总会

全国医会之说论/全国医药总会//中医世界.-3

－27－93

全国医药总会对于国医馆之提案/全国医药总
会//医林一谔.－4－8－213

全国医药总会吴兴县支会

全国医药总会吴兴县支会宣言/全国医药总会
吴兴县支会//医学杂志.－2－12－450

全国中医师公会联合会

本会急应解决之十大主要事项/全国中医师公
会联合会//国医砥柱月刊.－5－18－459

权鼎华

齿龈破溃/权鼎华//医学杂志.－2－16－593

泉　盒

游惠山/泉盒//针灸杂志.－4－33－174

R

冉昌儒

脑出血之中医病名及其他/冉昌儒//苏州国医
杂志.－5－2－564

冉济川

千年矮/冉济川//医界春秋.－3－14－489

征求腰骨结核治法/冉济川//医界春秋.－3－14
－149

冉剑虹

提议书(附表三纸)/杨百城,赵意空,冉剑虹//
绍兴医药月报.－2－39－301

冉雪峰

范氏本草便读序/冉雪峰//医学杂志.－2－7
－34

国医整理之我见/冉雪峰//医界春秋.－3－8－
219//杏林医学月报.－3－19－48

冉玉璋

问两目雾露不明之治法/冉玉璋//医界春秋.－3
－7－459

征求良方/冉玉璋//医界春秋.－3－7－459

饶汉章

实验秘方三种/饶汉章//中西医学报.－1－25
－210

述病家误/饶汉章//中西医学报.－1－24－49

饶伟钦

答蔡君百星代姚松波君征求良法奇方/饶伟钦
//医界春秋.－3－7－357

答宋德三君问舒姓妇症及治验之相同案/饶伟
钦//医界春秋.－3－7－176

饶钟云

中国医药科学化之急迫要求/饶钟云//光华医
药杂志.－4－35－367

热河省政府

热河省政府复函/热河省政府//国医公报.－4－
19－278

仁

不平人语录/仁//医界春秋.－3－5－30

仁　康

编辑者言/仁康//国医导报.－5－29－381

对于本刊改进意见之总答复/仁康//国医导报
.－5－29－271

卷头语/仁康//国医导报.－5－30－9

六气六淫诠释/仁康//国医导报.－5－29－19

走黄与内陷(外科新论之一)/仁康//国医导报
.－5－29－61

壬生三郎

瘀血证生体解剖之一例/[日]壬生三郎(原
述);雨苍(译)//中医新生命.－5－8－617

任伯和

敬请全国诸位大医士整顿医书改良医务书/任伯和//三三医报.-2-29-610

请编辑医书函/任伯和//绍兴医药学报.-1-17-308

试验成绩报告诸城王肖舫君/任伯和//三三医报.-2-29-581

条陈医事清单/任伯和//三三医报.-2-29-291

条陈整顿医书清册/任伯和//三三医报.-2-29-184

条陈整顿医书医事清册/任伯和//三三医报.-2-29-546

问即聋治法/任伯和//绍兴医药学报星期增刊.-1-21-278

问少年白发治法/任伯和//绍兴医药学报星期增刊.-1-21-278

问顽癣治法/任伯和//绍兴医药学报星期增刊.-1-21-278

问治口吃法/任伯和//绍兴医药学报星期增刊.-1-21-278

夏日卫生谈/任伯和//三三医报.-2-31-165

再请整顿医事书/任伯和//三三医报.-2-29-545

再问盐山张锡纯君药物之疑义/任伯和//三三医报.-2-29-556

征求顽癣治法/任伯和//三三医报.-2-29-292

征求诊治冻疮法/任伯和//三三医报.-2-29-611

征求诊治伤风法/任伯和//三三医报.-2-29-611

征求治齿疾法/任伯和//三三医报.-2-29-292

征求治毒蛇咬伤法/任伯和//三三医报.-2-29-293

征求治疯狗咬伤法/任伯和//三三医报.-2-29-293

征求治喉症法/任伯和//三三医报.-2-29-293

征求治口吃法/任伯和//三三医报.-2-29-292

征求治目疾法/任伯和//三三医报.-2-29-32

征求治少年白发法/任伯和//三三医报.-2-29-27

征求治损症法/任伯和//三三医报.-2-29-37

征求足底痒瘰治法/任伯和//三三医报.-2-29-292

整顿医书说/任伯和//三三医报.-2-29-360

任灿芬

脑脊髓膜炎之中药疗法/任灿芬//光华医药杂志.-4-35-394

任产士

脉象质疑/任产士//光华医药杂志.-4-40-415

任大衡

治验三则/任大衡//针灸杂志.-4-33-237

任德元

说伤寒传足不传手之误/任德元//医学杂志.-2-4-420

桃仁承气汤不自三承气汤变化乃自大黄甘草汤变化而来说/任德元//医学杂志.-2-6-80

问伤寒三阴症用承气汤之理由/任德元//医学杂志.-2-4-373

问周痹众痹痿症痉症之病理及其刺法痹/任德元//医学杂志.-2-5-122

针刺腹满谵语症/任德元//医学杂志.-2-4-252

中风伤寒辨/任德元//医学杂志.-2-4-176

任藩侯

十余年之气喘痰嗽针灸三次而愈/任藩侯//针灸杂志.-4-33-235

任汎波

任汎波先生治喘经验方案/任汎波//绍兴医药

学报.-1-9-255

医学心源/任沨波//绍兴医药学报.-1-9-119

任凤波

任氏医学心源/任凤波//绍兴医药月报.-2-37
-123

任 夫

唤醒中国卫生上之觉魂(伍连德博士在博医会
演说词)/任夫(译意)//中西医学报.-1-32-
475

健康上之胜利术/任夫//中西医学报.-1-33
-25

米食乎肉食乎(录青年进步译美国健康杂志
HealthCultural)/任夫//中西医学报.-1-36
-231

任福麟

针刺腹痛之经验/任福麟//医学杂志.-2-4-118

任古愚

金匮云正气引邪喎僻不遂正气何以引邪解/任
古愚//医学杂志.-2-6-484

任冠民

医案概论(一)至(十一)/任冠民//文医半月刊
.-5-14-182,214,249,460,477,495,554,
578,596,617,640

任汉佩

发斑说/任汉佩//绍兴医药学报.-1-8-323

解剖为中国固有之学考(连载)/任汉佩//绍兴
医药学报.-1-8-139,229

近今时病与时疫辨/任汉佩//绍兴医药学报.-1
-8-19

敬告惠稿诸君说/任汉佩//绍兴医药学报.-1-
8-166

论本社之设实有益于病家/任汉佩//绍兴医药
学报.-1-8-51

论风温病以肺虚肝旺者为善变/任汉佩//绍兴

医药学报.-1-9-245

论医学家读书之难/任汉佩//绍兴医药学报.-1
-9-61

任汉佩预辞编辑启/任汉佩//绍兴医药学报.-1
-8-168

伤寒不同杂感说(连载)/任汉佩//绍兴医药学
报.-1-8-101,189

提议演讲讨论为绍兴医学会首务之急/任汉佩
//绍兴医药学报.-1-8-509

为提议绍兴医学会筹款事/任汉佩//绍兴医药
学报.-1-9-260

咽喉症证治须知/任汉佩//绍兴医药学报.-1-
8-283

医家宜和衷共济论/任汉佩//绍兴医药学报.-1
-8-449

疫喉总论(连载)/任汉佩//医学报.-1-4-
545,578.-1-5-25

治湿刍言/任汉佩//绍兴医药学报.-1-9-87

中药中用勿执偏见说/任汉佩//绍兴医药学报
.-1-9-129

任际运

霍乱危症寒热辨/任际运//医学报.-1-6-59
//绍兴医药学报.-1-14-223

任济康

金匮痉病篇之研究/任济康//新中医刊.-5-19
-160

中风论/任济康,黄应福,荣质文,孟克明,傅旭
初,罗广济//新中医刊.-5-19-126

任锦容

眼的保护法/任锦容//杏林医学月报.-3-19
-486

任九如

霍乱漫言/任九如//中医杂志.-2-25-58

任 难

广东中医药专科学校校长陈任枚先生/任难//

光华医药杂志.-4-41-497

任农轩

针刺略述/任农轩//神州医药学报.-1-47-379

任起堂

阳络伤则血外溢阴络伤则血内溢解/任起堂//三三医报.-2-32-416

任庆鹏

十二经行针补泻手术一览图表/任庆鹏//针灸杂志.-4-29-294

针灸学术之价值/任庆鹏//针灸杂志.-4-33-373

任瑞雯

甲状腺肿中名瘿俗名气瘰或称瘿瘩/任瑞雯//国医砥柱月刊.-5-18-409

任淑贞

任淑贞女士来函/任淑贞//铁樵医学月刊.-4-44-84

铁樵函授医学学员作品:有实验的恽氏医学/任淑贞//铁樵医学月刊.-4-44-213

任天石

常熟行医的门槛/任天石//光华医药杂志.-4-35-112

从湖北医校学生被捕说到医育前途/任天石//光华医药杂志.-4-35-232

实用方剂学(连载)/盛心如(著);任天石(校)//光华医药杂志.-4-35-108,180,245,324,563.-4-36-193,274,397,480,562

任桐轩

答安徽祖树和先生奇疾问题一则/任桐轩//医学报.-1-6-466

任贤

中医学理根于气化气化升降本于河图试言河图气化升降之理/任贤//医学杂志.-2-3-117

任相兰

大便不通/任相兰//医学杂志.-2-18-273

任翔青

产后风症之新研究/任翔青//国医砥柱月刊.-5-17-344

赤痢治疗浅释/任翔青//国医砥柱月刊.-5-16-424

肺痈原因合疗法/任翔青//国医砥柱月刊.-5-17-518

肺痈症之临床实验/任翔青//国医砥柱月刊.-5-16-526

霍乱浅说/任翔青//国医砥柱月刊.-5-17-391

中医治疗霍乱之科学观/任翔青//国医砥柱月刊.-5-18-43

任信甫

代友问治/任信甫//三三医报.-2-33-343

改良印行三三医书条陈/任信甫//三三医报.-2-33-305

任君主张改印三三医书之来函/任信甫//三三医报.-2-33-305

说明改良印售三三医书以释养济老人之疑惑/任信甫//三三医报.-2-34-526

任养和

答林君先耕问疟其二/任养和//医学报.-1-6-278

答十一期报内王君润霖所问奇病/任养和//神州医药学报.-1-45-50

答谈君再问金鸡纳性质/任养和//神州医药学报.-1-44-402

耳鸣症治验/任养和//神州医药学报.-1-45-269

黄疸症治验/任养和//神州医药学报.-1-44

－484

急性脑膜炎脊髓炎论说/任养和//医学杂志.-2
－13－391

论疫霍乱症/任养和//医学报.-1-6-357

时症治验/任养和//神州医药学报.-1-44
－399

鼠疫症治验/任养和//神州医药学报.-1-45
－63

疫霍乱症治法/任养和//神州医药学报.-1-45
－363

任义君

致光华医药杂志社海门读者丁学明先生一封信
/任义君//光华医药杂志.-4-38-260

任应秋

百合马兜铃辩/任应秋//文医半月刊.-5-14
－641

从领照谈到现在卫生行政的制度/任应秋//华
西医药杂志.-5-36-151

悼吴汉僊诔辞/任应秋//华西医药杂志.-5-37
－537

读者投书/张生陶,任应秋//华西医药杂志.-5
－37－395

骨伤药物学发凡/任应秋//华西医药杂志.-5-
36－314

华西医药杂志社故董事张茂芹先生事略/任应
秋//华西医药杂志.-5-36-242

唤醒自称世儒医的医药同志/任应秋//光华医
药杂志.-4-40-327

建国与建医/任应秋//国医砥柱月刊.-5-18
－37

结核病之社会经济观/任应秋//新中华医药月
刊.-5-35-651

金与银/任应秋//新中华医药月刊.-5-35-72

任应秋紧要启事/任应秋//华西医药杂志.-5-
37－350,456

如何促进中医参与政治/任应秋//华西医药杂
志.-5-36-7

三一七纪念日演讲/任应秋//华西医药杂志.-5

－37－411

湿热(连载)/任应秋//华西医药杂志.-5-36-
356,405,459

蜀医渊薮/任应秋//华西医药杂志.-5-36
－200

四库全书医家类医籍鸟瞰/任应秋//华西医药
杂志.-5-37-6

所希望于我们的几位国大代表/任应秋//华西
医药杂志.-5-36-51

外科十三方考序/任应秋,周复生//华西医药杂
志.-5-37-442

先办学校乎先编教材乎/任应秋//华西医药杂
志.-5-36-99

现代业医之三大障碍/任应秋//光华医药杂志
.-4-40-328

杨妹不食的问题/任应秋//华西医药杂志.-5-
37－472

要采取实用的医学(连载)/任应秋//华西医药
杂志.-5-36-55,103

医药汇刊序/任应秋//华西医药杂志.-5-37
－179

再论教育部之不准中医学校立案/任应秋//文
医半月刊.-5-14-547

致叶奂彬书/章太炎(遗嘱);任应秋(藏稿)//华
西医药杂志.-5-36-329

中医病理学序/周复生,任应秋//华西医药杂志
.-5-37-502

中医与宪法/任应秋//国医砥柱月刊.-5-18
－184

中医哲理之渊源与夫科学化之取径(连载)/任
应秋//国医砥柱月刊.-5-18-58,69

仲圭医论汇选序/任应秋//华西医药杂志.-5-
36－552

仲景病理学案之三:汗/任应秋//新中华医药月
刊.-5-35-220

任应秋选举事务所

任应秋改选国民大会代表选举宣言/任应秋选
举事务所//华西医药杂志.-5-37-119

任应秋医室

任氏传染病学下卷定期出版启事/任应秋医室//华西医药杂志.-5-36-228,287,339

任裕贤

秘国严禁华医药之我观/任裕贤//医林一谔.-4-8-306

任　正

读秦君医界之危险书后/任正//医界春秋.-3-5-42

任致远

近视眼之预防研究/任致远//中西医学报.-1-34-461

任灼华

心者生之本神之变也其华在面其充在血脉说/任灼华//中医杂志(广东).-3-4-271

忍　盦

中国药物学新编(连载)/忍盦//国医导报.-5-30-113,167,232,379

日本主妇之友社

民间疗法四百种(一)至(五)/日本主妇之友社(编);叶庭芝(译)//中国女医.-5-34-188,212,231,245,259

戎先庆

医界春秋五周纪念三则/穆宗岳,戎先庆,癫侣//医界春秋.-3-8-396

荣

服鸦片膏急救法/荣//医林一谔.-4-9-226

食蟹后食石榴致死之报告/荣//杏林医学月报.-3-19-399

荣达坊

时疫善后感言/荣达坊//中西医学报.-1-36

时疫与饮用水/荣达坊//中西医学报.-1-36-395

荣颂贤

痰饮预防法/荣颂贤//光华医药杂志.-4-36-202

荣质文

麻疹/荣质文//新中医刊.-5-19-29

脑病之中风/荣质文//新中医刊.-5-20-71

呕吐/荣质文//新中医刊.-5-19-57

妊妇摄养法/荣质文//新中医刊.-5-19-157

湿温症治谈/荣质文//新中医刊.-5-19-8

胃肠病对于柴胡之应用/荣质文//新中医刊.-5-19-260

中风论/任济康,黄应福,荣质文,孟克明,傅旭初,罗广济//新中医刊.-5-19-126

中药的安眠剂/荣质文//新中医刊.-5-19-342

如皋国医公会

如皋国医公会致上海市国医公会代电/如皋国医公会//医林一谔.-4-8-353

如皋医学报社

如皋医报出版之先声/如皋医学报社//三三医报.-2-29-45

如皋医学报社简章/如皋医学报社//三三医报.-2-29-45

如　仙

鸡冠花之用途/如仙//医林一谔.-4-11-504

如一氏

疑问三则/如一氏//绍兴医药学报星期增刊.-1-22-69

如　愚

鸡子之研究/如愚//中西医学报.-1-33-35

茹十眉

唾液的神秘/茹十眉//复兴中医.-5-31-154

汝吉

丹毒脞论(外科新论之二)/汝吉//国医导报.-5-29-93

阮其煜

来函二/阮其煜//神州医药学报.-1-46-194

为中国医学商中西教授说/阮其煜//中西医学报.-1-31-423,423

医界春秋十周始刊纪念词/阮其煜//医界春秋.-3-13-183

诊断为药治之先导说(录广济医报)/阮其煜//中西医学报.-1-34-153

阮士元

从汉医一治验例所得之观感/[日]甲装准一(著);阮士元(译述)//中国医药月刊.-5-33-371

芮之松

病证名词请中西对照/芮之松//医学杂志.-2-18-367

锐 之

打诊与听诊(连载)/[日]八田善,芦田光二(著);锐之(译)//中西医药.-5-10-201,349.-5-11-58,153,326,522.-5-12-65,482.-5-13-66

多余的话/锐之//中西医药.-5-11-287

瑞 锭

斐律滨瑞锭先生来函/瑞锭//医学杂志.-2-17-395

润 明

脏燥之研究/润明//广东医药月刊.-3-24-578

润 佑

通信治疗之刍见/润佑//现代医药月刊.-4-27-30

若

蝇类为传染病之媒介/若//中西医学报.-1-24-83

若 宾

心力与体力/若宾//中医新生命.-5-7-316

若 寒

癣/若寒//中国医学月刊.-3-15-494

若 霞

呜呼人参已不复为国货矣/若霞//光华医药杂志.-4-35-499

若霞氏

烫伤膏/若霞氏//绍兴医药学报.-1-8-203

医药新说(连载)/若霞氏//绍兴医药学报.-1-8-157,295,383

治疟葵/若霞氏//绍兴医药学报.-1-8-203

S

塞江一钓

问淋毒治法/塞江一钓//绍兴医药学报星期增刊.-1-21-150

三本松

妊娠谈(连载)/[日]三本松(著);毕任庸(译)//三三医报.-2-32-230,259,298,545,586

三 昌

臭虫毒虫蚊虫之解毒剂疗法/三昌//中西医学报.-1-41-518

行静脉注射时药液泄出之处置/三昌//中西医学报.-1-41-517

破伤风之疗法/三昌//中西医学报.-1-41-517

下痢与吸着剂/三昌//中西医学报.-1-40
-497

预防晒黑纸润肤膏/三昌//中西医学报.-1-41
-519

真性三叉神经痛之606及桂宁疗法/三昌//中
西医学报.-1-41-518

重症淋浊性结膜炎/三昌//中西医学报.-1-41
-518

三 二

肺出血与胃出血之鉴别诊断/三二//文医半月
刊.-5-14-11

三三医报社

报告本会合组考试医士之经过/三三医报社//
三三医报.-2-29-46

暴厥五证辨/三三医报社(辑)//三三医报.-2-
30-371

辩肺大肠脉/三三医报社(辑)//三三医报.-2-
31-229

部定行医领照规则/三三医报社//三三医报.-2
-33-238

常熟新开新济公司/三三医报社//三三医报.-2
-29-205

筹设长沙国医学院并附设医院宣言(连载)/三
三医报社//三三医报.-2-36-244,266

初等诊断学/三三医报社//三三医报.-2-36
-392

春温伏邪救误案/三三医报社//三三医报.-2-
33-99

猝中暴厥辨/三三医报社(辑)//三三医报.-2-
30-371

答黄雨岩君欲借钞衷中参西录四期稿/三三医
报社//三三医报.-2-30-295

答卢育和先生/三三医报社//三三医报.-2-30
-86

答任伯和先生/三三医报社//三三医报.-2-30
-87

答沈仲圭先生/三三医报社//三三医报.-2-30
-85

答俞鉴泉君问徐灵胎医略六书序并书名质疑/
三三医报社//三三医报.-2-30-375

大学院严令查禁女生束胸/三三医报社//三三
医报.-2-36-172

点痧法/三三医报社(辑)//三三医报.-2-30
-462

点痧药品/三三医报社(辑)//三三医报.-2-30
-461

定海普陀医院之内幕/三三医报社//三三医报
.-2-29-203

东临曹属之疫症/三三医报社//绍兴医药学报
星期增刊.-1-21-520

杜鹃啼勘误表/三三医报社//三三医报.-2-30
-556

遁园医案/三三医报社//三三医报.-2-31-83

二十感怀校勘记/三三医报社//三三医报.-2-
30-90

发起组织医学社之先声/三三医报社//三三医
报.-2-29-313

反对中药注册之进行/三三医报社//三三医报
.-2-29-489

废娼善后办法之商榷/三三医报社//三三医报
.-2-30-177

奉天实行摧残中医处罚药业/三三医报社(辑)
//三三医报.-2-31-105

伏阴霍乱辩/三三医报社(辑)//三三医报.-2-
30-478

附录医科分刊十全寿世学第一期目录/三三医
报社//三三医报.-2-34-415

附拙稿刊误/三三医报社//三三医报.-2-30
-90

复李慰农君书/三三医报社//三三医报.-2-30
-130

复张汝伟先生书/三三医报社//三三医报.-2-
30-129

各县防疫工作愈形加紧/三三医报社//三三医
报.-2-36-461

各校校医职务规则/三三医报社//三三医报.-2
-29-97

公共卫生会常会记/三三医报社//三三医报.-2

- 29 - 241

关于三三医书之函件(连载)/三三医报社//三三医报.-2-30-415.-2-32-335

关于三三医书之函件/三三医报社//三三医报.-2-30-341.-2-30-488.-2-31-114,378

广州女看护大会之沪讯/三三医报社//三三医报.-2-30-177

杭州产科讲习所毕业纪/三三医报社//三三医报.-2-29-206

汇商印刷局启事/三三医报社//三三医报.-2-36-392

急救烂喉痧经验仙方/三三医报社//三三医报.-2-31-281

记五藏神会议(诫盲从掊击说)/三三医报社//三三医报.-2-33-268

寄张寿甫先生(介绍中华教会公报)/三三医报社//三三医报.-2-33-59

寄周小农/三三医报社//三三医报.-2-33-53

嘉善医药学会成立纪/三三医报社//三三医报.-2-29-634

嘉兴卫生会推举职员/三三医报社//三三医报.-2-29-152

嘉兴卫生会之职员联席会议/三三医报社//三三医报.-2-29-204

柬束世征君/三三医报社//三三医报.-2-30-355

江苏吴县医学会会务近闻/三三医报社//三三医报.-2-31-37

江苏中医联合会开会情形/三三医报社//三三医报.-2-31-35

介绍陈无咎的医学学说/三三医报社//三三医报.-2-35-462

介绍命理家/三三医报社//三三医报.-2-32-483,534,564,610

介绍中华教会公报/三三医报社//三三医报.-2-32-40

介绍中医常识报/三三医报社//三三医报.-2-36-142,178

津浦路桑园发现肺炎疫/三三医报社//绍兴医药学报星期增刊.-1-21-520

紧要启事/三三医报社//三三医报.-2-34-534

近时感症治法偏重凉润之弊/三三医报社//三三医报.-2-31-196

敬告医界同志组织隆昌县医学改进会征求同人意见书/三三医报社//三三医报.-2-34-171

开业登记必需之医书/三三医报社//三三医报.-2-36-33

康齐医案偶存/三三医报社//三三医报.-2-36-164

科学可使男女易性说/三三医报社//三三医报.-2-31-272

科学已能起死回生/三三医报社//三三医报.-2-36-460

快邮代电/三三医报社//三三医报.-2-36-526,570,602

李伟伯死于非命(无锡新闻)/三三医报社//三三医报.-2-33-379

李慰农介绍铁樵函授中医学校招生/三三医报社//三三医报.-2-33-60.-2-34-385

临症以验舌为准统论/三三医报社(辑)//三三医报.-2-31-298

凌临灵方二辑缘起/三三医报社//三三医报.-2-31-495

凌永言治愈服猴枣药品者/三三医报社//三三医报.-2-30-562

卢龙李赞尧和作七绝二首/三三医报社//三三医报.-2-30-353

陆仲安二月二十日诊孙文医案/三三医报社//三三医报.-2-32-314

录家庭讲话二则/三三医报社//三三医报.-2-33-69

录裕后须知二则/三三医报社//三三医报.-2-33-141

录裕后须知三则/三三医报社//三三医报.-2-33-211

美化学家又有新毒瓦斯发明/三三医报社//三三医报.-2-36-486

内科肝强肺弱咳血案/三三医报社//三三医报
.-2-33-383

内科鼠疫血瘀结核案(致蒋君函)/三三医报社
//三三医报.-2-33-380

内科中暑挟痰案第七/三三医报社//三三医报
.-2-33-127

内政部令禁未成年人嗜烟酒/三三医报社//三
三医报.-2-36-157

秋疟指南序/三三医报社//三三医报.-2-31
-353

秋疟指南自叙/三三医报社//三三医报.-2-31
-353

秋日与广平诸同人会治北学舍开轩远眺/三三
医报社//三三医报.-2-30-354

裘制皮肤万灵膏(连载)/三三医报社//三三医
报.-2-33-198.-2-34-34

取缔茶店之布告/三三医报社//三三医报.-2-
33-103

全国民办牛痘苗公厂简章(请求登报普阅各县
助款合办)/三三医报社//三三医报.-2-30-
271

全国商联会与卫生部论中医电/三三医报社//
三三医报.-2-36-389

劝改糊浆说/三三医报社//三三医报.-2-31
-282

三三医报编辑启事/三三医报社//三三医报.-2
-30-466

三三医报大旨/三三医报社//三三医报.-2-29
-3

三三医报第三卷第三期社友俱乐部沈奉江诗校
误表/三三医报社//三三医报.-2-33-281

三三医报发行部启事/三三医报社//三三医报
.-2-30-436,500,502

三三医报紧要启事二则/三三医报社//三三医
报.-2-30-580

三三医报社紧要启二则/三三医报社//三三医
报.-2-30-544

三三医报社刊行书目提要/三三医报社//三三
医报.-2-30-232

三三医报社社务旬报/三三医报社//三三医报

.-2-32-40

三三医报社特别征求(第四至第六次)/三三医
报社//三三医报.-2-35-355,426,496

三三医报书创刊启/三三医报社//医学杂志.-2
-6-125

三三医社成绩/三三医报社//三三医报.-2-35
-36

三三医社宗旨及事业/三三医报社//三三医报
.-2-35-2

三三医书第二集出版启(并发行简章)/三三医
报社//三三医报.-2-31-538

三三医书第二种医事启源序/三三医报社//三
三医报.-2-30-348

三三医书第三集出版启/三三医报社//三三医
报.-2-34-64,249,390

三三医书第三集总目/三三医报社//三三医报
.-2-33-258.-2-34-22,309,415

三三医书第四集出版及更换名称改良印订之广
告/三三医报社//三三医报.-2-35-495

三三医书销数纪实(三批)至(九批)/三三医报
社//三三医报.-2-30-383,400,438,472,
518,544,580

三三医书销数纪实/三三医报社//三三医报.-2
-32-4,40

山西中医改进研究会致张叔鹏先生书/三三医
报社//三三医报.-2-32-447

汕头林君卓群致天年医社书/三三医报社//三
三医报.-2-36-88

上海药商反对领照之呈文/三三医报社//三三
医报.-2-29-151

绍县康济医局惠贫民/三三医报社//三三医报
.-2-29-154

绍兴枫桥续办施药局/三三医报社//三三医报
.-2-29-489

绍兴陶堰设立施药局/三三医报社//三三医报
.-2-29-153

绍兴县西桥首和济药局书目及发行常备要药/
三三医报社//三三医报.-2-36-71

绍兴薛局长注意卫生/三三医报社//三三医报
.-2-29-489

绍兴医士同志会近讯/三三医报社//三三医报.-2-29-154

设立卫生试验所议案/三三医报社//三三医报.-2-29-633

神州医药会会员大会记/三三医报社//三三医报.-2-29-527

沈氏经验方救急数则/三三医报社(辑)//三三医报.-2-31-300

省政府颁发解剖尸体规则/三三医报社//三三医报.-2-36-208

十二圩医界新闻一则/三三医报社//三三医报.-2-34-602

时行伏阴总论/三三医报社(辑)//三三医报.-2-30-442

暑热气闭案第八/三三医报社//三三医报.-2-33-96

特别介绍醒华报/三三医报社//三三医报.-2-30-220,312.-2-33-26,60.-2-36-34

特别征求(第一次至第三次)/三三医报社//三三医报.-2-30-573,609.-2-31-78

提倡各小学防止肺痨病办法/三三医报社//三三医报.-2-36-379

题康爕忱先生色门棒喝/三三医报社(录)//三三医报.-2-30-245

体壮力强如何可得/三三医报社//三三医报.-2-30-40

天津魏少清和作七绝四首/三三医报社//三三医报.-2-30-353

天年医社拟编辑医圣标本全书宗旨说明/三三医报社//三三医报.-2-36-185

推篷痟语自叙/三三医报社//三三医报.-2-31-324

外科心法要诀(节录三三医书第三集外科学讲义)/三三医报社(辑)//三三医报.-2-33-302

卫生部之两令/三三医报社(录)//三三医报.-2-36-455

卫生会成立会志闻/三三医报社//三三医报.-2-29-241

卫生会组织成立/三三医报社//三三医报.-2-29-313

卫生试验所近事纪/三三医报社//三三医报.-2-36-498

问病/三三医报社//三三医报.-2-34-23,92

问十指尖木而不麻治法/三三医报社//三三医报.-2-29-180

无辜磨难(警世卫生小说)/三三医报社//三三医报.-2-31-535

无锡西区市办同和施诊局急救时疫要方(丙寅年定)/三三医报社//三三医报.-2-35-372

昔贤医述载本报第三卷第七期专著内勘误表/三三医报社//三三医报.-2-33-314

校正表/三三医报社//三三医报.-2-32-568

协助违警药品管理局之省令/三三医报社//三三医报.-2-29-239

醒华报/三三医报社//三三医报.-2-31-83

宣言书(来件二)/三三医报社//三三医报.-2-36-133

学医者之隐痛/三三医报社//三三医报.-2-29-262

牙医生及镶牙登记章程/三三医报社(录)//三三医报.-2-36-514

验舌分虚实法/三三医报社(辑)//三三医报.-2-31-299

养生语录/三三医报社//三三医报.-2-34-346

医阶辩证刊误/三三医报社//三三医报.-2-31-380

医界春秋二周年纪念特刊出版/三三医报社//三三医报.-2-36-171

医学会在宁开会预志/三三医报社//三三医报.-2-29-527

医药团体总联会执常两会记/三三医报社//三三医报.-2-36-454

医药协会施医局告竣/三三医报社//三三医报.-2-29-314

医医医病集/三三医报社//三三医报.-2-31-83

医治糖尿病之良方/三三医报社(录)//三三医报.-2-33-267

阴阳升降论/三三医报社(辑)//三三医报.-2-31-297

又答卢育和先生/三三医报社//三三医报.-2-30-87

原养生之教(录三三医书一集十八种)/三三医报社//三三医报.-2-31-225

远东卫生会议纪事/三三医报社//三三医报.-2-32-277

阅者诸公台鉴/三三医报社//三三医报.-2-30-508

赞成东洋医道会趣意书/三三医报社//三三医报.-2-36-173

长沙朱静恒出关寻师倡和录/三三医报社(辑)//三三医报.-2-30-569

浙江省传染病院情形/三三医报社//三三医报.-2-29-203

浙江中医学校毕业志盛/三三医报社//三三医报.-2-29-206

诊脉三十二辩序/三三医报社//三三医报.-2-31-326

振兴中国医学论/三三医报社//三三医报.-2-32-185

征求/三三医报社//三三医报.-2-30-270,328,388,430.-2-36-34

征求关于卫生之来稿/三三医报社//三三医报.-2-30-518,568

征求会员/三三医报社//三三医报.-2-31-127

征求名人佳作/三三医报社//三三医报.-2-30-602

征求新书/三三医报社//三三医报.-2-33-18

征求医书/三三医报社//三三医报.-2-30-610.-2-34-603

证治丛录再版序/三三医报社//三三医报.-2-33-525

知事注重公共卫生/三三医报社//三三医报.-2-33-103

制方本于洛书说/三三医报社(辑)//三三医报.-2-31-235

中风类中辩/三三医报社(辑)//三三医报.-2-30-372

中国今日之所最要者/三三医报社//三三医报.-2-30-40

中国名医姓氏住址录/三三医报社//三三医报.-2-35-351

中华医药业唯一的评论刊物医界春秋/三三医报社//三三医报.-2-36-34

中央查禁药签/三三医报社//三三医报.-2-36-262

中医革命团大纲草案/三三医报社//三三医报.-2-36-122

重财轻命之医生/三三医报社//三三医报.-2-36-243

周镇书后/三三医报社//三三医报.-2-31-213

自和前刻落成五首/三三医报社//三三医报.-2-32-347

自题碧松轩读书图(调寄琐窗寒)/三三医报社(录)//三三医报.-2-30-355

总商会反对中药注册章程/三三医报社//三三医报.-2-29-490

三三医报社记者

市政成立后之医生/三三医报社记者//三三医报.-2-36-44

三三医社

杭州三三医社来函(附三一七发刊启)/三三医社//医学杂志.-2-11-631

三三医书创刊启/三三医社//医学杂志.-2-5-126

三益学社

三益学社中医科函授部紧要声明/三益学社//中医杂志.-2-23-552

桑初诚

答王君佐绅问症一则/桑初诚//神州医药学报.-1-46-519

森田幸门

关于伤寒论中之寒热(一)至(六)/[日]森田幸门(著);李和义(译)//文医半月刊.-5-14-121,139,154,171,189,252

皇汉医学治疗之法则/[日]森田幸门(著);邓名世(译)//中医世界.-3-37-119

热:伤寒论之研究/[日]森田幸门(著);张敬武(译)//国医公报.-4-26-200

伤寒论中之寒热(一)至(三)/[日]森田幸门(著);董德懋(译)//国医砥柱月刊.-5-16-541.-5-17-70,152

伤寒论中之阴阳(连载)/[日]森田幸门(著);董德懋(译)//国医公报.-4-24-67,181,295,411.-4-25-83,201,536

森田之皓

汉法医学的合理性(连载)/[日]森田之皓(著);叶橘泉(译)//华西医药杂志.-5-36-203,252,358,407,460

森直乡

痔疾之摄生与新治疗法/森直乡(原稿);顾任伊(译述)//中西医学报.-1-28-387

僧达理

水治法之研究(一)至(二)/僧达理//医学报.-1-7-462,480

僧洞天

辩症译编/僧洞天//医学报.-1-5-501

辩症译编叙例/僧洞天//医学报.-1-5-209

僧连理

医事感言/僧连理//医学公报.-1-7-24

僧清华

西医产科之接生确有长处/僧清华//三三医报.-2-36-413

中医产科不接生/僧清华//三三医报.-2-36-413

僧韬光

治病宜审天时论/僧韬光//绍兴医药学报.-1-8-493

沙函宇

经前腹痛治验/沙函宇//光华医药杂志.-4-37-517

沙缉光

脑疽与发背的病理和疗法(连载)/沙缉光//文医半月刊.-5-14-465,480,499

沙井特

一点儿卫生/沙井特//自强医学月刊.-3-41-113,176,391

沙书文

种痘考略/沙书文//中医世界.-3-32-272

沙亦恕

负起复兴的责任/沙亦恕//国医砥柱月刊.-5-15-419

江苏训练中医之管见/沙亦恕//光华医药杂志.-4-39-388

痢疾的病理和疗法/沙亦恕//国医砥柱月刊.-5-16-271

临死竟获回生 赵立堂一个怪病/沙亦恕//文医半月刊.-5-14-257

蔓延苏北之黑热病研究/沙亦恕//医林一谔.-4-11-289

三一七国医节之观感/沙亦恕//国医杂志.-4-13-363

暑病拉杂谈/沙亦恕//医林一谔.-4-11-625

痰积重症之治验/沙亦恕//光华医药杂志.-4-40-35

题国医砥柱月刊二周年纪念册/沙亦恕//国医砥柱月刊.-5-17-387

题医林一谔一周纪念册/沙亦恕//医林一谔.-4-9-24

挽曾觉叟先生/沙亦恕//国医砥柱月刊.-5-15

－631

卫生署管理中医委员人选问题之商榷/沙亦恕//国医砥柱月刊.－5－15－490

写在文医半月刊一周纪念册/沙亦恕//文医半月刊.－5－14－393

血证经验谈/沙亦恕//医界春秋.－3－13－251

验舌辨证歌括（一）至（五）/陆廷琦（著）；沙亦恕（录）//医界春秋.－3－8－389,422,460,507.－3－9－14

养和堂搭手治验笔记/沙亦恕//中医杂志.－2－21－460

与杨宗凯君论治痧疹/沙亦恕//医界春秋.－3－6－261

诊余琐谈（连载）/沙亦恕//医界春秋.－3－6－496,528.－3－7－17

中国外科医学教科书序/沙亦恕//文医半月刊.－5－14－285//医界春秋.－3－14－157

中医条例公布矣/沙亦恕//医界春秋.－3－13－295

祝诗四则/沙亦恕,魏世贵,谢安之,郭先举//医界春秋.－3－9－388

沙亦忠

吁请苏省陈主席提倡国医治疗黑热病之刍议/沙亦忠//国医公报.－4－23－153

沙宇清

答谭君启贤代王君征求奇疾治疗法/沙宇清//医界春秋.－3－9－355

山岸精实

结核预防与公众卫生/[日]山岸精实（著）；沈校均（译）//国医砥柱月刊.－5－17－569

山东国医专科学校

祭医圣文/山东国医专科学校//光华医药杂志.－4－41－223

山东国医专校

山东国医专校反对卫生署管理中医之宣言/山东国医专校//医学杂志.－2－18－278

山东胶县良心救国社

山东胶县良心救国社全体公启/山东胶县良心救国社//医学杂志.－2－8－128

山东省会公安局

关于救治触电者/山东省会公安局//医学杂志.－2－15－519

山东泰安大汶口镇同仁堂药店

国医砥柱月刊六周年纪念题词/山东泰安大汶口镇同仁堂药店//国医砥柱月刊.－5－18－392

山东医学会

山东医学会致山西中医改进研究会书（附电文又宣言书）/山东医学会//医学杂志.－2－2－504

山东医药总会

山东医药总会复山西中医改进研究会函/山东医药总会//医学杂志.－2－11－102

山后过来人

戒烟良方/山后过来人//绍兴医药学报.－1－12－257

山崎春三

鼻咽头炎症候群与极轻症肺结核症等的区别事项（连载）/[日]山崎春三（著）；金志澄（译）//华西医药杂志.－5－36－164,214,265

山田基

再论对肺结核之樟脑葡萄糖液注射疗法/山田基（著）；薛成恺（译）//中西医学报.－1－40－586

樟脑葡萄糖液对于肺结核之应用/山田基//中西医学报.－1－40－584

山西改进研究会

山西改进研究会通函各处医界同人征求儿科医生兼教员之意见/山西改进研究会//医学杂志.-2-4-232

山西省公安局

山西省会公安局中医检定考试暂行规则/山西省公安局//医学杂志.-2-15-301

山西省国医馆筹备处

山西省国医馆通电/山西省国医馆筹备处//医林一谔.-4-8-291

山西太原中医改进研究会

山西太原中医改进研究会悬奖征文/山西太原中医改进研究会/国医正言.-5-4-47

又致谢校长缄/山西太原中医改进研究会//医学杂志.-2-2-114

山西医药改进会

设立中医学校案/山西医药改进会//国医公报.-4-22-407

山西中医改进研究会

八年四月山西中医改进研究会拟定研究暂行规则/山西中医改进研究会//医学杂志.-2-1-24

出席国联古医会代表须经大多数国医团体之认可案/山西中医改进研究会//国医公报.-4-22-445

创设制药厂案/山西中医改进研究会//国医公报.-4-22-417

答李东初疑问/山西中医改进研究会//医学杂志.-2-18-560

答银璧疑问/山西中医改进研究会//医学杂志.-2-18-560

复汾阳县报告小儿血痢/山西中医改进研究会//医学杂志.-2-3-593

复湖南邮局陈汉声报告小儿时症/山西中医改进研究会//医学杂志.-2-5-228

复灵石县分会报告喉症/山西中医改进研究会//医学杂志.-2-3-476

复南京上海特别市中医会筹备处/山西中医改进研究会//医学杂志.-2-10-612

复祁县报告喉症/山西中医改进研究会//医学杂志.-2-3-475

复山东医药总会/山西中医改进研究会//医学杂志.-2-10-613

复山西民政厅第三科关于白喉治法函/山西中医改进研究会//医学杂志.-2-18-362

复山西省政府秘书处函二则/山西中医改进研究会//医学杂志.-2-10-260

复省公署灵邱县报告霍乱症/山西中医改进研究会//医学杂志.-2-3-91

复省公署灵石县商民王信报告发生疗症二件/山西中医改进研究会//医学杂志.-2-3-87

复省公署研究稷山县报告小儿疹症/山西中医改进研究会//医学杂志.-2-4-587

复省公署榆次县报告南要镇发生时症山西中医改进研究会研究之治疗法/山西中医改进研究会//医学杂志.-2-1-317

复省署壶关县报告时症/山西中医改进研究会//医学杂志.-2-4-357

复省署吉县报告时症/山西中医改进研究会//医学杂志.-2-4-356

复省署研究岚县发生时疫/山西中医改进研究会//医学杂志.-2-5-97

复省署研究襄生垣县发小疫儿时/山西中医改进研究会//医学杂志.-2-5-98

复省署研究徐沟离石两县报告发生时症/山西中医改进研究会//医学杂志.-2-2-349

复省政府秘书处函/山西中医改进研究会//医学杂志.-2-10-386

复省政府秘书厅第二处函（关于岚县报告时症）/山西中医改进研究会//医学杂志.-2-10-74

复松江中医协会缄/山西中医改进研究会//医学杂志.-2-10-612

复夏县分会报告小儿时症（连载）/山西中医改进研究会//医学杂志.-2-4-464,587

复阳城县报告发生温症/山西中医改进研究会
　　//医学杂志.-2-3-594

复翼城县中医改进研究分会缄/山西中医改进
　　研究会//医学杂志.-2-2-237

复尹医天民先生书/山西中医改进研究会//医
　　学杂志.-2-1-589

复郑霞仙君/山西中医改进研究会//医学杂志
　　.-2-10-614

奖励培植中药案/山西中医改进研究会//国医
　　公报.-4-22-417

普及农村医药案/山西中医改进研究会//国医
　　公报.-4-22-416

山西改进研究会呈复省长公牍/山西中医改进
　　研究会//医学杂志.-2-4-19

山西改进研究会复广东张二仲君缄/山西中医
　　改进研究会//医学杂志.-2-4-601

山西改进研究会复沁源县分会缄/山西中医改
　　进研究会//医学杂志.-2-4-103

山西改进研究会复王肖舫君缄/山西中医改进
　　研究会//医学杂志.-2-4-603

山西改进研究会理事长复张山雷先生缄/山西
　　中医改进研究会//医学杂志.-2-4-467

山西改进研究会致兰溪中医专校徐相宸先生杭
　　州中医专校上海中医学会通缄/山西中医改
　　进研究会//医学杂志.-2-4-230

山西太原中医改进研究会快邮代电申明卫生部
　　不能管理中医之理由/山西中医改进研究会
　　//国医正言.-5-4-529//文医半月刊.-5-
　　14-176

山西太原中医改进研究会审查征文集验方规则
　　/山西中医改进研究会//国医正言.-5-4
　　-204

山西中医分馆致中央国医馆贺电/山西中医改
　　进研究会//医学杂志.-2-13-556

山西中医改进研究会颁布给医界春秋社张主席
　　一等名誉褒状/山西中医改进研究会//医界
　　春秋.-3-12-410

山西中医改进研究会编辑组启事/山西中医改
　　进研究会//医学杂志.-2-16-80

山西中医改进研究会第一百四十八至一百六十

二次征文得奖人名/山西中医改进研究会//
　　医学杂志.-2-16-314,403,506,603.-2-
　　17-79,191,308,399,496.-2-18-93,173,
　　263,369,467,566

山西中医改进研究会第一百四十八至一百六十
　　二次征文题/山西中医改进研究会//医学杂
　　志.-2-18-467

山西中医改进研究会第一百四十九至一百六十
　　三次征文题/山西中医改进研究会//医学杂
　　志.-2-16-315,402,506,602.-2-17-79,
　　191,308,398,496.-2-18-92,172,263,
　　369,566

山西中医改进研究会对于中央国医馆统一病名
　　草案妇科病名参加之意见/山西中医改进研
　　究会//医学杂志.-2-17-110

山西中医改进研究会发会员证书通告/山西中
　　医改进研究会//医学杂志.-2-15-72

山西中医改进研究会反对卫生署管理中医代电
　　/山西中医改进研究会//医学杂志.-2-17
　　-382

山西中医改进研究会反对卫生署管理中医条例
　　公函/山西中医改进研究会//医学杂志.-2-
　　17-281

山西中医改进研究会附设传习所一二期毕业同
　　学录/山西中医改进研究会//医学杂志.-2-
　　1-261

山西中医改进研究会附设针灸征集讨论会简章
　　/山西中医改进研究会//医学杂志.-2-1
　　-359

山西中医改进研究会复/山西中医改进研究会
　　//医学杂志.-2-9-240

山西中医改进研究会复包伯寅先生书/山西中
　　医改进研究会//医学杂志.-2-1-335

山西中医改进研究会复包农辅先生书/山西中
　　医改进研究会//医学杂志.-2-2-107

山西中医改进研究会复大同高等法院第二分院
　　院长鉴定药方函/山西中医改进研究会//医
　　学杂志.-2-17-283

山西中医改进研究会复大同中医改进研究会分
　　会/山西中医改进研究会//医学杂志.-2-1-

116

山西中医改进研究会复董鉴瑭先生书/山西中医改进研究会//医学杂志.-2-3-343

山西中医改进研究会复浮山县中医改进研究分会函/山西中医改进研究会//医学杂志.-2-1-230

山西中医改进研究会复高思潜先生书/山西中医改进研究会//医学杂志.-2-3-342

山西中医改进研究会复葛廉夫缄/山西中医改进研究会//医学杂志.-2-8-604

山西中医改进研究会复郭镕辅先生函/山西中医改进研究会//医学杂志.-2-10-503

山西中医改进研究会复郝植梅先生书/山西中医改进研究会//医学杂志.-2-1-337

山西中医改进研究会复河南医药研究会缄/山西中医改进研究会//医学杂志.-2-7-488

山西中医改进研究会复林振南君函/山西中医改进研究会//医学杂志.-2-11-101

山西中医改进研究会复刘冕堂函/山西中医改进研究会//医学杂志.-2-10-402

山西中医改进研究会复陆君晋笙缄/山西中医改进研究会//医学杂志.-2-7-96

山西中医改进研究会复全国医界联合会书/山西中医改进研究会//医学杂志.-2-2-503

山西中医改进研究会复天津中医学会会长陈君函/山西中医改进研究会//医学杂志.-2-11-99

山西中医改进研究会复吴锡璜先生书/山西中医改进研究会//医学杂志.-2-6-389

山西中医改进研究会复兴中医宣言/山西中医改进研究会//医学杂志.-2-16-229

山西中医改进研究会复张二仲君第二书/山西中医改进研究会//医学杂志.-2-5-104

山西中医改进研究会复浙江中医专门学校/山西中医改进研究会//医学杂志.-2-6-538

山西中医改进研究会改进中医办法/山西中医改进研究会//医学杂志.-2-14-521

山西中医改进研究会改进中医方案/山西中医改进研究会//医学杂志.-2-14-373

山西中医改进研究会合格会员姓名录/山西中医改进研究会//医学杂志.-2-1-17

山西中医改进研究会贺正副馆长就职电/山西中医改进研究会//医学杂志.-2-13-556

山西中医改进研究会贺中央国医馆成立电/山西中医改进研究会//医学杂志.-2-13-556

山西中医改进研究会会员一览表/山西中医改进研究会//医学杂志.-2-3-394

山西中医改进研究会会长复徐相宸先生书/山西中医改进研究会//医学杂志.-2-1-221

山西中医改进研究会暨附设医(院校)同人一览表/山西中医改进研究会//医学杂志.-2-9-8

山西中医改进研究会紧要启事二则/山西中医改进研究会//医学杂志.-2-14-424

山西中医改进研究会敬告中医药界同人宣言/山西中医改进研究会//医学杂志.-2-11-15

山西中医改进研究会另行编审同人录/山西中医改进研究会//医学杂志.-2-9-7

山西中医改进研究会名誉会员一览表/山西中医改进研究会//医学杂志.-2-3-392.-2-9-20

山西中医改进研究会名誉理事一览表/山西中医改进研究会//医学杂志.-2-3-386.-2-9-13

山西中医改进研究会启事三则/山西中医改进研究会//医学杂志.-2-14-552

山西中医改进研究会请设中央国医馆之建议/山西中医改进研究会//医林一谔.-4-8-237

山西中医改进研究会十五周年纪念书感/山西中医改进研究会//医学杂志.-2-17-103

山西中医改进研究会添聘名誉理事/山西中医改进研究会//医学杂志.-2-13-438

山西中医改进研究会为崞县瘟疫代拟治疗法/山西中医改进研究会//医学杂志.-2-15-145

山西中医改进研究会为潞城来函问病拟方/山西中医改进研究会//医学杂志.-2-15-146

山西中医改进研究会为制止侮辱中医文字上中

央国医馆文/山西中医改进研究会//国医正言.-5-5-150

山西中医改进研究会为中西医平等待遇致全国医药界快邮代电/山西中医改进研究会//医学杂志.-2-17-116

山西中医改进研究会现届理事表(民国二十年二月一日改订)/山西中医改进研究会//医学杂志.-2-13-209

山西中医改进研究会现届理事会研究暂行规则/山西中医改进研究会//医学杂志.-2-14-115

山西中医改进研究会向政府提议请设中央国医馆案/山西中医改进研究会//医学杂志.-2-12-13

山西中医改进研究会向中央国医馆提案/山西中医改进研究会//医学杂志.-2-16-302

山西中医改进研究会序葛廉夫先生肺病论/山西中医改进研究会//医学杂志.-2-5-505

山西中医改进研究会研究方山县报告喉痧症之治疗复省公署/山西中医改进研究会//医学杂志.-2-2-87

山西中医改进研究会研究霍县报告痘症之治疗复省公署/山西中医改进研究会//医学杂志.-2-2-89

山西中医改进研究会研究宁武县报告发生时症之治疗/山西中医改进研究会//医学杂志.-2-2-95

山西中医改进研究会研究偏关县报告监狱发生时症之治疗/山西中医改进研究会//医学杂志.-2-2-95

山西中医改进研究会研究外县报告喉症/山西中医改进研究会//医学杂志.-2-3-334

山西中医改进研究会研究昔阳等县报告发生霍乱症之治疗法/山西中医改进研究会//医学杂志.-2-1-208

山西中医改进研究会研究昔阳县报告温疹之治疗复省公署/山西中医改进研究会//医学杂志.-2-2-92

山西中医改进研究会研究乡宁县报告冬温症之治疗/山西中医改进研究会//医学杂志.-2

2-93

山西中医改进研究会研究雁北各县黄疸症治法/山西中医改进研究会//医学杂志.-2-10-395

山西中医改进研究会已故理事/山西中医改进研究会//医学杂志.-2-9-13

山西中医改进研究会增聘名医理事(时逸人介绍)/山西中医改进研究会//医学杂志.-2-12-6

山西中医改进研究会增聘名誉会员/山西中医改进研究会//医学杂志.-2-3-523

山西中医改进研究会增聘名誉理事表/山西中医改进研究会//医学杂志.-2-1-135,482

山西中医改进研究会职员表/山西中医改进研究会//医学杂志.-2-1-11

山西中医改进研究会致江苏全省中医联合会缄/山西中医改进研究会//医学杂志.-2-6-536

山西中医改进研究会致警务处卫生科缄/山西中医改进研究会//医学杂志.-2-2-496

山西中医改进研究会致上海粹华制药公司董事长李君缄/山西中医改进研究会//医学杂志.-2-2-115

山西中医改进研究会致上海中医学会缄/山西中医改进研究会//医学杂志.-2-2-116

山西中医改进研究会致上海中医专门学校缄/山西中医改进研究会//医学杂志.-2-2-114

山西中医改进研究会专函聘请名誉理事/山西中医改进研究会//医学杂志.-2-3-7

伤寒温病之定义是否以寒热多少为标准征求全国学者共同讨论/山西中医改进研究会//医学杂志.-2-17-109

伤寒温病之定义是否以寒热多少为标准征求全国学者共同讨论文/山西中医改进研究会//国医正言.-5-4-384

宣告山西中医改进研究会征求名医及方书启/山西中医改进研究会//医学杂志.-2-1-109

医学杂志悬奖征文专栏/山西中医改进研究会//医学杂志.-2-18-91

致张惠臣君函/山西中医改进研究会//绍兴医药学报.-1-19-143

山西专门学校

十九年七月山西医学专门学校第三班毕业同学录/山西专门学校//医学杂志.-2-13-210

汕头行政委员公署

委员公署通令取缔医生药店办法/汕头行政委员公署//三三医报.-2-34-492

单伯图

孕妇恶阻验方/单伯图//光华医药杂志.-4-39-42

最可怕的产后血晕之我见/单伯图//光华医药杂志.-4-38-335

单达明

灸鹤膝风漏肩风草鞋风秘方/单达明//针灸杂志.-4-32-432

单更新

金锁银开/单更新//绍兴医药月报.-2-41-197

单培根

柴胡加龙骨牡蛎汤方名之商讨/单培根//中国医药月刊.-5-32-534

柴胡能否治胃肠病之商榷/单培根//国医导报.-5-29-353

柴胡治少阳病之研究/单培根//中国医药月刊.-5-33-340

承气汤新义/单培根//中国医药月刊.-5-33-117

茯苓甘草汤新释/单培根//复兴中医.-5-31-531

甘草究作何用/单培根//国医导报.-5-30-55

黄芪与中风/单培根//国医导报.-5-29-233

金匮虚劳病是神经衰弱并非结核说/单培根//国医砥柱月刊.-5-18-224

金匮要略新论/单培根//中国医药月刊.-5-33-109

论金匮痉病三方/单培根//中国医药月刊.-5-33-80

论麻黄石膏之功用/单培根//中国医药月刊.-5-32-461

妊娠忌药论/单培根//中国医药月刊.-5-32-561

儒门事亲考/单培根//国医砥柱月刊.-5-18-507

异哉流俗之见/单培根//国医导报.-5-29-304

张仲景之用杏仁/单培根//中国医药月刊.-5-32-499

中西医学之比较研究/单培根//新中华医药月刊.-5-35-545

单生文

肺痿与肺痨之症候治法有无分别试详述之/单生文//医学杂志.-2-16-362

医家之学识与经验宜采取何种方式研究以达到完善之境界/单生文//医学杂志.-2-15-402

医林改错在中国医学上之价值其中有无错误之处应采取何种方法补充纠正之/单生文//医学杂志.-2-15-620

中消证之原因病理证候及治法/单生文//医学杂志.-2-14-452

单叔和

单氏秘传原方/单叔和//绍兴医药学报.-1-10-106

单耀明

入社感言/单耀明//国医砥柱月刊.-5-18-364

扇　亭

南京韩省长注重防疫办法/扇亭//绍兴医药月报.-2-37-279

选录北京简报专电一则/扇亭//绍兴医药月报
　.-2-37-279

商复汉

答姚君鑫波问难产之原因及救治法二则/商复
　汉,翟冷仙//医界春秋.-3-8-394

对于中央国医馆成立之刍议/商复汉//医界春
　秋.-3-8-221

风伤卫寒伤荣与风伤荣寒伤卫辨/商复汉//医
　界春秋.-3-7-309

国医防疫之研究/商复汉//国医公报.-4-26
　-418

论吐血复发之原因/商复汉//医界春秋.-3-9-
　70

麻风论治/商复汉//医界春秋.-3-8-52

伤寒论片段之研究/商复汉//医界春秋.-3-8-
　426

商复汉条陈推进中国乡村卫生意见/商复汉//
　光华医药杂志.-4-41-288

吐血不可妄用柴胡之我见/商复汉//医界春秋
　.-3-8-287

吐血杂谈/商复汉//中医世界.-3-28-157

中医应如何设立系统/商复汉//国医公报.-4-
　26-191

商佩苏

净因居士传/商佩苏//沈阳医学杂志.-3-3
　-375

医林述异/商佩苏//沈阳医学杂志.-3-3-425

商筌

论空气/商筌//绍兴医药学报.-1-20-250

商务报社

关税比较表/商务报社//利济学堂报.-1-2
　-312

商务印书馆

商务印书馆与本报编辑函/商务印书馆//神州
　国医学报.-4-18-461

商渔笛

时疫治愈经验方/商渔笛//绍兴医药学报.-1-
　15-478

商智

辨丹溪论妇人产后淋漓由于损伤尿脬之误并详
　论其证治/商智//中医世界.-3-25-321

初生疮患/商智//中医世界.-3-26-74

蛔厥验案/商智//中医世界.-3-25-479

昏睡不醒治验记/商智//医界春秋.-3-7-53

记妇人白带过多久成消渴证/商智//中医世界
　.-3-25-323

论瘰核之症治/商智//医学杂志.-2-14-514

论大小二便俱从前阴出/商智//中医世界.-3-
　26-202

论疟疾之证治/商智//医学杂志.-2-14-515

论疟母宜兼外治/商智//中医世界.-3-25
　-218

论小儿脐风不尽由于风入脐中而起说/商智//
　中医杂志.-2-28-321

论虚痨之证治/商智//医学杂志.-2-14-515

辟邵妇儿见鬼之谬并论其治法/商智//三三医
　报.-2-36-532

强中与虚脱/商智//中医世界.-3-29-313

述反胃与疝瘕之治验/商智//医界春秋.-3-8-
　324

述气虚惯行堕胎之症治/商智//三三医报.-2-
　36-594

述肾虚惯行堕胎之症治/商智//三三医报.-2-
　36-593

杂病证治集/商智//中医世界.-3-26-259

诊治心得录/商智//中医世界.-3-27-391

中西脉学之异同/商智//国医公报.-4-19-321

上海粹华制药厂

上海粹华制药厂启事/上海粹华制药厂//绍兴
　医药学报星期增刊.-1-22-314

上海粹华制药厂股份有限公司

上海粹华制药厂股份有限公司增股缘起及简章

/上海粹华制药厂股份有限公司//绍兴医药
学报星期增刊.-1-22-373
上海粹华制药厂来函及缘起招股简章/上海粹
华制药厂股份有限公司//绍兴医药学报.-1
-17-312

上海大东书局编辑所
征求全国名医验案/上海大东书局编辑所//绍
兴医药月报.-2-38-51,79,233
征求全国名医验案缘起格式举例及说明/上海
大东书局编辑所//绍兴医药月报.-2-38
-234

上海大众医药服务社
大众医药服务社缘起/上海大众医药服务社//
国医砥柱月刊.-5-16-554
大众医药服务社章程/上海大众医药服务社//
国医砥柱月刊.-5-16-555

上海复兴制药社
上海复兴制药社筹备处简章/上海复兴制药社
//中国医药月刊.-5-32-468

上海复兴中医社
时氏医学丛书出版预告/上海复兴中医社//复
兴中医.-5-31-160

上海各路商会总联合会
上海各路商会总联合会电请提倡国医国药/上
海各路商会总联合会//医界春秋.-3-6-
349//广东医药月刊.-3-24-232

上海国药研究所
上海国药研究所章程(附通函研究科办法)/上
海国药研究所//医界春秋.-3-10-137

上海国医公会总务处
上海国医公会公牍/上海国医公会总务处//国
医文献.-5-15-390
上海国医公会会议记录/上海国医公会总务处

//国医文献.-5-15-384
特载国药展览会宣言/上海国医公会总务处//
国医文献.-5-15-392

上海国医素书局
上海国医素书局开始营业通告/上海国医素书
局//国医砥柱月刊.-5-17-249//中国女医
.-5-34-162

上海国医学院
上海国医学院为中央卫生会议废止旧医案宣言/
上海国医学院//杏林医学月报.-3-16-113
上海国医学院为中央卫生会议废止中医案宣言
/上海国医学院//医界春秋.-3-6-342
上海国医学院宣言/上海国医学院//广东医药
月刊.-3-24-181
上海国医学院招男女生/上海国医学院//自强
医学月刊.-3-40-540
新的中国医学/上海国医学院//自强医学月刊
.-3-41-51

上海国医印书馆
宋元明清名医类案八大特色/上海国医印书馆
//中医新生命.-5-6-4
宋元明清名医类案缘起/上海国医印书馆//中
医新生命.-5-6-3

上海明日医药社
明日医药杂志移沪复刊征求纪念定户启事/上
海明日医药社//华西医药杂志.-5-36-4

上海女子中医专校
上海女子中医专校致山西中医改进研究会缄
(附捐启)/上海女子中医专校//医学杂志.-2
-9-238

上海千顷堂书局
黄劳逸编两种科学化国医药书籍出版/上海千
顷堂书局//复兴中医.-5-31-338
介绍实用之医书/上海千顷堂书局//复兴中医

.-5-31-81

近世内科国药处方集/上海千顷堂书局//复兴
中医.-5-31-129

麻风病之伟大贡献中国麻风病学出版(俞慎初
编著)/上海千顷堂书局//复兴中医.-5-31-
566

时逸人医师著作三种发售预约/上海千顷堂书
局//复兴中医.-5-31-73

祝味菊先生名著/上海千顷堂书局//复兴中医
.-5-31-129

上海神州国医学会

呈护军使文稿/上海神州国医学会//神州医药
学报.-1-47-281

呈上海市党部上海市教育局文/上海神州国医
学会//神州国医学报.-4-15-190

纪念三一七国医节/上海神州国医学会//神州
国医学报.-4-18-279

上海神州国医学会本会第六届会员大会记/上
海神州国医学会//神州国医学报.-4-18
-168

上海神州国医学会成立新生活运动委员会/上
海神州国医学会//神州国医学报.-4-18
-406

上海神州国医学会第二届会员大会记/上海神
州国医学会//神州国医学报.-4-14-185

上海神州国医学会第二届职员姓名一览表/上
海神州国医学会//神州国医学报.-4-14
-192

上海神州国医学会第五届会员大会记/上海神
州国医学会//神州国医学报.-4-17-211

上海神州国医学会复新生活运动促进会函
(二)/上海神州国医学会//神州国医学报.-4
-18-405

上海神州国医学会函牍摘要/上海神州国医学
会//神州国医学报.-4-14-134

上海神州国医学会会务摘要/上海神州国医学
会//神州国医学报.-4-14-32,36,188,
231,285,339.-4-15-144,184,268,319,
409,462,631.-4-16-35,118,162,217,
285,339,383,433,477,533.-4-17-33,79,
124,166,330,371,407,448,495.-4-18-
33,78,120,166,222,271,320,467

上海神州国医学会会员录/上海神州国医学会
//神州国医学报.-4-14-291,347,415

上海神州国医学会捐助水灾赈款一览表/上海
神州国医学会//神州国医学报.-4-14-39

上海神州国医学会历次议案摘要/上海神州国
医学会//神州国医学报.-4-14-72

上海神州国医学会民国二十二年三月份至十二
月份收支报告/上海神州国医学会//神州国
医学报.-4-14-406,476,520,571,621.-4
-15-41,86,150,204,269

上海神州国医学会民国二十二年一月份至十二
月份收到每月补助金一览表/上海神州国医
学会//神州国医学报.-4-14-403,404,
474,521,572,622.-4-15-42,87,151,
205,270

上海神州国医学会民国二十六年一月份至五月
份收到每月补助金一览表/上海神州国医学
会//神州国医学报.-4-18-273,322,
409,472

上海神州国医学会民国二十六年一月份至五月
份收支报告/上海神州国医学会//神州国医
学报.-4-18-272,322,409,471

上海神州国医学会民国二十三年一月份至十二
月份收到每月补助金一览表/上海神州国医
学会//神州国医学报.-4-15-322,367,
411,464,517,560,635.-4-16-38,79,121,
165,224

上海神州国医学会民国二十三年一月份至十二
月份收支报告/上海神州国医学会//神州国
医学报.-4-15-320,365,410,463,516,
559,633.-4-16-37,78,119,163,222

上海神州国医学会民国二十四年一月份至十二
月份收到每月补助金一览表/上海神州国医
学会//神州国医学报.-4-16-288,342,
385,435,480,535,582.-4-17-36,81,125,
168,215

上海神州国医学会民国二十四年一月份至十二

月份收支报告/上海神州国医学会//神州国医学报.-4-16-287,341,384,434,479,534,581.-4-17-35,80,125,168,214

上海神州国医学会民国二十五年一月份至十二月份收到每月补助金一览表/上海神州国医学会//神州国医学报.-4-17-263,296,331,373,409,450,496.-4-18-35,79,122,174,227

上海神州国医学会民国二十五年一月份至十二月份收支报告/上海神州国医学会//神州国医学报.-4-17-262,295,330,372,408,449,495.-4-18-34,78,121,173,226

上海神州国医学会民国二十五年一月十日下午五时会议摘要/上海神州国医学会//神州国医学报.-4-17-213

上海神州国医学会民国二十五年一月十五日第一次执监委员联席会议投票选举第五届执行常务委员监察常务委员经开票选定/上海神州国医学会//神州国医学报.-4-17-293

上海神州国医学会为中医登记事通告各会员/上海神州国医学会//神州国医学报.-4-18-408

上海神州国医学会章程/上海神州国医学会//神州国医学报.-4-14-239

上海神州国医学会职员事务分类表/上海神州国医学会//神州国医学报.-4-14-76

上海中医学会会员正式新证书图影/上海神州国医学会//中医杂志.-2-25-319

上海神州医药专门学校

上海神州医药专门学校来函/上海神州医药专门学校//绍兴医药学报.-1-14-295

上海神州医药总会

寄周小农/上海神州医药总会//绍兴医药学报星期增刊.-1-22-521

上海总会来函两通/上海神州医药总会//绍兴医药学报.-1-11-352

上海时新医药广告社

医界注意/上海时新医药广告社//中西医学报.-1-31-9

上海市八区党部

上海市八区党部反对废止中医药之宣言/上海市八区党部//医界春秋.-3-6-339//广东医药月刊.-3-24-229

上海市各医学团体

致国民政府代电/上海市各医学团体//神州国医学报.-4-15-317

致中国国民党四中全会代电/上海市各医学团体//神州国医学报.-4-15-318

致中央政府立法院代电/上海市各医学团体//神州国医学报.-4-15-318

上海市公安局

上海市社会公安卫生局通告公布管理中西医药新闻广告暂行规则/上海市社会局,上海市公安局,上海市卫生局//神州国医学报.-4-18-152

上海市公民训练处

上海市公民训练处告上海市民众书/上海市公民训练处//神州国医学报.-4-17-369

上海市国药业同业公会

上海市国药业同业公会谢蒋院长电文/上海市国药业同业公会//医界春秋.-3-13-310

上海市国医分馆

三一七国医节敬告吾医药界/上海市国医分馆//神州国医学报.-4-18-280

上海市国医分馆代电/上海市国医分馆//神州国医学报.-4-17-223

上海市国医分馆公函(馆字第三号)/上海市国医分馆//神州国医学报.-4-14-341

上海市国医分馆公函/上海市国医分馆//神州国医学报.-4-17-224

上海市国医分馆谢蒋院长电文/上海市国医分馆//医界春秋.-3-13-308

上海市国医分馆谢焦馆长电文/上海市国医分馆//医界春秋.-3-13-309

上海市国医分馆训令(字第一一七号)/上海市国医分馆//神州国医学报.-4-15-84

上海市国医分馆致本社函/上海市国医分馆//医林一谔.-4-10-36

上海市国医公会

蛊虫与紫草之正误/上海市国医公会//神州国医学报.-4-17-305

民国二十四年国医公会会务报告/上海市国医公会//国医文献.-5-15-185

上海市国医公会第六届会员大会之提案(联络全国各医药团体一致力争中西医平等待遇案)/上海市国医公会//医界春秋.-3-13-67//国医正言.-5-4-411

上海市国医公会第六届大会提案联络全国各医药团体一致力争中西医平等待遇案/上海市国医公会//医学杂志.-2-17-107

上海市国医公会复中央国医馆函/上海市国医公会//医林一谔.-4-10-312

上海市国医公会启事/上海市国医公会//国医文献.-5-15-383

上海市国医公会设立中国医学院第十八届招生启事/上海市国医公会//光华医药杂志.-4-39-465

上海市国医公会设立中国医学院招生简章/上海市国医公会//国医砥柱月刊.-5-18-625

上海市国医公会为国大代表选举不平等之呼声/上海市国医公会//医学杂志.-2-18-173//医界春秋.-3-14-153//神州国医学报.-4-18-118//针灸杂志.-4-32-170//光华医药杂志.-4-40-295//国医正言.-5-5-309//文医半月刊.-5-14-353

上海市国医公会为统一病名复国医馆并质疑四点/上海市国医公会//医学杂志.-2-15-175

上海市国医公会谢蒋院长电文/上海市国医公

会//医界春秋.-3-13-309

上海市国医学会呈请颁布中医条例/上海市国医公会//医界春秋.-3-13-99

上海市国医学会公函(第二四八号)/上海市国医公会//医学杂志.-2-15-202

中华国医学会上海市国医公会神州国医学会联合启事/中华国医学会,上海市国医公会,神州国医学会//中医世界.-3-37-106,218,320,420,532

上海市国医学会

本会健全证/上海市国医学会//国医杂志.-4-12-6

本会许可证/上海市国医学会//国医杂志.-4-12-6

上海市国医学会公函/上海市国医学会//医界春秋.-3-10-257

上海市教育局

奉令查禁医学函授学校公告/上海市教育局//神州国医学报.-4-16-159

函上海市教育局请维持上海国医学院及上海中医专门学院取消禁止该两院登报招生前令俾予保全文/上海市教育局//国医公报.-4-19-85

上海市教育局介绍中西医药杂志之通令/上海市教育局//中西医药.-5-9-394,394.-5-10-3,287,418,512,634.-5-11-6,104,196,280,368,470.-5-12-8,122,213,328,440

上海市教育局批(上字第四八八号)/上海市教育局//神州国医学报.-4-14-77

上海市教育局训令(上字第一八一三号)/上海市教育局//神州国医学报.-4-14-77

上海市社会局

上海市社会公安卫生局通告公布管理中西医药新闻广告暂行规则/上海市社会局,上海市公安局,上海市卫生局//神州国医学报.-4-18-152

上海市四国医团体

上海四国医团体呈立法院请将中医条例迅送国
府公布/上海市四国医团体//光华医药杂志
.-4-36-87

上海市卫生局

大上海卫生设计意见书/上海市卫生局//德华
医学杂志.-1-39-209

管理注射器针规则/上海市卫生局//中西医学
报.-1-41-551

霍乱预防法/上海市卫生局//中西医学报.-1-
40-587

家庭处置传染病实用法/上海市卫生局//中西
医学报.-1-40-503

上海市管理医士(中医)暂行章程/上海市卫生
局//中西医学报.-1-40-330//医学杂志.-
2-16-372//医界春秋.-3-11-243//中医
指导录.-4-4-84//神州国医学报.-4-15
-627

上海市社会公安卫生局通告公布管理中西医药
新闻广告暂行规则/上海市社会局,上海市公
安局,上海市卫生局//神州国医学报.-4-18
-152

上海市卫生局第九届中医登记笔试题(第二
次)/上海市卫生局//中医指导录.-4-4
-153

上海市卫生局第九届中医登记笔试题(第一
次)/上海市卫生局//中医指导录.-4-4
-152

上海市卫生局第九届中医登记笔试题目/上海
市卫生局//神州国医学报.-4-15-640

上海市卫生局第七届中医登记笔试题/上海市
卫生局//中医指导录.-4-2-336

上海市卫生局管理公共浴室规则/上海市卫生
局//医学杂志.-2-13-250

上海市卫生局举办中医审查给证第二次通告/
上海市卫生局//神州国医学报.-4-18-363

上海市卫生局举办中医审查给证通告/上海市
卫生局//神州国医学报.-4-18-323

上海市卫生局举行卫生运动告市民书/上海市
卫生局//医学杂志.-2-13-249

上海市卫生局来函/上海市卫生局//神州国医
学报.-4-16-82

上海市卫生局批第二一三六号/上海市卫生局
//神州国医学报.-4-16-121

上海市卫生局提前举办第六届中医登记之训令
/上海市卫生局//医界春秋.-3-8-288

上海市卫生局修改中医领照章程/上海市卫生
局//医界春秋.-3-12-65

上海市卫生局中医登记笔试题又第二次笔试题
/上海市卫生局//中医指导录.-4-3-278

上海市之卫生/上海市卫生局,中华卫生教育会
//中西医学报.-1-37-499

上海市中医申请给证章程/上海市卫生局//神
州国医学报.-4-18-306

上海市中医注册规则/上海市卫生局//神州国
医学报.-4-18-305

上海卫生局暂行停止登记医士/上海市卫生局
//绍兴医药月报.-2-41-615

卫生局补救中医计划(请中医专校开讲习科)/
上海市卫生局//绍兴医药月报.-2-41-245

卫生局饬令未登记中医限期补习/上海市卫生
局//绍兴医药月报.-2-41-246

修正上海市管理医士(中医)暂行章程(民国二
十四年五月十八日修正)/上海市卫生局//医
界春秋.-3-12-296//神州国医学报.-4-
16-528

修正医师暂行条例/上海市卫生局//中西医学
报.-1-41-224

上海市卫生局卫生试验所

上海本市花柳病患者统计/上海市卫生局卫生
试验所//神州国医学报.-4-15-511

上海市新生活运动促进会

改善黏贴邮票办法如左/上海市新生活运动促
进会//神州国医学报.-4-18-466

上海市新生活运动促进会公函第666号/上海
市新生活运动促进会//神州国医学报.-4-
18-465

上海市新生活运动促进会来函(一)/上海市新
生活运动促进会//神州国医学报.-4-18
-405

上海市医师公会

附上海市医师公会对于制定国医条例责成中央
国医馆管理国医意见原文/上海市医师公会
//杏林医学月报.-3-20-299

全国宜多设养成实用医学人才之专校/上海市
医师公会/德华医学杂志.-1-40-193

上海市医师公会主办甄别医师补习班公告/上
海市医师公会//神州国医学报.-4-18-400

上海市政府

上海市政府批第九六五号/上海市政府//神州
国医学报.-4-14-472

上海市政府致本社之公函/上海市政府//医界
春秋.-3-8-332

上海市中医友声社

上海市中医友声社聘书/上海市中医友声社//
国医砥柱月刊.-5-18-258

上海铁樵函授医学事务所

上海药安制药社发行恽铁樵先生经验良方各种
丸散启事/上海铁樵函授医学事务所//铁樵
医学月刊.-4-44-229

上海县

上海县详复上海道文为医学界冲突事/上海县
//中西医学报.-1-23-343

上海现代中医社

上海现代中医社致本志编者函/上海现代中医
社//医林一谔.-4-10-476

上海药业职工会

上海药业职工会告全国药业工友书/上海药业
职工会//杏林医学月报.-3-16-112

上海医会

上海医会简章/上海医会//医学报.-1-4-441

上海医界春秋社

上海医界春秋社致本刊主编俞慎初函/上海医
界春秋社//现代医药月刊.-4-27-638

上海医界春秋社编辑部

征稿启事/上海医界春秋社编辑部//医界春秋
.-3-11-66,110

上海医界春秋社图书室

医界春秋社图书室募书启/上海医界春秋社图
书室//医界春秋.-3-5-297

上海医学会

上海医学会会员公鉴/上海医学会//中医杂志
.-2-22-390

上海医学会启事/上海医学会//中医杂志.-2-
22-10,206,417,418

上海医学会三周纪念会预记/上海医学会//中
医杂志.-2-22-568

上海医学会夏季施诊所记事/上海医学会//中
医杂志.-2-22-398

上海医学会夏令施诊所结束记/上海医学会//
中医杂志.-2-22-568

上海医学会演讲会衍期记/上海医学会//中医
杂志.-2-22-568

上海医学研究所

上海医学研究所开会阐述/上海医学研究所//
绍兴医药学报.-1-9-277

上海医药界春秋社

上海区中医师考试情形/上海医药界春秋社//
国医砥柱月刊.-5-18-208

上海医药图书馆

医药图书馆捐募医书致周小农书/上海医药图
书馆//三三医报.-2-31-419

上海医药团体联合会

上海特别市医药团体联合会启事/上海医药团体联合会//广东医药月刊.-3-24-172

上海医药团体联合会宣言/上海医药团体联合会//医界春秋.-3-6-339//广东医药月刊.-3-24-173

上海医药问津所

上海医药问津所启/上海医药问津所//复兴中医.-5-31-62

上海医药新闻报

上海医药新闻报通电/上海医药新闻报//杏林医学月报.-3-16-112

上海医药新闻报之通电/上海医药新闻报//广东医药月刊.-3-24-193

上海译书公会

喉痧新论/上海译书公会//绍兴医药学报.-1-9-55

上海中国医学会

会期暂行规则(上海中国医学会同人公订)/上海中国医学会//医学报.-1-6-511

己酉年增订入会新章/上海中国医学会//医学报.-1-6-502

条约须知/上海中国医学会//医学报.-1-6-483

上海中国医学院

上海中国医学院告中医药界/上海中国医学院//杏林医学月报.-3-16-115

上海中国医学院新阵容/上海中国医学院//国医文献.-5-15-191,405

上海中西医学研究会

上海中西医学研究会略史/上海中西医学研究会//中西医学报.-1-36-405

上海中西医药研究社理事会

中西医药研究社理事会记要/上海中西医药研究社理事会//医界春秋.-3-12-129//国医正言.-5-3-508

上海中医书局

中医书籍发行者著作者均鉴/上海中医书局//中医世界.-3-39-3,112,340,476

中医书局之贺电/上海中医书局//中医世界.-3-27-39

上海中医协会

上海特别市中医协会呈卫生部代电/上海中医协会//医界春秋.-3-6-314

上海特别市中医协会致山西中医改进研究会缄/上海中医协会//医学杂志.-2-10-499

上海中医协会否认中央卫生委员会会议摧残国医各议决案谨告全国中医同志/上海中医协会//广东医药月刊.-3-24-170

上海中医学会

本会呈道尹县署立案交/上海中医学会//中医杂志.-2-19-555

本会反规运动进行记/上海中医学会//中医杂志.-2-19-552

代征读内经图读难经图题咏/上海中医学会//中医杂志.-2-24-130

第六届职员谈话会记事/上海中医学会//中医杂志.-2-25-477

第六届周年大会记事/上海中医学会//中医杂志.-2-27-149

第三周年会开会记事/上海中医学会//中医杂志.-2-23-177

第四次阳历元旦新年同乐会记事/上海中医学会//中医杂志.-2-23-180

第四届职员茶话会记事/上海中医学会//中医杂志.-2-23-179

第五周年纪念会记事/上海中医学会//中医杂志.-2-25-474

第一届征求会结分记/上海中医学会//中医杂

志.-2-19-380

丁会长追悼会筹备会记事/上海中医学会//中医杂志.-2-25-307

介绍金石书家秦伯未先生/上海中医学会//中医杂志.-2-23-14,199,387,548

上海中医协会筹备处宣传大纲/上海中医学会//医界春秋.-3-6-275

上海中医学会呈上海市政府上海市党部备案文/上海中医学会//中医杂志.-2-26-316

上海中医学会呈卫生局注册文/上海中医学会//中医杂志.-2-27-306

上海中医学会道歉/上海中医学会//中医杂志.-2-27-315

上海中医学会第四周年会预记/上海中医学会//中医杂志.-2-24-132

上海中医学会启事/上海中医学会//中医杂志.-2-15-173,173.-2-25-7,8,8,8,8,8,173,173,173,322,322,322,322,322.-2-26-6,164.-2-27-4,167

上海中医学会为药业罢市致东路前敌总指挥部函/上海中医学会//中医杂志.-2-26-152

上海中医学会谢赠灵素生理新论函/上海中医学会//医学杂志.-2-4-472

上海中医学会义务会诊部简章/上海中医学会//中医杂志.-2-25-479

上海中医学会义务会诊部宣言/上海中医学会//中医杂志.-2-25-478

上海中医学会义务会诊记/上海中医学会//中医杂志.-2-26-153

上海中医学会章程/上海中医学会//绍兴医药学报.-1-19-201

上海中医学会致药业劳资两方调停罢工书/上海中医学会//中医杂志.-2-26-153

上海中医学会致周君函/上海中医学会//绍兴医药学报星期增刊.-1-22-515

释辨录第一次至第六十三次讨论会记事/上海中医学会//中医杂志.-2-19-111,118,347,353,517,521.-2-20-117,120,122,303,305,310,505,508.-2-21-159,164,167,339,340,342,527,529.-2-22-175,178,179,379,383,387,563,564.-2-23-167,168,170,361,365,367,491,492,494,496,497,499.-2-24-127,128,271,439,440,443.-2-25-153,154,303,305,455,456,458.-2-26-309,311,473,475,475.-2-27-433,434

欲知上海医界消息不可不读上海医报/上海中医学会//中医杂志.-2-28-200

尚

休息痢/尚//中国医学月刊.-3-15-88

尚　彬

劳动的时间与卫生/尚彬//中西医学报.-1-41-283

尚昌煌

实验喉科心得(连载)/尚昌煌(原著);王震辉(辑注校字)//国医砥柱月刊.-5-16-29,102

尚　父

当归(药物研究)/尚父//国医公报.-4-26-439

尚絅斋主人

阅国务院批示感言/尚絅斋主人//神州医药学报.-1-43-259

尚立仁

论卫气与体温/尚立仁//华西医药杂志.-5-37-368

论五行生克与物质三态/尚立仁//华西医药杂志.-5-37-125

试答三问题/尚立仁//华西医药杂志.-5-36-419

尚豫麟

祖传秘方/尚豫麟//国医砥柱月刊.-5-15-574

苕川迁叟

麋脂/苕川迁叟//三三医报.-2-34-46

神农本经校注序/苕川迁叟//三三医报.-2-34-56

苕溪渔隐

治瘰疬/苕溪渔隐//绍兴医药学报.-1-13-198

少 波

遗精摄生法/少波//中医世界.-3-38-502

少年中医社

少年中医社启事/少年中医社//医界春秋.-3-8-153,289

少年中医社章程/少年中医社//医界春秋.-3-7-467

劭 先

提倡国医和摧残国医/劭先//文医半月刊.-5-14-131

邵□源

孕妇应有之常识/邵□源//绍兴医药学报星期增刊.-1-22-322

邵宝仁

汤溪邵宝仁乐山氏治案/邵宝仁//神州国医学报.-4-14-277

邵碧英

经方实验录序/邵碧英//现代中医.-4-43-363

邵伯衡

师古与泥古/邵伯衡//复兴中医.-5-31-707

学医一月来之感想/邵伯衡//复兴中医.-5-31-704

邵伯勤

问指甲异症的治法/邵伯勤//绍兴医药学报星期增刊.-1-22-14

邵餐芝

不得无言/邵餐芝//神州国医学报.-4-18-375

读伤寒汲古/邵餐芝//神州国医学报.-4-16-198

感遇/邵餐芝//神州国医学报.-4-16-40

告今之幼稚无识而好遮拨中医者/邵餐芝//神州国医学报.-4-16-175

古学今谛(上)/邵餐芝//国医砥柱月刊.-5-15-439

今后中医界应有之努力/邵餐芝//神州国医学报.-4-15-584

经方实验录序/邵餐芝//神州国医学报.-4-18-213

辟余/邵餐芝//神州国医学报.-4-16-441

伤寒论新诠(连载)/邵餐芝//神州国医学报.-4-15-616.-4-16-14,45,92,128,186,260,319,360,407,446,504.-4-17-9,47,137,188,253,280,317,351,385.-4-18-12,97,247

伤寒论新诠自叙二/邵餐芝//神州国医学报.-4-17-44

伤寒论新诠自叙一/邵餐芝//神州国医学报.-4-17-43

伤寒新诠各期订误/邵餐芝//神州国医学报.-4-16-166

邵餐芝先生复本报编辑书/邵餐芝//神州国医学报.-4-16-583

事实/邵餐芝//神州国医学报.-4-16-442

素轩医语(连载)/邵餐芝//神州国医学报.-4-15-285,332,373,425,585.-4-16-3,94,130,176,256,350,490.-4-17-3,87,180,250,279

向整理国医者进一解/邵餐芝//国医砥柱月刊.-5-15-545

新中国医学上之古学复兴/邵餐芝//国医砥柱

月刊.-5-16-149

新中医运动(连载)/邵餐芝//神州国医学报.-4
-17-337,455//现代中医.-4-43-160,
220,334,458

新中医运动/邵餐芝//光华医药杂志.-4-40
-125

诊尘零影(连载)/邵餐芝//神州国医学报.-4
-16-107,140,196,267,324,415,455,512.-4
-17-63,99,142,286,320,393,471.-4-18
-143,255,387

致徐相任先生函/邵餐芝//神州国医学报.-4-
16-122,225.-4-17-126

中日阴阳新说(新易教与医学教育)/邵餐芝//
光华医药杂志.-4-40-68

中医界将来派别之蠡测与希望/邵餐芝//神州
国医学报.-4-16-349

中医统制质疑/邵餐芝//神州国医学报.-4-18
-127

中医学之特色/邵餐芝//神州国医学报.-4-16
-541

邵复生

产后乳闭治法/邵复生//绍兴医药学报.-1-11
-32

答十二/邵复生//绍兴医药学报.-1-10-565

答十六/邵复生//绍兴医药学报.-1-10-568

乳吹妬乳治法/邵复生//绍兴医药学报.-1-11
-105

乳核乳痈乳岩治法/邵复生//绍兴医药学报.-1
-11-31

社友治验录:风邪入络治验/邵复生//绍兴医药
学报.-1-11-533

问十七/邵复生//绍兴医药学报.-1-11-43

治愈产后虚脱/邵复生//绍兴医药学报.-1-11
-532

治愈伏暑证/邵复生//绍兴医药学报.-1-11
-533

邵近仁

伤寒论中五泻心汤之功用/邵近仁//复兴中医

.-5-31-192

邵老鲁

三个问题/邵老鲁//光华医药杂志.-4-37-368

邵良谱

灸法补泻之我见/邵良谱//针灸杂志.-4-29
-188

咳嗽吐血愈而复发可惜未能竟功/邵良谱//针
灸杂志.-4-28-78

腿股废疾三次奏愈/邵良谱//针灸杂志.-4-28
-295

阴部毒疮一次特效/邵良谱//针灸杂志.-4-28
-295

邵彭寿

甘疽与乳疽如何分别并治法/邵彭寿//绍兴医
药学报.-1-18-213

邵其恕

国医砥柱月刊六十期纪念感言/邵其恕//国医
砥柱月刊.-5-18-358

邵求真

敬告初学医者/邵求真//苏州国医杂志.-5-1-
80

邵士杰

中国医学会夏季课艺/林大燮,邵士杰,卢鑫//
医学报.-1-6-392

邵文豪

痫症患者日常生活之卫生法/邵文豪//医学杂
志.-2-18-73

邵象伊

国产药物的整理问题/邵象伊//中医世界.-3-
38-495

邵效康

三一七国医节之感言/邵效康//国医杂志.-4 -
13 - 383

邵叶飞

驳陈修园治瘵权宜法/邵叶飞//三三医报.-2 -
34 - 473

伏暑辨/邵叶飞//光华医药杂志.-4 - 37 - 302

花柳毒证论/邵叶飞//三三医报.-2 - 34 - 474

新药性赋(连载)/邵叶飞//医界春秋.-3 - 5 -
129,148,169

邵逸飞

脑膜脊髓炎研究篇(连载)/邵逸飞//医界春秋
.-3 - 7 - 308,343

邵雨亭

流行性脑脊髓膜炎之国医治疗观/邵雨亭//中
医世界.-3 - 36 - 191

邵元恺

刺络血可已腹疼(绞腹痛)/邵元恺//针灸杂志
.-4 - 28 - 177

儿童须截刺指纹/邵元恺//针灸杂志.-4 - 28
- 395

辟巫说/邵元恺//针灸杂志.-4 - 29 - 135

人中辨/邵元恺//针灸杂志.-4 - 28 - 196

针灸三字经(连载)/邵元恺//针灸杂志.-4 - 32
- 35,125,305,407,471 .-4 - 33 - 25

邵质人

鳗鲡有毒/邵质人//医学报.-1 - 6 - 353

邵仲访

答八十五/邵仲访//绍兴医药学报.-1 - 14
- 211

绍 典

药物脞谈/绍典//新中医刊.-5 - 20 - 6

绍郡医药学研究社

绍郡医药学研究社简章/绍郡医药学研究社//
绍兴医药学报.-1 - 8 - 37

绍兴北海桥医药学报社

广征社友/绍兴北海桥医药学报社//绍兴医药
学报.-1 - 11 - 152

绍兴防疫医院

绍兴县防疫医院公函/绍兴防疫医院//绍兴医
药学报.-1 - 15 - 588

绍兴教育馆

生命关系/绍兴教育馆//绍兴医药学报.-1 - 9 -
576 .-1 - 10 - 42

绍兴警察局

绍兴警察局公函/绍兴警察局//绍兴医药月报
.-2 - 38 - 145

绍兴卫生试验所

卫生试验所通告/绍兴卫生试验所//中西医学
报.-1 - 36 - 403 //绍兴医药月报.-2 - 40
- 528

绍兴县国医公会

绍兴县国医公会谢蒋副主席电文/绍兴县国医
公会//医界春秋.-3 - 13 - 312

绍兴县警察所

绍兴县警察所布告第十一号/绍兴县警察所//
绍兴医药学报.-1 - 12 - 325

绍兴县警察所公函一件/绍兴县警察所//绍兴
医药学报.-1 - 12 - 162

绍兴县警察所来函二则/绍兴县警察所//绍兴
医药学报.-1 - 13 - 113

县警所令本会医生报告诊治表公函/绍兴县警
察所//绍兴医药学报.-1 - 14 - 410

县警所致绍兴医药学报社主任公函/绍兴县警
察所//绍兴医药学报.-1 - 14 - 349

县警所致神州医药学会绍兴分会公函/绍兴县
警察所//绍兴医药学报.-1-15-115

绍兴药业同仁

羚羊角浸镑改燥镑之理由说明书/绍兴药业同
仁//绍兴医药月报.-2-39-149

绍兴医学会

绍兴医学会简章/绍兴医学会//绍兴医药学报
.-1-8-519

绍兴医学会征文启/绍兴医学会//绍兴医药学
报.-1-8-3,265

绍兴医学会全体会员

上中国医学会蔡小香会长书/绍兴医学会全体
会员//绍兴医药学报.-1-9-269

绍兴医学研究会会员

严禁庵庙售药签/绍兴医学研究会会员//绍兴
医药学报.-1-18-224

绍兴医药分会之脚气病委员会

绍兴医药分会复函并报告脚气病之名义原因诊
断疗法处方及防止是病之卫生/绍兴医药分
会之脚气病委员会//绍兴医药月报.-2-38-
147

绍兴医药会

钱赏延试验洗痔方/绍兴医药会//三三医报.-2
-33-386

绍兴医药学报记者

本报多载鼠疫近闻之理由/绍兴医药学报记者
//绍兴医药学报.-1-13-526

哈什蟆考/绍兴医药学报记者//绍兴医药学报
.-1-11-106

新年八大愿/绍兴医药学报记者//绍兴医药学
报星期增刊.-1-22-321

一年又过去了/绍兴医药学报记者//绍兴医药
学报星期增刊.-1-21-397

俞星阶先生传略/绍兴医药学报记者//绍兴医
药学报.-1-9-565

中西医药界一大问题的解决/绍兴医药学报记
者//绍兴医药学报星期增刊.-1-22-299

绍兴医药学报社

暗询麻风毒机关宜禁/绍兴医药学报社//绍兴
医药学报星期增刊.-1-22-363

八卷本报之信约/绍兴医药学报社//绍兴医药
学报.-1-13-232

百病散/绍兴医药学报社//绍兴医药学报星期
增刊.-1-21-472

北京警厅取缔乳媪/绍兴医药学报社//绍兴医
药学报星期增刊.-1-22-404

北满鼠疫蔓延/绍兴医药学报社//绍兴医药学
报星期增刊.-1-21-472

备酬征求/绍兴医药学报社//绍兴医药学报星
期增刊.-1-22-266,273,281,289,351,
359,367,375,383,391,399,407,415,423

本报大加改良/绍兴医药学报社//绍兴医药学
报.-1-12-2

本报新订简章/绍兴医药学报社//绍兴医药学
报.-1-9-237

本报新增内容之预告/绍兴医药学报社//绍兴
医药学报.-1-9-52,110,166

本报重订略例/绍兴医药学报社//绍兴医药学
报.-1-9-151

本分会评议员递补姓氏/绍兴医药学报社//绍
兴医药学报.-1-11-418

本分会组织之报社社友(连载)/绍兴医药学
报社//绍兴医药学报.-1-10-73,427,507

本分会组织之报社社员录/绍兴医药学报社//
绍兴医药学报.-1-13-223

本社编辑员前广东琼崖道署官局正医生兼中学
堂校医历办邵郡婴堂医务骆保安报告书/绍
兴医药学报社//绍兴医药学报.-1-8-166

本社发行部通告/绍兴医药学报社//绍兴医药
学报.-1-12-200

本社发行大增刊目录/绍兴医药学报社//绍兴
医药学报.-1-11-229.-1-12-125,

466,477

本社会员一览表/绍兴医药学报社//绍兴医药
学报.-1-8-487

本社简章/绍兴医药学报社//绍兴医药学报.-1
-8-83.-1-9-284

本社理事及本会正会长胡瀛峤君之肖像/绍兴
医药学报社//绍兴医药学报.-1-9-283

本社社员一览表/绍兴医药学报社//绍兴医药
学报.-1-8-223,267,311,355,399,443

本社特别志感(连载)绍兴医药学报社//绍兴
医药学报.-1-10-212,322

本社特告/绍兴医药学报社//绍兴医药学报.-1
-10-204.-1-16-122,183

本社特开评议会新订切实办法条列如左/绍兴
医药学报社//绍兴医药学报.-1-8-301

本社医药总董题名/绍兴医药学报社//绍兴医
药学报.-1-8-223,267,311,355,399,443

本社志谢并告阅报者/绍兴医药学报社//绍兴
医药学报.-1-11-490

补记神州医药会绍兴分会致蔡松坡先生询问病
状电/绍兴医药学报社//绍兴医药学报.-1-
12-83

曹炳章君肖像/绍兴医药学报社//绍兴医药学
报.-1-12-129

产科研究之筹设/绍兴医药学报社//绍兴医药
学报.-1-12-469

产蛇志异/绍兴医药学报社//绍兴医药学报.-1
-8-435

常会提议之要素/绍兴医药学报社(录)//绍兴
医药学报.-1-9-31

常熟公电/绍兴医药学报社//绍兴医药学报星
期增刊.-1-22-523

常熟西医/绍兴医药学报社//绍兴医药学报星
期增刊.-1-22-294

常熟药房/绍兴医药学报社//绍兴医药学报星
期增刊.-1-22-294

常熟医院/绍兴医药学报社//绍兴医药学报星
期增刊.-1-22-294

常熟中医/绍兴医药学报社//绍兴医药学报星
期增刊.-1-22-294

常熟中医店/绍兴医药学报社//绍兴医药学报
星期增刊.-1-22-294

常州发现奇疫/绍兴医药学报社//绍兴医药学
报星期增刊.-1-22-68

常州奇疫之危险/绍兴医药学报社//绍兴医药
学报星期增刊.-1-21-139

承办红会北市医院之草章/绍兴医药学报社
(录)//绍兴医药学报.-1-14-283

饬议提倡医学/绍兴医药学报社//绍兴医药学
报.-1-9-41

酬劳/绍兴医药学报社//绍兴医药学报.-1-14
-420

筹办医院之起点/绍兴医药学报社//绍兴医药
学报.-1-9-211

出售毒质药品之新取缔/绍兴医药学报社//绍
兴医药学报星期增刊.-1-22-112

畜龟救人/绍兴医药学报社//绍兴医药学报.-1
-10-40

创办温州中医教员养成所缘起并简章/绍兴医
药学报社//绍兴医药学报.-1-13-51

创办医校之核准/绍兴医药学报社//绍兴医药
学报星期增刊.-1-22-492

创办中医学校呈大总统文(连载)绍兴医药学
报社//绍兴医药学报.-1-10-410.-1-11
-55

春季防疫之通告/绍兴医药学报社//绍兴医药
学报星期增刊.-1-21-515

慈善家聘医施诊/绍兴医药学报社//绍兴医药
学报.-1-11-119

催缴去年报费/绍兴医药学报社//绍兴医药学
报.-1-9-8,52,110,166

粹华药水之说明/绍兴医药学报社//绍兴医药
学报星期增刊.-1-22-316

粹华制药厂分发行所开幕预志/绍兴医药学报
社//绍兴医药学报星期增刊.-1-22-443

粹华制药厂内部组织之概况/绍兴医药学报社
//绍兴医药学报星期增刊.-1-22-315

粹华制药厂丸散膏丹之优点/绍兴医药学报社
//绍兴医药学报星期增刊.-1-22-316

粹华制药厂之大宴客/绍兴医药学报社//绍兴

医药学报星期增刊.-1-22-348

粹华制药厂之董事会/绍兴医药学报社//绍兴医药学报星期增刊.-1-22-143

粹华制药厂注册已准/绍兴医药学报社//绍兴医药学报星期增刊.-1-22-338

粹华制药厂总发行所开幕预志/绍兴医药学报社//绍兴医药学报星期增刊.-1-22-315

粹华制药股东会记/绍兴医药学报社//绍兴医药学报星期增刊.-1-22-339

答安徽歙县胡君天中问吴君笏臣肝脾气疼治法/绍兴医药学报社//绍兴医药学报星期增刊.-1-22-87

答蔡家骏先生/绍兴医药学报社//绍兴医药学报星期增刊.-1-22-348

答河南南阳卫生分会长张西亭君手凉病治法书/绍兴医药学报社//绍兴医药学报.-1-14-401

答净君问青盲治法/绍兴医药学报社//绍兴医药学报星期增刊.-1-21-77

答刘君吉人时疫夺命散并未寄绍/绍兴医药学报社//绍兴医药学报星期增刊.-1-21-215

答盛泽宋贤芹弟遗精症治法并方/绍兴医药学报社//绍兴医药学报.-1-14-404

答四十五号仲圭君问损伤出血验方/绍兴医药学报社//绍兴医药学报星期增刊.-1-22-188

答王纪伦君/绍兴医药学报社//绍兴医药学报星期增刊.-1-21-336

答殷顺龄君问母病/绍兴医药学报社//绍兴医药学报星期增刊.-1-22-490

大麻金氏之门墙/绍兴医药学报社//绍兴医药学报.-1-11-411

大英大药房/绍兴医药学报社//绍兴医药学报星期增刊.-1-22-412

大增刊第三目录/绍兴医药学报社//绍兴医药学报.-1-11-150

大增刊预告/绍兴医药学报社//绍兴医药学报.-1-10-292,430

道歉/绍兴医药学报社//绍兴医药学报.-1-10-290

得奖医生拟道谢/绍兴医药学报社//绍兴医药学报星期增刊.-1-22-347

德医学会第三届大会记/绍兴医药学报社//绍兴医药学报.-1-14-284

第六大增刊凡例/绍兴医药学报社//绍兴医药学报星期增刊.-1-22-2

第五大增刊出版/绍兴医药学报社//绍兴医药学报.-1-13-339

电陈防疫隔离所办法/绍兴医药学报社//绍兴医药学报星期增刊.-1-21-496

丁巳冬本分会奉本县警务所函查城乡各医生履历如下/绍兴医药学报社//绍兴医药学报.-1-13-323

东关邵佐清君来函/绍兴医药学报社//绍兴医药学报.-1-12-463

东汉张仲景先师像/绍兴医药学报社//绍兴医药学报.-1-9-217

东三省防疫纪实/绍兴医药学报社//绍兴医药学报星期增刊.-1-21-511

发行名著/绍兴医药学报社//绍兴医药学报.-1-14-120,180,240,300,382

发起编订中药经/绍兴医药学报社//绍兴医药学报星期增刊.-1-22-111

反对取缔规则/绍兴医药学报社//绍兴医药学报星期增刊.-1-22-337

防疫办法/绍兴医药学报社//绍兴医药学报星期增刊.-1-21-520

防疫汇纪/绍兴医药学报社//绍兴医药学报星期增刊.-1-21-519

风湿/绍兴医药学报社//绍兴医药学报.-1-8-247

奉垣防疫之加严/绍兴医药学报社//绍兴医药学报星期增刊.-1-22-23

附工部局对于预防传染症之警告/绍兴医药学报社(录)//绍兴医药学报.-1-15-54

附录名医西归/绍兴医药学报社//绍兴医药学报.-1-8-210

附致神州日报社书/绍兴医药学报社//绍兴医药学报.-1-13-565

附中医师范速成科简章/绍兴医药学报社//绍

兴医药学报.-1-14-296

改革饮片告示一件/绍兴医药学报社//绍兴医药学报.-1-11-544

改革饮片议案/绍兴医药学报社//绍兴医药学报.-1-12-83

改良医道将实行矣/绍兴医药学报社//绍兴医药学报.-1-8-214

赣警厅取缔医生之章程/绍兴医药学报社//绍兴医药学报.-1-9-328

庚戌年运气表/绍兴医药学报社//绍兴医药学报.-1-9-273

更选职员姓氏/绍兴医药学报社//绍兴医药学报.-1-11-62

更正/绍兴医药学报社//绍兴医药学报.-1-13-228//绍兴医药学报星期增刊.-1-22-184

公函/绍兴医药学报社//绍兴医药学报.-1-12-328

公立上海医院发见流行性脑脊髓膜炎之警告/绍兴医药学报社//绍兴医药学报.-1-13-556

公论难逃/绍兴医药学报社//绍兴医药学报.-1-8-430

恭贺新禧/绍兴医药学报社//绍兴医药学报.-1-10-211.-1-12-3.-1-13-337

恭录谕旨/绍兴医药学报社（录）//绍兴医药学报.-1-9-211

购阅绍兴医药学报及月报方法/绍兴医药学报社//绍兴医药学报星期增刊.-1-22-249,257,267,273,281,289

鼓励医官/绍兴医药学报社//绍兴医药学报.-1-8-40

固医士之荣也/绍兴医药学报社//绍兴医药学报.-1-10-39

怪胎志异/绍兴医药学报社//绍兴医药学报.-1-10-201

关于江西警厅取缔医生总会之答函/绍兴医药学报社//绍兴医药学报.-1-9-394

官厅注意卫生/绍兴医药学报社//绍兴医药学报.-1-9-327

管理医师医士规则之实施/绍兴医药学报社//绍兴医药学报星期增刊.-1-22-499

广征社友/绍兴医药学报社//绍兴医药学报.-1-11-228

国货/绍兴医药学报社//绍兴医药学报.-1-9-332

哈尔滨防疫之报告/绍兴医药学报社//绍兴医药学报星期增刊.-1-21-496

哈尔滨之防疫情形/绍兴医药学报社//绍兴医药学报星期增刊.-1-21-512

海内外藏书家鉴/绍兴医药学报社//绍兴医药学报.-1-12-197,330,336.-1-14-34,122,192,312,396,487,548.-1-15-301,360,532.-1-17-128

杭米县菊坡致余姚沈孝荣君书/绍兴医药学报社//绍兴医药学报星期增刊.-1-21-408

杭垣取缔医生/绍兴医药学报社//绍兴医药学报.-1-14-288

杭州西医/绍兴医药学报社//绍兴医药学报星期增刊.-1-22-278

杭州药房/绍兴医药学报社//绍兴医药学报星期增刊.-1-22-279

杭州医学公会核复杭州地方审判厅厅长公函/绍兴医药学报社//绍兴医药学报.-1-18-347

杭州医院/绍兴医药学报社//绍兴医药学报星期增刊.-1-22-279

杭州中药店/绍兴医药学报社//绍兴医药学报星期增刊.-1-22-279

杭州中医/绍兴医药学报社//绍兴医药学报星期增刊.-1-22-279

何廉臣君肖影/绍兴医药学报社//绍兴医药学报.-1-12-203

喉痧病症之发现/绍兴医药学报社//绍兴医药学报星期增刊.-1-22-293

喉症医死于喉症/绍兴医药学报社//绍兴医药学报.-1-13-220

胡东皋君告退编辑启/绍兴医药学报社//绍兴医药学报.-1-8-167

胡医生傲气凌人/绍兴医药学报社//绍兴医药

学报.-1-12-469

湖州寒疫盛行/绍兴医药学报社//绍兴医药学报星期增刊.-1-21-291

湖州医生难免考试/绍兴医药学报社//绍兴医药学报星期增刊.-1-22-403

沪北卫生行政之进行/绍兴医药学报社//绍兴医药学报星期增刊.-1-22-303

沪南脑脊髓膜炎症之盛行/绍兴医药学报社//绍兴医药学报星期增刊.-1-21-107

沪上创设国货药方/绍兴医药学报社//绍兴医药学报.-1-10-39

沪西时疫流行/绍兴医药学报社//绍兴医药学报星期增刊.-1-22-8

华盛顿电/绍兴医药学报社//绍兴医药学报星期增刊.-1-22-311

会场记事/绍兴医药学报社//绍兴医药学报.-1-8-384,507

会董翁又鲁广文来函/绍兴医药学报社//绍兴医药学报.-1-8-515

会员题名录/绍兴医药学报社//绍兴医药学报.-1-9-262

会员一览表/绍兴医药学报社//绍兴医药学报.-1-9-5,49,107,163,223

吉林省甄别医生/绍兴医药学报社//绍兴医药学报.-1-8-124

吉生最近之小影/绍兴医药学报社//绍兴医药学报.-1-13-235

己酉绍兴医学会摄影/绍兴医药学报社//绍兴医药学报.-1-9-103

记总会嘱派代表赴会之来函/绍兴医药学报社//绍兴医药学报.-1-10-205

纪孙中山先生题词/绍兴医药学报社//绍兴医药学报.-1-11-221

家藏珍品愿济人/绍兴医药学报社//绍兴医药学报.-1-9-328

嘉兴发现喉疫/绍兴医药学报社//绍兴医药学报星期增刊.-1-22-471,487

嘉兴组织生理研究会/绍兴医药学报社//绍兴医药学报.-1-8-171

江督考试医生章程/绍兴医药学报社//绍兴医药学报.-1-8-39

江南考取医生给凭式/绍兴医药学报社//绍兴医药学报.-1-8-213

江南又考试医学/绍兴医药学报社//绍兴医药学报.-1-9-40

江西分会来函及职员姓氏录/绍兴医药学报社//绍兴医药学报.-1-11-221

江西分会职员姓氏录(续)/绍兴医药学报社//绍兴医药学报.-1-11-351

江阴有咳人听闻之传染病/绍兴医药学报社//绍兴医药学报星期增刊.-1-21-107

将要传考/绍兴医药学报社//绍兴医药学报.-1-8-480

金华疫气之流行/绍兴医药学报社//绍兴医药学报.-1-9-451

谨告患肝胃气疼速服效神除痛散有起死回生之功/绍兴医药学报社//绍兴医药学报星期增刊.-1-21-214

谨告医家病家/绍兴医药学报社//绍兴医药学报.-1-8-123

晋省鼠疫汇纪/绍兴医药学报社//绍兴医药学报.-1-13-295

京都廷试留学医科毕业生之题目/绍兴医药学报社//绍兴医药学报.-1-9-41

警察所改革饮片告示一件/绍兴医药学报社//绍兴医药学报.-1-12-89

警察注意公共卫生/绍兴医药学报社//绍兴医药学报.-1-11-119

警告医界同业/绍兴医药学报社//绍兴医药学报.-1-12-400

敬告杞忧子先生书/绍兴医药学报社//绍兴医药学报.-1-8-431

敬告医药两界诸君启/绍兴医药学报社//绍兴医药学报.-1-8-3,45,91,177,221,265,309,353,397,441,485.-1-9-3,47,105,161,219

敬告治喉治痢之妙药/绍兴医药学报社//绍兴医药学报.-1-13-371

九卷十号勘误表/绍兴医药学报社//绍兴医药学报.-1-16-123

九月会场记事/绍兴医药学报社//绍兴医药学报.-1-8-203

开大会通告/绍兴医药学报社//绍兴医药学报.-1-14-409

开设医学界医院/绍兴医药学报社//绍兴医药学报.-1-9-41

刊行医药丛书/绍兴医药学报社//绍兴医药学报.-1-10-374

勘误/绍兴医药学报社//绍兴医药学报星期增刊.-1-22-348,516

考取医生姓名/绍兴医药学报社//绍兴医药学报星期增刊.-1-22-239

考试题目/绍兴医药学报社//绍兴医药学报.-1-13-553

考试医生再志/绍兴医药学报社//绍兴医药学报.-1-8-86

考医变相/绍兴医药学报社//绍兴医药学报.-1-8-85

扩充在华医药事业/绍兴医药学报社//绍兴医药学报.-1-9-384

烂喉痧传染七危险/绍兴医药学报社//绍兴医药学报星期增刊.-1-22-471

漓渚发现虎列拉/绍兴医药学报社//绍兴医药学报.-1-11-120

良心/绍兴医药学报社//绍兴医药学报星期增刊.-1-22-381,405

临平陈樾乔君来函/绍兴医药学报社//绍兴医药学报.-1-8-513

零购本社发行书报章程/绍兴医药学报社//绍兴医药学报.-1-17-127

流行性脑脊髓膜炎/绍兴医药学报社//绍兴医药学报.-1-13-558

流行性脑脊髓膜炎病形谈/绍兴医药学报社//绍兴医药学报.-1-13-557

流行性脑脊髓膜炎之脑麻痹一例/绍兴医药学报社//绍兴医药学报.-1-13-560

流通书籍办法(连载)/绍兴医药学报社//绍兴医药学报.-1-10-287,371

卢氏报原文/绍兴医药学报社//绍兴医药学报星期增刊.-1-22-401

鲁省发生肺疫之警告/绍兴医药学报社//绍兴医药学报星期增刊.-1-21-495

鲁直间鼠疫流行/绍兴医药学报社//绍兴医药学报星期增刊.-1-21-496

录录县知事告示/绍兴医药学报社//绍兴医药学报.-1-9-393

路矿学堂之解散/绍兴医药学报社//绍兴医药学报.-1-9-327

满痰将蔓延至北京/绍兴医药学报社//绍兴医药学报星期增刊.-1-21-480

煤气杀人/绍兴医药学报社//绍兴医药学报.-1-13-219

勉亭陈老名医千古/绍兴医药学报社//绍兴医药学报.-1-8-300

民政部订医生误杀专律/绍兴医药学报社//绍兴医药学报.-1-8-523

民政部厅呈文/绍兴医药学报社(录)//绍兴医药学报.-1-11-543

谋传要方之函件/绍兴医药学报社//绍兴医药学报星期增刊.-1-21-214

某医校毕业考试记(来稿)/绍兴医药学报社//绍兴医药学报.-1-19-295

男女生育全赖血气/绍兴医药学报社//绍兴医药学报.-1-10-38

南京筹办防疫之先声/绍兴医药学报社//绍兴医药学报星期增刊.-1-21-495

南京考试医生办法/绍兴医药学报社//绍兴医药学报.-1-8-85

南京考试医生问题/绍兴医药学报社//绍兴医药学报.-1-8-171

南京考医生之问题/绍兴医药学报社//绍兴医药学报.-1-8-125

南京医药研究会职会员一览表(民国七年)/绍兴医药学报社//绍兴医药学报星期增刊.-1-21-392

南市又有时症发生/绍兴医药学报社//绍兴医药学报星期增刊.-1-22-376

南通医校学生参观宝隆医院纪/绍兴医药学报社//绍兴医药学报.-1-14-286

南通之医生药店/绍兴医药学报社//绍兴医药

学报星期增刊.-1-22-412

南洋医科考试问题答案/绍兴医药学报社//绍兴医药学报.-1-9-169

南洋医俗谈屑/绍兴医药学报社//绍兴医药学报.-1-18-293

囊垫喉书目录/绍兴医药学报社//绍兴医药学报.-1-10-122

内务部限制药用鸦片吗啡等品营业章程/绍兴医药学报社(录)//绍兴医药学报.-1-10-409

内务部制定管理医师暂行规则/绍兴医药学报社//绍兴医药学报.-1-19-456

内务部制定管理医士暂行规则/绍兴医药学报社//绍兴医药学报.-1-19-451

拟定取缔医生规则/绍兴医药学报社//绍兴医药学报星期增刊.-1-22-167

拟定医师准许状/绍兴医药学报社//绍兴医药学报.-1-9-573

宁波医学会成立/绍兴医药学报社//绍兴医药学报.-1-9-212

宁波组织医学会/绍兴医药学报社//绍兴医药学报.-1-9-97

宁古塔考试医生/绍兴医药学报社//绍兴医药学报星期增刊.-1-22-339

瓯海道道尹给凭训辞/绍兴医药学报社//绍兴医药学报.-1-13-554

瓯海道道尹设立官医之通告/绍兴医药学报社//绍兴医药学报.-1-13-553

评议部评议员之姓氏/绍兴医药学报社//绍兴医药学报.-1-9-525

评议会常会数月不开会缘由/绍兴医药学报社//绍兴医药学报.-1-13-117

评议会屡次不足人数/绍兴医药学报社//绍兴医药学报.-1-13-572

溥告同志维持社会书(为催缴月捐及社费并望热心资助事)/绍兴医药学报社//绍兴医药学报.-1-8-211

奇疾/绍兴医药学报社//绍兴医药学报.-1-13-214

青年会举行会生大运动/绍兴医药学报社//绍

兴医药学报星期增刊.-1-22-143

请登药界一览表启/绍兴医药学报社//绍兴医药学报.-1-8-6,48,94,136,180.-1-9-222

请登医界一览表启/绍兴医药学报社//绍兴医药学报.-1-8-5,47,93,135,179.-1-9-221

请考医生批示从缓/绍兴医药学报社//绍兴医药学报.-1-8-435

请阅医药学报以重生命启/绍兴医药学报社//绍兴医药学报.-1-8-4,46,92,178,222,266,310,354,398,442,486.-1-9-4,48,106,162,220

衢县脑膜炎疫猖獗/绍兴医药学报社//绍兴医药学报星期增刊.-1-21-411

取缔肉铺/绍兴医药学报社//绍兴医药学报.-1-9-452

取缔药商章程之出现/绍兴医药学报社//绍兴医药学报.-1-10-200

取缔医生营业议案/绍兴医药学报社//绍兴医药学报星期增刊.-1-21-400

取缔医生之公函/绍兴医药学报社//绍兴医药学报.-1-18-445

取缔医生之入手办法/绍兴医药学报社//绍兴医药学报星期增刊.-1-22-8

取缔医士五月三十号新无锡小论/绍兴医药学报社//绍兴医药学报星期增刊.-1-22-515

取缔中医之部批/绍兴医药学报社//绍兴医药学报.-1-11-547

去年继续出版投资者鉴/绍兴医药学报社//绍兴医药学报.-1-11-2

全国中医医药研究大会/绍兴医药学报社//绍兴医药学报星期增刊.-1-22-386

日本药学界长助德国/绍兴医药学报社//绍兴医药学报星期增刊.-1-22-363

日本医士来浙游历/绍兴医药学报社//绍兴医药学报.-1-8-523

日本医学界之大会集/绍兴医药学报社//绍兴医药学报星期增刊.-1-22-8

日本之国民禁酒会/绍兴医药学报社//绍兴医

药学报星期增刊. - 1 - 22 - 8

日来疫势之可畏/绍兴医药学报社//绍兴医药学报星期增刊. - 1 - 22 - 190

汝伟二十三岁之第二我/绍兴医药学报社//绍兴医药学报. - 1 - 12 - 271

闰二月初一日评议会记事/绍兴医药学报社//绍兴医药学报. - 1 - 12 - 331

三大征求/绍兴医药学报社//绍兴医药学报. - 1 - 13 - 238

三月初一日评议会记事/绍兴医药学报社//绍兴医药学报. - 1 - 12 - 332

山东德县发现鼠疫真相/绍兴医药学报社//绍兴医药学报星期增刊. - 1 - 21 - 495

上海传染病出现/绍兴医药学报社//绍兴医药学报星期增刊. - 1 - 21 - 139

上海粹华制药厂制造厂全图/绍兴医药学报社//绍兴医药学报星期增刊. - 1 - 22 - 313

上海拟设医师公会事/绍兴医药学报社//绍兴医药月报. - 2 - 39 - 367

上海商报领照问题评/绍兴医药学报社//绍兴医药学报星期增刊. - 1 - 22 - 506

上海时疫流行/绍兴医药学报社//绍兴医药学报星期增刊. - 1 - 21 - 512

上海同济德文医学堂重订章程/绍兴医药学报社//绍兴医药学报. - 1 - 9 - 275

上海中医学会开成立会/绍兴医药学报社//绍兴医药学报. - 1 - 19 - 53

上海中医学会来函/绍兴医药学报社//绍兴医药学报星期增刊. - 1 - 22 - 497

上海中医学校/绍兴医药学报社//绍兴医药学报. - 1 - 11 - 411

上海总会大会记/绍兴医药学报社//绍兴医药学报. - 1 - 11 - 415

尚武精神/绍兴医药学报社//绍兴医药学报. - 1 - 10 - 80

绍郡医药学研究社社员题名录/绍兴医药学报社//绍兴医药学报. - 1 - 8 - 33

绍兴监狱署人犯瘐毙之多/绍兴医药学报社//绍兴医药学报. - 1 - 11 - 547

绍兴时疫之经过/绍兴医药学报社//绍兴医药

学报. - 1 - 11 - 412

绍兴瘟症盛行之危险/绍兴医药学报社//绍兴医药学报星期增刊. - 1 - 21 - 99

绍兴县城乡医院医生诊病日报表/绍兴医药学报社//绍兴医药学报. - 1 - 14 - 411

绍兴县考试医生之所闻/绍兴医药学报社//绍兴医药学报星期增刊. - 1 - 22 - 238

绍兴啸金乡春瘟堪危/绍兴医药学报社//绍兴医药学报星期增刊. - 1 - 21 - 99

绍兴医士同志会组织成立/绍兴医药学报社//绍兴医药学报. - 1 - 18 - 525

绍兴医学会第一期课题/绍兴医药学报社//绍兴医药学报. - 1 - 9 - 197

绍兴医学会简章及中国医会之办法/绍兴医药学报社//绍兴医药学报. - 1 - 9 - 37

绍兴医学会同人复绍兴府校监学范斯年先生书/绍兴医药学报社//绍兴医药学报. - 1 - 9 - 205

绍兴医药学报第一期至第五期要目补录/绍兴医药学报社//绍兴医药学报. - 1 - 9 - 282

绍兴医药学报第一至十四期勘误表/绍兴医药学报社//绍兴医药学报. - 1 - 8 - 129,172, 215,259,304,347,391,436,480,523. - 1 - 9 - 42,98,156,212

绍兴医药学报发刊辞/绍兴医药学报社//绍兴医药学报. - 1 - 8 - 9

绍兴医药学报广告/绍兴医药学报社//神州医药学报. - 1 - 45 - 420

绍兴医药学报社编辑部启事/绍兴医药学报社//绍兴医药学报. - 1 - 10 - 64

绍兴医药学报社发行部通告/绍兴医药学报社//绍兴医药学报. - 1 - 12 - 120

绍兴医药学报社广告/绍兴医药学报社//绍兴医药学报. - 1 - 17 - 128

绍兴医药学报社启事/绍兴医药学报社//绍兴医药学报. - 1 - 9 - 300,460,460. - 1 - 10 - 509. - 1 - 11 - 358. - 1 - 13 - 50. - 1 - 15 - 362 //绍兴医药学报星期增刊. - 1 - 22 - 169, 177,185,193,201,209,217,225,241,304

绍兴医药学报社启事二则/绍兴医药学报社//

绍兴医药学报星期增刊.-1-22-233

绍兴医药学报社社告/绍兴医药学报社//绍兴
医药学报.-1-10-512.-1-12-120,
120,339

绍兴医药学报社特告/绍兴医药学报社//绍兴
医药学报.-1-14-421.-1-15-529//绍兴
医药学报星期增刊.-1-22-305//绍兴医药
学报.-1-13-232

绍兴医药学报社征文启/绍兴医药学报社//绍
兴医药学报.-1-8-309.-1-9-3,47,105,
161,219

绍兴医药学报新增内容之预告/绍兴医药学报
社//绍兴医药学报.-1-9-8

绍兴医药学研究社启事/绍兴医药学报社//绍
兴医药学报.-1-10-513

设立浙江公立卫生试所验之先声/绍兴医药学
报社//绍兴医药学报星期增刊.-1-21-324

社友蔡星山君玉照/绍兴医药学报社//绍兴医
药学报.-1-12-409

社友曹炳章君赠送福建同仁堂匾额(同登仁寿)
并跋语/绍兴医药学报社//绍兴医药学报.-1
-13-567

社友陈秋孙君玉照/绍兴医药学报社//绍兴医
药学报.-1-12-481

社友李云年君抄示公文一件/绍兴医药学报社
(录)//绍兴医药学报.-1-14-233

社友李云年君抄示吴兴县公署致杭州医学公会
公函/绍兴医药学报社(录)//绍兴医药学报
.-1-14-352

社友潘壶隐君玉照/绍兴医药学报社//绍兴医
药学报.-1-13-395

社友徐宸君征求时疫报告/绍兴医药学报社//
绍兴医药学报.-1-13-565

社友杨燧熙君玉照/绍兴医药学报社//绍兴医
药学报.-1-13-9

社友治验录:病者若夏郁神乱实为不愈反剧之
症/绍兴医药学报社//绍兴医药学报.-1-11
-325

社友周小农君玉照/绍兴医药学报社//绍兴医
药学报.-1-12-341

社友朱阜山君玉照/绍兴医药学报社//绍兴医
药学报.-1-13-127

神庙药签巳尽禁/绍兴医药学报社//绍兴医药
学报星期增刊.-1-22-112

神州医学十周纪念/绍兴医药学报社//绍兴医
药学报星期增刊.-1-22-311

神州医药会绍兴分会第四次大会记事/绍兴医
药学报社//绍兴医药学报.-1-14-57

神州医药会绍兴分会启事/绍兴医药学报社//
绍兴医药学报.-1-10-204,215,352,422.-
1-12-121

神州医药会绍兴分会征文启/绍兴医药学报社
//绍兴医药学报.-1-8-45,91,177,221,
353,397,441,485

神州医药会讨论医士条例/绍兴医药学报社//
绍兴医药学报星期增刊.-1-22-506

神州医药会总会临时机关消息/绍兴医药学报
社//绍兴医药学报.-1-14-60

神州医药学报第二十六期起大改良/绍兴医药
学报社//绍兴医药学报.-1-10-334

神州医药学会绍兴分会第五次大会记事/绍兴
医药学报社//绍兴医药学报.-1-18-451

神州医药学校开学/绍兴医药学报社//绍兴医
药学报.-1-14-288

神州医药总会筹备纪念会/绍兴医药学报社//
绍兴医药学报星期增刊.-1-22-364

神州医药总会讨论医士条例/绍兴医药学报社
//绍兴医药学报星期增刊.-1-22-514

神州医院诊察所开诊/绍兴医药学报社//绍兴
医药学报星期增刊.-1-22-136

生命关系/绍兴医药学报社//绍兴医药学报.-1
-9-412

嵊县医药改进研究会序/绍兴医药学报社(录)
//绍兴医药学报.-1-20-56

施医局盛于一时/绍兴医药学报社//绍兴医药
学报.-1-9-383

十一月初一日评议会/绍兴医药学报社//绍兴
医药学报.-1-13-228

十月初一日评议会记事/绍兴医药学报社//绍
兴医药学报.-1-13-117

时疫流行甚剧/绍兴医药学报社(辑录)//绍兴医药学报星期增刊.-1-21-308

时疫流行之可虑/绍兴医药学报社//绍兴医药学报.-1-11-120

时疫流行之难治/绍兴医药学报社(辑录)//绍兴医药学报星期增刊.-1-21-308

时疫盛行可奈何/绍兴医药学报社//绍兴医药学报.-1-12-467

时疫医案:引言/绍兴医药学报社//绍兴医药学报.-1-8-28

时症日盛/绍兴医药学报社//绍兴医药学报星期增刊.-1-21-107

示禁豆腐作/绍兴医药学报社//绍兴医药学报.-1-9-383

鼠疫补记/绍兴医药学报社//绍兴医药学报.-1-13-529

鼠疫续记/绍兴医药学报社//绍兴医药学报.-1-13-505

鼠疫续纪/绍兴医药学报社//绍兴医药学报.-1-13-381

双十节纪念/绍兴医药学报社//绍兴医药学报.-1-11-226

双十节纪念再告/绍兴医药学报社//绍兴医药学报.-1-11-490

说医学/绍兴医药学报社//绍兴医药学报.-1-10-319

四月初一日评议会记事/绍兴医药学报社//绍兴医药学报.-1-12-397

松江女西医/绍兴医药学报社//绍兴医药学报星期增刊.-1-22-332

松江西医/绍兴医药学报社//绍兴医药学报星期增刊.-1-22-331

松江药房/绍兴医药学报社//绍兴医药学报星期增刊.-1-22-331

松江医院/绍兴医药学报社//绍兴医药学报星期增刊.-1-22-331

松江中药店/绍兴医药学报社//绍兴医药学报星期增刊.-1-22-332

松江中医/绍兴医药学报社//绍兴医药学报星期增刊.-1-22-332

肃邸注意医学/绍兴医药学报社//绍兴医药学报.-1-8-40

太医院有设法改良消息/绍兴医药学报社//绍兴医药学报.-1-8-523

唐医杀人之可畏/绍兴医药学报社//绍兴医药学报星期增刊.-1-22-363

特别征文/绍兴医药学报社//绍兴医药学报.-1-12-170,478

特别志谢/绍兴医药学报社//绍兴医药学报.-1-13-392

特告/绍兴医药学报社//绍兴医药学报.-1-12-116

特告三则/绍兴医药学报社//绍兴医药学报.-1-11-2

天花之传染猖獗/绍兴医药学报社//绍兴医药学报星期增刊.-1-22-311

添设医官/绍兴医药学报社//绍兴医药学报.-1-8-480

添聘代派/绍兴医药学报社//绍兴医药学报.-1-14-62,178,238,298,358,417

调查医院药师之部令/绍兴医药学报社//绍兴医药学报星期增刊.-1-22-363

铁路预防鼠疫之办法/绍兴医药学报社//绍兴医药学报星期增刊.-1-21-520

通俗伤寒论目录/绍兴医药学报社//绍兴医药学报.-1-10-57

通俗宣讲社施种牛痘/绍兴医药学报社//绍兴医药学报星期增刊.-1-21-512

同德医校与医院近事纪/绍兴医药学报社//绍兴医药学报星期增刊.-1-22-347

同德医学之新教授/绍兴医药学报社//绍兴医药学报星期增刊.-1-22-128

头品顶戴陆军部尚书两江总督部堂端/绍兴医药学报社//绍兴医药学报.-1-9-39

投稿者均鉴/绍兴医药学报社//绍兴医药学报星期增刊.-1-22-407

投稿诸君鉴/绍兴医药学报社//绍兴医药学报星期增刊.-1-22-415,423

投函绍兴医药学报社者注意/绍兴医药学报社//绍兴医药学报.-1-14-122,357,418,

488,547

投资绍兴医药学报社诸君题名/绍兴医药学报社//绍兴医药学报.-1-9-326.-1-10-290

万国卫生学会成立/绍兴医药学报社//绍兴医药学报.-1-9-278

万国医家研究肺痨症/绍兴医药学报社//绍兴医药学报.-1-8-214

卫生处防止肺痨之传单/绍兴医药学报社//绍兴医药学报星期增刊.-1-22-293

卫生处预防疾患/绍兴医药学报社//绍兴医药学报.-1-9-327

卫生处预防天花/绍兴医药学报社//绍兴医药学报星期增刊.-1-21-519

卫生会调查纸烟销数/绍兴医药学报社//绍兴医药学报星期增刊.-1-22-364

卫生预防社之维持公安/绍兴医药学报社//绍兴医药学报星期增刊.-1-21-519

温泉疗养院之新规划/绍兴医药学报社//绍兴医药学报星期增刊.-1-22-16

温痧盛行/绍兴医药学报社//绍兴医药学报.-1-9-278

温州中医教员养成所道批/绍兴医药学报社//绍兴医药学报.-1-13-52

问病者鉴/绍兴医药学报社//绍兴医药学报星期增刊.-1-22-1,9,17,25,33,41,49,65,73,89,97,113,129,137,145,153,161,320,335,343,351,360,367,375,383,391,399,407,415,423

问疟症病源/绍兴医药学报社//绍兴医药学报星期增刊.-1-22-243

无锡设立医学研究会/绍兴医药学报社//绍兴医药学报.-1-13-561

无锡医学会致周君函/绍兴医药学报社//绍兴医药学报星期增刊.-1-22-515

无锡中医学会将设医学报/绍兴医药学报社//绍兴医药学报星期增刊.-1-22-175

无锡中医学会开会记事/绍兴医药学报社//绍兴医药学报星期增刊.-1-22-248

无锡中医学会来函/绍兴医药学报社//绍兴医

药学报星期增刊.-1-22-491

无锡周镇氏送诊赠药办法通告书/绍兴医药学报社//绍兴医药学报.-1-12-259

芜城憨生致宜春王国材先生书/绍兴医药学报社(录)//绍兴医药学报星期增刊.-1-21-376

武昌医学杂志出版/绍兴医药学报社//绍兴医药学报星期增刊.-1-21-472

武昌中西医学报颂词/绍兴医药学报社(录)//绍兴医药学报星期增刊.-1-21-503

悟婆/绍兴医药学报社//绍兴医药学报.-1-9-384

西报记南满日人之吗啡营业/绍兴医药学报社//绍兴医药学报.-1-9-573

惜胡东皋/绍兴医药学报社//绍兴医药学报星期增刊.-1-21-256

县知事筹设临时施诊局公函/绍兴医药学报社//绍兴医药学报.-1-14-413

县知事注意公共卫生/绍兴医药学报社//绍兴医药学报星期增刊.-1-21-211

限制输入吗啡高根章程/绍兴医药学报社(录)//绍兴医药学报.-1-12-325

详请设立医学研究所/绍兴医药学报社//绍兴医药学报.-1-8-214

笑报社之注意医药/绍兴医药学报社//绍兴医药学报.-1-10-40

新会员题名/绍兴医药学报社//绍兴医药学报.-1-12-398.-1-13-117,228,572.-1-14-59

新年的新希望/绍兴医药学报社//绍兴医药学报星期增刊.-1-21-404

新年游戏事/绍兴医药学报社//绍兴医药学报.-1-10-290

徐州时疫流行/绍兴医药学报社//绍兴医药学报星期增刊.-1-22-24

续吉林医学研究会献议/绍兴医药学报社//绍兴医药学报.-1-8-405

续湿温时疫之验案/绍兴医药学报社//绍兴医药学报.-1-8-155

续瘟疫盛行/绍兴医药学报社//绍兴医药学报

星期增刊.-1-21-99

悬赏征文/绍兴医药学报社//绍兴医药学报.-1-11-149

学部注意医学/绍兴医药学报社//绍兴医药学报.-1-8-391

学使注重医学/绍兴医药学报社//绍兴医药学报.-1-8-259

巡警道慎重医生/绍兴医药学报社//绍兴医药学报.-1-9-211

研究医学之续起/绍兴医药学报社//绍兴医药学报.-1-9-42

演说德国医术之进步/绍兴医药学报社//绍兴医药学报.-1-10-201

杨厚载君来函及神州医药学会绍兴分会致鲁君函/绍兴医药学报社//绍兴医药学报.-1-14-485

药房/绍兴医药学报社//绍兴医药学报星期增刊.-1-22-412

药业友谊会/绍兴医药学报社//绍兴医药学报星期增刊.-1-22-337

一举两善/绍兴医药学报社//绍兴医药学报.-1-13-220

一星期之中华医学会/绍兴医药学报社//绍兴医药学报.-1-10-365

医会致大总统电/绍兴医药学报社//绍兴医药学报星期增刊.-1-22-338

医林开化之先声/绍兴医药学报社//绍兴医药学报.-1-8-347

医生考验所暂行规则/绍兴医药学报社//绍兴医药学报.-1-9-271

医生调查表/绍兴医药学报社//绍兴医药学报星期增刊.-1-22-412

医师反对领执照/绍兴医药学报社//绍兴医药学报星期增刊.-1-22-515

医士道出版/绍兴医药学报社//绍兴医药学报.-1-12-475

医事确闻/绍兴医药学报社//绍兴医药学报星期增刊.-1-22-412

医学会续开大会之传单/绍兴医药学报社//绍兴医药学报.-1-9-155

医学研究会总理绅士贵林等禀批/绍兴医药学报社//绍兴医药学报.-1-9-41

医学研究所委派监督/绍兴医药学报社//绍兴医药学报.-1-8-259

医学整顿之先声/绍兴医药学报社//绍兴医药学报.-1-8-171

医药会刊印医生试卷/绍兴医药学报社//绍兴医药学报星期增刊.-1-22-311

医药论文四集(续)/绍兴医药学报社//绍兴医药学报.-1-14-495

医药学书有限公司征求医药学书目/绍兴医药学报社//绍兴医药学报.-1-10-289,373

医药杂著(连载)/绍兴医药学报社//绍兴医药学报.-1-13-179.-1-15-17

疑问/绍兴医药学报社//绍兴医药学报星期增刊.-1-22-188

议饬各省创立官医院/绍兴医药学报社//绍兴医药学报.-1-8-523

议准日本医科大学生请给考察费/绍兴医药学报社//绍兴医药学报.-1-9-97

疫虐盛行/绍兴医药学报社//绍兴医药学报星期增刊.-1-21-379

疫闻再纪/绍兴医药学报社//绍兴医药学报.-1-13-443

英人承认中国医学/绍兴医药学报社//绍兴医药学报星期增刊.-1-21-472

英人对于灭除吗啡之宏愿/绍兴医药学报社//绍兴医药学报.-1-10-366

庸医杀人之可恨/绍兴医药学报社//绍兴医药学报.-1-12-467

余姚县考试医生展期/绍兴医药学报社//绍兴医药学报星期增刊.-1-22-239

怨哉李医/绍兴医药学报社//绍兴医药学报.-1-8-429

月课(六月份)/绍兴医药学报社//绍兴医药学报.-1-12-474

月课(四月份)/绍兴医药学报社//绍兴医药学报.-1-12-339

月课(五月份)/绍兴医药学报社//绍兴医药学报.-1-12-406

阅报者之奖品/绍兴医药学报社//绍兴医药学报.-1-10-334

阅报诸公惠鉴/绍兴医药学报社//绍兴医药学报.-1-11-491.-1-12-4.-1-13-336,398,486

阅者公鉴/绍兴医药学报社//绍兴医药学报星期增刊.-1-22-335,343,351,359,367,375,383,391,399,407,415,423

阅者诸君注意/绍兴医药学报社//绍兴医药学报.-1-10-446

赞成员题名/绍兴医药学报社//绍兴医药学报.-1-8-209

贼秃捉将官里去/绍兴医药学报社//绍兴医药学报.-1-12-470

张相臣君玉照/绍兴医药学报社//绍兴医药学报.-1-16-5

章程/绍兴医药学报社//绍兴医药学报.-1-15-539

照录明王节斋先生胎产医案原序/绍兴医药学报社//绍兴医药学报.-1-16-536

浙东疾痢盛行/绍兴医药学报社//绍兴医药学报.-1-9-155

浙江取缔医生问题/绍兴医药学报社//绍兴医药学报星期增刊.-1-22-216,224,232,238,247,256,271,278,292,303,327,336,346,356,372,380,436,442

浙江中医学校简章(连载)/绍兴医药学报社//绍兴医药学报.-1-12-167,325

浙省医生营业暂行规则法律案/绍兴医药学报社//绍兴医药学报.-1-9-207

镇江发现疫症续志/绍兴医药学报社//绍兴医药学报星期增刊.-1-21-340

镇江时疫极猛烈/绍兴医药学报社//绍兴医药学报星期增刊.-1-21-347

镇江医学公会第三届选举近闻/绍兴医药学报社//绍兴医药学报.-1-19-53

镇江医学公会反对部令/绍兴医药学报社//绍兴医药学报星期增刊.-1-22-506

征求保婴验方/绍兴医药学报社//绍兴医药学报星期增刊.-1-22-64

征求名医/绍兴医药学报社//绍兴医药学报.-1-8-40

征求实验良方/绍兴医药学报社//绍兴医药学报.-1-9-282

征求新验方/绍兴医药学报社//绍兴医药学报星期增刊.-1-22-479

征求浙江各县取缔医生要闻/绍兴医药学报社//绍兴医药学报星期增刊.-1-22-249,257,267,273,281,289

征求振兴中国药业之意见书/绍兴医药学报社//绍兴医药学报.-1-14-450

征文披露/绍兴医药学报社//绍兴医药学报.-1-11-358

正月二十日职员会/绍兴医药学报社//绍兴医药学报.-1-12-164

政界注重医学/绍兴医药学报社//绍兴医药学报.-1-9-277

执行部各职员之姓氏/绍兴医药学报社//绍兴医药学报.-1-9-526

志谢/绍兴医药学报社//绍兴医药学报.-1-10-215,215,290.-1-11-2.-1-12-406,475.-1-13-2,339,398,520.-1-14-180,490

治鼠疫良方/绍兴医药学报社//绍兴医药学报星期增刊.-1-22-11

致史先生函/绍兴医药学报社//绍兴医药学报星期增刊.-1-21-408

致余姚康维恂函/绍兴医药学报社//绍兴医药学报星期增刊.-1-22-24

致章仙云君函/绍兴医药学报社//绍兴医药学报.-1-8-343

中国出口之麝香/绍兴医药学报社//绍兴医药学报星期增刊.-1-21-512

中国卫生会筹备消息/绍兴医药学报社//绍兴医药学报星期增刊.-1-22-507

中国卫生会之发起/绍兴医药学报社//绍兴医药学报星期增刊.-1-22-338

中国卫生会之进行/绍兴医药学报社//绍兴医药学报星期增刊.-1-22-363

中国医史研究社/绍兴医药学报社//绍兴医药

学报星期增刊.-1-22-152

中国医士留学日本/绍兴医药学报社//绍兴医药学报.-1-8-480

中华德医学会开临时会/绍兴医药学报社//绍兴医药学报.-1-14-285

中华全国医药卫生协会各地之进行/绍兴医药学报社//绍兴医药学报星期增刊.-1-22-8

中华全国医药卫生协会会员录(一)至(十五)/绍兴医药学报社//绍兴医药学报.-1-17-499,561.-1-18-57,129,221,300,349,447,526.-1-19-54,205,300,363,535

中华全国医药卫生协会启事二件/绍兴医药学报社//绍兴医药学报星期增刊.-1-22-19

中华全国医药卫生协会消息/绍兴医药学报社//绍兴医药学报星期增刊.-1-21-472.-1-22-331

中华全国医药卫生协会新近会员题名/绍兴医药学报社//绍兴医药学报星期增刊.-1-22-8

中华医药联合会/绍兴医药学报社//绍兴医药学报.-1-9-451

中华医药支会常会记事二/绍兴医药学报社//绍兴医药学报.-1-13-218

中华医药支会常会记事一/绍兴医药学报社//绍兴医药学报.-1-13-217

中晋生拒绝领照/绍兴医药学报社//绍兴医药学报星期增刊.-1-22-523

中日医学会之发轫/绍兴医药学报社//绍兴医药学报星期增刊.-1-22-111

中药疗治脑脊髓膜炎之特效/绍兴医药学报社//绍兴医药学报星期增刊.-1-21-107

中医药开幕式至盛/绍兴医药学报社//绍兴医药学报星期增刊.-1-22-474

中医医学会成立会记事/绍兴医药学报社//绍兴医药学报星期增刊.-1-21-232

中原公司制造毒质药丸之败露/绍兴医药学报社//绍兴医药学报星期增刊.-1-22-293

诸城县西药房/绍兴医药学报社//绍兴医药学报星期增刊.-1-22-303

诸城县西医院/绍兴医药学报社//绍兴医药学报星期增刊.-1-22-303

诸城县中医/绍兴医药学报社//绍兴医药学报星期增刊.-1-22-303

诸城县中医店/绍兴医药学报社//绍兴医药学报星期增刊.-1-22-303

诸暨医药界之调查/绍兴医药学报社//绍兴医药学报星期增刊.-1-22-396

主试员得奖志闻/绍兴医药学报社//绍兴医药学报星期增刊.-1-22-403

注意学校卫生之训令/绍兴医药学报社//绍兴医药学报.-1-14-287

祝贵林医药浅报出版词/绍兴医药学报社//绍兴医药学报.-1-11-352

总答各地函询诸事/绍兴医药学报社//绍兴医药学报星期增刊.-1-22-265

总统注重国学/绍兴医药学报社//绍兴医药学报.-1-10-199

组织医学研究会/绍兴医药学报社//绍兴医药学报星期增刊.-1-22-348

绍兴医药学报社同仁

致谢/绍兴医药学报社同仁//绍兴医药学报.-1-12-122//绍兴医药学报星期增刊.-1-22-27,76,128,218,256,307,407,431,439,446,471

绍兴医药学会

绍兴医药学会复警察局函/绍兴医药学会//绍兴医药月报.-2-40-371

绍兴医药学研究社

本社通禀府县详请立案奉山邑遵李批/绍兴医药学研究社//绍兴医药学报.-1-8-123

本社通禀府县详请立案奉绍府宪孙批/绍兴医药学研究社//绍兴医药学报.-1-8-123

绍兴医药学研究社发行流通医药书籍公司出版医药丛书广告/绍兴医药学研究社//绍兴医药学报.-1-12-199

绍兴医药学研究社广告/绍兴医药学研究社//绍兴医药学报.-1-11-230

绍兴医药月报社

本报启事/绍兴医药月报社//绍兴医药月报.-2
-41-52,104,155,207,260,312,364,
515,620

本会特刊启事/绍兴医药月报社//绍兴医药月
报.-2-41-2

产生异胎之怪闻/绍兴医药月报社(辑)//绍兴
医药月报.-2-39-368

广货药材所受战事之打击/绍兴医药月报社//
绍兴医药月报.-2-40-420

急救时疫医院第六周报告/绍兴医药月报社//
绍兴医药月报.-2-40-369

检定医生之反响/绍兴医药月报社//绍兴医药
月报.-2-41-246

江苏全省中医联合会为淞沪卫生局中医登记事
通告各医团书/绍兴医药月报社//绍兴医药
月报.-2-40-555

焦医生对于干霍乱之治法/绍兴医药月报社//
绍兴医药月报.-2-40-370

介绍各报/绍兴医药月报社//绍兴医药月报.-2
-39-52.-2-41-102,154,206,258,
310,362

介绍各医报/绍兴医药月报社//绍兴医药月报
.-2-41-368,468,520,572

介绍广东医药杂志/绍兴医药月报社//绍兴医
药月报.-2-41-370,470,522

介绍寿康宝鉴/绍兴医药月报社//绍兴医药月
报.-2-41-154,206,258,310,362

介绍吴氏中西脉学讲义/绍兴医药月报社//绍
兴医药月报.-2-39-215,324

介绍张氏中风斠诠/绍兴医药月报社//绍兴医
药月报.-2-38-328.-2-41-3,55,107,
159,212,263,315

介绍诸名医医药书籍(连载)/绍兴医药月报社
//绍兴医药月报.-2-38-409.-2-39-51

介绍诸名医医药书籍/绍兴医药月报社//绍兴
医药月报.-2-41-101,153,205,257,
309,361

老名医何廉臣先生重订广温热论/绍兴医药月
报社//绍兴医药月报.-2-41-4,56,160,

264,316,367,468,520,572

民政厅拟具浙江省管理开业医师暂行章程/绍
兴医药月报社(录)//绍兴医药月报.-2-41-
247

民政厅严密取缔中西医/绍兴医药月报社//绍
兴医药月报.-2-41-253

名医逝世/绍兴医药月报社//绍兴医药月报.-2
-39-419

上海医报/绍兴医药月报社//绍兴医药月报.-2
-41-608

上海中医协会成立/绍兴医药月报社//绍兴医
药月报.-2-41-618

绍兴医药月报启事/绍兴医药月报社//绍兴医
药月报.-2-41-464,568

神州医药总会绍兴分会甲子年第一期常会记事
/绍兴医药月报社//绍兴医药月报.-2-37
-133

时疫渐告平静/绍兴医药月报社//绍兴医药月
报.-2-40-418

特别启事/绍兴医药月报社//绍兴医药月报.-2
-40-432,484

伪药条辨刊误表/绍兴医药月报社//绍兴医药
月报.-2-41-561

卫生局解释蒋医士之五问题/绍兴医药月报社
//绍兴医药月报.-2-40-527

卫生局录取中医揭晓/绍兴医药月报社//绍兴
医药月报.-2-41-97

续神州医药总会绍兴分会会员一览表/绍兴医
药月报社//绍兴医药月报.-2-37-425

医士登记之统一办法是否实现厘定者/绍兴医
药月报社//绍兴医药月报.-2-41-616

阅报载中医列入学校系统之感言/绍兴医药月
报社//绍兴医药月报.-2-39-442

增订伪药条辨目录/绍兴医药月报社//绍兴医
药月报.-2-41-557

绍兴中医协会

绍兴中医协会简章/绍兴中医协会//绍兴医药
月报.-2-40-631

绍　雄

信谊新药国医临床上之应用/绍雄//国医导报
.－5－29－302

佘蔚南

内科病之临床诊断(连载)/佘蔚南//新中医刊
.－5－19－562,604.－5－20－40,82

血压过高/佘蔚南//新中医刊.－5－20－439

摄　山

论卫生部亟宜注重医事补习教育/摄山//中西
医学报.－1－40－253

申时社

德国发明棉种食料(南京电)/申时社//中西医
药.－5－9－557

申同兴

白喉猖獗为民请命/申同兴//医学杂志.－2－16
－594

申屠彪

耳恙/申屠彪//光华医药杂志.－4－38－536

神　州

金鸡纳考/神州//医界春秋.－3－5－295

信石考/神州//医界春秋.－3－5－295

神州国医学报社

北满发现小人国/神州国医学报社//神州国医
学报.－4－17－176

贝母放弃统制/神州国医学报社//神州国医学
报.－4－18－369

本市各医学团体通告各同志将本年三一七一日
业务所得悉数捐助首都国医院函/神州国医
学报社//神州国医学报.－4－18－289

比赛饭量惨死/神州国医学报社//神州国医学
报.－4－15－256

编辑委员会委员/神州国医学报社//神州国医
学报.－4－15－582

便后突成哑巴症/神州国医学报社//神州国医
学报.－4－18－320

遍体出血之奇症/神州国医学报社//神州国医
学报.－4－16－331

波兰总统发明科学痘苗/神州国医学报社//神
州国医学报.－4－16－283

不老的波兰妇人/神州国医学报社//神州国医
学报.－4－18－459

参观国史文献拾零/神州国医学报社//神州国
医学报.－4－18－363

吃玻璃的日少年/神州国医学报社//神州国医
学报.－4－18－459

吃花生中毒奇闻/神州国医学报社//神州国医
学报.－4－15－257

吃寿酒突送命/神州国医学报社//神州国医学
报.－4－18－453

臭虫入耳及其治法/神州国医学报社//神州国
医学报.－4－15－142

除菜虫法/神州国医学报社//神州国医学报.－4
－15－153

戴君来函/神州国医学报社//神州国医学报.－4
－15－202

蛋黄素可戒除烟瘾/神州国医学报社//神州国
医学报.－4－16－160

党部核准上海神州国医学会组设之许可证书/
神州国医学报社//神州国医学报.－4－14
－48

盗取尸棺蛆虫/神州国医学报社//神州国医学
报.－4－17－164

德抽独生税/神州国医学报社//神州国医学报
.－4－18－456

德国发明人造维他命 A/神州国医学报社//神
州国医学报.－4－18－367

德将有四十万人消灭生殖机能/神州国医学报
社//神州国医学报.－4－15－255

德死亡率增加/神州国医学报社//神州国医学
报.－4－16－578

第十三届卫生运动闭幕纪事/神州国医学报社
//神州国医学报.－4－15－568

第十三届卫生运动续记/神州国医学报社//神

州国医学报.-4-15-567

东乡弥留状态/神州国医学报社//神州国医学报.-4-15-514

冻疮预防法/神州国医学报社//神州国医学报.-4-14-288

短叶水仙花之种法/神州国医学报社//神州国医学报.-4-14-288

俄人民委会副席古比希夫逝世/神州国医学报社//神州国医学报.-4-16-282

俄医学家发明剖腹新手术/神州国医学报社//神州国医学报.-4-15-571

发现奇疫已死四十人/神州国医学报社//神州国医学报.-4-17-162

法国医科学生总罢课/神州国医学报社//神州国医学报.-4-16-283

法医学界研究针灸术/神州国医学报社//神州国医学报.-4-14-236

法租界国药业罢市风潮完全解决/神州国医学报社//神州国医学报.-4-18-267

贩卖医药用麻醉药品新药业请另颁条例/神州国医学报社//神州国医学报.-4-15-509

防胎毒一再打针断送小孩一命/神州国医学报社//神州国医学报.-4-18-457

菲取缔中医代表晋京请愿/神州国医学报社//神州国医学报.-4-16-217

肺病治验/神州国医学报社//神州国医学报.-4-16-70

费绳甫先生事略/神州国医学报社//神州国医学报.-4-15-545

服蟾浆治病惨死/神州国医学报社//神州国医学报.-4-15-626

父年八十每年七四生下一个小小儿子/神州国医学报社//神州国医学报.-4-18-403

妇人产下怪胎/神州国医学报社//神州国医学报.-4-18-402

妇人腹裂惨死/神州国医学报社//神州国医学报.-4-16-461

妇人之生理变态/神州国医学报社//神州国医学报.-4-18-398

改革全国坟墓/神州国医学报社//神州国医学报.-4-17-78

甘霖律师来函/神州国医学报社//神州国医学报.-4-18-408

高梦旦先生在实隆医院治疗经过敬告亲友/神州国医学报社//神州国医学报.-4-17-490

割食鲸鱼多人丧命/神州国医学报社//神州国医学报.-4-14-193

隔夜黄鱼六人中毒/神州国医学报社//神州国医学报.-4-18-404

各县中医反对管理中医规则/神州国医学报社//神州国医学报.-4-15-564

更夫患怪病投浦/神州国医学报社//神州国医学报.-4-16-461

工部局拟定凿井执照章程/神州国医学报社//神州国医学报.-4-15-507

工部局卫生处对于井水之说明/神州国医学报社//神州国医学报.-4-15-508

工部局招聘华籍副医官/神州国医学报社//神州国医学报.-4-15-507

公牍/神州国医学报社//神州国医学报.-4-17-493

关于修正中医条例之种种/神州国医学报社（辑）//神州国医学报.-4-18-153

广东中山大学所藏国医书目摘录/神州国医学报社//神州国医学报.-4-14-570

桂边之鸡鬼病/神州国医学报社//神州国医学报.-4-17-77

国产良药与仇产劣货对照表/神州国医学报社//神州国医学报.-4-14-273

国产新药敌痢康说明书/神州国医学报社//神州国医学报.-4-15-639

国际卫生会议经过/神州国医学报社//神州国医学报.-4-14-479

国民政府命令中医条例（二十五年一月二十二日）/神州国医学报社//神州国医学报.-4-17-221

国人发明之戒烟新药/神州国医学报社//神州国医学报.-4-16-277

国医馆将开始讼案中处方鉴定工作/神州国医学报社//神州国医学报.-4-17-164

国医学校函授章程/神州国医学报社//神州国医学报.-4-14-147

国医药界昨欢迎焦馆长/神州国医学报社//神州国医学报.-4-18-218

国医叶古红患肝癌逝世/神州国医学报社//神州国医学报.-4-18-264

国医院即动工/神州国医学报社//神州国医学报.-4-18-263

汉口怪鸟/神州国医学报社//神州国医学报.-4-18-404

杭州西湖中医虚损疗养院启/神州国医学报社//神州国医学报.-4-16-39

何元长(陈学山附)/神州国医学报社//神州国医学报.-4-16-325

黑热病三验方/神州国医学报社//神州国医学报.-4-16-522

红会第一医院设立医诊社/神州国医学报社//神州国医学报.-4-15-513

沪国医分馆长宣誓礼/神州国医学报社//神州国医学报.-4-17-106

沪市国医分馆电请讯颁中医条例/神州国医学报社//神州国医学报.-4-17-161

华北国医学院快邮代电/神州国医学报社//神州国医学报.-4-15-518

黄郛逝世之新闻/神州国医学报社//神州国医学报.-4-18-160

惠安鼠疫死逾千人/神州国医学报社//神州国医学报.-4-18-455

霍乱预防联席会议/神州国医学报社//神州国医学报.-4-18-401

鸡腹怪物/神州国医学报社//神州国医学报.-4-17-107

记乌龟脱壳/神州国医学报社//神州国医学报.-4-14-183

纪惠阳之麻风村/神州国医学报社//神州国医学报.-4-17-165

江北发生黑热症/神州国医学报社//神州国医学报.-4-15-566

江北发现黑热症/神州国医学报社//神州国医学报.-4-16-248

蕉芋同食证明无毒/神州国医学报社//神州国医学报.-4-17-31

脚冷治法/神州国医学报社//神州国医学报.-4-16-112

京国医界请惩施今墨/神州国医学报社//神州国医学报.-4-15-512

京市党部请改组中央医院/神州国医学报社//神州国医学报.-4-15-499

京市花柳病患剧增/神州国医学报社//神州国医学报.-4-15-500

京市患麻疹死亡者多/神州国医学报社//神州国医学报.-4-15-564

京市江浦江宁六合乙和祥盐号为证明所售之盐并无毒质启事/神州国医学报社//神州国医学报.-4-15-562

京市麻疹统计/神州国医学报社//神州国医学报.-4-16-459

京市武汉大雪/神州国医学报社//神州国医学报.-4-16-284

精神病学胰岛素疗法/神州国医学报社//神州国医学报.-4-18-370

警备部筹办上海市临时戒毒所/神州国医学报社//神州国医学报.-4-15-566

警局令各戒烟院提倡国药戒烟/神州国医学报社//神州国医学报.-4-18-265

敬告各医院/神州国医学报社//神州医药学报.-1-47-318

九旬老妇怀孕/神州国医学报社//神州国医学报.-4-18-458

巨商林炳炎捐资奖励中医学术/神州国医学报社//神州国医学报.-4-18-367

刊登医药广告须先送请检查/神州国医学报社//神州国医学报.-4-18-404

科学食品富滋养而味同嚼蜡(波京病院发生绝食运动)/神州国医学报社//神州国医学报.-4-16-212

科学证明中药鹿茸之功用/神州国医学报社//神州国医学报.-4-15-572

酷热纪略/神州国医学报社//神州国医学报.-4-15-568

镭锭发明家居里夫人逝世/神州国医学报社//神州国医学报. - 4 - 15 - 574

李大年割肋而死/神州国医学报社/神州国医学报. - 4 - 16 - 363

李仁山/神州国医学报社//神州国医学报. - 4 - 16 - 146

立法院会议通过国医馆条例/神州国医学报社//神州国医学报. - 4 - 15 - 329

立法院会议通过中医条例/神州国医学报社//神州国医学报. - 4 - 15 - 215

立法院拟将中医条例与西医条例合并改为医师条例/神州国医学报社/神州国医学报. - 4 - 18 - 114

两头怪蛇形似黄鳝/神州国医学报社//神州国医学报. - 4 - 17 - 107

林琴南秋室研经图/神州国医学报社//神州国医学报. - 4 - 14 - 200

刘河奇闻/神州国医学报社//神州国医学报. - 4 - 15 - 253

刘瑞恒赴闽商扑灭鼠疫计划/神州国医学报社//神州国医学报. - 4 - 18 - 401

龙岩发生鼠疫汇志/神州国医学报社//神州国医学报. - 4 - 15 - 565

龙岩腺性鼠疫猖獗/神州国医学报社//神州国医学报. - 4 - 16 - 580

陆以湉小传(附陆氏与松生书)(昭代名人尺牍续集)/神州国医学报社(辑)//神州国医学报. - 4 - 17 - 146

旅平美富翁实验铁肺箱/神州国医学报社//神州国医学报. - 4 - 18 - 368

屡犯奸淫罪者去势/神州国医学报社//神州国医学报. - 4 - 15 - 254

麻风疗养院月底竣工/神州国医学报社//神州国医学报. - 4 - 16 - 579

毛祥麟自述(墨余录)/神州国医学报社(辑)//神州国医学报. - 4 - 15 - 404

美国青年患癫病铁肺保全生命奇迹/神州国医学报社//神州国医学报. - 4 - 18 - 365

美化学教授创奇说黑夜可成白昼/神州国医学报社//神州国医学报. - 4 - 15 - 257

迷信神权枉送女孩一命/神州国医学报社//神州国医学报. - 4 - 16 - 580

民运会函市党部解释国医馆性质/神州国医学报社//神州国医学报. - 4 - 16 - 280

闽南鼠疫渐减/神州国医学报社//神州国医学报. - 4 - 18 - 455

莫斯科大学教授发明起死回生术先以死狗实验已成功/神州国医学报社//神州国医学报. - 4 - 16 - 211

母猪产白象/神州国医学报社//神州国医学报. - 4 - 18 - 403

南昌怪胎(录《新闻报》)/神州国医学报社//神州国医学报. - 4 - 18 - 403

南京忽发现了吸血虫/神州国医学报社//神州国医学报. - 4 - 17 - 107

南京市民食物中毒案汇志/神州国医学报社//神州国医学报. - 4 - 15 - 496

南京市民食物中毒案续纪/神州国医学报社//神州国医学报. - 4 - 15 - 562

南通医大学生掘墓戳尸案汇志/神州国医学报社//神州国医学报. - 4 - 16 - 212

内政部通令严禁无效力之牛痘苗/神州国医学报社//神州国医学报. - 4 - 16 - 284

拟征求医学图书函/神州国医学报社//神州国医学报. - 4 - 14 - 517

农村医药社电苏省府请速实行中医检定(录《申报》)/神州国医学报社//神州国医学报. - 4 - 15 - 506

膀胱膜上生一瘤大小如足球/神州国医学报社//神州国医学报. - 4 - 16 - 158

炮伤炸伤专门人才调查表/神州国医学报社//神州国医学报. - 4 - 14 - 286

平市发现犬疫/神州国医学报社//神州国医学报. - 4 - 15 - 627

浦沛霖父子/神州国医学报社//神州国医学报. - 4 - 16 - 147

溥仪患伤寒症/神州国医学报社//神州国医学报. - 4 - 15 - 512

溥仪夹阴伤寒/神州国医学报社//神州国医学报. - 4 - 15 - 513

千佛山发现奇草/神州国医学报社//神州国医学报.-4-15-253

前任常务委员/神州国医学报社//神州国医学报.-4-15-582

清江黑热病蔓延/神州国医学报社//神州国医学报.-4-15-566

清明宴十二人中毒/神州国医学报社//神州国医学报.-4-18-453

去墨污纸绢书画法/神州国医学报社//神州国医学报.-4-16-436

全国领证医药师人数/神州国医学报社//神州国医学报.-4-16-280

全国人口无确定统计/神州国医学报社//神州国医学报.-4-17-210

全国医生本年三月举行甄别/神州国医学报社//神州国医学报.-4-18-219

全国医药团体总联合会会刊编辑部致陈伯希君函/神州国医学报社//神州国医学报.-4-14-457

全国中医向当局请愿增加卫生署副署长/神州国医学报社//神州国医学报.-4-18-221

全国重要都市卫生行政费调查/神州国医学报社//神州国医学报.-4-16-210

人参吃死人/神州国医学报社//神州国医学报.-4-15-252

人体发光催眠作用/神州国医学报社//神州国医学报.-4-15-573

日本人之寿命平均尚未达五十岁/神州国医学报社//神州国医学报.-4-16-578

日人木村康一发明石斛栽培新法/神州国医学报社//神州国医学报.-4-18-263

日医官新垣建议检验外交官员以O类血型者为合格/神州国医学报社//神州国医学报.-4-18-460

日越智博士前日来沪研究中国不老长生药/神州国医学报社//神州国医学报.-4-18-368

瑞典将效法德国厉行优生条例/神州国医学报社//神州国医学报.-4-15-256

三月尽昼三月尽夜之奇境/神州国医学报社//神州国医学报.-4-14-194

三中全会关于中医之两提案/神州国医学报社//神州国医学报.-4-18-267,307

上海法租界全体国药号为反抗法当局无故截断水电罢市宣言/神州国医学报社//神州国医学报.-4-18-219

上海空前葬礼/神州国医学报社//神州国医学报.-4-16-280

上海神州国医学报特约撰述员/神州国医学报社//神州国医学报.-4-14-195

上海神州国医学会呈准立案之执照/神州国医学报社//神州国医学报.-4-14-49

上海神州国医学会代募中国航空救国基金姓名数目表/神州国医学报社//神州国医学报.-4-14-408

上海神州国医学会第二届当选执监委员姓名一览表/神州国医学报社//神州国医学报.-4-14-187

上海神州国医学会第二批认缴每月补助金姓名数目清单/神州国医学报社//神州国医学报.-4-14-402

上海神州国医学会第六届大会选举揭晓票数名单/神州国医学报社//神州国医学报.-4-18-172

上海神州国医学会第六届会员大会通告/神州国医学报社//神州国医学报.-4-18-151

上海神州国医学会第三届当选执监委员会姓名票数一览表/神州国医学报社//神州国医学报.-4-15-186

上海神州国医学会各鉴定案/神州国医学报社//神州国医学报.-4-14-130

上海神州国医学会会员证书及徽章之式样/神州国医学报社//神州国医学报.-4-14-49

上海神州国医学会经募捐助慰劳前敌卫国将士会慰劳金姓名数目一览表/神州国医学报社//神州国医学报.-4-14-79

上海神州国医学会民国二十二年一月份至十二月份收到每月补助金一览表/神州国医学报社//神州国医学报.-4-14-403

上海神州国医学会聘任常年法律顾问证书/神州国医学报社//神州国医学报.-4-15-280

上海神州国医学会认缴每月补助金姓名数目清单/神州国医学报社//神州国医学报.-4-14-344

上海神州国医学会上届会议摘要/神州国医学报社//神州国医学报.-4-14-126

上海神州国医学会通告/神州国医学报社//神州国医学报.-4-14-153

上海神州国医学会通告欠缴常年费之会员/神州国医学报社//神州国医学报.-4-14-341

上海神州国医学会通告全体会员(一)(二)/神州国医学报社//神州国医学报.-4-14-78

上海神州国医学会通告全体会员/神州国医学报社//神州国医学报.-4-15-515.-4-17-34

上海神州国医学会通函全体会员/神州国医学报社//神州国医学报.-4-14-401

上海神州国医学会为举行庆祝致各会员函/神州国医学报社//神州国医学报.-4-17-225

上海神州国医学会致陈青云会员函/神州国医学报社//神州国医学报.-4-15-198

上海神州国医学会致陈祝两会员函/神州国医学报社//神州国医学报.-4-15-203

上海神州国医学会致戴君函/神州国医学报社//神州国医学报.-4-15-202

上海神州国医学会兹将欠缴二十及二十一两年度常年费之会员姓名开列于后/神州国医学报社//神州国医学报.-4-14-342

上海神州国医学会组织健全之党部证明书/神州国医学报社//神州国医学报.-4-14-48

上海市各自由职业团体呈请院部减低所得税税率文(附部批)/神州国医学报社(录)//神州国医学报.-4-18-268

上海市国医分馆补行庆祝中医条例公布纪念大会/神州国医学报社//神州国医学报.-4-17-226

上海市科学界筹创专捉臭虫公司/神州国医学报社//神州国医学报.-4-17-74

上海市神州国医学会为夏梅亭函请评判沈仲芳儿科医士处方案/神州国医学报社//神州国医学报.-4-15-548

上海市卫生局吊销女医执照/神州国医学报社//神州国医学报.-4-18-457

上海市卫生局防疟工作/神州国医学报社//神州国医学报.-4-18-402

上海市卫生局规定传染病处置办法/神州国医学报社//神州国医学报.-4-16-210

上海市卫生局举行免费预防注射/神州国医学报社//神州国医学报.-4-18-400

上海市卫生局来文为今年免验执照事/神州国医学报社//神州国医学报.-4-18-268

上海市卫生局取缔大川中一两医院/神州国医学报社//神州国医学报.-4-18-457

上海市卫生局取缔中医滥用西医器械/神州国医学报社//神州国医学报.-4-18-319

上海市卫生局中医试验委员已发表/神州国医学报社//神州国医学报.-4-18-323

上海医务委员会报告上年医务/神州国医学报社//神州国医学报.-4-18-264

社会局取缔医师甄别补习班/神州国医学报社//神州国医学报.-4-18-400

神州国医学报编辑/神州国医学报社//神州国医学报.-4-15-582

神州国医学报编辑复商务印书馆函/神州国医学报社//神州国医学报.-4-18-461

神州国医学会大会记/神州国医学报社//神州国医学报.-4-17-206

神州国医学会第四届当选执监委员姓名票数一览表/神州国医学报社//神州国医学报.-4-16-220

神州国医学会第五届当选执监委员姓名票数一览表/神州国医学报社//神州国医学报.-4-17-212

神州医药学报编辑体例分为十栏/神州国医学报社//神州医药学报.-1-42-411

神州医药学报编辑体例及宗旨如左/神州国医学报社//神州医药学报.-1-47-10

神州医药学报第二次宣言书/神州国医学报社//神州医药学报.-1-42-409.-1-43-165

神州医药学报第四次宣言书/神州国医学报社//神州医药学报.-1-44-307

神州医药学报第一至二期勘误表/神州国医学报社//神州医药学报.-1-42-73,144

神州医药学报定单/神州国医学报社//神州医药学报.-1-47-358,462

神州医药学报欢迎投稿/神州国医学报社//神州医药学报.-1-42-414

神州医药学报内容有六大特色/神州国医学报社//神州医药学报.-1-42-410

神州医药学报启事/神州国医学报社//神州医药学报.-1-42-404,404,404,404.-1-43-2,83,83,83,84,169,169,169,170.-1-47-2

神州医药学报特别广告/神州国医学报社//神州医药学报.-1-42-4,125,194,246,298

神州医药学报添聘访事/神州国医学报社//神州医药学报.-1-42-414

神州医药学报推扩代派/神州国医学报社//神州医药学报.-1-42-414

神州医药学报宣言/神州国医学报社//神州医药学报.-1-45-117

神州医药学报要紧告白/神州国医学报社//神州医药学报.-1-43-2

神州医药学报招登告白/神州国医学报社//神州医药学报.-1-42-415

神州医药学报征文/神州国医学报社//神州医药学报.-1-42-4,125,194,246,298

神州医药学报征文取材如左/神州国医学报社//神州医药学报.-1-47-121,213,293

生生妇产医院中一怪胎/神州国医学报社//神州国医学报.-4-16-577

施今墨为溥仪诊病/神州国医学报社//神州国医学报.-4-15-512

十三届卫生运动大会/神州国医学报社//神州国医学报.-4-15-501

十一人午餐后同时发抖/神州国医学报社//神州国医学报.-4-18-452

食蛋黄中毒/神州国医学报社//神州国医学报.-4-18-453

食河豚子送命/神州国医学报社//神州国医学报.-4-14-413

食甲鱼三人中毒死/神州国医学报社//神州国医学报.-4-18-319

食鲨鱼油中毒/神州国医学报社//神州国医学报.-4-16-159

食物消化之时间/神州国医学报社//神州国医学报.-4-14-238

食咸蟹多人中毒/神州国医学报社//神州国医学报.-4-18-454

市卫生局发表煤气中毒急救预防法/神州国医学报社//神州国医学报.-4-17-209

市卫生局奉令取缔无照医生/神州国医学报社//神州国医学报.-4-16-421

市卫生局公布修正本市医院注册规则/神州国医学报社//神州国医学报.-4-17-163

市卫生局公布修正成药注册规则/神州国医学报社//神州国医学报.-4-17-208

市卫生局今日起开始全市防疫运动/神州国医学报社//神州国医学报.-4-16-423

市卫生局开始注射预防霍乱疫苗/神州国医学报社//神州国医学报.-4-15-500

市政府通令办理坟墓改革办法/神州国医学报社//神州国医学报.-4-17-207

首都国医院募捐启事/神州国医学报社//神州国医学报.-4-18-363

首都猪瘟蔓延/神州国医学报社//神州国医学报.-4-15-499

鼠咬小孩/神州国医学报社//神州国医学报.-4-18-460

双胞胎一男一女/神州国医学报社//神州国医学报.-4-15-250

司法机关邮寄尸骨准予收递/神州国医学报社//神州国医学报.-4-16-579

思明地方法院检察处不起诉处分书/神州国医学报社//神州国医学报.-4-16-166

死婴额上之怪相/神州国医学报社//神州国医学报.-4-18-399

苏北黑热病调查（连载）/神州国医学报社//神州国医学报.-4-16-249,253

苏联脑病治疗术/神州国医学报社//神州国医学报.-4-16-422

绥宪兵司令薄鑫在平逝世/神州国医学报社//神州国医学报.-4-18-369

孙思邈佚事/神州国医学报社//神州国医学报.-4-18-357

汤荣光佚事(归砚录)/神州国医学报社(辑)//神州国医学报.-4-16-145

铁肺人到美后沪闻/神州国医学报社//神州国医学报.-4-18-448

铁肺人将乘特质车来沪/神州国医学报社//神州国医学报.-4-18-403

铁肺人将返美/神州国医学报社//神州国医学报.-4-18-365

铁树开花/神州国医学报社//神州国医学报.-4-14-518

通阴沟中粪毒/神州国医学报社//神州国医学报.-4-15-509

头尖怪病/神州国医学报社//神州国医学报.-4-16-155

土老儿百二十九岁娶妻妻年三十有七续弦已七次日走二十四里/神州国医学报社//神州国医学报.-4-18-459

为南通大学医学院同学采集骨骼标本被拘事感言/神州国医学报社//神州国医学报.-4-16-214

卫生局查明食客中毒经过/神州国医学报社//神州国医学报.-4-16-160

卫生局发表枪毙鼻疽病马/神州国医学报社(辑)//神州国医学报.-4-15-407

卫生署呈请补充医事人员请领证书之规定/神州国医学报社//神州国医学报.-4-18-451

卫生署呈请修正中医审查规则/神州国医学报社//神州国医学报.-4-18-399

乌龟脱壳之研讨/神州国医学报社//神州国医学报.-4-14-184

无肛门丛谈/神州国医学报社(辑)//神州国医学报.-4-18-360

五十四岁德工人鸡奸幼童处宫刑/神州国医学报社//神州国医学报.-4-15-255

伍仁甫先生来函/神州国医学报社//神州国医学报.-4-15-642

希特勒奖励结婚成效已著/神州国医学报社//神州国医学报.-4-15-254

希特勒泽及牲畜/神州国医学报社//神州国医学报.-4-15-254

锡兰热病一处死七千人/神州国医学报社//神州国医学报.-4-16-284

洗冤录银针检毒谬误/神州国医学报社//神州国医学报.-4-14-524

现任常务委员/神州国医学报社//神州国医学报.-4-15-582

香蕉芋艿同食竟能致命/神州国医学报社//神州国医学报.-4-17-28

香蕉芋艿同食中毒始末记/神州国医学报社//神州国医学报.-4-17-28

象贝垄断案之尾声/神州国医学报社//神州国医学报.-4-16-114

小儿服六神丸致命记/神州国医学报社//神州国医学报.-4-18-115

蟹与石榴不可同食/神州国医学报社//神州国医学报.-4-14-94

心跟常人相反的女子/神州国医学报社//神州国医学报.-4-18-460

心胃脾反常的童子/神州国医学报社//神州国医学报.-4-18-460

新发现之麻风病源菌/神州国医学报社//神州国医学报.-4-14-166

新中医之医林指月/神州国医学报社//神州国医学报.-4-14-145

性遗传病危害社会消灭生殖机能/神州国医学报社//神州国医学报.-4-15-256

徐相任先生交件/神州国医学报社//神州国医学报.-4-15-414,466

徐相任先生与本报编辑书/神州国医学报社//神州国医学报.-4-16-386

削灭女之生殖机能/神州国医学报社//神州国医学报.-4-17-210

鸦片治病中毒殒命/神州国医学报社//神州国医学报.-4-18-455

颜福庆等筹组之保健医诊社成立/神州国医学报社//神州国医学报.-4-15-513

药死鬼控上海庸医状词书后/神州国医学报社//中西医学报.-1-25-500

药用酒精免税不准/神州国医学报社//神州国医学报.-4-18-455

叶夏声注意粤当局枪决疯人案/神州国医学报社//神州国医学报.-4-18-368

一睡九个月之怪病/神州国医学报社//神州国医学报.-4-14-287

一胎四子/神州国医学报社//神州国医学报.-4-18-402

医师公会劝告国药业改良工作/神州国医学报社//神州国医学报.-4-16-91

医师甄别补习班当局取缔/神州国医学报社//神州国医学报.-4-18-367

医讼案件纠纷请由正式法医检定/神州国医学报社//神州国医学报.-4-16-459

医学界之新手术/神州国医学报社//神州国医学报.-4-16-579

医学上之创闻苏俄移脑手术/神州国医学报社//神州国医学报.-4-15-573

医院女病人身体放光/神州国医学报社//神州国医学报.-4-15-409

意国奖励生育政策/神州国医学报社//神州国医学报.-4-18-456

殷聋子(新子不语)/神州国医学报社(辑)//神州国医学报.-4-18-107

饮酒中毒/神州国医学报社//神州国医学报.-4-18-454

印度土人一女鬻六分/神州国医学报社//神州国医学报.-4-18-457

英德欧战名将逝世/神州国医学报社//神州国医学报.-4-16-460

于右任等发起首都国医院/神州国医学报社//神州国医学报.-4-17-165

预测今年日月食之时刻/神州国医学报社//神州国医学报.-4-17-176

欲以鸦片止胃痛妇人枉送生命/神州国医学报社//神州国医学报.-4-18-454

粤建麻风院/神州国医学报社//神州国医学报.-4-18-368

粤省研究杜绝传播麻风/神州国医学报社//神州国医学报.-4-17-75

孕妇产蛋/神州国医学报社//神州国医学报.-4-15-249

在协和医院中治疗经年之奇病/神州国医学报社//神州国医学报.-4-18-317

暂行简要死因分类表(乙种)/神州国医学报社//神州国医学报.-4-17-247

长乐等县设防疫会/神州国医学报社//神州国医学报.-4-18-455

镇江两幼童食白果中毒/神州国医学报社//神州国医学报.-4-18-367

政府指定医院烟民投戒方能有效/神州国医学报社//神州国医学报.-4-18-318

治结核病新剂/神州国医学报社//神州国医学报.-4-17-208

中常会决议特设肝癌治疗奖金/神州国医学报社//神州国医学报.-4-15-406

中西医药研究社成立/神州国医学报社//神州国医学报.-4-16-282

中西医药研究社呈请司法行政部通令全国各法院指定该社为中医药讼案鉴定机关文/神州国医学报社//神州国医学报.-4-18-228

中央工厂检查处颁发工厂急救术/神州国医学报社//神州国医学报.-4-15-563

中央医院医生被控玩忽人命/神州国医学报社//神州国医学报.-4-15-564

中医不振半由中药所致/神州国医学报社//神州医药学报.-1-46-25

中医登记执照市卫生局免验/神州国医学报社//神州国医学报.-4-18-265

中医领照章程修改/神州国医学报社//神州国医学报.-4-16-281

中医审查给证变通办理/神州国医学报社//神州国医学报.-4-18-452

中医委员会第二次会议议决各案/神州国医学报社//神州国医学报.-4-18-452

中医委员会开成立会/神州国医学报社//神州国医学报.-4-18-318

中医新生命/神州国医学报社//神州国医学报

.－4－16－574

朱培德逝世/神州国医学报社//神州国医学报
.－4－18－266

猪产怪物头上一角眼只一只/神州国医学报社
//神州国医学报.－4－15－251

神州国医学会

本届第七届医士登记近讯/神州国医学会//神
州国医学报.－4－14－78

国医今后应负之责任/神州国医学会//神州国
医学报.－4－17－269

神州国医学会第四届会员大会/神州国医学会
//神州国医学报.－4－16－218

神州国医学会会员大会/神州国医学会//光华
医药杂志.－4－41－89

中华国医学会上海市国医公会神州国医学会联
合启事/中华国医学会,上海市国医公会,神
州国医学会//中医世界.－3－37－106,218,
320,420,532

神州医药会

本会呈教育部文/神州医药会//绍兴医药学报
.－1－11－333

神州医药会致县商会函/神州医药会//三三医
报.－2－29－241

神州医药会绍兴分会

本分会大会记事/神州医药会绍兴分会//绍兴
医药学报.－1－11－61

本分会第三次大会记事/神州医药会绍兴分会
//绍兴医药学报.－1－12－251

本分会记事/神州医药会绍兴分会//绍兴医药
学报.－1－9－339

本分会临时会记事/神州医药会绍兴分会//绍
兴医药学报.－1－12－461

本分会致总会公函(补录去年十二月)/神州医
药会绍兴分会//绍兴医药学报.－1－13－568

本分会致总会推定代表答函/神州医药会绍兴
分会//绍兴医药学报.－1－10－206

本年大会时提出议案如左/神州医药会绍兴分
会//绍兴医药学报.－1－14－410

催缴会费/神州医药会绍兴分会//绍兴医药学
报.－1－11－490.－1－12－2

绍兴分会评议部议事细则(连载)/神州医药会
绍兴分会//绍兴医药学报.－1－11－58,135

绍兴神州医药分会临时疫症施诊局简章/神州
医药会绍兴分会//绍兴医药学报.－1－15
－582

神州医药会绍兴分会简章/神州医药会绍兴分
会//绍兴医药学报.－1－11－57

神州医药书报社

伤寒一得/神州医药书报社//神州医药学报.－1
－44－199

神州医药书报社紧要通告/神州医药书报社//
神州医药学报.－1－46－130

神州医药书报社启事一至四/神州医药书报社
//神州医药学报.－1－44－308,309,309,309

神州医药书报社新定阅报章程/神州医药书报
社//神州医药学报.－1－46－5

神州医药学报赓续出版宣言/神州医药书报社
//神州医药学报.－1－47－9

神州医药总会书报社紧要通告/神州医药总会,
神州医药书报社//神州医药学报.－1－44
－100

神州医药学报社

保存国粹之条陈/神州医药学报社//神州医药
学报.－1－45－493

北京医学校之纪念会/神州医药学报社//神州
医药学报.－1－45－581

编辑体例/神州医药学报社//神州医药学报.－1
－42－3

编辑余话/神州医药学报社//神州医药学报.－1
－47－399,410

陈修园传(长乐县志)/神州医药学报社(辑)//
神州国医学报.－4－16－73

催收报费/神州医药学报社//神州医药学报.－1
－44－430.－1－45－221

答第十二期徐君鸣石问病二则/神州医药学报

社//神州医药学报.-1-45-161

丹溪医科学社招集妇人系讲习社员/神州医药学报社//神州医药学报.-1-47-401

第二年第一期正误表/神州医药学报社//神州医药学报.-1-43-6

佃人某(明斋小识)/神州医药学报社(辑)//神州国医学报.-4-18-106

定报单/神州医药学报社//神州医药学报.-1-47-22

冬伤于寒春必病温/神州医药学报社//神州医药学报.-1-47-292

发明医治肺炎病之新药/神州医药学报社//神州医药学报.-1-47-286

方论集腋编辑例言/神州医药学报社//神州医药学报.-1-47-289

方秋崖先生医案二则/神州医药学报社//神州医药学报.-1-45-59

飞行病/神州医药学报社(辑)//神州医药学报.-1-46-334

福建分会成立会摄影/神州医药学报社//神州医药学报.-1-45-219

复丁甘仁钱庠元两君函/神州医药学报社//神州医药学报.-1-42-99

各国新闻/神州医药学报社//神州医药学报.-1-42-477

各省新闻/神州医药学报社//神州医药学报.-1-42-469.-1-43-41,125,235,525.-1-44-65,392

广德又发生一不明不白之庸医杀人案/神州医药学报社//神州医药学报.-1-46-328

广德组织医药分会之先声/神州医药学报社//神州医药学报.-1-46-328

广告法/神州医药学报社(辑)//神州医药学报.-1-45-430

郭骏声(明斋小识)/神州医药学报社(辑)//神州国医学报.-4-18-105

海外新闻/神州医药学报社//神州医药学报.-1-43-45,131,238.-1-44-69,173

何书田(冷庐医话)/神州医药学报社(辑)//神州国医学报.-4-16-326

祭文挽联汇录(挽陈紫波)/神州医药学报社//神州医药学报.-1-46-450

江西分会来函请研究食虾子根有无毒质/神州医药学报社//神州医药学报.-1-47-467

紧要启事/神州医药学报社//神州医药学报.-1-43-284,388

九期杂俎校勘记/神州医药学报社//神州医药学报.-1-44-424

开大会之盛况/神州医药学报社//神州医药学报.-1-47-189

刊误表/神州医药学报社//神州医药学报.-1-43-383

克那的诗/神州医药学报社(辑)//神州医药学报.-1-47-359

李炳勋(普宁县志)/神州医药学报社(辑)//神州国医学报.-4-16-146

李仕材佚事(墨余录)/神州医药学报社(辑)//神州国医学报.-4-15-495

六合分会姓名录/神州医药学报社//神州医药学报.-1-45-419

美国伤寒病/神州医药学报社//神州医药学报.-1-47-458

辟林药樵杜撰痧症之谬妄说/神州医药学报社//神州医药学报.-1-47-136

钱大经君王槐庭君包识生君玉照/神州医药学报社//神州医药学报.-1-43-389

瞿振飞(明斋小识)/神州医药学报社(辑)//神州国医学报.-4-18-107

全国医学会记事/神州医药学报社//神州医药学报.-1-43-534

人生动作之时间/神州医药学报社//神州医药学报.-1-46-333

上海市新闻/神州医药学报社//神州医药学报.-1-42-473.-1-43-45,129,237.-1-44-273,391

上海医药参界储金热汇记/神州医药学报社//神州医药学报.-1-45-211

神州医学总会记事/神州医药学报社//神州医药学报.-1-43-343

神州医药会江西分会会员意见请求书/神州医

药学报社//神州医药学报.-1-45-201

神州医药会温州分会各职员姓名录/神州医药
学报社//神州医药学报.-1-45-417

神州医药学报各地代派处/神州医药学报社//
神州医药学报.-1-45-3

神州医药学报征稿启事/神州医药学报社//中
医杂志.-2-23-506

神州医药月刊暂定章程/神州医药学报社//神
州医药学报.-1-47-385

神州医药总会成立纪事/神州医药学报社//神
州医药学报.-1-42-369

神州医药总会记事(连载)/神州医药学报社//
神州医药学报.-1-43-123,433,533.-1-
44-71,159,271,395.-1-45-287,391,
495,557.-1-46-99,189,331,535.-1-47
-85,187,387,463

神州医药总会记事/神州医药学报社//神州医
药学报.-1-46-453

神州医药总会南京立案批示/神州医药学报社
(录)//神州医药学报.-1-42-408

神州医药总会职员录/神州医药学报社//神州
医药学报.-1-47-112

死之原因/神州医药学报社//神州医药学报.-1
-46-337

送诊贫病赠集验方广告/神州医药学报社//神
州医药学报.-1-42-126,194

汤君浣香毛君玉书卫君鹤俦玉照/神州医药学
报社//神州医药学报.-1-43-282

汤君逸生传略/神州医药学报社//神州医药学
报.-1-45-2

童君槐青姚君静仙李君杏坛玉照/神州医药学
报社//神州医药学报.-1-44-304

外省新闻/神州医药学报社//神州医药学报.-1
-44-274

吴县分会为讨论无锡医生王询刍用黑丑是否错
误一案来函/神州医药学报社//神州医药学
报.-1-47-585

五月初二职员会公订办事权限/神州医药学报
社//神州医药学报.-1-42-100

猩红热之新血清/神州医药学报社//神州医药

学报.-1-47-286

徐君宝卿/神州医药学报社//神州医药学报.-1
-43-468

药材业之开会/神州医药学报社//神州医药学
报.-1-45-299

药业大改良之先声/神州医药学报社//神州医
药学报.-1-45-301

庸医堕胎之近闻(广德)/神州医药学报社//神
州医药学报.-1-45-302

袁君桂生徐君宝卿凌君永言玉照/神州医药学
报社//神州医药学报.-1-44-2

月捐申谢/神州医药学报社//神州医药学报.-1
-42-169

云南分会职员一览表/神州医药学报社//神州
医药学报.-1-45-326

治喉风神效方/神州医药学报社//神州医药学
报.-1-46-502

中医前途之大希望/神州医药学报社//神州医
药学报.-1-45-493

专电/神州医药学报社//神州医药学报.-1-42
-476

神州医药学会绍兴分会

神州医药学会绍兴分会筹办临时疫症施诊局官
示/神州医药学会绍兴分会//绍兴医药学报
.-1-15-581

神州医药总会

呈国民政府大学院蔡院长文/神州医药总会//
中西医药.-5-13-226

筹办神州医药总会简章/神州医药总会//神州
医药学报.-1-42-5

筹办神州医药总会议案汇志/神州医药总会//
神州医药学报.-1-42-39

筹办神州医药总会中华医药书编辑社简章/神
州医药总会//神州医药学报.-1-42-189

筹办医院医校之先声/神州医药总会//神州医
药学报.-1-43-231

筹设诊察所/神州医药总会//神州医药学报.-1
-42-168

福建分会职员一览表/神州医药总会//神州医药学报.-1-45-324

副会长葛君吉卿/神州医药总会//神州医药学报.-1-43-171

副会长沈君葆联/神州医药总会//神州医药学报.-1-43-171

副会长颜君伯卿/神州医药总会//神州医药学报.-1-43-172

副会长朱君尧臣/神州医药总会//神州医药学报.-1-43-172

各省组织分支会之报告/神州医药总会//神州医药学报.-1-43-232

欢送代表大会/神州医药总会//神州医药学报.-1-42-467

欢迎代表/神州医药总会//神州医药学报.-1-42-167

会员录/神州医药总会//神州医药学报.-1-47-113,209,598

会员题名录/神州医药总会//神州医药学报.-1-42-8,127,137,197,251

警告我医药界/神州医药总会//三三医报.-2-29-82

昆山组织分会之先声/神州医药总会//神州医药学报.-1-43-39

立案呈稿/神州医药总会//神州医药学报.-1-42-468

民国三年神州医药总会大会摄影/神州医药总会//神州医药学报.-1-45-5

名誉赞成员/神州医药总会//神州医药学报.-1-42-7,137

钱大经王槐庭包识生传略/神州医药总会//神州医药学报.-1-43-391

伤寒大家包君桃初/神州医药总会//神州医药学报.-1-43-171

上海总会来函一通/神州医药总会//绍兴医药学报.-1-14-409

神州医药总会呈政府请愿书/神州医药总会//绍兴医药学报.-1-9-385

神州医药总会出版部三大征求章程/神州医药总会//神州医药学报.-1-47-303,499

神州医药总会第二年职员一览表/神州医药总会//神州医药学报.-1-45-321

神州医药总会第三年选举推举职员表(连载)/神州医药总会//绍兴医药学报.-1-10-349,427

神州医药总会对于庚赔用途宣言/神州医药总会//神州医药学报.-1-47-301

神州医药总会会章(连载)/神州医药总会//绍兴医药学报.-1-9-455.-1-10-43,195//神州医药学报.-1-42-377

神州医药总会紧要通告/神州医药总会//神州医药学报.-1-42-4,125.-1-43-82

神州医药总会开成立大会预启/神州医药总会//神州医药学报.-1-42-301

神州医药总会开储蓄部一周纪念会情形/神州医药总会//神州医药学报.-1-47-589

神州医药总会论文征文题目/神州医药总会//神州医药学报.-1-47-357

神州医药总会启事/神州医药总会//神州医药学报.-1-43-2.-1-45-221

神州医药总会书报社紧要通告/神州医药总会,神州医药书报社//神州医药学报.-1-44-100

神州医药总会特开选举大会预告/神州医药总会//神州医药学报.-1-44-198

神州医药总会为请求加入国民会议致许处长函/神州医药总会//神州医药学报.-1-47-587

神州医药总会宣言/神州医药总会//广东医药月刊.-3-24-179//中西医药.-5-13-267

神州医药总会学术评定委员会章程草案/神州医药总会//神州医药学报.-1-47-383

神州医药总会药品陈列所纪事/神州医药总会//神州医药学报.-1-42-373

神州医药总会药品陈列所启事/神州医药总会//神州医药学报.-1-42-125

神州医药总会正会长余君伯陶/神州医药总会//神州医药学报.-1-43-172

神州医药总会之十周年纪念会/神州医药总会//绍兴医药学报星期增刊.-1-22-339

神州医药总会职员表/神州医药总会//神州医药学报.-1-42-349

神州医药总会志谢/神州医药总会//神州医药学报.-1-44-430

神州医药总会致大共和报公函(已照刊十二号该报来函栏更正)/神州医药总会//神州医药学报.-1-42-99

神州医药总会致违禁药品管理局公函/神州医药总会//神州医药学报.-1-47-588

汤浣香毛玉书卫鹤俦传略/神州医药总会//神州医药学报.-1-43-283

特别通告/神州医药总会(筹)//神州医药学报.-1-42-249

童槐青滇南姚静仙李杏坛传略/神州医药总会//神州医药学报.-1-44-305

余伯陶颜伯卿朱尧臣葛吉卿沈葆联包桃初传略/神州医药总会//神州医药学报.-1-43-173

袁桂生徐宝卿凌永言传略/神州医药总会//神州医药学报.-1-44-3

云南分会成立来电/神州医药总会//神州医药学报.-1-42-467

总会来函一至三/神州医药总会//绍兴医药学报.-1-14-292,294,294

神州医药总会会计处
特捐志谢/神州医药总会会计处//神州医药学报.-1-42-466

神州医药总会浦东分会
神州医药总会浦东分会致褚民谊书/神州医药总会浦东分会//广东医药月刊.-3-24-272

神州中医大学
神州医药学刊之宣言/神州中医大学//绍兴医药月报.-2-40-267

神州中医大学寄李春芝书/神州中医大学//沈阳医学杂志.-3-2-441

沈保宜
武进钱氏医津序/沈保宜//现代医药月刊.-4-

27-685

沈葆联
愿各社会重视中医中药/沈葆联//神州医药学报.-1-43-182

沈葆三
沈葆三先生致山西中医改进研究会书/沈葆三//医学杂志.-2-2-228

沈本琰
补白/沈本琰//中医新生命.-5-6-6

糖尿与消渴/沈本琰//中国医学月刊.-3-15-123

沈宾枬
社友沈宾枬医案/沈宾枬//医学报.-1-5-474

沈斌甫
讨论医事之公函/沈斌甫//三三医报.-2-35-531

沈秉侠
处女萎黄病/沈秉侠//光华医药杂志.-4-35-397

沈波涵
赠承师东游归国/沈波涵//针灸杂志.-4-30-110

针灸与汤液适用之比较/沈波涵//针灸杂志.-4-30-179

中国针灸学研究社祝词/沈波涵//针灸杂志.-4-29-126

沈伯常
求医告白/沈伯常//医学报.-1-4-130,145

沈君伯常病论/沈伯常//医学报.-1-4-171

沈伯超
保健复兴必须创设综合而改进性的医药学术机

构/沈伯超//华西医药杂志.-5-37-548

肺结核病理及治疗/沈伯超//华西医药杂志.-5-37-362

关于痫症之验案试分别虚实寒热列举实在病症经过以证明之/沈伯超//医学杂志.-2-16-585

黑热病(疳积)/沈伯超//华西医药杂志.-5-37-199

瘤病理及治疗/沈伯超//华西医药杂志.-5-37-329

你知道伤寒是人造的么你愿意免疫么/沈伯超//华西医药杂志.-5-37-321

痫症患者在卫生上应行注意之事项/沈伯超//医学杂志.-2-16-582

献给华西医药杂志/沈伯超//华西医药杂志.-5-36-6

由生理学谈到手术病/沈伯超//华西医药杂志.-5-37-273

怎样才能免去麻疹的危险/沈伯超//华西医药杂志.-5-37-143

沈伯潮

应陕西省广播电台防疫讲演赤痢的病理和治疗/沈伯潮//国医砥柱月刊.-5-18-350

沈裁之

麻疹正俗/沈裁之//现代中医.-4-42-109

谈谈医案/沈裁之//国医杂志.-4-13-264//现代中医.-4-42-227

谈谈种子/沈裁之//新中医刊.-5-19-258

沈朝佺

经验良方/沈朝佺//针灸杂志.-4-33-310

沈承镔

大蒜和蛤蜊丸对于肺病的功效/沈承镔//国医砥柱月刊.-5-18-373

沈崇斌

舌胎刍言/沈崇斌//中医世界.-3-26-297

欲谋国医发达先要药物革命/沈崇斌//中医指导录.-4-2-46

沈德修

黄连汤方解/沈德修//国医杂志.-4-12-26

痉湿暍三种应列太阳篇论/沈德修//医界春秋.-3-8-513

辟余岩灵素商兑/沈德修//中医杂志.-2-28-317

与客谈女劳复杂治之原因/沈德修//中医杂志.-2-28-187

治愈最剧痢症两则/沈德修//医界春秋.-3-8-473

沈东霞

血晕论治/沈东霞//中医世界.-3-32-610

沈独善

丁医士却病法/沈独善//绍兴医药学报星期增刊.-1-21-411

敬致蒋逢春先生/沈独善//三三医报.-2-31-375

问慈溪江子卿先生论内书名/沈独善//绍兴医药学报星期增刊.-1-21-413

再问江子卿先生古今医学源流论内所引书名/沈独善//绍兴医药学报星期增刊.-1-22-14

沈非能

关于鼠疫疗法之贡献之商榷之商榷/沈非能//新中医刊.-5-20-580

沈凤祥

病家毁坏医生名誉之刑事责任/沈凤祥//光华医药杂志.-4-35-329

秋令痎疾之有效疗法/沈凤祥//光华医药杂志.-4-35-35

沈奉江

毕将军莘舫在南郊外令兵工队建筑扶桥利济行人口占两绝以志其盛时乙丑二月事也/沈奉江//三三医报.-2-32-466

读左忠毅公逸事/沈奉江//三三医报.-2-32
-466

胜军丸/沈奉江//中医杂志.-2-23-359//三
三医报.-2-31-463

时事歌写怀/沈奉江//三三医报.-2-33-106

乙丑闰四月既望海上纪事诗/沈奉江//三三医
报.-2-33-105

乙丑岁朝无锡城围未解有感而作/沈奉江//三
三医报.-2-32-214

止水在无锡城南明高忠宪公殉节处/沈奉江//
三三医报.-2-32-466

沈耕莘

问梦遗证治法/沈耕莘//绍兴医药学报星期增
刊.-1-21-75

问目疾治法/沈耕莘//绍兴医药学报星期增刊
.-1-21-75

问目翳证方义/沈耕莘//绍兴医药学报星期增
刊.-1-21-317

问足背浮肿肾囊缩小原因及治法/沈耕莘//绍
兴医药学报星期增刊.-1-21-416

再问遗精症/沈耕莘//绍兴医药学报星期增刊
.-1-21-152

再问遗精治法/沈耕莘//绍兴医药学报星期增
刊.-1-21-181

沈公健

告研究医学同志书/沈公健,巢亚丰//复兴中医
.-5-31-734

上海病/沈公健//复兴中医.-5-31-395

闲话花柳/沈公健//复兴中医.-5-31-723

消治龙治验一斑/沈公健//国医导报.-5-30
-81

沈光烈

浙江教育厅沈公致本社理事之颂辞/沈光烈//
绍兴医药学报.-1-14-291

沈国章

伤寒备参(一)至(四)/施源晖(编集);沈国章

(校注)//中医杂志.-2-28-21,29,139,261

伤寒备参卷之一/施源晖(编集);沈国章等(校
注)//中医杂志.-2-28-36

伤寒备参目录/施源晦(编集);沈国章(校注)//
中医杂志.-2-28-23

伤寒备要(连载)/沈国章//国医杂志.-4-12-
77,134

沈汉卿

人身三气说/沈汉卿//医学杂志.-2-1-369

沈鹤年

问左臂上忽起二小核症/沈鹤年//绍兴医药学
报星期增刊.-1-21-167

沈济苍

几个重要的舌诊/沈济苍//自强医学月刊.-3-
40-13

夹阴伤寒谈屑/沈济苍//自强医学月刊.-3-40
-314

金匮肺痿肺痈释义/沈济苍//自强医学月刊.-3
-40-374

类中风之治法考略/沈济苍//自强医学月刊.-3
-40-575

麻疹(连载)/沈济苍//新中医刊.-5-19-207,
236,262,290

乳痈简易方/沈济苍//自强医学月刊.-3-40
-356

问病摘录/沈济苍//自强医学月刊.-3-40
-315

细菌非绝对的病原/沈济苍//自强医学月刊.-3
-40-60

医药脞谈/沈济苍//中医新生命.-5-8-439//
新中医刊.-5-20-75

医药脞谈/沈济苍,徐竹岑//中国医药月刊.-5
-32-365

疫痢之又一检讨/沈济苍//国医导报.-5-29
-70

用药勿拘时令说/沈济苍//自强医学月刊.-3-
40-21

沈家琦

改进中医之要策/沈家琦//中医世界.-3-37
-327

皮肤病简易治疗法/沈家琦//光华医药杂志.-4
-36-490

实施中医我国医界应怎样执行业务?/沈家琦
//光华医药杂志.-4-39-204

烫伤的治疗/沈家琦//光华医药杂志.-4-37
-247

特效简易方/沈家琦//光华医药杂志.-4-36
-202

药名应有统一之必要/沈家琦//光华医药杂志
.-4-39-18

治吐血神效方/沈家琦//光华医药杂志.-4-36
-200

中医检定问题/沈家琦//光华医药杂志.-4-40
-315

中医条例公布后什么是中医界当前的重要工作
/吴畏天,沈家琦//光华医药杂志.-4-39
-118

沈嘉泉

论痰症非可概用二陈汤/沈嘉泉//中医杂志.-2
-21-438

验方五则/沈嘉泉//中医杂志.-2-22-172

治验方四则/沈嘉泉//中医杂志.-2-21-156

珠溪陈徵君医案(连载)/沈嘉泉(录)//中医杂
志.-2-21-113,291,493.-2-22-111,335

沈经钟

沈经钟医科应用论(连载)/沈经钟//医学杂志
.-2-3-359,489,611.-2-4-109,241,368

医科应用论(连载)/沈经钟//神州医药学报.-1
-42-75,145,259,304

沈警凡

丁子反鼻霜及鼹鼠霜考正/沈警凡//自强医学
月刊.-3-41-523

论明日医药/沈警凡//国医砥柱月刊.-5-18
-437

全国医药期刊调查记(连载)/宋大仁,沈警凡//
中西医药.-5-9-544.-5-10-133

我们怎样提倡药学革命/沈警凡//北平医药月
刊.-5-9-440

原子时代话医药/沈警凡//中西医药.-5-13
-525

中西医药研究社出版部之计划/沈警凡//北平
医药月刊.-5-9-448

中西医药研究社学术部计划之管见/沈警凡//
北平医药月刊.-5-9-445

沈九畹

铁樵函授医学学员课艺选刊:读病理各论第一
册书后(其四)/沈九畹//铁樵医学月刊.-4-
44-69

铁樵函授医学学员课艺选刊:伤寒论所称六经
其定义云何(五)/沈九畹//铁樵医学月刊.-4
-44-22

铁樵函授医学学员课艺选刊:试言人体腺体之
种类(其三)/沈九畹//铁樵医学月刊.-4-44
-24

沈克非

伤后急救法/沈克非//国医杂志.-4-5-593.-
4-6-261

向阿维森纳学习/沈克非//医史杂志.-5-39
-271

沈朗清

血症之治疗法/沈朗清//中医指导录.-4-3-488

沈乐君

国医节之国医谈/沈乐君//国医杂志.-4-13
-401

沈黎宾

答沈仲圭君问损伤出血验方/沈黎宾//绍兴医
药学报星期增刊.-1-21-371

沈良海

经事愆期/沈良海//光华医药杂志.-4-36-588

沈品璋

天津石葡萄治掌风奇效/沈品璋//中国医学月刊.-3-15-341

沈其震

我国本草学之沿革/沈其震//光华医药杂志.-4-40-459

沈启祥

利人利己之惟一妙术/沈启祥//针灸杂志.-4-28-91

沈乾一

从覆盆子的试服说到中药载籍所称药效和用量的不确/沈乾一//中西医药.-5-12-163

痘疮之诊断/沈乾一(译)//中西医学报.-1-40-445

对于最近中医界兴奋的观感/沈乾一//中西医药.-5-13-103

肺结核与强肺术/沈乾一//中西医学报.-1-40-295

肺痨病学(连载)/沈乾一(译)//中西医学报.-1-41-291,387,459,523

灌肠及肠洗涤法(连载)/沈乾一(译)//中西医学报.-1-41-9,83,157

汉药神效方序/[日]石原保秀(述);沈乾一(译)//中西医学报.-1-41-121

皮肤之卫生/沈乾一(译)//中西医学报.-1-40-345

摄护腺癌之研究/沈乾一(译)//中西医学报.-1-40-257

生活之条件/沈乾一//中西医学报.-1-41-229

胃之摄生法/沈乾一(译)//中西医学报.-1-40-457

希望健全之医药/沈乾一//北平医药月刊.-5-9-453

阅读医药图书杂志应认识中西医药/沈乾一//中西医药.-5-12-275

中枢神经与胃肠疾患/沈乾一(译)//中西医学报.-1-40-513

中药在生理上之分类/沈乾一//医林一谔.-4-11-210

中药之生理的分类/沈乾一//中西医学报.-1-41-561

中医兴废的我见/沈乾一//中西医药.-5-10-549

沈乾照

来函照登/沈乾照//医学报.-1-6-192

沈潜德

肺痿肺痈合论/沈潜德//中医世界.-3-32-585

妇人重身用毒药之研究/沈潜德//中医世界.-3-32-607//苏州国医杂志.-5-1-94

小柴胡汤治疟疾之标准/沈潜德//医林一谔.-4-10-275

中西治疗血虚病之比较/沈潜德//苏州国医杂志.-5-1-29

沈沁芳

阿胶/沈沁芳//中医世界.-3-36-237

病儿特别看护法/沈沁芳//中医世界.-3-37-150

产妇生乳特效方/沈沁芳//中医世界.-3-36-36

结婚之适婚年龄/沈沁芳//光华医药杂志.-4-37-244

硼砂之日常用途/沈沁芳//中医世界.-3-38-311

妊娠期内的摄生/沈沁芳//光华医药杂志.-4-36-407

月经之卫生/沈沁芳//中医世界.-3-36-518

子宫脱出的预防治疗/沈沁芳//光华医药杂志.-4-37-438

沈清源

时代与医学/沈清源//光华医药杂志.-4-36
-362

沈全励

沈全励先生等筹备组织分社通告/沈全励//国
医砥柱月刊.-5-17-560

沈如琳

舌胎学发凡/沈如琳//华西医药杂志.-5-37
-379

暑疟/沈如琳//华西医药杂志.-5-37-553

沈少卿

驳陈修园金匮浅注/沈少卿//神州医药学报.-1
-44-221

驳陈修园伤寒论浅注(连载)/沈少卿//神州医药
学报.-1-44-35,135,359,459.-1-45-27

答复包君识生驳中华医学白话报书/沈少卿//
神州医药学报.-1-42-393

答钱君存济伤寒疑问/沈少卿//神州医药学报
.-1-45-163

责问包君识生书/沈少卿//神州医药学报.-1-
42-485

沈慎修

治验录/沈慎修//国医杂志.-4-13-110

沈慎斋

藏红花考录/沈慎斋//三三医报.-2-30-561

家庭卫生(连载)/沈慎斋//绍兴医药学报星期
增刊.-1-21-59,67,75,83,92,157,
179,283

悯乡问病家误神药伤身/沈慎斋//绍兴医药学
报星期增刊.-1-21-179

沈石农

时疫抉微/王培元(口述);沈石农(译)//中西医
学报.-1-28-366

沈石顽

汉方药剂之分量考证/[日]栗原广三(著);沈
石顽(译)//医林一谔.-4-11-256

和汉医学真髓(连载)/[日]渡松园(著);沈石
顽(译)//光华医药杂志.-4-35-564,568.-
4-36-46,194

良方选译(连载)/沈石顽//光华医药杂志.-4-
37-53,129,231,328,423.-4-38-54,131

中国中世医学史(连载)/廖温仁(著);沈石顽
(译)//光华医药杂志.-4-35-493,571.-4
-36-127

主证治疗学/[日]渡边熙(著);沈石顽(译)//
自强医学月刊.-3-40-657

沈世恭

对于本校之希望/沈世恭//复兴中医.-5-31
-706

沈守元

答黄君眉孙质疑书/沈守元//神州医药学报.-1
-44-163

气化原则论/沈守元//神州医药学报.-1-42
-312

眼科借镜/沈守元//神州医药学报.-1-42
-363

沈寿昔

医方汇编自序/沈寿昔//新中华医药月刊.-5-
35-40

沈水祥

疫霍乱急救法/沈水祥//中医世界.-3-32-319

沈顺宣

苏州曹融甫先生医案/沈顺宣//国医杂志.-4-
12-101

沈思诚

赤白芍辨/沈思诚//神州医药学报.-1-44-42

答包君识生肾囊伸缩理由/沈思诚//神州医药

学报.-1-44-58

答华君锦堂问/沈思诚//神州医药学报.-1-45-162

答黄君眉孙所问下血症论/沈思诚//神州医药学报.-1-44-495

答徐君鸣石问病二则/沈思诚//神州医药学报.-1-45-56

肺痨症治说意/沈思诚//神州医药学报.-1-44-130

三焦字句解/沈思诚//神州医药学报.-1-44-40

天真辨解/沈思诚//神州医药学报.-1-44-449

信石之为热性说/沈思诚//神州医药学报.-1-45-34

沈松年

小儿病各论(惊风)/[日]渡边熙(著);沈松年(译)//国医砥柱月刊.-5-18-25

医学趋势与国家之关系/沈松年//中医世界.-3-36-461

沈颂声

痘症论/沈颂声//中医杂志.-2-26-227

脚气论/沈颂声//中医杂志.-2-25-226

论痰饮/沈颂声//中医杂志.-2-26-385

慢惊风论治/沈颂声//中医杂志.-2-27-68

沈廷桢

郑氏难产神效方/沈廷桢//国医砥柱月刊.-5-16-177

沈彤

释骨(连载)/沈彤//医学杂志.-2-2-153,273

沈文魁

鸣谢/沈文魁//沈阳医学杂志.-3-1-219

沈阳医学杂志序二/沈文魁//沈阳医学杂志.-3-1-22

沈卧东

续驼鸟人/沈卧东//中医杂志.-2-21-441

沈惜秋

中医之几种下法与西医比较如出一辙/沈惜秋//国医砥柱月刊.-5-18-424

沈锡军

汕头沈锡军先生来函/沈锡军//医学杂志.-2-17-392

沈香波

诗经苤苡莱茵为中国女界最古药物学/沈香波//医界春秋.-3-5-346

沈香圃

肺痿肺痈证治大略/沈香圃//中医杂志.-2-19-434

国人对于国医药应有之认识/沈香圃//中医世界.-3-34-15

积之始生得寒乃成论/沈香圃//医学杂志.-2-4-57

痞满之研究/沈香圃//国医杂志.-4-13-453

阳明多里证而有变证之麻黄汤少阴多寒证而有变证之黄连阿胶汤说/沈香圃//中医杂志.-2-20-226

因精神疗法而连及患者信仰心与行医法/沈香圃//中医世界.-3-34-407

中风一症刘河间主火东垣谓气虚丹溪谓痰热说/沈香圃//中医杂志.-2-21-243

沈香如

反胃噎膈治验录/沈香如//自强医学月刊.-3-40-273

沈祥瑞

药物形态学(一)至(二)/沈祥瑞(述);秦伯未(录)//中医杂志.-2-26-94,256

中国药物形态学(连载)/沈祥瑞(编)//中医指导录.-4-1-29,61,93,121,157,185,219,

253,285,315,353,379

沈孝荣
问疑难病之治法/沈孝荣//绍兴医药学报星期
　增刊.-1-21-381

沈肖卿
评成无己伤寒论注解/沈肖卿//国医正言.-5-
　4-190
伤寒问答(一)至(三十七)/沈肖卿//国医正言
　.-5-3-24,81,125,180,237,295,334,384,
　438,487,527,577,632.-5-4-20,80,128,
　183,238,292,348,398,449,507,555,602.-5
　-5-23,71,118,167,224,275,328,380,427,
　478,529,583,627
说痘/沈肖卿//国医正言.-5-3-192

沈校均
结核预防与公众卫生/[日]山岸精实(著);沈
　校均(译)//国医砥柱月刊.-5-17-569

沈啸谷
肠风下血症治验/沈啸谷//光华医药杂志.-4-
　35-301

沈啸秋
沈啸秋君来函/沈啸秋//中医新生命.-5-7
　-357

沈心庄
产后病各家之治法以辟西医瞿绍衡之谰言/沈
　心庄//新中医刊.-5-19-73
瘀血论/沈心庄//新中医刊.-5-19-99

沈莘农
肠痈症/沈莘农//医学报.-1-5-507
肝痈症/沈莘农//医学报.-1-6-96
惊风解及治法论/沈莘农//医学报.-1-4-185
论土龟虫治淤血有殊功/沈莘农//医学报.-1-
　6-123

沈熊璋
答何腾霄君问内经/沈熊璋//绍兴医药学报星
　期增刊.-1-22-131
答赵子义君问口臭治法/沈熊璋//绍兴医药学
　报星期增刊.-1-22-135
关于三三医书之函件/沈熊璋//三三医报.-2-
　32-160
喉症验方/沈熊璋//中医杂志.-2-22-376
某君治验案一则/沈熊璋//绍兴医药学报.-1-
　18-436
问伤寒书/沈熊璋//绍兴医药学报星期增刊.-1
　-21-356
问西医入门法及各学善本/沈熊璋//绍兴医药
　学报星期增刊.-1-21-371
问性神经衰弱效方/沈熊璋//中医新生命.-5-
　6-601
询药一则/沈熊璋//绍兴医药学报星期增刊.-1
　-22-14
致曹赤电先生函/沈熊璋//绍兴医药学报星期
　增刊.-1-22-24
致何廉臣先生函/沈熊璋//绍兴医药学报星期
　增刊.-1-22-24

沈绣章
瓜蒂考证/沈绣章//医界春秋.-3-9-304

沈玄明
问百六十/沈玄明//绍兴医药学报.-1-16
　-121
问一百四十/沈玄明//绍兴医药学报.-1-16
　-26

沈炫明
活幼心法看小儿面部/沈炫明//绍兴医药学报
　.-1-19-446
小儿头部疮疖良方/沈炫明//绍兴医药学报星
　期增刊.-1-22-447
致柴也愚君书/沈炫明//绍兴医药学报星期增
　刊.-1-22-348

沈雪生

中国医学杂志创刊/沈雪生//国医砥柱月刊.-5
-18-539

沈亚五

银耳/沈亚五//光华医药杂志.-4-41-582

沈炎南

对于新中华医药学会成立的愿望/沈炎南//新
　中华医药月刊.-5-35-266

发刊献辞/沈炎南//新中华医药月刊.-5-35
　-3

肺结核治愈病例(连载)/沈炎南//新中华医药
　月刊.-5-35-454,689

盲肠炎治愈验案/沈炎南//新中华医药月刊.-5
　-35-246

谈霍乱/沈炎南//新中华医药月刊.-5-35
　-158

胃出血治愈病例/沈炎南//新中华医药月刊.-5
　-35-326

写在常山种植专号前面/沈炎南//新中华医药
　月刊.-5-35-498

写在革新号前面/沈炎南//新中华医药月刊.-5
　-35-291

新中华医药学会结核病研究委员会启事/沈炎
　南//新中华医药月刊.-5-35-664

新中华医药月刊前言/沈炎南//新中华医药月
　刊.-5-35-647

怎样改进中国医药以增进民族健康/沈炎南//
　国医砥柱月刊.-5-18-53//新中华医药月
　刊.-5-35-257

中国食物营养学(连载)/沈炎南//新中华医药月
　刊.-5-35-232,271,403,437,476,589,628

中国医学精华序/沈炎南//新中华医药月刊.-5
　-35-594

中西医学合流的哲学观/沈炎南//新中华医药
　月刊.-5-35-56

沈阳医学杂志社

本报特辟沉疴求治栏启事/沈阳医学杂志社//

沈阳医学杂志.-3-1-135

本刊代邮/沈阳医学杂志社//沈阳医学杂志.-3
　-3-2,56,110,218,272

本刊投稿简章/沈阳医学杂志社//沈阳医学杂
　志.-3-3-56,110,218,272,380

代邮/沈阳医学杂志社//沈阳医学杂志.-3-2-
　392.-3-3-42,371,423

奉天医士公会会长张志良肖像/沈阳医学杂志
　社//沈阳医学杂志.-3-1-3

奉天医学杂志国医储金社简章/沈阳医学杂志
　社//沈阳医学杂志.-3-2-264

奉天医学杂志门类/沈阳医学杂志社//沈阳医
　学杂志.-3-1-4,156,230,296.-3-2-2,
　138,200,326,392.-3-1-362.-3-2-66

奉天医学杂志声明/沈阳医学杂志社//沈阳医
　学杂志.-3-3-2

奉天医学杂志调查部干事李大本肖像及介绍/
　沈阳医学杂志社//沈阳医学杂志.-3-1
　-426

奉天医学杂志调查部长李新德先生肖像及介绍
　/沈阳医学杂志社//沈阳医学杂志.-3-1
　-426

奉天医学杂志投稿简章/沈阳医学杂志社//沈
　阳医学杂志.-3-2-138.-3-1-362.-3-2
　-66.-3-3-2,164

复金吉祥书/沈阳医学杂志社//沈阳医学杂志
　.-3-3-42

会计报告(五月份)/沈阳医学杂志社//沈阳医
　学杂志.-3-2-60

会计报告/沈阳医学杂志社//沈阳医学杂志.-3
　-1-421.-3-2-131,195,257,321,386,452
　.-3-3-52,213

勘误/沈阳医学杂志社//沈阳医学杂志.-3-3-
　164,415

录刘蔚楚先生去年说及糖精之吉/沈阳医学杂
　志社//沈阳医学杂志.-3-1-485

商工医院收款表/沈阳医学杂志社//沈阳医学
　杂志.-3-3-380

沈阳医学杂志编辑部启事/沈阳医学杂志社//
　沈阳医学杂志.-3-1-4,58,156,230.-3-3

－2,110,218,272,383,391

沈阳医学杂志编辑部长马英麟肖像及介绍/沈阳医学杂志社//沈阳医学杂志.-3-1-161

沈阳医学杂志编辑部长沈文魁肖像及介绍/沈阳医学杂志社//沈阳医学杂志.-3-1-161

沈阳医学杂志编辑李世忠肖像及介绍/沈阳医学杂志社//沈阳医学杂志.-3-1-236

沈阳医学杂志讲习部管理员兼编辑李春芝肖像及介绍/沈阳医学杂志社//沈阳医学杂志.-3-1-162

沈阳医学杂志讲习部长刘庆春肖像及介绍/沈阳医学杂志社//沈阳医学杂志.-3-1-160

沈阳医学杂志讲习部长张振远肖像及介绍/沈阳医学杂志社//沈阳医学杂志.-3-1-160

沈阳医学杂志门类/沈阳医学杂志社//沈阳医学杂志.-3-3-2,56,110,164,218,272,380

沈阳医学杂志评议部长韩庆德肖像及介绍/沈阳医学杂志社//沈阳医学杂志.-3-1-235

沈阳医学杂志评议部长李纯璞肖像及介绍/沈阳医学杂志社//沈阳医学杂志.-3-1-235

沈阳医学杂志审查部长孙廷弼肖像及介绍/沈阳医学杂志社//沈阳医学杂志.-3-1-158

沈阳医学杂志审查部长王有声肖像及介绍/沈阳医学杂志社//沈阳医学杂志.-3-1-158

沈阳医学杂志调查部长李国栋肖像及介绍/沈阳医学杂志社//沈阳医学杂志.-3-1-159

沈阳医学杂志投稿简章/沈阳医学杂志社//沈阳医学杂志.-3-1-4.-3-1-58,156

沈阳医学杂志文书部启事/沈阳医学杂志社//沈阳医学杂志.-3-1-230

沈阳医学杂志文书部长刘哲苍肖像及介绍/沈阳医学杂志社//沈阳医学杂志.-3-1-162

沈阳医学杂志研究部长刘景素肖像及介绍/沈阳医学杂志社//沈阳医学杂志.-3-1-157

沈阳医学杂志眼科研究长岳灵秀肖像及介绍/沈阳医学杂志社//沈阳医学杂志.-3-1-159

沈阳医学杂志总务部长高振铎肖像及介绍/沈阳医学杂志社//沈阳医学杂志.-3-1-157

沈阳医学杂志总务部长李文博肖像及介绍/沈

阳医学杂志社//沈阳医学杂志.-3-1-236

苏州医学公会反对中医列入系统/沈阳医学杂志社//沈阳医学杂志.-3-2-118

题胡天宗君玉照/沈阳医学杂志社//沈阳医学杂志.-3-1-481

田庄台商曾长来函/沈阳医学杂志社//沈阳医学杂志.-3-1-402

投稿简章/沈阳医学杂志社//沈阳医学杂志.-3-1-230,296,428.-3-2-2

文虎/沈阳医学杂志社//沈阳医学杂志.-3-1-292,346

文虎揭晓(第八期)/沈阳医学杂志社//沈阳医学杂志.-3-1-407

研究部讨论会启事/沈阳医学杂志社//沈阳医学杂志.-3-1-428

医药界之佳音/沈阳医学杂志社//沈阳医学杂志.-3-1-46

杂志门类/沈阳医学杂志社//沈阳医学杂志.-3-1-58

瞻榆县请立医士公会分会函(附复函)/沈阳医学杂志社//沈阳医学杂志.-3-3-421

正科教授医书门经/沈阳医学杂志社//沈阳医学杂志.-3-3-364

致奉天全省商会联合会转各县推销杂志文/沈阳医学杂志社//沈阳医学杂志.-3-1-69

注重国医之部令/沈阳医学杂志社//沈阳医学杂志.-3-3-224

追荐会祝文/沈阳医学杂志社//沈阳医学杂志.-3-1-357

沈仰慈

产后肝风肺炎治验说/沈仰慈//医学杂志.-2-14-86

产后受暑/沈仰慈//医学杂志.-2-15-285

风温变痉/沈仰慈//中国医学月刊.-3-15-140

妇女天癸病及经水病/沈仰慈//中国医学月刊.-3-15-478

肝气痛/沈仰慈//中国医学月刊.-3-15-392

肝胃气痛/沈仰慈//中国医学月刊.-3-15

－346

臌胀/沈仰慈//中国医学月刊.－3－15－345

寒泻治验/沈仰慈//中国医学月刊.－3－15－142

冷罨疗热病之感想/沈仰慈//中国医学月刊.－3－15－279

脑脊髓膜炎之症状病理及治验/沈仰慈//中国医学月刊.－3－15－486

奇方得效/沈仰慈//中国医学月刊.－3－15－209

气胀治验/沈仰慈//中国医学月刊.－3－15－92

人体循环系与神精系发生变化之疾病/沈仰慈//医学杂志.－2－13－47//中国医学月刊.－3－15－197

伤寒太阳坏病论治/沈仰慈//中国医学月刊.－3－15－325

上白马即火硝之答函/沈仰慈//医学杂志.－2－17－180

上海沈仰慈来函/沈仰慈//医学杂志.－2－16－384

湿毒误治几成瘫痪/沈仰慈//中国医学月刊.－3－15－288

脱肛兼血淋/沈仰慈//中国医学月刊.－3－15－392

胃病/沈仰慈//中国医学月刊.－3－15－393

泻痢后腹痛/沈仰慈//中国医学月刊.－3－15－139,289

中风之研究/沈仰慈//中国医学月刊.－3－15－131

中国急性传染病学序/沈仰慈//医学杂志.－2－17－327

中药管见/沈仰慈//医学杂志.－2－13－40

沈 颐

问腹痛症治法/沈颐//绍兴医药学报星期增刊.－1－21－135

沈逸史

寄怀伯未方家并乞大集/沈逸史//中医指导录.－4－1－246

沈 英

芎归胶艾汤及其适应症/沈英//复兴中医.－5－31－83

沈 镛

刑事辩诉状举例/沈镛//光华医药杂志.－4－35－186

医生受屈之辩诉/沈镛//光华医药杂志.－4－35－254

沈永祥

医案(二)/沈永祥//中医指导录.－4－3－465

沈詠霓

治疗成绩报告/沈詠霓//中西医学报.－1－25－134

沈幼材

中西医之比观/沈幼材//中医世界.－3－34－157

沈佑卿

初读试医记/沈佑卿//中医指导录.－4－1－273

肺积获痊记/沈佑卿//中医指导录.－4－1－145

奇药二则/沈佑卿//中医指导录.－4－1－274

治验杂记/沈佑卿//中医指导录.－4－1－206

沈愚如

传染病篇(大头瘟)(连载)/沈愚如//光华医药杂志.－4－41－265,570

传染病篇(霍乱)(连载)/沈愚如//光华医药杂志.－4－40－37,218

传染病症(痢疾)(连载)/沈愚如//光华医药杂志.－4－41－37,114

春温概论/沈愚如//光华医药杂志.－4－41－453

发扬中国医学之我见/沈愚如//国医砥柱月刊.－5－18－557

国医药学术应用何种书籍可为现代的读本/沈愚如//中医世界.－3－37－332

伤寒与湿热病之异同论/沈愚如//中医世界.-3
－36－63

暑与湿之病理与疗法/沈愚如//中医世界.-3-
36－312

胎漏之研究/沈愚如//光华医药杂志.-4－38
－19

谈谈中医药刊物/沈愚如//中医世界.-3－37
－9

学医应有之认识/沈愚如//中医世界.-3－37
－16

医学专科应有普通知识为基础/沈愚如//中医
世界.-3－38－37

沈玉麒

产后防护说/沈玉麒//神州医药学报.-1－46
－207

答二:答钱君萌伯问症一则/沈玉麒//神州医药
学报.-1－45－481

答俞君志勤溲尿无关小肠之疑问/沈玉麒//神
州医药学报.-1－46－205

沈玉书

龟是痔疮的特效药/沈玉书//杏林医学月报.-3
－16－411

沈頵庭

赠别同学/沈頵庭//针灸杂志.-4－31－349

沈云痴

铁树质疑/沈云痴//神州国医学报.-4－14
－519

沈栽之

温病可否有外感伏气之分别征文六:辟伏气与
温病/沈栽之//现代中医.-4－42－68

诊余偶录/沈栽之//现代中医.-4－42－160

沈泽堂

阴阳论/沈泽堂//中医杂志(广东).-3－4－33

沈增荣

问痰红治法/沈增荣//绍兴医药学报星期增刊
.-1－21－342

问牙痛变牙漏的治法/沈增荣//绍兴医药学报
星期增刊.-1－22－182

沈召棠

述少阳太阴两经正治之法/沈召棠//中医杂志
.-2－23－519

沈芷江

补白/沈芷江//中医杂志.-2－24－431

沈志晖

疗疮的不开刀疗法/沈志晖//复兴中医.-5－31
－557

黑烧品的民间疗法/沈志晖//复兴中医.-5－31
－556

台湾民间医学痢疾篇/高壁山氏(著);沈志晖
(译)//复兴中医.-5－31－592

沈志明

小儿梅毒之治疗新法/沈志明//德华医学杂志
.-1－39－333

治梅核气特效方/沈志明//国医砥柱月刊.-5－
15－516

沈治邦

柏叶汤的论说和体验/沈治邦//中医世界.-3-
37－251

潮热/沈治邦//中医世界.-3－34－326

关于桂枝汤/沈治邦//中医世界.-3－34－143

桂枝茯苓丸证/沈治邦//国医砥柱月刊.-5－18
－655

痰饮概要/沈治邦//中医世界.-3－35－51

小建中汤漫谈/沈治邦//中医世界.-3－35
－544

芎归胶艾汤的论说和体验/沈治邦//中医世界
.-3－39－378

沈智民

论教育部废弃中医不用中药之谬妄/沈智民//神州医药学报.-1-43-183

沈仲圭

阿胶片语/沈仲圭//医学杂志.-2-14-518

白虎汤不能治真霍乱/沈仲圭//自强医学月刊.-3-41-394

白芨对于吐血之特效/沈仲圭//中医世界.-3-25-117

贝母/黄劳逸,沈仲圭//自强医学月刊.-3-41-199

编辑药物学体裁之商榷/沈仲圭//杏林医学月报.-3-16-470

编辑中医课本之我见/沈仲圭//三三医报.-2-36-41//医界春秋.-3-5-186

辨经脉非血管说之讹/沈仲圭//三三医报.-2-30-372

辨难经三十六难/沈仲圭//三三医报.-2-29-434

辩十三期绩学庐随笔第三条之讹/沈仲圭//三三医报.-2-31-555

饼干理脾糕期颐饼四五培元粉/沈仲圭//医界春秋.-3-14-131

补血与健脾/沈仲圭//国医砥柱月刊.-5-17-45

补宜注重脾胃论/沈仲圭//医学杂志.-2-5-297//中医杂志.-2-23-248//绍兴医药月报.-2-38-269

补遗/沈仲圭//绍兴医药学报.-1-17-544

不卫生之服装/沈仲圭//三三医报.-2-29-535

擦牙剂/沈仲圭//国医导报.-5-30-122

茶话/沈仲圭//神州国医学报.-4-14-582

茶叶之医疗作用/沈仲圭//医学杂志.-2-14-49

柴胡可否治疟/沈仲圭//神州国医学报.-4-14-486

缠喉急闭之良方(雄黄解毒丸)/沈仲圭//医界春秋.-3-6-230

产后不宜服生化汤论/沈仲圭//中医杂志.-2-26-218

产后不宜服生化汤申议/沈仲圭//中医杂志.-2-27-211

产后多服生化汤之危险/沈仲圭//中医世界.-3-25-332

产后趺坐之非法/沈仲圭//沈阳医学杂志.-3-3-228

产后血晕急救法/沈仲圭//杏林医学月报.-3-17-435

常山之研究/沈仲圭//医界春秋.-3-6-199

赤痢浅说/沈仲圭//医界春秋.-3-7-44//杏林医学月报.-3-16-360

崇病医案(录洄溪医案)/沈仲圭//医学杂志.-2-7-210

樗根白皮之研究/沈仲圭//医界春秋.-3-13-88

创设国药制药厂计划书/沈仲圭,黄劳逸//医学杂志.-2-15-368

春温之病源/沈仲圭//中医杂志.-2-23-252//三三医报.-2-31-107

促进国药通讯社组织成立/黄劳逸,沈仲圭//医林一谔.-4-9-475

促进国医通讯社缘起/沈仲圭//杏林医学月报.-3-19-196

答曹廸先君问藏鲜汁法/沈仲圭//三三医报.-2-30-414

答陈和相君问医学门径/沈仲圭//绍兴医药学报星期增刊.-1-21-516

答陈守真侃如二先生/沈仲圭//绍兴医药学报星期增刊.-1-21-348

答方肇元君问千日疮治法/沈仲圭//绍兴医药学报星期增刊.-1-21-151

答杭州笑庸新绛确是茜草/沈仲圭//绍兴医药学报星期增刊.-1-21-467

答九峰山农问内经本经等注释以何氏为善/沈仲圭//绍兴医药学报星期增刊.-1-22-7

答李君问化痰药/沈仲圭//自强医学月刊.-3-40-675

答李慰农君问白果/沈仲圭//三三医报.-2-30

－18

答任伯和君问齿痛/沈仲圭//三三医报.-2-29
－505

答汤士彦君对于西医以龙胆草大黄黄连等为补
药之疑窦/沈仲圭//三三医报.-2-29-613

答王肖舫君问药物(原问见十一期)/沈仲圭//
三三医报.-2-29-614

答席文介先生问锡类散内容/沈仲圭//三三医
报.-2-32-161

答萧君问肋骨低陷/沈仲圭//自强医学月刊.-3
－40-676

答张黼章先生问报/沈仲圭//三三医报.-2-30
－517

答张汝伟先生问小儿大头之理由/沈仲圭//绍
兴医药学报星期增刊.-1-21-181

答张世元君问多年耳鸣治法三则/毛友梧,沈仲
圭,何伯贤//医界春秋.-3-8-477

答张相臣君下问三则/沈仲圭//三三医报.-2-
30-87

大枣说/沈仲圭//三三医报.-2-36-51//沈阳
医学杂志.-3-3-405

大枣之研究/沈仲圭//医学杂志.-2-14-216

盗汗之原因与治法/沈仲圭//绍兴医药月报.-2
－41-612

悼裘吉生先生/沈仲圭//华西医药杂志.-5-37
－289

得心集医案(连载)/谢映庐(著);沈仲圭(校)//
中医杂志.-2-25-105,269

东鳞西爪/沈仲圭//杏林医学月报.-3-17
－237

冬令之食补品/沈仲圭//苏州国医杂志.-5-1-
272

冬日卫生谈/沈仲圭//医学杂志.-2-7-52//
三三医报.-2-29-586

读吉生先生元参贝母栽培法感言/沈仲圭//三
三医报.-2-30-331

读妊娠劳损辨感言/沈仲圭//三三医报.-2-30
－5

读神经衰弱疗养法书后/沈仲圭//三三医报.-2
－31-117

读者注意/沈仲圭//中医新生命.-5-7-131

鹅卵可治咳血/沈仲圭//医界春秋.-3-9-405

呃逆集说/沈仲圭//中医杂志.-2-22-262

呃逆论/沈仲圭//三三医报.-2-31-53

二十六期拙稿校雠记/沈仲圭//三三医报.-2-
30-556

发明黑芝麻荽之功用/李冠仙(著);沈仲圭(录)
//中医杂志.-2-25-415

发明血炭粉者为数百年前之汉医/沈仲圭//中
西医学报.-1-40-414//医界春秋.-3-6
－518

方剂偶释/沈仲圭//中医世界.-3-27-389

方药碎语(连载)/沈仲圭//神州国医学报.-4-
14-104,206,443

方药碎语/沈仲圭//国医导报.-5-30-59

非非室读书笔记/沈仲圭//医界春秋.-3-10
－454

非非室论药(一)至(三)/沈仲圭//中医杂志.-2
－26-99,263.-2-27-260

非非室疟疾验方/沈仲圭//中医杂志.-2-26
－143

非非室验方选(连载)/沈仲圭//医学杂志.-2-
6-384//中医杂志.-2-23-353.-2-24-
117,265,433.-2-25-449.-2-26-301//
三三医报.-2-34-564.-2-36-95

非非室验方选/沈仲圭//沈阳医学杂志.-3-3-
256

非非室杂录(连载)/沈仲圭//中医杂志.-2-23
－459.-2-24-229,362.-2-25-386.-2-
26-233,405//三三医报.-2-33-385,493
.-2-34-131,562

肺病患者之饮食问题/沈仲圭//中医新生命.-5
－7-9

肺病临床实验录序/沈仲圭//华西医药杂志.-5
－36-282

肺病漫谈/沈仲圭//国医砥柱月刊.-5-16
－605

肺结核要方/沈仲圭//神州国医学报.-4-16-
178//光华医药杂志.-4-35-101

肺痨方续选/沈仲圭//新中华医药月刊.-5-35

－455

肺痨方选要/沈仲圭//新中华医药月刊.-5-35
－38

肺痨咯血者可运动乎/沈仲圭//自强医学月刊
.-3-41-343

风温传卫袭荣证治/沈仲圭//绍兴医药学报.-1
－16-471

风温经验方/沈仲圭//医学杂志.-2-10-599
//绍兴医药月报.-2-41-611

风温伤卫袭营论治/沈仲圭//中医杂志.-2-27
－343

伏气春温之治法/沈仲圭//三三医报.-2-33
－221

伏气春温之治疗法/沈仲圭//医学杂志.-2-7-
345

服药调养须知(连载)/沈仲圭//国医砥柱月刊
.-5-17-63,303

茯苓新研究/沈仲圭//杏林医学月报.-3-17
－469

复任伯和君书/沈仲圭//三三医报.-2-29
－511

改革本报意见书/沈仲圭//三三医报.-2-29
－612

改良三三医书之商榷/沈仲圭//三三医报.-2-
33-385

甘草解/沈仲圭//医学杂志.-2-6-88//三三
医报.-2-30-407

甘草说/沈仲圭//中医杂志.-2-24-116//三
三医报.-2-29-573

甘草宜重用说/沈仲圭//医学杂志.-2-7-354

肝藏血解(肝脏糖分)/沈仲圭//三三医报.-2-
31-374

肝藏血解/沈仲圭//医学杂志.-2-7-186//中
医杂志.-2-23-253//绍兴医药月报.-2-
39-118

肝火冲肺治法说/沈仲圭//三三医报.-2-29
－434

橄榄可治精神病/沈仲圭//三三医报.-2-35
－534

瞽目重光/沈仲圭//医界春秋.-3-9-407

关于三三医书之函件(上裴吉生先生书)/沈仲
圭//三三医报.-2-30-302

桂馨庐医案(连载)/王香岩(著);沈仲圭(录)//
中医杂志.-2-23-302.-2-24-69,251,
414.-2-25-133,296,441

国产药物之研究(淫羊藿)/叶橘泉,沈仲圭//医
学杂志.-2-14-315

寒咳治验/沈仲圭//杏林医学月报.-3-17-29

杭州医学公会入会审查之文卷/沈仲圭//三三
医报.-2-30-8

合理的大补药/沈仲圭//苏州国医杂志.-5-2-
227

何氏虚劳心传为伪书考/沈仲圭//神州国医学
报.-4-18-390

何谓健康/沈仲圭//中西医学报.-1-38-238

喉症治验(甬江王行甫诊)/沈仲圭//绍兴医药
学报.-1-20-389

呼吸说/沈仲圭//中西医学报.-1-38-254

湖滨念友/沈仲圭//三三医报.-2-31-398

黄连何以能厚肠/沈仲圭//自强医学月刊.-3-
41-114//神州国医学报.-4-14-171

霍乱常识/沈仲圭//医学杂志.-2-14-67

霍乱浅说/沈仲圭//医界春秋.-3-9-237

鸡卵对于结核性咳血之特效/沈仲圭//杏林医
学月报.-3-17-34

鸡肉琐谈/沈仲圭//苏州国医杂志.-5-1-364

急性喉痹验方/沈仲圭//医界春秋.-3-6-230

记友人陈道隆君之验案并释其方义/沈仲圭//
苏州国医杂志.-5-2-308

寄高思潜先生书/沈仲圭//三三医报.-2-32
－553

家庭常识/沈仲圭//医学杂志.-2-11-591//
三三医报.-2-31-464

简妙单方六则/沈仲圭//医学杂志.-2-7-231

简易方五则/沈仲圭//医学杂志.-2-8-86

简易良方八则/沈仲圭//医学杂志.-2-6-519

将军蛋治白浊之奇验/沈仲圭//医学杂志.-2-
12-422

节欲集说/沈仲圭//三三医报.-2-33-249

截疟剂/沈仲圭//国医导报.-5-29-295

介绍广东医药杂志/沈仲圭//三三医报.-2-35
-384

介绍名著/沈仲圭//绍兴医药学报星期增刊.-1
-21-416

谨题王镜泉先生遗像/沈仲圭//三三医报.-2-
33-210

经脉即血管之研究/沈仲圭//医学杂志.-2-7-
187//绍兴医药月报.-2-39-226

敬答俞鉴泉先生/沈仲圭//三三医报.-2-31
-316

敬请海内同志分辑医学要书/沈仲圭//三三医
报.-2-30-401

敬致袁桂生先生书/沈仲圭//三三医报.-2-32
-96

敬致张破浪先生书/沈仲圭//三三医报.-2-30
-340

康健简规/沈仲圭//中西医学报.-1-38-162

咳嗽与咯痰之种类及镇咳祛痰之药剂/沈仲圭,
黄劳逸//医学杂志.-2-14-579

咳证二方/沈仲圭//神州国医学报.-4-15
-532

冷罨疗法之讨论/沈仲圭//杏林医学月报.-3-
16-403

痢疾浅说/沈仲圭//中西医学报.-1-40-565

莲藕琐谈/沈仲圭//苏州国医杂志.-5-1-443

疗法分类表/沈仲圭//中医世界.-3-27-598
//自强医学月刊.-3-40-667

临床小纪/沈仲圭//神州国医学报.-4-17-16

凌临灵方二辑序/沈仲圭//三三医报.-2-31
-566

凌临灵方二辑缘起/沈仲圭//杏林医学月报.-3
-17-195

凌临灵方序/沈仲圭//三三医报.-2-30-561

凌晓五医案(一)至(六)/沈仲圭//中医杂志.-2
-22-139,346,534.-2-23-156,314,443

六〇六命名释义/沈仲圭//三三医报.-2-30
-461

六十八龄老人之卫生谈/沈仲圭//医学杂志.-2
-8-177

六味丸不宜于三阴纯虚论/沈仲圭//绍兴医药

月报.-2-37-317

六味丸不宜于阴虚论/沈仲圭//三三医报.-2-
30-555

六味丸不宜于阴虚说/沈仲圭//医学杂志.-2-
5-486

录孔子家语一则/沈仲圭//三三医报.-2-33
-286

录人生必读书五则/沈仲圭//三三医报.-2-33
-284

录四戒汇纂四则/沈仲圭//三三医报.-2-33
-285

录愿体集九则/沈仲圭//三三医报.-2-33
-285

录竹窗随笔五则/沈仲圭//三三医报.-2-33
-283

论春温热入心荣神昏谵语红疹隐约/王普耀
(著);沈仲圭(校)//三三医报.-2-31-63

论东垣清暑益气汤不宜于暑病/沈仲圭//三三
医报.-2-32-269

论冬温风燥酿痰咳嗽/王普耀(著);沈仲圭(校)
//三三医报.-2-31-61

论肝气犯胃脘痛呕吐酸水/桂馨医庐同人(著);
沈仲圭(校)//三三医报.-2-33-79

论喉痹咽烂红肿结痛身发丹疹痰涎上壅(录医
学体用)/王普耀(著);沈仲圭(校)//三三医
报.-2-31-56

论裸体之害及改良法/沈仲圭//三三医报.-2-
31-143

论沐浴之原理/沈仲圭//医学杂志.-2-7-55
//绍兴医药月报.-2-39-486

论清暑益气汤不宜于暑病/沈仲圭//中医杂志
.-2-23-432//绍兴医药月报.-2-39-71

论水治法/沈仲圭//医界春秋.-3-5-39

论退热剂/沈仲圭//复兴中医.-5-31-473

论细嚼缓咽之有益/沈仲圭//医学杂志.-2-6-
337

论细嚼缓咽之原理/沈仲圭//绍兴医药月报.-2
-39-386

论小建中汤与桂枝汤药类用殊之理/沈仲圭//
医界春秋.-3-5-390

论泻药/沈仲圭//神州国医学报.-4-15-165

论中暑热入心包壮热神昏不语邪窜三焦激动肝风/王普耀(著);沈仲圭(校)//三三医报.-2-31-191

吕纯阳戒色诗二首/沈仲圭//三三医报.-2-31-41

略述近代善本医书/沈仲圭//国医导报.-5-29-309

麻黄之利尿作用/沈仲圭//医界春秋.-3-5-366

麻拉利亚果为痢疾病源也/沈仲圭//医界春秋.-3-6-400

麻杏石甘汤治验/沈仲圭//光华医药杂志.-4-35-26

脉学辑要(一)至(五)/[日]丹波元简(著);沈仲圭(录)//中医杂志.-2-24-172,318.-2-25-20,186,334

冇先生传/沈仲圭//绍兴医药学报.-1-13-288

美容之根本法/沈仲圭//中西医学报.-1-37-385

沐浴的我见/沈仲圭//三三医报.-2-29-119

南瓜漫谈/沈仲圭//医界春秋.-3-9-350

脑主知觉之考证/沈仲圭//沈阳医学杂志.-3-3-14

内科指导(时令病)/沈仲圭//中国医药月刊.-5-33-377

牛骨髓功效之发明/沈仲圭//绍兴医药学报.-1-17-35

牛乳琐谈/沈仲圭//医学杂志.-2-16-187//中医世界.-3-34-422

疟后宜补血说/沈仲圭//中医杂志.-2-26-49//三三医报.-2-35-265//沈阳医学杂志.-3-3-232

疟痢良方/沈仲圭//中西医学报.-1-41-119//医学杂志.-2-12-419

疟母之病源及治疗/沈仲圭//中西医学报.-1-40-420

女科折衷纂要序/沈仲圭//三三医报.-2-31-498

藕治肺病之探讨/沈仲圭//中医新生命.-5-8-358

辟血晕/沈仲圭//医学杂志.-2-12-420

贫血概论/沈仲圭//医界春秋.-3-13-233

平补方选要/沈仲圭//中国医药月刊.-5-32-568

千虑一得(连载)/沈仲圭//中医新生命.-5-6-571.-5-7-75,129,186

芡实之药用谈/沈仲圭//医界春秋.-3-9-308

秦皮谈屑/沈仲圭//中医世界.-3-26-301

秦皮与皂荚/沈仲圭//医界春秋.-3-14-494

秋燥论治/沈仲圭//三三医报.-2-30-478

秋燥证治略说/沈仲圭//医学杂志.-2-6-344

热哕治验/沈仲圭//医学杂志.-2-7-346

人参新释/沈仲圭//国医砥柱月刊.-5-18-97

三焦非连纲论/沈仲圭//中医杂志.-2-24-203

桑叶谈屑/沈仲圭//中医世界.-3-26-306

山栀确为吐衄良药/沈仲圭//医界春秋.-3-8-286

山栀确为吐血衄良药之考证/沈仲圭//医界春秋.-3-8-429

上何印岩先生书/沈仲圭//三三医报.-2-31-455

上凌永言夫子书/沈仲圭//三三医报.-2-30-557

上裘社长书/沈仲圭//三三医报.-2-31-25

上时逸人先生函/沈仲圭//三三医报.-2-30-17

少女吞金记/沈仲圭//杏林医学月报.-3-17-316

邵康节颐养诗/沈仲圭//三三医报.-2-30-464

神经衰弱之症状与疗法/沈仲圭//三三医报.-2-36-524

神经性胃痛方/沈仲圭//中医新生命.-5-6-508

神效救疫丹之灵验/沈仲圭//绍兴医药学报星期增刊.-1-21-351

沈仲圭君致陈宾卿君缄/沈仲圭//医学杂志.-2

－11－246

沈仲圭先生来函/沈仲圭//神州国医学报.-4－
16－419

沈仲圭先生来书/沈仲圭//中医新生命.-5－8－
658

沈仲圭先生题字/沈仲圭//现代医药月刊.-4－
27－113

沈仲圭与宋大仁论本刊书/沈仲圭//中西医药
.-5－12－507

肾司溉尿/沈仲圭//医界春秋.-3－5－506

肾主溉尿说/沈仲圭//中医杂志.-2－27－66

生育论序/沈仲圭//华西医药杂志.-5－36
－226

失眠之心理疗法/沈仲圭//绍兴医药月报.-2－
40－558

湿热腰痛治验/沈仲圭//中医世界.-3－26
－263

湿温化热证治(录医学体用)/沈仲圭//三三医
报.-2－30－477

湿温论治/沈仲圭//三三医报.-2－31－373

湿温暑温之简便疗法/沈仲圭//中医杂志.-2－
26－313

湿温为难治之病/沈仲圭//医界春秋.-3－13
－71

湿温治法一得/沈仲圭//医学杂志.-2－7－473

湿温治法一得论/沈仲圭//绍兴医药月报.-2－
39－485

湿温治疗法之研究/沈仲圭//苏州国医杂志.-5
－2－111

十一藏取决于胆新诠/沈仲圭//医界春秋.-3－
6－490//中医世界.-3－25－148

十种最优秀之冬令补品/沈仲圭//神州国医学
报.-4－15－223

时逸人先生新编中国急性传染病学序/沈仲圭，
萧熙//医学杂志.-2－14－501

使惊法一则/沈仲圭//医学杂志.-2－6－386

首乌补脑/沈仲圭//三三医报.-2－30－456

书论补后(为饵补品者进一解)/沈仲圭//三三
医报.-2－31－17

书重用石膏记后/沈仲圭//三三医报.-2－32

－451

疏肝和胃散(裘制经验)/沈仲圭//三三医报.-2
－32－176

暑中有湿辩/沈仲圭//三三医报.-2－32－45

术之新释/沈仲圭//国医砥柱月刊.-5－18
－113

水与长寿/沈仲圭//医学杂志.-2－7－451

水之研究/沈仲圭//中西医学报.-1－38－349

水之研究与卫生/沈仲圭//医学杂志.-2－14
－441

水肿便方/沈仲圭//中医新生命.-5－6－446

说斑/沈仲圭//杏林医学月报.-3－17－353

说茶/沈仲圭//医学杂志.-2－13－367

说水/沈仲圭//三三医报.-2－29－431

四器斋罗氏医学丛书序/沈仲圭//华西医药杂
志.-5－36－90

淞沪卫生局公布医士登记并开业试验章程一案
之详情汇录/沈仲圭//三三医报.-2－35
－545

酸枣仁之研究/沈仲圭//医界春秋.-3－7－415
//中医世界.-3－25－410

蒜豆花生汤治愈疟后足肿记/沈仲圭//国医砥
柱月刊.-5－17－293

岁阑谢年忌用荤血/沈仲圭//国医砥柱月刊.-5
－15－517

孙真人养生铭/沈仲圭//三三医报.-2－31
－397

胎疟辩/沈仲圭//三三医报.-2－31－523

谈大枣/沈仲圭//国医杂志.-4－12－248

谈谈齿牙卫生/沈仲圭//杏林医学月报.-3－17
－277

汤星甫治脱骱(二则)/沈仲圭//医学杂志.-2－
7－195

桃仁承气汤治验/沈仲圭//医学杂志.-2－14－
619//医界春秋.-3－9－417

天癸非月经辩/沈仲圭//三三医报.-2－30－77

天癸新诠/沈仲圭//三三医报.-2－32－581//
绍兴医药月报.-2－39－334

头痛治验/沈仲圭//医界春秋.-3－7－18

吐血肺痨指南序/沈仲圭//神州国医学报.-4－

16－5

吐血治疗纲要及止血剂/沈仲圭//中国医药月刊.-5-33-39

外科方外奇方序/沈仲圭//三三医报.-2-30-455

汪石山先生矫世惑脉论/沈仲圭//三三医报.-2-30-331

王治华医案序/黄劳逸,沈仲圭//华西医药杂志.-5-37-179

为商购古籍答时逸人先生/沈仲圭//三三医报.-2-30-450

卫生丛谈(连载)/沈仲圭//三三医报.-2-33-174,317.-2-35-245,385,408,444,492,528,566.-2-36-25,458,483

卫生格言/沈仲圭//中医杂志.-2-25-268

卫生诗歌(连载)/沈仲圭//三三医报.-2-34-489,599

卫生诗歌四首/沈仲圭//医学杂志.-2-6-336

卫生饮料/沈仲圭//神州国医学报.-4-16-545

胃不和则卧不安解/沈仲圭//医学杂志.-2-8-178//绍兴医药月报.-2-40-280//沈阳医学杂志.-3-3-71

胃欲寒饮说/沈仲圭//医学杂志.-2-7-452//中医杂志.-2-23-432//三三医报.-2-31-560

温热类编费序/沈仲圭//三三医报.-2-32-279

问成年女子遗尿之原因与治法/沈仲圭//三三医报.-2-29-545

问肺痨初中末三期验方治法/沈仲圭//绍兴医药学报星期增刊.-1-21-310

问妇人经阻与孕一二月诊断最难辨别以何法确知其详/沈仲圭//绍兴医药学报星期增刊.-1-21-109

问各种损伤出血验方/沈仲圭//绍兴医药学报星期增刊.-1-21-356

问旧验方/沈仲圭//绍兴医药学报星期增刊.-1-21-467

问孔毓礼痢疾学说见于何书/沈仲圭//绍兴医药学报星期增刊.-1-21-356

问流汗之时可以冷水手巾拭身否/沈仲圭//绍兴医药学报星期增刊.-1-21-317

问辟谷方之理/沈仲圭//三三医报.-2-30-444

问书一则/沈仲圭//绍兴医药学报星期增刊.-1-21-365

问水之成分/沈仲圭//三三医报.-2-30-340

问学医入门法与疟疾之战因/沈仲圭//绍兴医药学报星期增刊.-1-21-102

问张寿甫先生四物汤能补血检明水之理/沈仲圭//绍兴医药学报星期增刊.-1-21-516

问周君小农糖霜是何物/沈仲圭//绍兴医药学报星期增刊.-1-21-459

我的心诗/沈仲圭//现代医药月刊.-4-27-18

乌须黑发方/沈仲圭//三三医报.-2-36-524

吴山散记(连载)/沈仲圭//中医新生命.-5-7-252,304,366,422,473,535,595.-5-8-12,92,167,305,434,571

吴兴凌嘉六先生经验方二则/沈仲圭(校订)//三三医报.-2-31-121

蜈蚣入腹治法/沈仲圭//医学杂志.-2-8-337

戏吞毒虫成疾之治法/沈仲圭//三三医报.-2-36-50

夏令之卫生/沈仲圭//三三医报.-2-33-101

先天与后天/沈仲圭//杏林医学月报.-3-17-394

现代医学论文选辑序/沈仲圭//华西医药杂志.-5-36-490

消化不良之饮食疗法/沈仲圭//杏林医学月报.-3-17-114

小肠司化说/沈仲圭//沈阳医学杂志.-3-3-404

小肠司消化说/沈仲圭//三三医报.-2-35-229

小肠亦主消化/沈仲圭//中医杂志.-2-26-50

小儿习见之胃肠病/沈仲圭,谢诵穆//神州国医学报.-4-15-8

泄泻治愈记/沈仲圭//国医砥柱月刊.-5-17-43

心生血脾统血辨/沈仲圭(撰);朱慕陶(校)//绍兴医药月报.-2-39-536

心生血脾统血辨/沈仲圭//三三医报.-2-33-151

性欲卫生格言/沈仲圭//中西医学报.-1-38-74

续随子一名千金字治水肿之宜忌/沈仲圭//三三医报.-2-36-440//杏林医学月报.-3-17-137

续药名诗词录/沈仲圭//医界春秋.-3-5-196

学医琐谈/沈仲圭//三三医报.-2-32-132

血症治疗/沈仲圭//医学杂志.-2-7-485

鸦胆子亲验记/沈仲圭//新中华医药月刊.-5-35-82

宴会中所得之白浊良方/沈仲圭//三三医报.-2-36-439

验方四则/沈仲圭//医学杂志.-2-5-330

验方选序/沈仲圭//三三医报.-2-32-485

疡妖记/菊屏(述);沈仲圭(录)//三三医报.-2-34-55

养生格言十则/沈仲圭//沈阳医学杂志.-3-3-156

养生琐言/沈仲圭//医学杂志.-2-5-462.-2-7-50//中医杂志.-2-24-186.-2-26-30,144,206,244//三三医报.-2-29-449.-2-30-344.-2-33-173.-2-34-489,599.-2-35-384//绍兴医药月报.-2-40-197,305.-2-41-511//沈阳医学杂志.-3-3-417

腰痛治验/沈仲圭//医学杂志.-2-12-422//杏林医学月报.-3-17-109

药物脞谈/沈仲圭//自强医学月刊.-3-41-33

药物谈片(连载)/沈仲圭//中医世界.-3-25-234.-3-26-160//医林一谔.-4-9-113

药物学体裁之商榷/沈仲圭//医学杂志.-2-12-264

药物饮片/沈仲圭//中医世界.-3-26-561

药用食物落花生正误表/沈仲圭//神州国医学报.-4-14-478

药用食物落花生之研究/沈仲圭,黄劳逸//神州国医学报.-4-14-372

医案丛话/沈仲圭//苏州国医杂志.-5-2-540

医海一勺序/杨燧熙,沈仲圭//沈阳医学杂志.-3-3-427

医学参考书目/沈仲圭//杏林医学月报.-3-19-461

医学当宗叶派辩/沈仲圭//三三医报.-2-29-250

医学体用(一)至(五)/桂馨医庐同人(著);沈仲圭(校录)//中医杂志.-2-22-38,246,440.-2-23-42,233

医学体用序/沈仲圭//三三医报.-2-31-31//沈阳医学杂志.-3-3-389

医学小说之重要/沈仲圭//三三医报.-2-29-571

医药鳞爪(连载)/沈仲圭//医学杂志.-2-14-164,517.-2-18-77//自强医学月刊.-3-41-324,562

医药鳞爪/沈仲圭//医学杂志.-2-14-76//医学杂志.-2-17-143//国医杂志.-4-12-235

医药问答/沈仲圭//中西医学报.-1-40-501

移毒法一则/沈仲圭//医学杂志.-2-6-386

遗精表解/沈仲圭//杏林医学月报.-3-17-220

遗精病谈片/沈仲圭//自强医学月刊.-3-41-561

遗精论/沈仲圭//中医杂志.-2-25-373

疑问四则/沈仲圭//绍兴医药学报星期增刊.-1-21-212

疑问一则/沈仲圭//绍兴医药学报星期增刊.-1-21-252

阴暑辨/沈仲圭//医学杂志.-2-7-63//中医杂志.-2-24-45

阴暑辩/沈仲圭//三三医报.-2-32-46

饮食漫谈/沈仲圭//中国医药月刊.-5-33-127,155

饮食卫生格言/沈仲圭//中西医学报.-1-37-476

饮食之卫生/沈仲圭//三三医报.-2-33-102

婴儿剃发之非/沈仲圭//中西医学报.-1-38-253 //三三医报.-2-29-586

应黄君咏周征方之第三条/沈仲圭//三三医报.-2-30-590

应任伯和君征求冻疮之治法及预防/沈仲圭//三三医报.-2-30-16

应任伯和君征求伤风之治法及预防/沈仲圭//三三医报.-2-30-16

咏枇杷/沈仲圭//三三医报.-2-30-464

咏威灵仙/沈仲圭//三三医报.-2-30-464

用猪胰治消渴之原理/沈仲圭//中医杂志.-2-25-264

与高思潜先生书/沈仲圭//三三医报.-2-31-561.-2-34-496

与刘叔纯先生书/沈仲圭//三三医报.-2-31-313

与神州国医学报编辑书/沈仲圭//神州国医学报.-4-18-165

与时逸人先生研究甘草及呼吸静坐论/沈仲圭//三三医报.-2-30-336

与苏任谈性神经衰弱疗养法/沈仲圭//神州国医学报.-4-18-186

远志之研究/沈仲圭,黄劳逸,黄橘泉//光华医药杂志.-4-35-40

再辨经脉非血管之讹/沈仲圭//三三医报.-2-30-511

再问学医门径二则/沈仲圭//绍兴医药学报星期增刊.-1-21-165

蚤休之研究/沈仲圭//中医杂志.-2-27-390

增液汤果有通便之力乎/沈仲圭//医学杂志.-2-13-585 //医界春秋.-3-8-392

增纂国药新辞典序/沈仲圭//神州国医学报.-4-15-438

赠王纪伦先生联/沈仲圭//三三医报.-2-30-464

赠诸道长联语/沈仲圭//三三医报.-2-31-40

长寿诗/沈仲圭//三三医报.-2-31-398

赵志芳辟返老还童说/沈仲圭//三三医报.-2-32-601

浙江中医专门学校学期试验之文卷/沈仲圭//三三医报.-2-30-9

蔗浆何以能治霍乱(吴山散记之一)/沈仲圭//杏林医学月报.-3-22-556

珍本医书集成序/沈仲圭//光华医药杂志.-4-39-429

珍本医书集成序/沈仲圭,谢诵穆//国医公报.-4-25-374

真性霍乱要方/沈仲圭//神州国医学报.-4-15-591

镇咳祛痰之药剂/沈仲圭,黄劳逸//复兴中医.-5-31-91

征求医报/沈仲圭//三三医报.-2-32-525 //绍兴医药月报.-2-39-200

指迷清返魂丸/沈仲圭//三三医报.-2-32-22

质疑四则/沈仲圭//绍兴医药学报星期增刊.-1-21-187

治华医案序/沈仲圭,黄劳逸//医学杂志.-2-18-452

致陈守真先生函/沈仲圭//绍兴医药学报星期增刊.-1-21-480 //三三医报.-2-30-339

致李慰农先生书/沈仲圭//三三医报.-2-30-449

致刘吉人先生函/沈仲圭//绍兴医药学报星期增刊.-1-21-296

致袁桂生君书/沈仲圭//三三医报.-2-32-412

致周伯华先生函/沈仲圭//绍兴医药学报星期增刊.-1-21-360

中国训练所第一届毕业同学录序/沈仲圭//华西医药杂志.-5-36-443

中土名言录/沈仲圭//绍兴医药月报.-2-41-99

中西相通之一斑/沈仲圭//中西医学报.-1-40-511

中医常识(连载)/沈仲圭//三三医报.-2-36-413,499,530,568

中医训练所第一届毕业同学录序/沈仲圭//华西医药杂志.-5-36-443

肿胀验案/沈仲圭//绍兴医药学报.-1-17-299

种子要方(附顾氏方)/沈仲圭//中西医学报.-1
-40-412

仲圭启事/沈仲圭//三三医报.-2-30-20

猪膵治消渴之原理/沈仲圭//医界春秋.-3-7-
121

猪肉疗病之一例/沈仲圭//神州国医学报.-4-
14-313

猪胰治消渴之原理/沈仲圭//医学杂志.-2-11
-617

赚笑录/沈仲圭//三三医报.-2-31-41

拙作校雠记/沈仲圭//三三医报.-2-29-614
.-2-30-518

棕榈皮之药效/沈仲圭//绍兴医药月报.-2-41
-612

纂辑中西解剖病理/沈仲圭//医学杂志.-2-9-
59

最简易之健康长寿法(附论滥用补品之弊)/沈
仲圭//医学杂志.-2-6-474.-2-13-148
//三三医报.-2-31-460//绍兴医药月报.-
2-39-440

沈仲礼

沈仲礼君来函/沈仲礼//绍兴医药学报.-1-9-
150

沈仲理

困难时期的防战知识(连载)/沈仲理//医界春
秋.-3-13-495.-3-14-14,77

妊娠时期子痫预防/沈仲理//现代中医.-4-43
-536

英国科学家之试验表面猪毛与华医内经云毛发
乃血之余之证实/沈仲理//光华医药杂志.-4
-37-71

沈子佩

和潜道人矕医篇/沈子佩//神州医药学报.-1-
46-120

沈自邦

伤寒论对于六气和病原菌的关系/沈自邦//国

医砥柱月刊.-5-18-565

沈宗吴

冻疮/沈宗吴//新中医刊.-5-19-59

国药止痛剂的分析/沈宗吴//光华医药杂志.-4
-38-360

国医节的感想/沈宗吴//新中医刊.-5-19-173

寄生虫之来源及其病变/沈宗吴//中医世界.-3
-30-44

疳/沈宗吴//新中医刊.-5-19-289

瘰疬/沈宗吴//新中医刊.-5-19-158

妊娠之原理诊断与摄生/沈宗吴//中医世界.-3
-39-230

乳岩/沈宗吴//新中医刊.-5-19-259

谈坏血病/沈宗吴//新中医刊.-5-20-64

谈升药/沈宗吴//新中医刊.-5-20-563

要药征信(连载)/沈宗吴//光华医药杂志.-4-
35-171,489,559.-4-36-42,110,191,
273,395.-4-38-218

营卫究为何物/沈宗吴//新中医刊.-5-19
-107

中国医学科学化的展望/沈宗吴//光华医药杂
志.-4-35-86

沈宗之

答项尧廷问病/沈宗之//沈阳医学杂志.-3-2-
183

答郑叔三君问病/沈宗之//沈阳医学杂志.-3-
3-98

答周小农君之问疑/沈宗之//沈阳医学杂志.-3
-1-282

介绍杨如侯先生灵素生理新论启/沈宗之//沈
阳医学杂志.-3-1-486

金银花治愈恶癣/沈宗之//三三医报.-2-30
-421

咳嗽痰血治验/沈宗之//沈阳医学杂志.-3-1-
113

刘君景川先生书序/沈宗之//沈阳医学杂志.-3
-3-206

流行病之推测(连载)/沈宗之//沈阳医学杂志

.-3-3-200,304

商工医院之佳音/沈宗之//沈阳医学杂志.-3-3-384

说痢疾/沈宗之//沈阳医学杂志.-3-2-415

说硫磺/沈宗之//沈阳医学杂志.-3-1-119

诊疗杂记/沈宗之//沈阳医学杂志.-3-2-230

沈佐廷

发现留针特效之经过与实例/沈佐廷//针灸杂志.-4-34-202

沈作盛

征求/沈作盛//中医杂志.-2-24-256

慎 德

药品道地录(一)至(三)/慎德(著);叶劲秋(录)//中医杂志.-2-20-291.-2-21-91,261

慎德医室主人

良医实鉴/慎德医室主人//中医杂志.-2-26-52

慎庐逸叟

居住卫生之要件(连载)/慎庐逸叟//现代医药月刊.-4-27-13,39

慎食卫生会

慎食卫生会/慎食卫生会//中西医学报.-1-23-441

慎 余

急性热病的本体同治法(每期通信)/慎余//中国医药月刊.-5-32-270

急性热症的本体同治法/慎余//中国医药月刊.-5-32-319

每期通信/慎余//中国医药月刊.-5-32-107,161,191,227,403

慎 斋

题庭前活石词/慎斋//三三医报.-2-31-79

养生铭/慎斋//三三医报.-2-31-79

生 痴

吾人医事行政管见(录民铎杂志)/生痴//中西医学报.-1-34-263

生 明

沪西医报医药评论已处死刑中医条例之疏证/生明//医学杂志.-2-16-69

省躬草堂

痘症方/省躬草堂(录送)//中医杂志(广东).-3-4-68

省梦楼主

旧作谢友人赠送匾额楹联启/省梦楼主//北京医药月刊.-5-21-386

圣路易甫

飞机之新利用/圣路易甫//医林一谔.-4-11-79

圣 之

民间疗法调查之我见/圣之//中国医药月刊.-5-33-559

盛大贤

临床实验录/盛大贤//中国医学月刊.-3-15-210

盛心如

(一)鼻疮(二)斑疹(三)脚痹答拜振亚//光华医药杂志.-4-41-334

(一)啮齿(二)阴挺答何能晓/盛心如//光华医药杂志.-4-41-164

(一)七年痼疾(二)产后胂破答吕剑侯/盛心如//光华医药杂志.-4-41-93

(一)汤婆疑问(二)返魂丹之配合(三)征求本刊答向炳坤/盛心如//光华医药杂志.-4-41-615

(一)哮喘(二)石瘕(三)伏火症答横沔高/盛心如//光华医药杂志.-4-41-164

喝僻答刘道美/盛心如//光华医药杂志.-4-41-335

薄厥答曾星秀/盛心如//光华医药杂志.-4-41-417

奔豚行痹浸淫疮答罗经/盛心如//光华医药杂志.-4-41-339

鼻疮答廖晖忠/盛心如//光华医药杂志.-4-41-163

病后转疟答秦策卿/盛心如//光华医药杂志.-4-41-620

不能言语答王士烈/盛心如//光华医药杂志.-4-41-95

柴胡之标准用法/盛心如//中国医学.-5-34-111

肠燥便难答管紫鸾/盛心如//光华医药杂志.-4-41-616

答本刊三十三期吴子廉君问癫病治法/盛心如//医界春秋.-3-7-58

答李健颐君问经闭治法案/盛心如//医界春秋.-3-6-451

答宋季良君问喉病兼失红证之病因及治疗/盛心如//医界春秋.-3-6-531

答吴子廉问大小便下血服田蛙尿得愈之理由/盛心如//医界春秋.-3-7-24

答伍之园君问月风症治法/盛心如//医界春秋.-3-6-531

答赵静明君代叔征求病案/盛心如//医界春秋.-3-6-451

癫疝答郑家和/盛心如//光华医药杂志.-4-41-413

洞泄答徐产琳/盛心如//光华医药杂志.-4-41-523

读黄谦伤寒杂病论集注书后/盛心如//光华医药杂志.-4-36-205

读叶劲秋仲景学说分析之疑答周绍文/盛心如//光华医药杂志.-4-41-525

读张子鹤中国医药科学讨论之后(连载)/盛心如//新中医刊.-5-19-48,71

读者注意/盛心如//光华医药杂志.-4-38-389.-4-40-276,425

堕胎答梁学温张世仁/盛心如//光华医药杂志.-4-41-93

耳疳脱发健忘答娄剑秋/盛心如//光华医药杂志.-4-41-412

耳根毒耳疳答郑锡泽/盛心如//光华医药杂志.-4-41-413

耳垢两足疼痛疝气答杨吉祥/盛心如//光华医药杂志.-4-41-335

耳痔疫疟答金佐佩/盛心如//光华医药杂志.-4-41-523

发给奖状通告/盛心如//光华医药杂志.-4-40-278,425.-4-41-24,167,253,358,435

发刊词/朱鹤皋;盛心如//中国医学.-5-34-3

方书见解答朱启海/盛心如//光华医药杂志.-4-41-165

肺病答林炳坤/盛心如//光华医药杂志.-4-41-617

费子彬先生验案报告/盛心如//光华医药杂志.-4-39-499

风痹答卢次乾/盛心如//光华医药杂志.-4-41-338

腹痛答杨弈言/盛心如//光华医药杂志.-4-41-620

肝肾阴虚答袁守信/盛心如//光华医药杂志.-4-41-163

干咳答黄合文/盛心如//光华医药杂志.-4-41-340

高年服务社会之医生谢利恒/盛心如//光华医药杂志.-4-36-62

高年服务社会之医生薛文元/盛心如//光华医药杂志.-4-36-293

光华医药杂志社紧要启事/盛心如//光华医药杂志.-4-39-466.-4-40-276

光华医药杂志社扩大征求各地热心同志组织分社启事/盛心如//光华医药杂志.-4-37-511.-4-39-466.-4-40-9

国医节的感想/盛心如//新中医刊.-5-19-175

纪念三一七贡献于中央国医馆之各省代表/盛心如//光华医药杂志.-4-37-141

奖励分社长/盛心如//光华医药杂志.-4-40-425

奖励福建上杭分社长黄霭园银盾/盛心如//光华医药杂志.-4-39-221

经病答商桂英/盛心如//光华医药杂志.-4-41-525

口臭答余介孚/盛心如//光华医药杂志.-4-41-339

流注答郑帝臣/盛心如//光华医药杂志.-4-41-239

论白痦之造成与廓清/盛心如//光华医药杂志.-4-35-34

瘰疬答吴锡麟/盛心如//光华医药杂志.-4-41-334

脉学讨论答郭守朴/盛心如//光华医药杂志.-4-41-414

鸣谢热心读者/盛心如//光华医药杂志.-4-39-108,221,371.-4-40-425.-4-41-167,217,357,436,544

鸣谢宋伯仁先生/盛心如//光华医药杂志.-4-40-426

鸣谢张锡三先生启事/盛心如//光华医药杂志.-4-40-425

目疾答石效山/盛心如//光华医药杂志.-4-41-413

目疾与经痛答方旨平/盛心如//光华医药杂志.-4-41-92

女性之变态答隐名氏/盛心如//光华医药杂志.-4-41-620

偏头风答苏济春/盛心如//光华医药杂志.-4-41-338

雀目答张伯通/盛心如//光华医药杂志.-4-41-334

疹后目疾答金青泉/盛心如//光华医药杂志.-4-41-412

疹疹之病理与治疗(连载)/盛心如//光华医药杂志.-4-35-20,94

疹疹之初起与已出时期(连载)/盛心如//中医世界.-3-30-47,400

疝瘕答徐云龙/盛心如//光华医药杂志.-4-41-239

神经病答渠仁甫/盛心如//光华医药杂志.-4-41-618

神经病答徐产琳/盛心如//光华医药杂志.-4-41-336

盛心如启事/盛心如//光华医药杂志.-4-40-7

湿温治例/盛心如//新中医刊.-5-19-26

实用方剂学(连载)/盛心如(著);任天石(校)//光华医药杂志.-4-35-108,180,245,324,563.-4-36-193,274,397,480,562

实用妇科学(连载)/盛心如(著);钱今阳(校)//国医砥柱月刊.-5-17-549,573,594

实用内科学(连载)/盛心如(著);徐恺(校)//光华医药杂志.-4-39-148,229.-4-40-150,237.-4-41-133

谈秋温/盛心如//中医世界.-3-38-45

痰厥论/盛心如//新中医刊.-5-19-229

痰饮肺痨答薛圆元/盛心如//光华医药杂志.-4-41-337

调补方答朱启海/盛心如//光华医药杂志.-4-41-618

聤耳答邱家永/盛心如//光华医药杂志.-4-41-239

通告南昌许寿仁/盛心如//光华医药杂志.-4-40-425

通知奉贤陈梅菴升入甲种佣金/盛心如//光华医药杂志.-4-39-221

为三一七与一二二咏献同志/盛心如//光华医药杂志.-4-39-110

胃病答林福梨/盛心如//光华医药杂志.-4-41-522

胃病辟积痞气风疹噤口痢答吉长忠/盛心如//光华医药杂志.-4-41-416

胃出血答邹华才/盛心如//光华医药杂志.-4-41-165

胃痛答傅志行/盛心如//光华医药杂志.-4-41

－238

胃痛答萧梦骥/盛心如//光华医药杂志.－4－41
－238

问题九则答韩达生/盛心如//光华医药杂志.－4
－41－94

问题六则答王道之/盛心如//光华医药杂志.－4
－41－615

问题四则答黄食真/盛心如//光华医药杂志.－4
－41－617

问题五则答李程之/盛心如//光华医药杂志.－4
－41－617

问题五则答熊莫权/盛心如//光华医药杂志.－4
－41－520

痛厥囊肿答张生顺/盛心如//光华医药杂志.－4
－41－525

小便多答陈赞良/盛心如//光华医药杂志.－4－
41－237

小儿惊风/盛心如//新中医刊.－5－19－104

心痛答顾济霖/盛心如//光华医药杂志.－4－41
－164

胸痹答陈石泉/盛心如//光华医药杂志.－4－41
－166

虚损病答林念萱/盛心如//光华医药杂志.－4－
41－336

学术与职业/盛心如//新中医刊.－5－19－123

阳虚症答林志南/盛心如//光华医药杂志.－4－
41－522

药物疑问答黄惕生/盛心如//光华医药杂志.－4
－41－616

药物质疑答骆一樵/盛心如//光华医药杂志.－4
－41－91

屙与痢之合并症答王心明/盛心如//光华医药
杂志.－4－41－415

医界春秋九周始刊纪念序(一)/盛心如//医界
春秋.－3－12－25

医界春秋四周纪念序/盛心如//医界春秋.－3－
7－385

医界国选代表各地分社长宜一致拥护总社社长
之我见/盛心如//光华医药杂志.－4－41
－549

医学问题答邱家永/盛心如//光华医药杂志.－4
－41－338

医学问题郁症答李世维/盛心如//光华医药杂
志.－4－41－524

医学质疑答王道成/盛心如//光华医药杂志.－4
－41－616

遗精答柳光辉/盛心如//光华医药杂志.－4－41
－92

疑问三则答王之明/盛心如//光华医药杂志.－4
－41－337

疫毒发斑肚腹膨胀答戴缄三/盛心如//光华医
药杂志.－4－41－413

疫痧流火阅书问题答方湘生/盛心如//光华医
药杂志.－4－41－237

阴肿答张思庚/盛心如//光华医药杂志.－4－41
－415

尤在泾晚年医案(连载)/盛心如//中医世界.－3
－29－9,162,292.－3－30－70,443.－3－31－
197,413

再论白痦之造成与廓清/盛心如//光华医药杂
志.－4－35－161

再谈破坏与建设/盛心如//新中医刊.－5－19
－283

怎样纪念三一七/盛心如//国医杂志.－4－13
－377

针处肿痛答邓序德/盛心如//光华医药杂志.－4
－41－521

癥瘕答王楹芳/盛心如//光华医药杂志.－4－41
－415

中风先兆答夏正之/盛心如//光华医药杂志.－4
－41－524

中国目前之急要问题答刘逸农/盛心如//光华
医药杂志.－4－41－619

中医学术关于艺术与科学之剖视/盛心如//新
中医刊.－5－19－433

浊后余症答王季春/盛心如//光华医药杂志.－4
－41－521

子眩答高岫嵩/盛心如//光华医药杂志.－4－41
－524

盛星鼓

肺病治法之讨论/盛星鼓//医界春秋.-3-5-322

盛宣怀

盛宫保致日本钦差胡公使书/盛宣怀//医学报.-1-6-319

又致日本医学博士青山胤通书/盛宣怀//医学报.-1-6-320

盛养真

粪清水能解河豚毒之奇闻/盛养真//光华医药杂志.-4-39-249

石膏之检讨/盛养真//光华医药杂志.-4-40-372

太仓薄荷记载(连载)/盛养真//光华医药杂志.-4-36-403,485

盛应阳

新刊十四经络发挥序/盛应阳//针灸杂志.-4-30-469

盛载铭

麻疹丹斑分别论治/盛载铭//中医杂志.-2-19-242

盛展龙

国医药科学化的世界观/盛展龙//国医砥柱月刊.-5-18-238

天癸今释/盛展龙//国医砥柱月刊.-5-18-418

盛展能

创造独立新中国的医学:中西汇合医疗的卓效/盛展能//新中华医药月刊.-5-35-611

创造新中医药的前途为筹设广西全省国医药界团结合作/刘仲良,盛展能//国医砥柱月刊.-5-18-465

当归/刘仲良,盛展能//华西医药杂志.-5-37-280

广西容县中医师公会消息种种公会介绍/盛展能//国医砥柱月刊.-5-18-317

天癸与内分泌之奥秘/盛展能//华西医药杂志.-5-37-426

中国大黄新研究/盛展能//中西医药.-5-13-534

中西汇合诊疗实录(一)至(三)/盛展能//国医砥柱月刊.-5-18-478,490,503

中央考试院特考及格中医师联谊会启事/盛展能,邱鸿儒//华西医药杂志.-5-37-503

中医治病认证的科学法则/盛展能//新中华医药月刊.-5-35-677

盛止缘

对程天灵氏所著伤寒漫谈之商榷(连载)/盛止缘//华西医药杂志.-5-37-258,330,378,440

麻疹新解(连载)/盛止缘//华西医药杂志.-5-36-415,470,523.-5-37-151,210,270

疫痢治疗之研究(连载)/盛止缘//华西医药杂志.-5-37-481,522

盛子香

代友问周身癣疮治法/盛子香//绍兴医药学报星期增刊.-1-22-47

嵊竹余祥

问皮肤疾患/嵊竹余祥//绍兴医药学报星期增刊.-1-21-76

嵊竹芷熙

答月影女士痛经/嵊竹芷熙//绍兴医药学报星期增刊.-1-22-54

师峰

读郑振铎先生之我是少年/师峰//国药新声.-5-28-232

诗隐

某女士致某郎新婚后远出书(药名尺牍)/诗隐

//医界春秋.-3-5-151

施伯仁
论灵枢经筋论与西说淋巴腺(亦名津液管)之对照/施伯仁//中医杂志.-2-27-220

施惠怀
旃那(即泻叶)/施惠怀//中医杂志.-2-28-215

施惠寰
施惠寰君来函/施惠寰//中医新生命.-5-6-303

施惠康
答六十二/施惠康//绍兴医药学报.-1-13-167.-1-15-98
答四十三/施惠康//绍兴医药学报.-1-12-381
答四十四/施惠康//绍兴医药学报.-1-12-382
答五十九/施惠康//绍兴医药学报.-1-13-166
答五十一/施惠康//绍兴医药学报.-1-12-517
论橘红麦冬同用之讹/施惠康//绍兴医药学报.-1-13-182
问九十九/施惠康//绍兴医药学报.-1-14-454
问六十九/施惠康//绍兴医药学报.-1-12-522
问六十三/施惠康//绍兴医药学报.-1-12-384
问六十四/施惠康//绍兴医药学报.-1-12-450
问七十/施惠康//绍兴医药学报.-1-12-523
问七十四/施惠康//绍兴医药学报.-1-13-165
问四十/施惠康//绍兴医药学报.-1-11-404
问一百〇二/施惠康//绍兴医药学报.-1-15

-90
猪肉病/施惠康//绍兴医药学报.-1-14-472

施惠民
施惠民问渊雷夫子答/施惠民(问);陆渊雷(答)//中医新生命.-5-6-24
治验报告/施惠民//中医新生命.-5-6-57

施纪云
桂枝相似症之研究/施纪云//国医砥柱月刊.-5-17-475
历节风痛证论治/施纪云//国医砥柱月刊.-5-17-400
血证谈/施纪云//国医砥柱月刊.-5-17-449

施济群
读朱小南先生再进一言后/施济群//新中医刊.-5-19-379
国医节的感想/施济群//新中医刊.-5-19-174
论药量/施济群//新中医刊.-5-20-500
阳旦证与阳旦汤之质疑/施济群//新中医刊.-5-19-148
与朱小南先生商讨国医之破坏与建设/施济群//新中医刊.-5-19-255

施寄南
读改良国药浅说后有感/施寄南//国药新声.-5-28-86

施今墨
董事长施今墨先生题字/施今墨//复兴中医.-5-31-673
古今药物别名考序/施今墨//文医半月刊.-5-14-285
请全国中医师选举陆渊雷先生为立法委员/施今墨等//华西医药杂志.-5-37-345
全国名医介绍小儿百效神丹启事/施今墨等//国医砥柱月刊.-5-18-20
题朱亚山伤寒精义折中/施今墨//国医公报.-4

-26-74

天津市署立案华北新中医学社/施今墨,薛润山//中国医药月刊.-5-32-304

推荐宋大仁中医师为立法委员请/施今墨等//华西医药杂志.-5-37-345

文医半月刊弁言/施今墨//文医半月刊.-5-14-391

新年号劻言/施今墨//中国医药月刊.-5-32-219

学术整理会统一病名建议书/施今墨//医学杂志.-2-15-170//杏林医学月报.-3-20-252//国医杂志.-4-6-392

中央国医馆学术整理委员会统一病名建议书/施今墨//医界春秋.-3-10-185//国医杂志.-4-12-401//国医公报.-4-20-235

中医界注意/施今墨,覃勤,徐相臣等//国医砥柱月刊.-5-18-412

施　君

通信治疗:解颅/施君//中医指导录.-4-3-16

施迺明

中医药的复员与建设/施迺明//国医砥柱月刊.-5-18-70

施　溥

一个急性肺炎病治验的报告/施溥//华西医药杂志.-5-36-282

月刊总社六十期纪念题诗一首/施溥,郑昌洪//国医砥柱月刊.-5-18-365

施汝柏

南下记(一)至(二)/施汝柏//文医半月刊.-5-14-155,173

施汝新

卵巢之效能及所以有月经之原因/施汝新//新中医刊.-5-19-205

施　锐

伤寒论与六气/施锐//国医杂志.-4-12-145

施瑞麟

妇人闭经/施瑞麟//杏林医学月报.-3-19-226

妊娠肿胀/施瑞麟//杏林医学月报.-3-19-226

施闰章

浮萍兔丝篇/施闰章//神州国医学报.-4-17-327

施绍章

论中医师考试与眼科选试/施绍章//国医砥柱月刊.-5-18-258

治冻疮之特效药/施绍章//针灸杂志.-4-33-142

治小儿走马牙疳不服药不针刺之特效法/施绍章//针灸杂志.-4-33-142

施文德

三阳皆有发热症试各述其症治不同之点/施文德//中医杂志.-2-23-536

上海中医专门学校学生成绩录目录/朱振声,虞舜臣,徐宝琛,施文德,陈宝康//中医杂志.-2-24-279

阳明有正病有变病试分述之/施文德//中医杂志.-2-23-535

施锡麟

重刊仲景伤寒补亡论缘起/施锡麟,潘承钧//中医杂志.-2-23-195

施星六

咳血治验/施星六//中医世界.-3-27-169

肿胀治验/施星六//中医世界.-3-27-158

施毅轩

平产助产术/施毅轩(讲)//苏州国医杂志.-5-

2-546

施 与

血症/施与//光华医药杂志.-4-36-514

施源晖

辨伤寒论/施源晖//国医文献.-5-15-132

伤寒备参(一)至(四)/施源晖(编集);沈国章
　(校注)//中医杂志.-2-28-21,29,139,261

伤寒备参卷之一/施源晖(编集);沈国章等(校
　注)//中医杂志.-2-28-36

施源晦

伤寒备参目录/施源晦(编集);沈国章(校注)//
　中医杂志.-2-28-23

施云翔

疯人院之见闻/施云翔//针灸杂志.-4-33-65

关系攻病用石之由/施云翔//针灸杂志.-4-29
　-284

关于砭术之石/施云翔//针灸杂志.-4-29
　-285

施击部份/施云翔//针灸杂志.-4-29-286

有关砭术孤存之来历/施云翔//针灸杂志.-4-
　29-281

有关于砭术之学说/施云翔//针灸杂志.-4-29
　-282

云翔先生关于论砭术之函件/施云翔//针灸杂
　志.-4-29-287

针砭与针灸/施云翔//针灸杂志.-4-29-279

中国医学之于科学说/施云翔//针灸杂志.-4-
　32-293

施振飞

治痞刍言/施振飞//中医杂志.-2-20-431

施志尧

噫气/施志尧//光华医药杂志.-4-39-351

施濯之

答和虞哲夫先生/施濯之//三三医报.-2-32
　-69

施子泉

深竹轩医案存要/施子泉//绍兴医药学报.-1-
　20-393

石苇南

论张仲景伤寒论/石苇南//国医文献.-5-15
　-152

石 攻

修养之道/石攻//自强医学月刊.-3-41-282

石海千

疫疟刍言/石海千//光华医药杂志.-4-38
　-458

石焕如

新医解剖学(连载)/石焕如//北京医药月刊.-5
　-21-563,627

石 君

女性之将来/W. A. Norland(著);石君(译)//中
　西医学报.-1-37-73

石崑生

怪症奇闻(连载)/石崑生//国医杂志.-4-5-
　108,207,325,417

花柳症之源流/石崑生//国医杂志.-4-5-49

霍乱症宜分传染病与非传染病以疗治之/石崑
　生//国医杂志.-4-7-181

论古方与今方重量用法之不同/石崑生//国医
　杂志.-4-5-52

论瘰疬症/石崑生//国医杂志.-4-5-43

奇医(连载)/石崑生//国医杂志.-4-5-609.-
　4-6-102,200,276,362,451,521.-4-7-
　119,243,319,407,536

叹五更/石崑生//国医杂志.-4-5-112

石李氏

石氏儿科(连载)/石李氏(述);王震辉(撰)//国医砥柱月刊.-5-16-396.-5-17-39

石 良

包茎的弊害/石良//光华医药杂志.-4-37-438

处女经闭的良方/石良//中医世界.-3-37-128

戒烟实验奇效方/石良//光华医药杂志.-4-37-339

石码医学社同人

乖鱼毒/石码医学社同人//医学公报.-1-7-196

石梦鲁

中西病理学与治疗学之比较/石梦鲁//医学杂志.-2-12-101//医界春秋.-3-7-238//中医世界.-3-25-487

中西诊断学之比较/石梦鲁//医学杂志.-2-12-169,512//医界春秋.-3-7-307

石岂愚

读第五十三期周张两同志拟杨部长方案书后/石岂愚//医界春秋.-3-8-137

读上海医界春秋五十三期周张两同志拟杨部长方案书后/石岂愚//医学杂志.-2-13-395

对于中医之感想/石岂愚//医界春秋.-3-8-7

国医馆成立之感想/石岂愚//医界春秋.-3-8-175

霍乱论治/石岂愚//医界春秋.-3-7-486

时令病序/石岂愚//医学杂志.-2-15-462

中国时令病学序/石岂愚//医学杂志.-2-17-435

石少山

治鹅掌疯及千层癣方/石少山//中医杂志.-2-24-124

石寿棠

医原(一)至(十二)/石寿棠(著);朱子余(录)//中医杂志.-2-20-357.-2-21-13,205,381.-2-22-11,207,419.-2-23-15,201,393.-2-24-9,161

石孙

食麦/石孙//中西医学报.-1-37-383

石泰峨

关于水肿疗案五则/石泰峨//医学杂志.-2-15-51

痢疾病理证脉并治(连载)/石泰峨//医学杂志.-2-15-272,502

痢疾病理证脉并治/石泰峨//医林一谔.-4-11-14

内经所谓暑病难经所谓热病伤寒所谓喝病之三者是否一种抑有不同试详述之/石泰峨//医学杂志.-2-5-390

问经闭兼患暑温/石泰峨//医学杂志.-2-7-383

小儿黄疸证治经验/石泰峨//医学杂志.-2-5-484

有人病危神昏哕逆四末厥冷大便无脉弦滑有力两尺反若无根究属何证应用何法治之/石泰峨//医学杂志.-2-6-275

石 翁

何首乌逸事/石翁//光华医药杂志.-4-36-125

石 言

数种不能混合之食物/石言//文医半月刊.-5-14-18

学生私生活(一)至(二)/石言//文医半月刊.-5-14-44,108

石一参

据文字学论天干十字合生理奇经藏腑/石一参//神州国医学报.-4-14-22

石　英

幼科浅说/石英//中医世界.-3-37-28

石　瑛

中央委员石瑛等二十九人提议制定国医条例责成中央国医馆管理国医以资整理而利民生案原文/石瑛等//国医公报.-4-20-327

石　愚

问妒气化为蝎之理由/石愚//绍兴医药学报星期增刊.-1-22-260

石玉成

如何创造一中华特有之医学/石玉成//华西医药杂志.-5-37-307

石原保秀

汉药神效方序/[日]石原保秀(述);沈乾一(译)//中西医学报.-1-41-121

汉医神效方原序/[日]石原保秀//国医公报.-4-20-213

生殖器病之汉药神方/[日]石原保秀//中医世界.-3-25-439

石原皋

芎劳之生理作用(连载)/经利彬,石原皋//苏州国医杂志.-5-2-291,596

石云轩

论痉病与惊风略/石云轩//医学公报.-1-7-66

石稚梅

对于国药改进之贡献/石稚梅//光华医药杂志.-4-40-531

光华医药杂志社与个人之渊源/石稚梅//光华医药杂志.-4-40-324

石子勤

妇女难产之预防/石子勤//中医世界.-3-36

-515

时伯儒

时伯儒君来函/时伯儒//中医新生命.-5-6-536

时功玖

明珠篇/时功玖//神州医药学报.-1-47-595

时际虞

电学发明及电气疗病之源流/时际虞//中西医学报.-1-25-290

急救方法汇录/时际虞//中西医学报.-1-25-63

鸦片提取吗啡法/时际虞//中西医学报.-1-25-291

时霖溥

赤痢变症始末记/时霖溥//中西医学报.-1-23-432

微生物发生之盛衰/时霖溥//中西医学报.-1-23-433

治疗瘰瘤之问题/时霖溥//中西医学报.-1-23-264

时明苻

论证今日最进步之西医有适与中国四千五百年以来之国医相符有尚不及国医者并附论国医有效整理法/时明苻//国医公报.-4-20-280

时逸人

奔豚之研究/时逸人//中国医药月刊.-5-33-138

本报百期之纪念/时逸人//绍兴医药学报.-1-15-371

本草纲目指南序/时逸人//医学杂志.-2-14-364

比较中西诊断学小引/时逸人//绍兴医药学报.-1-16-335

编辑部时逸人启事/时逸人//医学杂志.-2-12
-601

编者小言/时逸人//医学杂志.-2-13-438.-2
-14-485.-2-15-388

辨保存中国旧医书不宜墨守一说论/时逸人//
绍兴医药学报.-1-14-431

辨诸躁狂越皆属于火论/时逸人//绍兴医药学
报.-1-15-168

病理学(连载)/时逸人//医学杂志.-2-11-
562.-2-12-56,186,357,506.-2-13-17,
129,341,511.-2-14-33,142

病理学讲义/时逸人//医学杂志.-2-11-428

伯熙张先生暨德配朱夫人六秩双寿序/时逸人
//复兴中医.-5-31-37

产后病之研究/时逸人//医学杂志.-2-16-5

产后治法撮要/时逸人//医学杂志.-2-14-
224//中医世界.-3-25-280

传染病预防法序/时逸人//医学杂志.-2-17
-428

促进国药通讯社简章/时逸人//医学杂志.-2-
14-411

促进国药通讯社缘起/时逸人//医学杂志.-2-
14-410

答百〇八/时逸人//绍兴医药学报.-1-15
-200

答百〇二/时逸人//绍兴医药学报.-1-15
-197

答百〇七/时逸人//绍兴医药学报.-1-15
-199

答百〇四/时逸人//绍兴医药学报.-1-15
-197

答百〇五/时逸人//绍兴医药学报.-1-15
-198

答百三十八/时逸人//绍兴医药学报.-1-16
-76

答百三十九/时逸人//绍兴医药学报.-1-16
-81

答百三十六/时逸人//绍兴医药学报.-1-16
-75

答百三十七/时逸人//绍兴医药学报.-1-16

-75

答百四十二/时逸人//绍兴医药学报.-1-16
-82

答百四十三/时逸人//绍兴医药学报.-1-16
-83

答百四十一/时逸人//绍兴医药学报.-1-16
-82

答陈祝三君问下利症治/时逸人//绍兴医药学
报星期增刊.-1-21-55

答刁质明君来函(附刁幼愚)/时逸人//沈阳医
学杂志.-3-3-412

答傅仙坊君/时逸人//医学杂志.-2-15-387

答九十九/时逸人//绍兴医药学报.-1-14
-508

答九十六/时逸人//绍兴医药学报.-1-14
-507

答九十七/时逸人//绍兴医药学报.-1-14
-508

答九十五/时逸人//绍兴医药学报.-1-14
-507

答康维恂君母病问方/时逸人//三三医报.-2-
30-483

答康维恂先生/时逸人//三三医报.-2-30
-266

答李调之君谈唐氏中西医判/时逸人//绍兴医
药学报.-1-16-356

答刘哲苍中医系统/时逸人//沈阳医学杂志.-3
-3-363

答沈仲圭君问医书/时逸人//绍兴医药学报星
期增刊.-1-21-149

答王肖舫君/时逸人//绍兴医药月报.-2-37
-203

答一百二十九/时逸人//绍兴医药学报.-1-16
-18

答一百二十四/时逸人//绍兴医药学报.-1-16
-16

答一百二十五/时逸人//绍兴医药学报.-1-16
-17

答一百三十/时逸人//绍兴医药学报.-1-16
-18

答一百三十二/时逸人//绍兴医药学报.-1-16
－18

答一百三十四/时逸人//绍兴医药学报.-1-16
－19

答一百三十五/时逸人//绍兴医药学报.-1-16
－19

答一百三十一、一百三十三/时逸人//绍兴医药
学报.-1-16-19

答疑难问题九则(连载)/时逸人//三三医报.-2
－34－25,167,605

答张燕杰先生/时逸人//三三医报.-2-30
－266

大便不通治验/时逸人//绍兴医药学报.-1-15
－471

党参效用之考证/时逸人//医学杂志.-2-14-
572//复兴中医.-5-31-22

读书方宜人共识之赘言书后/时逸人//三三医
报.-2-30-196

对于伤寒温病伏邪外感之我见/时逸人//现代
中医.-4-42-91

对于卫生署中医委员会征询问题之意见/时逸
人//医学杂志.-2-18-555

二十二年份山西中医改进研究会工作之大概/
时逸人(报告)//医学杂志.-2-14-620

二十一年份山西中医改进研究会工作制大概
(连载)/时逸人(报告)//医学杂志.-2-14-
472,524

奉天医学杂志题词纪念/时逸人//沈阳医学杂
志.-3-2-265

妇科调经症治/时逸人//医学杂志.-2-14
－583

附时常务理事答函/时逸人//医学杂志.-2-17
－392

复海门分社长刘景辉函/时逸人//复兴中医.-5
－31－657

复吉生君函/时逸人//绍兴医药学报.-1-16
－224

复刘君蔚楚论医书/时逸人//三三医报.-2-36
－224

复全国医药总会解释书/时逸人,陈观光//医学

杂志.-2-13-90

复日本丰桥市大手通行松山安洛俊先生问中国
医学情形/时逸人//三三医报.-2-35-212

复如皋陈霭堂先生书/时逸人//三三医报.-2-
35-61//沈阳医学杂志.-3-3-94

复兴中医答病栏/时逸人//复兴中医.-5-31-
131,261,299,337,408,484,604,657

复兴中医社社员一览表(连载)/时逸人//复兴
中医.-5-31-131,259,336,410,484,544,
603,656

复兴中医社一周年之书感/时逸人//复兴中医
.-5-31-357

复兴中医研究栏答巢亚丰学员/时逸人//复兴
中医.-5-31-260

复兴中医之基本条件/时逸人//复兴中医.-5-
31-13

复兴中医专科学校规程/时逸人//复兴中医.-5
－31－443

复兴中医专科学校现任职教员一览表/时逸人
//复兴中医.-5-31-725

复姚斗山先生书/时逸人//医学杂志.-2-14-
353//三三医报.-2-35-67

复叶健生君函/时逸人//三三医报.-2-34-26

复叶橘园君函/时逸人//三三医报.-2-35-531

复张寿甫先生函/时逸人//三三医报.-2-35
－486

复邹趾痕先生书/时逸人//三三医报.-2-36
－313

改进中医与制造国药/时逸人//医学杂志.-2-
15-2

改良医报之我见/时逸人//三三医报.-2-35
－113

肝脏之解剖与生理/时逸人//医学杂志.-2-3-
167

感冒病说补赘/时逸人//复兴中医.-5-31
－649

感冒病赘言/时逸人//复兴中医.-5-31-389
//中国医药月刊.-5-32-266

告学员研究医书之方法书/时逸人//复兴中医
.-5-31-337

庚申疫症之经过/时逸人//医学杂志.-2-2-292

古方新解(连载)/时逸人//三三医报.-2-36-225,298

骨槽风治验/时逸人//绍兴医药学报.-1-15-471

关于无传染性之痢证/时逸人//医学杂志.-2-15-41

国药新典序/时逸人//医学杂志.-2-15-632

国医师资检定条例/时逸人//医学杂志.-2-11-309

国医御敌刍议(中医一律改称国医)/时逸人//三三医报.-2-35-133

喉痹之研究(连载)/时逸人//医学杂志.-2-12-252,415

喉风证治浅说/时逸人//医学杂志.-2-15-157

喉痧喉风白喉之诊断/时逸人//医界春秋.-3-9-398

厚朴之研究/时逸人//医界春秋.-3-7-537

黄连之研究/时逸人//医界春秋.-3-7-18

霍乱(西名虎列拉)/时逸人//医学杂志.-2-14-327

霍乱证亲历之报告/时逸人//医学杂志.-2-14-456

霍乱症之今昔观/时逸人//三三医报.-2-36-258

急性肺炎(西各格鲁布性肺炎及纤维素性肺炎)/时逸人//医学杂志.-2-15-420

急性肺炎/时逸人//复兴中医.-5-31-106

急性疫喉之病状/时逸人//医界春秋.-3-6-219

疾病命名之解释/时逸人//现代中医.-4-42-37

记日本汉药之趋势/时逸人//神州国医学报.-4-14-485

寄售卫生必读/时逸人//三三医报.-2-34-34

江左国医讲习所简章(连载)/时逸人//三三医报.-2-35-102//沈阳医学杂志.-3-3-157,212,265

江左益人医社简章/时逸人//绍兴医药学报.-1-16-352

教育部公布中医课程之经过/时逸人//中国医学.-5-34-6

教育部公布中医校课程之经过/时逸人//复兴中医.-5-31-71

节食说/时逸人//绍兴医药学报.-1-15-513

结膜炎之诊断与治疗序/时逸人//复兴中医.-5-31-397

解决张黄二君头顶两肩目鼻牙喉等痛之药方实验谈/时逸人//绍兴医药学报.-1-16-221

金匮肺痿肺痈病脉症并治篇解(连载)/时逸人//医学杂志.-2-15-485//国医杂志.-4-13-165,235

金匮血痹病脉症并治解/时逸人//医学杂志.-2-13-69

金匮治中风三方解/时逸人//医学杂志.-2-13-71

噤口痢虚症治法/时逸人//复兴中医.-5-31-474//中国医药月刊.-5-32-372

精液与人生(己未年旧稿系色门捧喝跋言)/时逸人//医学杂志.-2-15-13

卷头语/时逸人//医学杂志.-2-15-166

咳嗽吐血治验/时逸人//绍兴医药学报.-1-15-467

力争中医加入学校系统函/时逸人//三三医报.-2-34-174//沈阳医学杂志.-3-2-243//中西医药.-5-13-218

疗法中原因与对症/时逸人//绍兴医药学报.-1-15-375

灵素生理新论序/时逸人//三三医报.-2-30-345

刘君泗桥译述之皇汉医学叙/时逸人//医学杂志.-2-14-492

六经与营卫气血/时逸人//神州国医学报.-4-14-52

论咳嗽用杏仁之误/时逸人//医学杂志.-2-3-72

论咳嗽用杏仁之遗害/时逸人//绍兴医药学报.-1-15-55

论历代医书各有所偏/时逸人//绍兴医药学报.-1-14-435

论历代著作家之宗旨与得失/时逸人//绍兴医药学报.-1-16-462

论牛黄清心丸之误/时逸人//绍兴医药学报.-1-16-135

论全体生理(巳未年旧稿)/时逸人//医学杂志.-2-12-219

论疫症名称书/时逸人//绍兴医药学报.-1-15-489

论中医历代著作家之宗旨与得失/时逸人//医学杂志.-2-2-425

脉话/时逸人//复兴中医.-5-31-526

脉话序/时逸人//医学杂志.-2-14-498

南京杨伯雅先生事略/时逸人//复兴中医.-5-31-296

内经讲义一斑/时逸人//医学杂志.-2-15-327

内经之轮廓/时逸人//复兴中医.-5-31-648

内伤外感源异流同论/时逸人//绍兴医药学报.-1-14-464//医学杂志.-2-2-291

拟定中医考试法暂行草案之商榷/时逸人,陈宾卿//医学杂志.-2-13-441

脾胃用药之研究/时逸人//医学杂志.-2-11-614

秦颂尧寿序/时逸人//复兴中医.-5-31-398

全体论(自述)(连载)/时逸人//三三医报.-2-34-227,257,303,333,365,399

全体论绪例/时逸人//绍兴医药学报.-1-15-407

壬申之季医学校第四班同学录序/时逸人//医学杂志.-2-14-203

乳岩险症之经验良方/时逸人//绍兴医药学报.-1-15-476

三三医报三卷一号赘言/时逸人//三三医报.-2-33-5

三三医报三年之书感/时逸人//三三医报.-2-35-16

三三医报三周纪念赘言/时逸人//三三医报.-2-35-11

三三医书评(连载)/时逸人//三三医报.-2-34-173,601.-2-35-99

上报社社友书/时逸人//绍兴医药学报.-1-16-223

上海复兴中医专科学校开学纪念词/时逸人//复兴中医.-5-31-677

上海人之补药问题/时逸人//复兴中医.-5-31-35

上消治验/时逸人//绍兴医药学报.-1-15-468

沈君仲圭经过三十年之传略/时逸人//医学杂志.-2-14-190

审查征集验方(第一、二集)/时逸人(编订)//医学杂志.-2-14-247,535

审查征集验方第二集序/时逸人//医学杂志.-2-17-206

审查征集验方第三集序/时逸人//医学杂志.-2-17-209

审查征集验方第五集序/时逸人//医学杂志.-2-17-210

审查征集验方第一集序/时逸人//医学杂志.-2-17-205

时令病各家学说之概观/时逸人//复兴中医.-5-31-438//中国医药月刊.-5-32-351,398

时令病学序例/时逸人//医学杂志.-2-16-83

时氏处方学(连载)/时逸人//复兴中医.-5-31-369,462,513

时氏内经学(连载)/时逸人//复兴中医.-5-31-161,237,278,321,364

时氏内经学例言/时逸人//复兴中医.-5-31-271

时氏内科学/时逸人//复兴中医.-5-31-455

时氏诊断学/时逸人//复兴中医.-5-31-313

时氏诊断学自序/时逸人//复兴中医.-5-31-312

时医行(录小说海秦邮杨雨溪原著)/时逸人(录)//绍兴医药学报.-1-16-408

时逸人复函/时逸人//医学杂志.-2-17-391

时逸人国医讲座招收高级研究班初级讲习班简章/时逸人//复兴中医.-5-31-59

时逸人国医讲座招收遥从弟子规约/时逸人//复兴中医.-5-31-60

时逸人讲/时逸人//复兴中医.-5-31-57

时逸人君上教育部力争中医加入学校系统缄/时逸人//医学杂志.-2-7-369

时逸人启事/时逸人//医学杂志.-2-14-2.-2-18-368//三三医报.-2-32-554.-2-33-60,250,466.-2-34-28,64,358//沈阳医学杂志.-3-2-253//复兴中医.-5-31-138

时逸人为国医讲习所结束事紧要启事一则/时逸人//医学杂志.-2-14-551.-2-15-3

时逸人先生题字/时逸人//现代医药月刊.-4-27-55

时逸人先生致山西中医改进研究会书/时逸人//医学杂志.-2-2-366

时逸人郑重声明/时逸人//医学杂志.-2-12-328//医界春秋.-3-8-152

寿石居诊余释疑序/时逸人//复兴中医.-5-31-475

书喻嘉言三因白散方解后/时逸人//绍兴医药学报.-1-15-398

鼠疫病理之研究(连载)/时逸人//医学杂志.-2-11-482,595.-2-12-93

鼠疫之研究(连载)/时逸人//医界春秋.-3-9-94,142

四友斋医话稿自序/时逸人//三三医报.-2-33-61//沈阳医学杂志.-3-2-125

胎产病之研究/时逸人//医学杂志.-2-15-559

太乙神针序/时逸人//绍兴医药学报.-1-16-343

谈改进中医/时逸人//医学杂志.-2-14-550

谈医食同源/时逸人//医学杂志.-2-14-350

汤头歌诀范氏增批本序/时逸人//复兴中医.-5-31-399

题词/叶橘泉,时逸人,钱今阳//中国医药月刊.-5-32-36,36,36

题字/时逸人等//杏林医学月报.-3-16-5,5.-3-17-47,47.-3-23-458,458,461,463,463,469,471,473,474,475,479,481,481

为王冰之玄珠密语刊登本报商榷之函件/时逸人//三三医报.-2-30-265

为仪征时疫蔓延之忠告/时逸人//绍兴医药学报.-1-15-155

胃之研究/时逸人//医界春秋.-3-12-193

温病条辨方瘟疫明辨方歌括序言/时逸人//绍兴医药学报.-1-15-405

温热病与三焦/时逸人//新中医刊.-5-19-556

温热病与营卫气血/时逸人//新中医刊.-5-19-555

温热类编序/时逸人//三三医报.-2-32-531

瘟疫病理之研究(连载)/时逸人//医学杂志.-2-11-597.-2-12-96,231,380

闻诊概论(连载)/时逸人//医学杂志.-2-13-55,258

问百四十六/时逸人//绍兴医药学报.-1-16-98

问九十八/时逸人//绍兴医药学报.-1-14-453

问一百〇六/时逸人//绍兴医药学报.-1-15-94

问一百十一/时逸人//绍兴医药学报.-1-15-101

我要说的话/时逸人//复兴中医.-5-31-5

我也谈谈伤寒(连载)/时逸人//复兴中医.-5-31-687//中国医药月刊.-5-33-169,243,369

五脏为阴/时逸人//医学杂志.-2-15-327//复兴中医.-5-31-528

武进张伯熙先生医案序/时逸人//医学杂志.-2-16-417

痫之研究/时逸人//医学杂志.-2-16-304//复兴中医.-5-31-96

现今我国医药界救亡惟一之出路/时逸人//医学杂志.-2-15-398

向毕业同学说几句话/时逸人//复兴中医.-5-31-138

向全国医药总会建议保护各医团财产书/时逸人;陈观光//医学杂志.-2-13-88

向全国医药总会建议为国医界加入国民会议选举及考试法书/时逸人,陈观光/医学杂志.-2-13-90

向中央国医馆建议书(二十二年五月二十日)/时逸人//医学杂志.-2-15-142

向中央国医馆提议八大案/时逸人,陈观光//医林一谔.-4-8-247

小便不禁治验(连载)/时逸人//绍兴医药学报.-1-15-464,470

校正医源序/时逸人//绍兴医药学报.-1-16-170

新编讲义手续之商榷/时逸人//绍兴医药月报.-2-37-165

宿食之研究/时逸人//三三医报.-2-36-237

咽喉特刊序/时逸人//医学杂志.-2-14-496

咽喉特刊序言/时逸人//医界春秋.-3-6-209

咽喉痛之研究/时逸人//复兴中医.-5-31-525

研究时令病几个信条/时逸人//复兴中医.-5-31-432

研究鼠疫之我见/时逸人//医学杂志.-2-14-5

研究医书之私意/时逸人//医学杂志.-2-7-309//三三医报.-2-34-115//绍兴医药月报.-2-40-35//沈阳医学杂志.-3-2-273//医界春秋.-3-10-107

研究运气实验之意见/时逸人//绍兴医药学报.-1-15-389

研究中国药物学性质功用之小言/时逸人//医学杂志.-2-11-448

研究中国医学几个信条/时逸人//复兴中医.-5-31-497

研究中国医药几个信条/时逸人//中国医药月刊.-5-32-417

验方新编序/时逸人//复兴中医.-5-31-296

洋虫/时逸人//绍兴医药学报.-1-18-514

药学质疑二则(连载)/时逸人//绍兴医药学报星期增刊.-1-21-52,148

叶香岩轶事二则/时逸人//复兴中医.-5-31-33

医方诗要序/时逸人//绍兴医药学报.-1-15-411

医贵心得说(连载)/时逸人//三三医报.-2-33-226.-2-34-449

医界春秋三周纪念序/时逸人//医界春秋.-3-6-463

医界春秋社三周纪念之感想/时逸人//医界春秋.-3-6-477

医界之警铎序/时逸人//医学杂志.-2-18-456

医学参考应用书录/时逸人//医学杂志.-2-11-452

医学观之疗法种类及药质疗法问题/时逸人//绍兴医药学报.-1-15-373

医学进化之推测(已未年旧稿)/时逸人//医学杂志.-2-11-577

医学进化之推测/时逸人//三三医报.-2-36-257

医学演义/时逸人//三三医报.-2-34-197

医学演义宣言/时逸人//绍兴医药学报.-1-16-154

医学宗主辨/时逸人//绍兴医药学报.-1-15-69

医药丛书第三集序/时逸人//绍兴医药学报.-1-15-403

医药公有制实施计划案(一)至(四)/时逸人//文医半月刊.-5-14-272,288,304,321

医药公有制实施计划案/时逸人//医学杂志.-2-18-5//神州国医学报.-4-18-23

医药问答/时逸人//绍兴医药学报.-1-14-507

医药学研究质疑四则/时逸人//绍兴医药学报星期增刊.-1-21-148

仪征医俗弁言/时逸人//绍兴医药学报.-1-15-161

遗精早泄阳痿治疗法之研究/时逸人//复兴中医.-5-31-100

益人堂医药业书第一集自序/时逸人//绍兴医

药学报.-1-16-153

益人医话自序/时逸人//绍兴医药学报.-1-16-54

阴肿治验/时逸人//绍兴医药学报.-1-15-469

饮食与生理之关系/时逸人//医学杂志.-2-3-169

又寄张寿甫先生函/时逸人//三三医报.-2-35-487

与报社社友商榷改良医报材料征求投稿实事之意见书/时逸人//绍兴医药学报.-1-14-502

与社友谈医事/时逸人//绍兴医药学报.-1-16-57

与医界前辈辩咳嗽症书/时逸人//绍兴医药学报.-1-15-33

与袁桂生君讨论五行生克之意见书/时逸人//绍兴医药学报.-1-16-51

与周逢儒先生商榷学说/时逸人//绍兴医药学报.-1-15-77

育和诗集序言/时逸人//三三医报.-2-33-62

遇安斋证治丛录再版跋意/时逸人//三三医报.-2-33-92

遇安斋证治丛录再版书跋/时逸人//三三医报.-2-32-560

月经病之诊断扼要/时逸人//光华医药杂志.-4-35-30

孕妇诊脉辨/时逸人//医学杂志.-2-11-615

运气讲义/时逸人//三三医报.-2-36-310

增订验方别录跋意/时逸人//绍兴医药学报.-1-16-269

折背叟通函论症丛编/时逸人//三三医报.-2-35-488

折背叟药学漫笔/时逸人//三三医报.-2-29-598

折背叟医学漫笔(连载)/时逸人//三三医报.-2-30-23,97,235,275,346

折背叟诊余漫录/时逸人//三三医报.-2-35-484

针灸治疗秘笈序/时逸人//医学杂志.-2-18-455

珍本医书集成序/时逸人//医学杂志.-2-18-452

振儿感冒夹食滞胃痛治愈记/时逸人//复兴中医.-5-31-339

征求研究鬼病者意见/时逸人//绍兴医药学报星期增刊.-1-22-115

整理国医学术之主张/时逸人//医学杂志.-2-13-463//自强医学月刊.-3-41-431//神州国医学报.-4-14-13

整理针灸感言书后/时逸人//复兴中医.-5-31-430

证治丛谈序/时逸人//绍兴医药学报.-1-15-413

枳实枳壳之研究/时逸人//国医杂志.-4-13-124

制药厂创设之意义/时逸人//医学杂志.-2-15-326

制止侮辱中医文字之办法/时逸人//医学杂志.-2-18-556

致何廉臣先生讨论同善社静坐之设并商榷编订讲义之手续/时逸人//三三医报.-2-30-367

致刘蔚楚君函/时逸人//三三医报.-2-34-571

致裘吉生先生/时逸人//三三医报.-2-30-265

致全国医药团体代表大会/时逸人//医学杂志.-2-11-310

致张汝伟君/时逸人//三三医报.-2-33-53

致张寿甫先生/时逸人//三三医报.-2-33-26

致镇江杨燧熙君转达章寿芝君提议恢复江苏全省中医联合会征求同意书/时逸人//三三医报.-2-36-258

致中央国医馆建议书/时逸人,陈观光//医学杂志.-2-13-85

致周禹锡先生/时逸人//三三医报.-2-34-571

中风刍言/时逸人//医学杂志.-2-13-46

中国病理学(连载)/时逸人//医学杂志.-2-13

－225．－2－14－302

中国妇科病学之鸟瞰/时逸人//新中医刊.－5－20－7

中国妇科学序/时逸人//医学杂志.－2－17－211

中国急性传染病学序例/时逸人//医学杂志.－2－14－296

中国麻风病学序/时逸人//复兴中医.－5－31－476

中国时令病学/时逸人//医学杂志.－2－13－375

中国医学集成序/时逸人//医学杂志.－2－18－453

中国医学约编序/时逸人//医学杂志.－2－18－557

中华全国医药学书编辑社简章/时逸人//三三医报.－2－35－317

中西医学之改进问题/时逸人//医学杂志.－2－15－325//复兴中医.－5－31－429

中央国医公报凡例/时逸人//医学杂志.－2－14－414

中医果不合潮流趋势耶/时逸人//医学杂志.－2－12－66//神州国医学报.－4－14－309

中医设学问题之检讨/时逸人//复兴中医.－5－31－445

中医校立案问题/时逸人//复兴中医.－5－31－54

中医学校改称学社/时逸人//医学杂志.－2－14－484

中医振兴之希望/时逸人//沈阳医学杂志.－3－2－72//医界春秋.－3－5－385

中医之伤寒与温病/时逸人//国医砥柱月刊.－5－18－89

忠告防疫医员/时逸人//绍兴医药学报星期增刊.－1－21－147

仲景学说之分析序/时逸人//医学杂志.－2－14－363

自然科学研究本草学序/时逸人//医学杂志.－2－18－451//国药新声.－5－28－174

左道旁门喻/时逸人//绍兴医药学报.－1－15－376

实　秋

迷信岂能逐疫论/实秋//绍兴医药月报.－2－40－400

劝节省迷信费用以治疫论/实秋//绍兴医药月报.－2－40－398

史炳南

疟疾论并治法/史炳南//绍兴医药学报.－1－19－429

奇病缘由并治法/史炳南//绍兴医药学报星期增刊.－1－22－410

天食以五气地食以五味论/史炳南//绍兴医药学报.－1－19－449

史道生

中国卫生制度沿革略史/史道生//中国医药月刊.－5－32－255

史惠生

答徐召南君问吞酸治法/史惠生//绍兴医药学报星期增刊.－1－22－402

答杨燧熙君问小儿呵欠作吐治法/史惠生//绍兴医药学报星期增刊.－1－22－459

史济纲

医验记/史济纲//中医杂志.－2－27－76

史济棠

祝词/史济棠等//国医砥柱月刊.－5－18－39，361,362,363,363,363,370

史介生

病名从俗之一斑（连载）/史介生//绍兴医药学报星期增刊.－1－22－388,404,436,484

病势逢节气转危之研究/史介生//国医砥柱月刊.－5－18－425

病症报告警署是什么意思呢/史介生//绍兴医药学报星期增刊.－1－22－376

传染病学说之起源（连载）/史介生//国医砥柱月刊.－5－18－47,77

答宾启荣君代问阳物缩久治法/史介生//绍兴
医药学报星期增刊.-1-22-378

答陈龙池君问白浊变疝的理及治法/史介生//
绍兴医药学报星期增刊.-1-22-6

答陈龙池君问出汗的理/史介生//绍兴医药学
报星期增刊.-1-21-310

答陈龙池君问打胎出血的医治法/史介生//绍
兴医药学报星期增刊.-1-21-310

答陈绥清问遗精治法/史介生//绍兴医药学报
星期增刊.-1-21-78

答东关娄德泉君再问久病治法/史介生//绍兴
医药学报星期增刊.-1-21-196

答方肇元君问产后即时小便之理由/史介生//
绍兴医药学报星期增刊.-1-22-394

答风温治法/史介生//绍兴医药学报星期增刊
.-1-22-28

答高柏山君(为宾启荣君问阳痿问题)/史介生
//绍兴医药学报星期增刊.-1-22-443

答高思潜君问蛊/史介生//绍兴医药学报星期
增刊.-1-22-384

答观海卫韩问久病治法/史介生//绍兴医药学
报星期增刊.-1-21-212

答杭县沈耕莘君再问遗浊症/史介生//绍兴医
药学报星期增刊.-1-21-174

答杭县沈仲圭君二则/史介生//绍兴医药学报
星期增刊.-1-21-118

答何其伟君问心跳夜不安眠治法/史介生//绍
兴医药学报星期增刊.-1-22-379

答胡天宗君代问妇科症治法(一)/史介生//绍
兴医药学报星期增刊.-1-22-103

答胡天宗君问族侄孙厥症治法/史介生//绍兴
医药学报星期增刊.-1-22-151

答嘉定王绍声君问不寐治法/史介生//绍兴医
药学报星期增刊.-1-21-78

答金子宜君问鼓胀反胃治法/史介生//绍兴医
药学报星期增刊.-1-21-343

答净生君问青盲治法/史介生//绍兴医药学报
星期增刊.-1-21-78

答空气与炭养之商榷书/史介生//国医砥柱月
刊.-5-18-394

答李凤祺君问小儿哑病治法/史介生//绍兴医
药学报星期增刊.-1-21-239

答马家达问妇人腹痛治法/史介生//绍兴医药
学报星期增刊.-1-21-174

答青霞君问蒙药/史介生//绍兴医药学报星期
增刊.-1-22-227

答妊娠血痢治法/史介生//绍兴医药月报.-2-
39-146

答史炳南君问奇病缘由并治法/史介生//绍兴
医药学报星期增刊.-1-22-433

答松江朱念旭君问肾虚治法/史介生//绍兴医
药学报星期增刊.-1-21-311

答王叔琴君问妇人停经腰酸腹胀干咳治法/史
介生//绍兴医药学报星期增刊.-1-22-394

答翁玉辉君问咳嗽痰喘治法/史介生//绍兴医
药学报星期增刊.-1-21-239

答武昌叶键生君问猴枣/史介生//绍兴医药学
报星期增刊.-1-21-397

答泻痢治法/史介生//绍兴医药学报星期增刊
.-1-22-149

答徐召南君阳旦汤之商榷/史介生//绍兴医药
学报星期增刊.-1-22-463

答叶安析君问母病治法/史介生//绍兴医药学
报星期增刊.-1-21-174

答甬江张则经君问遗精梦泄治法/史介生//绍
兴医药学报星期增刊.-1-21-311

答虞东黄冠三君问耳鸣治法/史介生//绍兴医
药学报星期增刊.-1-21-253

答张树筠君问友人脾泄症治法/史介生//绍兴
医药学报星期增刊.-1-21-212

答治痘之法/史介生//绍兴医药月报.-2-38
-435

答朱念旭君问面黄症治法/史介生//绍兴医药
学报星期增刊.-1-21-311

读雷少逸医毋自欺论书后/史介生//绍兴医药
学报.-1-18-101

读日人丹波廉夫灵枢识书后/史介生//国医砥
柱月刊.-5-17-78

多食瓜果可能化病的/史介生//绍兴医药学报
星期增刊.-1-21-227

感激医界的诗豪/史介生//绍兴医药学报星期增刊.-1-22-431

割股疗亲/史介生//绍兴医药学报星期增刊.-1-21-91

给与诸暨枫桥人看看/史介生//绍兴医药学报星期增刊.-1-21-115

恭贺新禧的感想/史介生//绍兴医药学报星期增刊.-1-22-321

国医砥柱月刊二周年纪念之感言/史介生//国医砥柱月刊.-5-17-383

国医砥柱月刊周年纪念词/史介生//国医砥柱月刊.-5-16-481

含糖百弗圣/史介生//绍兴医药学报.-1-20-66

喉痧与白喉鉴别/史介生//国医砥柱月刊.-5-18-190

金果榄(又名鸟榄)/史介生//绍兴医药学报.-1-20-66

救急良方(连载)/史介生//绍兴医药学报星期增刊.-1-21-187,195,284,308,380,443,451

科学误释医学之一例:阴阳与新陈代谢之关系/史介生//国医砥柱月刊.-5-18-296

郎中先生有割股之心/史介生//绍兴医药学报星期增刊.-1-22-416

痛风法在肺下论/史介生//国医砥柱月刊.-5-17-512

李春芝君问经典/史介生//绍兴医药学报星期增刊.-1-22-148

痢疾证治概要/史介生//国医砥柱月刊.-5-16-218

良医无废药论/史介生//绍兴医药月报.-2-38-271

流行性脑脊髓膜炎即我国素称痉病之研究/史介生//国医砥柱月刊.-5-18-168

乱投方是吃不得的/史介生//绍兴医药学报星期增刊.-1-21-211

论半产之原因/史介生//绍兴医药学报.-1-19-40

论二十世纪之医学/史介生//绍兴医药学报.-1-16-391

论干血劳治法答王君肖舫/史介生//绍兴医药月报.-2-39-145

论提倡中药/史介生//绍兴医药学报.-1-17-79

论医战/史介生//绍兴医药学报.-1-19-497

论朱丹溪治产后杂症/史介生//医学杂志.-2-2-26

内经病理学释义卷一/骆龙吉(原著);史介生(集注)//国医砥柱月刊.-5-17-627

女子二七而天癸至任脉通太冲脉盛月事以时下论/史介生//绍兴医药月报.-2-39-119

批评医方是很难的事/史介生//绍兴医药学报星期增刊.-1-22-446

辟神药籤的谬妄/史介生//绍兴医药学报星期增刊.-1-21-99

评注邵兰荪医案序/史介生//国医砥柱月刊.-5-15-517

强国必先强民/史介生//绍兴医药学报星期增刊.-1-21-75

热利下重白头翁汤主之论/史介生//国医砥柱月刊.-5-16-339

邵兰荪先生治痢方案按/史介生//国医砥柱月刊.-5-17-641

神符不能救命的/史介生//绍兴医药学报星期增刊.-1-21-283

时疫未来的预防/史介生//绍兴医药学报星期增刊.-1-21-251

史氏医药问答/史介生(撰)//国医砥柱月刊.-5-17-365,486

说治病无异于治国/史介生//绍兴医药学报.-1-17-80

投稿的责任/史介生//绍兴医药学报星期增刊.-1-22-416

为本刊第八九期痢疾专号拙稿之勘误/史介生//国医砥柱月刊.-5-16-450

为编辑医学讲义之管见/史介生//绍兴医药月报.-2-38-186

为各处医会发刊杂志的忠告/史介生//绍兴医药学报星期增刊.-1-22-352

卫生宜谋普及之管见/史介生//三三医报.-2-29-12

胃肠病理论(一)至(二)/史介生//国医砥柱月刊.-5-17-183,340

蚊虫吮血也能传染时疫的/史介生//绍兴医药学报星期增刊.-1-21-195

呜呼庸医/史介生//绍兴医药学报星期增刊.-1-21-103

勿相信祝由科/史介生//绍兴医药学报星期增刊.-1-21-339

西藏橄榄/史介生//绍兴医药学报.-1-20-65

吸纸卷烟的害/史介生//绍兴医药学报星期增刊.-1-21-99

先哲治验录一则/史介生//绍兴医药学报星期增刊.-1-21-391

小儿初生用药论/史介生//绍兴医药学报.-1-19-339

胁痛论治/史介生//绍兴医药学报.-1-18-217

猩红热论/史介生//绍兴医药学报.-1-19-420

续答高柏山君为宾启荣君阳痿问题/史介生//绍兴医药学报星期增刊.-1-22-476

药物研究录:大黄/史介生//国医砥柱月刊.-5-18-467

医报的舆论/史介生//绍兴医药学报星期增刊.-1-22-392

医生应考也不妨/史介生//绍兴医药学报星期增刊.-1-22-407

医术关于科学之管见/史介生//国医砥柱月刊.-5-18-217

医学与社会之关系/史介生//绍兴医药学报.-1-17-139

阴历过年又一感想/史介生//绍兴医药学报星期增刊.-1-22-360

阴阳五行和医学/史介生//绍兴医药学报星期增刊.-1-22-400

饮食传染霍乱菌之我见/史介生//绍兴医药月报.-2-39-431

余之中西医术观/史介生//绍兴医药月报.-2-39-10

与胡天宗君七律一首/史介生//三三医报.-2-31-288

与张锡纯君律诗一首/史介生//三三医报.-2-31-288

浴身的研究/景赵(译);史介生(述)//三三医报.-2-29-16

预防疟疾底传染/史介生//绍兴医药学报星期增刊.-1-22-487

预防猩红热的传染/史介生//绍兴医药学报星期增刊.-1-22-194

再答胡天宗问风温而兼两足不能自立便溏犹脉数之疑义/史介生//绍兴医药学报星期增刊.-1-22-94

增批本草从新序/史介生//国医砥柱月刊.-5-16-448

诊脉独取寸口之管见/史介生//国医砥柱月刊.-5-18-410

证治学要(连载)/史介生//绍兴医药月报.-2-38-209,287,356,419.-2-39-31

致康维恂君函/史介生//绍兴医药学报星期增刊.-1-22-72

中西药性之异点/史介生//绍兴医药学报.-1-19-492

中西医术之平议(连载)/史介生//国医砥柱月刊.-5-15-489,544

中医的爱国/史介生//绍兴医药学报星期增刊.-1-21-324

重订敖氏伤寒金镜录(一)至(十)/史介生//国医砥柱月刊.-5-16-95,156,331,393,505.-5-17-23,111,279,354,405

史久华

不敢吃蟹的研究/史久华//绍兴医药学报星期增刊.-1-21-251

不要起了退步心/史久华//绍兴医药学报星期增刊.-1-22-463

答逢前君问秃头生发法/史久华//绍兴医药学报星期增刊.-1-21-252

答刘焕章君问小儿剃头后发未有生/史久华//

绍兴医药学报星期增刊.-1-21-310

读伤寒论记(连载)/史久华//绍兴医药月报.-2-39-417,465

内部颁布管理医士规则问题/史久华//绍兴医药学报星期增刊.-1-22-512

三承气汤解/史久华//绍兴医药月报.-2-39-614

说学医之希望/史久华//绍兴医药学报.-1-17-14

为内务部管理医士之评议/史久华//绍兴医药学报星期增刊.-1-22-512

史久镛

答陈绥清君问遗泄症治法/史久镛//绍兴医药学报星期增刊.-1-21-20

答东亚病夫问遗精症治法/史久镛//绍兴医药学报星期增刊.-1-21-21

答方肇元君春瘟时疫质正书/史久镛//绍兴医药学报星期增刊.-1-21-165

答方肇元君问小儿诸病预防法/史久镛//绍兴医药学报星期增刊.-1-21-454

答郭怡安君问精不固治法/史久镛//绍兴医药学报星期增刊.-1-21-191

答韩成之君问喉病治法/史久镛//绍兴医药学报星期增刊.-1-21-143

答娄德泉君问小便不清治法/史久镛//绍兴医药学报星期增刊.-1-21-144

答马家达君问妇人腹痛治法/史久镛//绍兴医药学报星期增刊.-1-21-190

答王道良君久患遗精治法/史久镛//绍兴医药学报星期增刊.-1-21-45

答吴铁忱君问胸部跳动治法/史久镛//绍兴医药学报星期增刊.-1-21-127

答杨燧熙君问小儿病/史久镛//绍兴医药学报星期增刊.-1-21-119

答叶安析君问母病治法/史久镛//绍兴医药学报星期增刊.-1-21-191

答竹余芳君问产后病/史久镛//绍兴医药学报星期增刊.-1-21-166

答竹余祥君问皮肤疾患/史久镛//绍兴医药学报星期增刊.-1-21-127

阅医书与阅医报的益处不同/史久镛//绍兴医药学报星期增刊.-1-21-123

史俊卿

长江沿岸医生秘密组织/史俊卿//光华医药杂志.-4-35-53

史俊猷

中医外科的名/史俊猷//绍兴医药学报星期增刊.-1-21-491

史梅生

答月影女士痛经治法/史梅生//绍兴医药学报星期增刊.-1-22-57

史念租

奏为官绅种植树木办有成效折/史念租//利济学堂报.-1-3-695

史　琦

痰饮辨(格致丛书)/史琦//医学杂志.-2-4-170

史庆生

说病家之病/史庆生//现代中医.-4-43-256

说国医之病(连载)/史庆生//现代中医.-4-43-81,198

史韶溥

河南省武陟沁阳温县区界生产药材四种/史韶溥//国医砥柱月刊.-5-16-447

黑神散/史韶溥//国医砥柱月刊.-5-16-178

失笑散/史韶溥//国医砥柱月刊.-5-16-178

史慎之

产后宜服生化汤义/史慎之//绍兴医药学报.-1-8-340

伤风误治酿成肺病说/史慎之//绍兴医药学报.-1-8-497

疫症一得/史慎之//绍兴医药学报.-1-8-158

史腾利

痨瘵病及其治疗法/史腾利//中西医学报.-1-28-263

史香久

问百十四/史香久//绍兴医药学报.-1-15-214

问一百〇九/史香久//绍兴医药学报.-1-15-100

史永琳

谈疟疾及其特效药常山/史永琳//中国医药月刊.-5-32-373

史域良

从中医学研究芦荟/史域良//华西医药杂志.-5-37-563

史志元

内外症验方四则/史志元//中医杂志.-2-19-341

矢数道明

妇人腹中疠痛与当归芍药散/[日]矢数道明（撰）；陈震异（译）//光华医药杂志.-4-37-526

妇人腹中疠痛与当归芍药散之治验例/[日]矢数道明//光华医药杂志.-4-37-529

归脾汤之运用/[日]矢数道明（著）；金真如（摘译）；耿旻众（录）//神州国医学报.-4-18-248//光华医药杂志.-4-41-213//现代中医.-4-43-405//中医新生命.-5-8-482//国医砥柱月刊.-5-15-568,620.-5-16-633.-5-17-71

后世药方解记/[日]矢数道明（著）；存济医庐（译）//中国医药月刊.-5-33-578

肾脏结石之治疗经过/[日]矢数道明（著）；许彭年（译）//中国医药月刊.-5-32-472

中西病名对照考（连载）/[日]矢数道明（著）；魏萱（译）//光华医药杂志.-4-36-252,376,468,549.-4-37-55,131,237,325,429.-4-38-51,130,229,574.-4-39-66,156,235

矢数有道

麻疹内攻及其汉方医学的治疗法（一）至（三）/[日]矢数有道（作）；张敬武（译）//光华医药杂志.-4-39-325,407,510

日本医学史略谱/[日]矢数有道（著）；张锡君（译）//中医世界.-3-36-369

中国医学史略谱（连载）/[日]矢数有道（作）；张锡君（译）//光华医药杂志.-4-37-57,133

士 昌

青春腺专家与少女结婚/士昌//光华医药杂志.-4-35-498

世 成

小孩种痘之注意/世成//国药新声.-5-24-200

世界新闻社

英医学界新发明提高血压药物/世界新闻社//光华医药杂志.-4-39-535

治麻风有效之国药苍耳草膏/世界新闻社（稿）；陆渊雷（附识）//神州国医学报.-4-14-332

市 隐

医界无味诉讼/市隐//国医正言.-5-3-49

示 雨

根据中医理论解释流行性腮腺炎往往合并发生睾丸炎及出血性肾脏炎之我见/示雨//中国医药月刊.-5-32-239

侍达三

三病同源/侍达三//光华医药杂志.-4-38

－559

侍笑春

两目模糊再求治法/侍笑春//医界春秋.-3-12
　　-431

征求两目模糊之治法/侍笑春//医界春秋.-3-
　　12-163

笹冈省三

妇人病之调养方法/[日]笹冈省三(辑);李青
　　霞(节译)//沈阳医学杂志.-3-2-411

释宝静

正信堂记/释宝静//国医杂志.-4-5-319

释良定

答问/释良定(问);陆渊雷(答)//中医新生命.-
　　5-7-401

释斯雨

一封值得介绍的治验报告(附两次复信)/释斯
　　雨//针灸杂志.-4-34-303

守 诚

答刘蔚楚同道问白降丹治法/守诚//三三医报
　　.-2-30-18

答如皋李慰农君问药一则/守诚//三三医报.-2
　　-30-18

带下病之研究/守诚//中国女医.-5-34-242

守 刚

向余岩忠告/守刚//杏林医学月报.-3-16-118

守 素

考医非悲观事也/守素//神州医药学报.-1-45
　　-238

守一氏

问母病治法/守一氏//绍兴医药学报星期增刊
　　.-1-21-173

问遗精症治法/守一氏//绍兴医药学报星期增
　　刊.-1-21-62

守 约

流行性时疫治验案/守约//杏林医学月报.-3-
　　18-232

守 真

答柴也愚君问药一则/守真//绍兴医药学报星
　　期增刊.-1-22-369

答第一问(问详五十六号)/守真//绍兴医药学
　　报星期增刊.-1-22-369

答方肇元君(见一百〇二号)/守真//绍兴医药
　　学报星期增刊.-1-22-370

答高思潜君(问载一百〇二号)/守真//绍兴医
　　药学报星期增刊.-1-22-370

答胡剑秋君问药三则/守真//绍兴医药学报星
　　期增刊.-1-21-460

答孟兴朕君之疑问(问详六十九号)/守真//绍
　　兴医药学报星期增刊.-1-22-368

答王兰远君问磷毒救治法/守真//绍兴医药学
　　报星期增刊.-1-21-172

答玉衡君疑问二则/守真//绍兴医药学报星期
　　增刊.-1-22-368

答愈痴氏疑问三则/守真//绍兴医药学报星期
　　增刊.-1-22-369

废除阴阳五行的我见/守真//绍兴医药学报星
　　期增刊.-1-22-392

复杭县沈仲圭君/守真//绍兴医药学报星期增
　　刊.-1-22-24

感激时逸人先生研究鬼病/守真//绍兴医药学
　　报星期增刊.-1-22-162

告答病赐方的/守真//绍兴医药学报星期增刊
　　.-1-22-376

关于人身全体骨骼的疑问/守真//绍兴医药学
　　报星期增刊.-1-22-218

贵族式的医生/守真//绍兴医药学报星期增刊
　　.-1-22-400

寄巢拉杂卫生谈(连载)/守真//绍兴医药学报
　　星期增刊.-1-21-203,211,219,227,235,

243,252,259,267,292,299,308,316,355,363,370,380,459,491 . - 1 - 22 - 11,92,146,154

家用便方(陈氏家验良方)(一)至(四)/守真//绍兴医药学报星期增刊. - 1 - 21 - 60,83,101,244

检定后的医生/守真//绍兴医药学报星期增刊. - 1 - 22 - 368

今日之扁鹊/守真//绍兴医药学报星期增刊. - 1 - 21 - 95

泥菩萨是能医病的吗/守真//绍兴医药学报星期增刊. - 1 - 21 - 474

嗜好饮食物之利害(连载)/守真//绍兴医药学报星期增刊. - 1 - 21 - 139,158

胎教/守真//绍兴医药学报星期增刊. - 1 - 21 - 466

问名医陶本学先生的履历/守真//绍兴医药学报星期增刊. - 1 - 22 - 164

问内经评文的书/守真//绍兴医药学报星期增刊. - 1 - 22 - 218

我以做不白话文的意思/守真//绍兴医药学报星期增刊. - 1 - 21 - 131

小学校学生之癞头疮/守真//绍兴医药学报星期增刊. - 1 - 21 - 171

心病/守真//绍兴医药学报星期增刊. - 1 - 21 - 139

医生们注意/守真//绍兴医药学报星期增刊. - 1 - 22 - 400

阴阳五行确是中医的证券吗/守真//绍兴医药学报星期增刊. - 1 - 22 - 408

与华伯哭马君叔循/守真//绍兴医药学报星期增刊. - 1 - 22 - 387

致陈龙池先生函/守真//绍兴医药学报星期增刊. - 1 - 21 - 344

致倪贯卿先生函/守真//绍兴医药学报星期增刊. - 1 - 22 - 168

守 之

性欲卫生格言/守之//光华医药杂志. - 4 - 37 - 437

寿能模

改进中医之我见(连载)/寿能模//三三医报. - 2 - 31 - 97

犀角代用品之研究/寿能模//绍兴医药学报星期增刊. - 1 - 22 - 254

疑问/寿能模//绍兴医药学报星期增刊. - 1 - 22 - 36

寿能朴

论寒湿命名之误/寿能朴//绍兴医药学报. - 1 - 19 - 51

寿 乔

新营养素维他命 Vitamin/寿乔(投)//三三医报. - 2 - 31 - 150

寿善伯

中国医学杂志祝词/寿善伯//国医砥柱月刊. - 5 - 18 - 536

寿 生

三十述怀/寿生//三三医报. - 2 - 36 - 172

养生格言(连载)/寿生//三三医报. - 2 - 36 - 533,555

寿 石

问牙咬痛愈后牙关不能紧闭之理由/寿石//绍兴医药学报星期增刊. - 1 - 22 - 78

医学抉微卷一目录/寿石//绍兴医药学报. - 1 - 10 - 397

寿石居

医林稗录目录/寿石居//绍兴医药学报. - 1 - 11 - 217

寿守型

白血轮即卫气之商榷/寿守型//医学杂志. - 2 - 2 - 278

补之意义及法则/寿守型//医学杂志. - 2 - 7 - 439

藏府本来之气化与感症立法处治之关系/寿守型//三三医报.-2-31-197

大黄芒硝之泻下作用/寿守型//国医公报.-4-21-183//中国医药月刊.-5-33-454

读内经杂记(三则)/寿守型//医学杂志.-2-3-261

对于痧的认识/寿守型//国医公报.-4-20-72

对于痧疹的认识/寿守型//中国医药月刊.-5-33-401

关于药物的几个主张/寿守型//国医公报.-4-21-44

姜片虫/寿守型//国医公报.-4-20-191

论补血针/寿守型//中国医药月刊.-5-33-491

论所谓补血针/寿守型//国医公报.-4-21-337

时病治疗上不可忽视的强心法/寿守型//国医公报.-4-20-67//中国医药月刊.-5-33-425

寿守型致施今墨氏书/寿守型//文医半月刊.-5-14-633

痰食水血必须攻逐勿以轻可去实之说自餂而因循误人也/寿守型//三三医报.-2-31-198

外感治法宜使排泄得路则邪势外达/寿守型//三三医报.-2-31-194

心藏病之认识/寿守型//国医公报.-4-20-367

心脏病之认识/寿守型//中国医药月刊.-5-33-471

正气与邪气相斗说/寿守型//医学杂志.-2-3-22

中国医学之前瞻与后顾/寿守型//国医公报.-4-20-180

中西生理相合(二则)/寿守型//医学杂志.-2-2-437

中医学说异同(三则)/寿守型//医学杂志.-2-3-409

寿 芝
对于上海特别市卫生局公告之商榷/寿芝//医

界春秋.-3-5-381

瘦 鹤
问时症治法/瘦鹤//绍兴医药月报.-2-40-143

瘦吟馆主
初度感怀杂咏(七律四首)/瘦吟馆主//沈阳医学杂志.-3-1-44

应试药剂士有感(有序)/瘦吟馆主//沈阳医学杂志.-3-1-44

叔 达
要怎样预防传染病/叔达//中国医药月刊.-5-32-243

叔 豪
新解热剂麻莱精/万钧(叙);叔豪(译述)//中西医学报.-1-28-209

叔和漫
读史杂感/叔和漫//三三医报.-2-33-349

倏
赞美杨君燧熙精制时疫夺命散功效/�倏//三三医报.-2-32-62

淑 安
眼药的分析/淑安//中医新生命.-5-6-265

淑 珍
小儿百效神丹治愈老人痢疾/淑珍//国医砥柱月刊.-5-17-627

淑 稚
妇女经闭成劳原因/淑稚//中国医学月刊.-3-15-387

舒炳生
忠告医药家/舒炳生//绍兴医药学报.-1-14

-188

舒伯炎

城市自来水清洁问题/舒伯炎//德华医学杂志
.-1-39-399

舒采兰

真霍乱及类霍乱症候治疗之区别/舒采兰//医
学杂志.-2-14-403

舒高第

舒高第脉论(连载)/舒高第//医学杂志.-2-4-
185,438,562.-2-5-74,205,317,474

舒钦哉

临症刍言/舒钦哉//绍兴医药学报.-1-8-32
治病一字诀/舒钦哉//绍兴医药学报.-1-8
-206

舒哕盦

中国医药之危机/舒哕盦//国医砥柱月刊.-5-
18-632

舒韬盦

疑问九则/舒韬盦//国医砥柱月刊.-5-18
-681

舒 啸

常山生用及与甘草同用俱无引起呕吐作用/舒
啸//光华医药杂志.-4-36-479
答游焕明君征头风治法/舒啸//医界春秋.-3-
11-97
对于生煅膏实验之报告/舒啸//医界春秋.-3-
9-416
多年翻胃病之灸法治验/舒啸//医界春秋.-3-
11-81
鹤膝风/舒啸//光华医药杂志.-4-35-597
哑应纠正之白薇与白前之混乱问题/舒啸//医
界春秋.-3-9-462//光华医药杂志.-4-36
-392

脾虚泄泻服温补药夭殇之疑问/舒啸//医界春
秋.-3-8-150
奇突遗精病之针灸疗法/舒啸//光华医药杂志
.-4-35-348
问妇人小产后服枳实大黄有无致狂之可能/舒
啸//医界春秋.-3-10-111
我之希望于国医者/舒啸//医界春秋.-3-8
-455
血痢特效方/舒啸//医界春秋.-3-10-98
应称何病/舒啸//光华医药杂志.-4-36-587
征答二则/舒啸//医界春秋.-3-10-498
征求答案二则/宋德三,舒啸//医界春秋.-3-7
-101
征求大便下脓血治法/舒啸//医界春秋.-3-11
-382
征求痧后喘哮案/舒啸//医界春秋.-3-8-395
征求中西医学说短长之答复/舒啸//医界春秋
.-3-11-179

舒正华

耳鸣/舒正华//光华医药杂志.-4-37-264

蜀笑子

笑之功用新说/蜀笑子//中西医学报.-1-23
-386

曙 光

先天不足/曙光//新中医刊.-5-20-304
药的广告/曙光//新中医刊.-5-20-347

曙 辉

零零碎碎/曙辉//自强医学月刊.-3-40-650
.-3-41-46

术 平

医难(一)至(二)/术平//北京医药月刊.-5-21
-155,161

戌子伯

肾囊风/戌子伯//光华医药杂志.-4-39-448

束天民

编辑讲义取材之商榷/束天民//绍兴医药学报
.-1-12-489

废止五行论/束天民//绍兴医药学报.-1-12
-413

高思潜先生开诊介绍辞/束天民//三三医报.-2
-31-530

内难辟谬/束天民//绍兴医药学报.-1-12
-491

束天民君来函/束天民//中医新生命.-5-6
-301

与社友裘吉生君书/束天民//绍兴医药学报.-1
-12-454

中国人宜研究中医说/束天民//绍兴医药学报
.-1-12-493//医学杂志.-2-11-465

束仲仙

麻黄用量实验之又一报告/束仲仙//医界春秋
.-3-9-112

束子嘉

答四十六/束子嘉//绍兴医药学报.-1-12
-238

答四十五/束子嘉//绍兴医药学报.-1-12
-235

东台南安丰束子嘉君来函/束子嘉//医界春秋
.-3-9-267

来函/束子嘉//神州医药学报.-1-46-31

来函二/束子嘉//神州医药学报.-1-46-409

伤寒名解/束子嘉//绍兴医药学报.-1-15
-446

上全国种痘先生书/束子嘉//绍兴医药学报星
期增刊.-1-22-377

问牡蛎/束子嘉//绍兴医药月报.-2-37-354

树 藩

人体奇谈/树藩//现代中医.-4-42-111

树 人

疑问八则/树人//绍兴医药学报星期增刊.-1-
22-408

疑问请益/树人//绍兴医药学报星期增刊.-1-
22-433

庶 平

医惠(一)至(二)/庶平//北京医药月刊.-5-21
-232,248

漱石生

答康燮忱君/漱石生//三三医报.-2-29-190

重订例言/漱石生//三三医报.-2-29-271

水康民

砒霜杀虫之研究/水康民//国医砥柱月刊.-5-
18-581

水 隼

戈公振的遗体解剖事件/水隼//中西医药.-5-
10-166

顺鹤林

瘹症治疗法/顺鹤林//三三医报.-2-35-24

朔 隐

论花柳病/朔隐//绍兴医药学报.-1-18-208

司法院

国民大会代表关于医药团体代表疑义归选举总
事务所解释司法院之批示/司法院//光华医
药杂志.-4-39-461

司徒焯

论今日宜速取缔医业/司徒焯//中西医学报.-1
-33-13

司泽生

黄帝内经疟论新释(连载)/司泽生//国医公报
.-4-25-193,304

私立山东国医专校

公祭先医宣言/私立山东国医专校//光华医药杂志.-4-41-222

斯德益

答张世元君问多年耳鸣治法/斯德益//医界春秋.-3-8-526

西山医话(连载)/斯德益//医界春秋.-3-8-237,324.-3-9-310,352

学医一得/斯德益//医界春秋.-3-8-431

斯格里

医史在瑞士/[瑞士]斯格里//医史杂志.-5-39-450

斯培尔丁

五分时之体操/斯培尔丁(著);潘知本(译)//中西医学报.-1-34-377

四川省国医分馆筹备处

四川省国医分馆筹备处来函/四川省国医分馆筹备处//医学杂志.-2-13-94

四川省医药学术研究会

四川省医药学术研究会聘书/四川省医药学术研究会//国医砥柱月刊.-5-18-159

四川中医学院

四川中医学院来函/四川中医学院//医界春秋.-3-6-312

饲鹤轩主

五味子之表里解/饲鹤轩主//沈阳医学杂志.-3-1-339

松

中大医院与中医公会讨论中药/松//医林一谔.-4-8-321

松 海

自我的道德观念/松海//新中医刊.-5-20-483

松江医药卫生协会

复江苏全省中医联合会/松江医药卫生协会//三三医报.-2-30-188

赞成全国中医学会自行检定资格条例/松江医药卫生协会//三三医报.-2-34-495

松江中医协会

松江中医协会复山西中医改进研究会函/松江中医协会//医学杂志.-2-11-102

松使者

读毛锥子五藏神会议记书后/松使者//三三医报.-2-33-275

松 尾

妇人病之汉医疗法/[日]松尾(著);中医世界编者(译)//中医世界.-3-38-173

松 岫

橄榄治病/松岫//国医杂志.-4-12-310

淞沪警察厅

夏令卫生之简示/淞沪警察厅//绍兴医药学报.-1-9-452

淞沪商埠督办卫生局

淞沪商埠医士登记并开业试验章程/淞沪商埠督办卫生局//中西医学报.-1-36-402

医师登记并开业试验章程/淞沪商埠督办卫生局//中西医学报.-1-36-401

嵩岳山樵

答月影女士天癸不调治法/嵩岳山樵//绍兴医药学报星期增刊.-1-22-55

宋爱人

春温新绎(一)至(十一)/宋爱人(著);张赞臣(校订)//医界春秋.-3-9-449,504,540.-3-10-16,59,102,149,210,244,295,346

国医与科学/宋爱人//杏林医学月报.-3-22-530

科学不足存废国医论/宋爱人//医界春秋.-3-10-421//中西医药.-5-10-429

流行性脑脊髓膜炎证治报告(附刺法)(连载)/宋爱人//国医公报.-4-22-546.-4-23-80,193

流行性脑脊髓膜炎之原因症状及疗治/顾允若(述);宋爱人(录)//医界春秋.-3-6-410

论血证三条/宋爱人//医界春秋.-3-13-267

马氏临床学诠证(一)至(二十四)/马元仪(著);宋爱人(评注)//医界春秋.-3-12-49,103,159,279,337,393,434,488.-3-13-21,77,126,354,412,459,505.-3-14-24,86,135,192,245,300,360,424,473

诠叙部林部长中风抽血身死之感言/宋爱人//国医杂志.-4-7-358//现代医药月刊.-4-27-673

铨叙部林部长中风抽血身死/宋爱人//医界春秋.-3-12-392

伤寒论为国医重要教材须全部讲读复香港何佩瑜先生并告同仁/宋爱人//国医杂志.-4-7-509

伤寒温热辨(连载)/宋爱人//医界春秋.-3-6-149,185,249

湿温演绎(连载)/宋爱人//光华医药杂志.-4-35-545.-4-36-19,103,170,257

室女行乳治验录/宋爱人//现代医药月刊.-4-27-712

暑证辑要(连载)/宋爱人//医界春秋.-3-6-63,94

挽救中国医药之五大主义/宋爱人//光华医药杂志.-4-36-344

胃反黑水治验录/宋爱人//现代医药月刊.-4-27-714

胥江方案录/宋爱人//医界春秋.-3-7-251

续创刊题词/宋爱人等//国医砥柱月刊.-5-15-535,595

腰痛痹厥答案卷上(连载)/宋爱人//国医砥柱月刊.-5-16-327

腰痛痹厥答案卷上(连载)/宋爱人//国医砥柱月刊.-5-16-387,501,583.-5-17-21,109

腰痛答案(连载)/宋爱人//国医公报.-4-23-345,477.-4-24-99,219

腰痛痹厥答案卷下(连载)/宋爱人//国医砥柱月刊.-5-17-22,278,353,406,469

医难的一段因果/宋爱人//医界春秋.-3-13-60

医学大同之新希望/宋爱人//医界春秋.-3-6-485

遗精病精神治疗法/宋爱人//医界春秋.-3-9-503

翼庐医案(连载)/宋爱人//国医公报.-4-24-445.-4-25-113,235,357

翼庐医案/宋爱人//国医砥柱月刊.-5-16-213

珍本医书集成续集序/宋爱人//国医砥柱月刊.-5-15-578

中国医学大成序(四)/宋爱人//医界春秋.-3-13-472

中国医学集成序/宋爱人//国医公报.-4-25-370//光华医药杂志.-4-39-427

宋爱仁

黑热病证治指南(谨告苏北同胞并全国医界)/宋爱仁//神州国医学报.-4-16-231//国医公报.-4-22-341//光华医药杂志.-4-37-27//现代中医.-4-42-366

黑热病证治指南(连载)/宋爱仁//医林一谔.-4-11-452,489

黑热病证治指南/宋爱仁//医界春秋.-3-12-34//杏林医学月报.-3-21-424//中医世界.-3-35-26

宋邦记铜针机器厂

紧要启事/宋邦记铜针机器厂//新中医刊.-5-

19－16

宋伯鲁

奏为袭职人员弊端百出亟宜厘定章程以挽世风而重名器折/宋伯鲁//利济学堂报.-1-3-657

宋伯仁

胖狱丸/宋伯仁//中医指导录.-4-2-18

宋伯猷

敬告患白喉者/宋伯猷//绍兴医药学报星期增刊.-1-21-324

宋博川

欲产总论/宋博川(遗著);冯绍蓬(校投)//中医杂志.-2-28-7

宋赤鞠

征求答案一则/宋赤鞠//医界春秋.-3-6-532

宋从甫

宋从甫君致山西中医改进研究会书/宋从甫//医学杂志.-2-3-102

宋大钧

中医药改革之途径/宋大钧//复兴中医.-5-31-184

宋大仁

白癜风之研究/宋大仁//医界春秋.-3-7-93

标准中国药用植物图谱弁言/宋大仁//中西医药.-5-13-394

答罗爕元君问干药饼/宋大仁//中国医学月刊.-3-15-492

答张赞臣书/宋大仁//中西医药.-5-12-415

蛋黄素为天然的烟瘾治疗法/马文昭(著);宋大仁(译)//中西医药.-5-10-38

对于中西医药研究社英译社名之审查经过/宋大仁//中西医药.-5-10-150

放弃竞选十绝解嘲并示爱我诸公/宋大仁//华西医药杂志.-5-37-447

复何家谋先生书/宋大仁//中西医药.-5-10-685

肝癌Lebercarcinom概说/宋大仁//中国医药月刊.-5-33-409

葛稚川之医学与炼丹术/宋大仁//中西医药.-5-13-454

国医与新药/宋大仁//国医导报.-5-29-13

汉药/[日]久保田晴光(著);宋大仁(译)//中西医药.-5-10-119

华人病症篇:疟疾/[英]马雅各(著);宋大仁(译)//中西医药.-5-9-520

夹阴伤寒真相/宋大仁//中国医药月刊.-5-33-574

建设本位的文化与中国医学问题/宋大仁//北平医药月刊.-5-9-454//中西医药.-5-10-89

金匮下痢篇非从伤寒补入之我见/宋大仁//医学杂志.-2-15-617

近世内分泌学之研究(连载)/宋大仁//自强医学月刊.-3-40-379,440.-3-41-99,184

经济饮食法/宋大仁(演辞);馥初(记)//中国医药月刊.-5-33-594

灵芝考/宋大仁//中西医药.-5-13-495

灭绝臭虫之方法/T. M. Peng. M. D., W. W. Yung. M. D.(著);宋大仁(译)//中西医药.-5-10-45

募捐运动结束报告/宋大仁//医史杂志.-5-38-180

全国医药期刊调查记(连载)/宋大仁,沈警凡//中西医药.-5-9-544.-5-10-133

日本医学之过去及将来/[日]多佐芳久(著);宋大仁(译)//自强医学月刊.-3-41-445

糖尿病消渴的食物疗法/宋大仁//自强医学月刊.-3-41-252

铜人与针灸/宋大仁//中西医药.-5-13-435

王履之医学与画艺/宋大仁//中西医药.-5-13-389

为公开竞选国大代表告中医界同仁书/宋大仁

//国医砥柱月刊.-5-18-311//华西医药杂志.-5-37-109

细菌学发达小史/宋大仁//自强医学月刊.-3-41-360

香蕉及香蕉粉治疗儿童腹泻之价值/I. J. Wolman, R. L. Roddy(著);宋大仁(译)//中西医药.-5-13-519

小儿痢疾之日本民间疗法/宋大仁//自强医学月刊.-3-41-407

研究中国方剂应取之途径/宋大仁//中西医药.-5-13-409

一年来的苦干/宋大仁//中西医药.-5-10-313

医师法应否削除中医师条文之我见/宋大仁//华西医药杂志.-5-37-408

医学家的人生观(一)至(二十四)/宋大仁(译述);张赞臣(校订)//医界春秋.-3-9-404,445,500,536.-3-10-12,55,98,145,206,240,291,342,439,493.-3-11-18,76,125,174,217,269,320,379,433,479

营养概论/宋大仁//中国医学月刊.-3-15-532

征求药品效能/宋大仁//医界春秋.-3-7-62

中国古代人体寄生虫病史/宋大仁//医史杂志.-5-38-306

中国化学制药法(连载)/宋大仁//中国医药月刊.-5-33-343,379,411

中国药用植物考证/[英]伊博恩(著);宋大仁(译)//中西医药.-5-11-323.-5-12-73

中国医学集成序/宋大仁//中西医药.-5-10-79

中西医药研究社成立大会开会词/宋大仁//北平医药月刊.-5-9-437

中西治疗方法之比较/宋大仁//医界春秋.-3-8-499

中药之科学的研究(连载)/宋大仁//医界春秋.-3-8-276,320.-3-9-110,166,258

中医教育之展望/宋大仁//华西医药杂志.-5-36-324

中医学者应抱之宗旨/宋大仁//医界春秋.-3-6-38

重印康平古本伤寒论序/宋大仁//中西医药.-5
-13-432

宋道援

辨伤寒论桂枝下咽阳盛则毙之非是/宋道援//杏林医学月报.-3-18-60

伤寒论葛根芩连汤与麻杏甘石汤之鉴别/宋道援//杏林医学月报.-3-17-465

宋德三

征求答案二则/宋德三,舒啸//医界春秋.-3-7-101

宋干丞

山西洪洞佛礼研究报社聘本社社长为医药顾问书/宋干丞//国医砥柱月刊.-5-16-181

宋国宾

各国医学教育之现状/宋国宾//中西医学报.-1-41-415

时疫流行与医学常识/宋国宾//中西医学报.-1-36-381

中国针术与内分泌/宋国宾//国医砥柱月刊.-5-15-566

宋含章

奉天盖平县国医砥柱月刊社分社结成式致辞/宋含章//国医砥柱月刊.-5-17-242

国医砥柱月刊万岁/宋含章//国医砥柱月刊.-5-17-243

鸣谢赏银盾词/宋含章//国医砥柱月刊.-5-17-179

宋鹤年

砥柱月刊六十期纪念感言/宋鹤年//国医砥柱月刊.-5-18-360

国医砥柱月刊二周纪念感言/宋鹤年//国医砥柱月刊.-5-16-485

国医砥柱月刊纪念祝词/宋鹤年//国医砥柱月刊.-5-16-486

痢疾论治/宋鹤年//国医砥柱月刊.-5-16

-272

以指甲代针灸治愈疟疾之特效案/宋鹤年//针
　灸杂志.-4-33-54

以指甲代针灸治愈疟疾之特效疗法/宋鹤年//
　针灸杂志.-4-33-152

治疗特效药/宋鹤年//针灸杂志.-4-33-401

宋洪英

验方二则/宋洪英//中医指导录.-4-1-503

宋鸿琦

子宫癌之止痛灸/宋鸿琦//针灸杂志.-4-34-278

宋季良

问喉病兼失红证治/宋季良//医界春秋.-3-6-
　418

问喉病治法/宋季良//医界春秋.-3-6-452

问顽癣治疗法/宋季良//医界春秋.-3-6-452

宋建家

复脉汤之研究/宋建家//医学杂志.-2-9-249

问喉症针穴及治方/宋建家//医学杂志.-2-8-
　113

宋鞠舫

痘屑/宋鞠舫//国医砥柱月刊.-5-15-564

赋梅花馆笔随/宋鞠舫//国医砥柱月刊.-5-18
　-671

金匮藏府经络先后病脉证篇衍删之商榷/宋鞠
　舫//中医世界.-3-34-269

痢疾漫谈/宋鞠舫//国医砥柱月刊.-5-16
　-288

伤寒卒病论简注序/宋鞠舫//国医砥柱月刊.-5
　-18-670

由文蛤散与文蛤汤说到强壮文蛤与五倍子/宋
　鞠舫//国医砥柱月刊.-5-18-583

宋觉之

内经生理学讲义(连载)/王慎轩(著);周禹锡
　(参);宋觉之(订)//苏州国医杂志.-5-1-

59,129

宋克明

内经曰喜怒不节则伤藏藏伤则病起于阴清湿袭
　虚则病起于下风雨袭虚则病起于上其义如何
　试论述之/宋克明//苏州国医杂志.-5-1
　-82

试述毒药之配剂法/宋克明//苏州国医杂志.-5
　-1-36

宋兰馨

敬告同志提倡女医及读月刊之感言/宋兰馨//
　国医砥柱月刊.-5-16-590

宋　濂

十四经发挥序/宋濂//针灸杂志.-4-30-471

宋霖若

附致张先生书/宋霖若//绍兴医药学报星期增
　刊.-1-22-444

霍乱标本寒热辨/宋霖若//神州医药学报.-1-
　46-374

痢疾忌表论/宋霖若//神州医药学报.-1-46
　-378

问病四则/宋霖若//绍兴医药学报星期增刊.-1
　-22-149

问心腹病症/宋霖若//绍兴医药学报星期增刊
　.-1-22-440

宋慕良

治病原理之浅说/宋慕良//中国医药月刊.-5-
　32-235

宋萍庵

表病治疗概论/宋萍庵//复兴中医.-5-31
　-186

宋仁甫

书气律后/宋仁甫//中医指导录.-4-1-434

书痰律后/宋仁甫//中医指导录.-4-1-433

铁樵函授医学学员课艺选刊:伏暑之病因如何/宋仁甫//铁樵医学月刊.-4-44-29

药物学讲义序/宋仁甫//中医指导录.-4-1-310

宋仁峻

针灸验案三则/宋仁峻//针灸杂志.-4-29-435

宋绍哲

代友问舌不言右身不能移动病/宋绍哲//医界春秋.-3-13-125

宋仕俊

针有意想不到之奇效/宋仕俊//针灸杂志.-4-28-276

宋仕焌

赣县社员宋仕焌报告/宋仕焌//针灸杂志.-4-29-212

宋寿朋

几个伤科药方/宋寿朋//国医杂志.-4-13-338

宋文玉

阴阳五行考/宋文玉//中医世界.-3-25-15

宋无我

论今日急宜设中医函授学校/宋无我//神州医药学报.-1-46-15

宋希仁

瘄毒发生走马牙疳证治/宋希仁//中医世界.-3-25-101

宋希仁君来函/宋希仁//中医新生命.-5-6-479

宋曦光

地骨皮代规宁治疟疾之经验/宋曦光//国医公

报.-4-23-475

宋向元

东汉以来方士与医药/宋向元//医史杂志.-5-38-291

妇人怀孕乳子之时月经停止之原理/宋向元//国医正言.-5-3-37

建殊录(一)至(四)[日]吉益东洞(著);宋向元(录)//国医正言.-5-5-486,535,587,631

瞑眩/宋向元//国医正言.-5-5-441

王清任先生事迹琐探/宋向元//医史杂志.-5-39-10

宋心谷

寒燥津涸之疗治/宋心谷//医学杂志.-2-2-329

宋君心谷读费泽尧君天癸原义书后/宋心谷//医学杂志.-2-5-101

医话片片/宋心谷//三三医报.-2-30-309

治痧全书/宋心谷//医学杂志.-2-4-537

宋杏府

读冯炳南先生征求胃病治疗之复函/宋杏府//光华医药杂志.-4-41-299

宋修章

珍珠之养殖/宋修章//光华医药杂志.-4-40-64

宋远龄

恭祝殿邦馆长封翁静存先生荣寿大庆/宋远龄//国医杂志.-4-7-115

脚气致病之源并治法论/宋远龄//国医杂志.-4-5-149

伤寒脉浮自汗出小便数心烦微恶寒脚挛急两节合论/宋远龄//国医杂志.-4-5-449

伤寒温病最易混淆当为名辨治法以何为顺以何为逆论/宋远龄//国医杂志.-4-5-367

吴又可温病禁用黄连论/宋远龄//国医杂志.-4

－7－55

下利症不一有太阳阳明合病之下利有太阳少阳
合病之下利有少阳阳明合病之下利少阴病又
分下利自利清水谷泄利下重试举其方以别之
/宋远龄//国医杂志.－4－5－31

宋跃躔

问小儿死而又活的原故/宋跃躔//绍兴医药学
报星期增刊.－1－21－427

宋仲樵

答李慰农君问耳病治法/宋仲樵//绍兴医药学
报星期增刊.－1－22－474

宋紫波

辨别胎儿男女各法/宋紫波//现代中医.－4－42
－341

免疫论/宋紫波//现代中医.－4－42－560

乳蛾针刺法/宋紫波//现代中医.－4－42－364

胎产志异/宋紫波//现代中医.－4－42－279

我们要实行研究/宋紫波//现代中医.－4－42
－233

徐灵胎论学医必读之书/宋紫波//现代中医.－4
－43－55

药名离合诗/宋紫波//现代中医.－4－43－618

医之十诫/宋紫波//现代中医.－4－42－394

饮癖治验/宋紫波//现代中医.－4－42－282

中医之补救缺嘴手术/宋紫波//现代中医.－4
－42－347

宋祖殷

伤科证治略说/宋祖殷//中医杂志.－2－19
－223

醉月轩伤科验方(一)至(二)/宋祖殷//中医杂
志.－2－19－338,499

诵穆

问答/王壮公(问);诵穆(答)//中医新生命.－5
－8－205

苏宝善

鼻病研究/苏宝善//中医指导录.－3－39－90

苏报社

海关税项/苏报社//利济学堂报.－1－1－553

苏秉吉

赠伯未先生并谢书画/苏秉吉//中医指导录.－4
－2－20

苏隉

来函/苏隉//中西医学报.－1－25－292

苏东坡

补白/苏东坡//中医新生命.－5－7－171

苏鹤臣

答杭县沈仲圭君疑问四则/苏鹤臣//绍兴医药
学报星期增刊.－1－21－245

答折背叟君问西丁是何种药之别名性质功用若
何/苏鹤臣//绍兴医药学报星期增刊.－1－21
－244

苏厚田

(一)热病小产(二)胎元不足/苏厚田//光华医
药杂志.－4－40－413

苏会文

痈疽总论/苏会文//医学杂志.－2－14－322

苏健吾

又一独灵草之实验报告函/苏健吾//医界春秋
.－3－9－121

苏锦全

地黄论要/苏锦全//医界春秋.－3－11－233

三一七重演在台湾/苏锦全//新中华医药月刊
.－5－35－690

心为君主之官而与小肠相表里之生理说/苏锦
全//中医杂志.－2－28－166

医书与医报之比较/苏锦全//杏林医学月报.-3
－19－520

最新经穴学(连载)/苏锦全//国医砥柱月刊.-5
－16－533//国医砥柱月刊.-5－17－59

最新经穴学/苏锦全//国医砥柱月刊.-5－16
－627

苏进光

赤痢之治验/苏进光//医学杂志.-2－15－289

苏晋

医学传习所毕业学生会员代表薛复初徐存性苏
　晋等请求保障资格行医免考建议书/薛复初,
　徐存性,苏晋//医学杂志.-2－14－522

苏克定

宁坤宝治愈多年白带之报告/苏克定//医界春
　秋.-3－12－27

苏克明

苏克明君来书/苏克明//中医新生命.-5－8
－416

苏列德摩郎

灸之穴道/[法]苏列德摩郎(原著);刘郁周
　(译)//针灸杂志.-4－33－97

针之经脉/[法]苏列德摩郎(原著);刘郁周
　(译)//针灸杂志.-4－33－98

针治/[法]苏列德摩郎(原著);刘郁周(译)//
　铁樵医学月刊.-4－44－332

中国针术所能治者维何/[法]苏列德摩郎
　(著);刘郁周(译)//针灸杂志.-4－33－13

苏列德莫让

中国医学之真价值/[法]苏列德莫让(著);刘
　郁周(译)//新中华医药月刊.-5－35－218

苏庆麟

北平国医砥柱月刊总社福建海澄分社启事/苏
　庆麟,苏孝瑞//国医砥柱月刊.-5－18－469

苏任

课卷之二/苏任//中医新生命.-5－6－121

苏瑞三

改进中医建议书/苏瑞三//医学杂志.-2－14
－294

苏若由

乳儿法/苏若由//中西医学报.-1－27－209

卫生谈话/苏若由//中西医学报.-1－26－397

苏善宝

步贺原韵/苏善宝//医界春秋.-3－14－475

寄伯未老师/苏善宝//中医指导录.-4－3－502

接骨仙桃草/苏善宝//医界春秋.-3－14－313

接骨仙桃草对于血症之功效/苏善宝//苏州国
　医杂志.-5－1－350

接骨仙桃草之实验谈/苏善宝//中医指导录.-4
－4－146

吐血与便血/苏善宝//医界春秋.-3－13－247

中西医药研究社两周纪念/苏善宝//中西医药
　.-5－12－354

苏实诚

痘有顺逆说/苏实诚//国医正言.-5－3－133

苏树英

治验瘰气病报告书/苏树英//针灸杂志.-4－34
－223

苏天锡

不眠症之无药疗法(自己催眠之心理疗法)/苏
　天锡//中西医学报.-1－25－477

苏为珍

赴南汤山/苏为珍//中医指导录.-4－4－28

苏孝瑞

北平国医砥柱月刊总社福建海澄分社启事/苏
　庆麟,苏孝瑞//国医砥柱月刊.-5－18－469

苏学会

苏学会试行章程/苏学会//利济学堂报.-1-3-463

苏曜东

少阴病下利咽痛胸满心烦者猪肤汤主之解/苏曜东//中医杂志(广东).-3-4-542

苏 艺

征求答案四则/陈汉英,翁廉介,苏艺,钟天赋//医界春秋.-3-6-267

苏友三

述脉源之研究/苏友三//医学杂志.-2-15-60

阳虚发热之研究论/苏友三//医学杂志.-2-15-59

治疗总诀/苏友三//医学杂志.-2-15-60

苏雨田

敬答袁桂生先生诊验两疟质疑/苏雨田//神州医药学报.-1-43-255

内经析疑/苏雨田//神州医药学报.-1-43-405

辟张景岳阴暑之名及治法之谬/苏雨田//神州医药学报.-1-43-495

阅报载神州医药总会请愿书批准喜而勉之/苏雨田,李竹溪//神州医药学报.-1-43-376,376

诊验疑质/苏雨田//神州医药学报.-1-43-531

苏玉崑

改革国医的方法/苏玉崑//光华医药杂志.-4-36-352

雇用乳母之选择/苏玉崑//国医杂志.-4-6-197

瑞甫吴先生六秩晋四荣寿纪盛/苏玉崑//国医杂志.-4-7-405

食物消化之原理/苏玉崑//国医杂志.-4-6-134

挽恽铁樵师联/苏玉崑//国医杂志.-4-7-401

苏云山

经闭病/苏云山//医学杂志.-2-16-309

苏赞臣

崩必灵(治妇人血崩屡试屡效)/苏赞臣//针灸杂志.-4-33-225

苏曾强

痧眼之可怕及预防/苏曾强//中西医学报.-1-38-162

苏致坚

临诊笔记/苏致坚//中医杂志.-2-28-327

苏州国医学社

民国二十三年苏州国医学社秋季开学全体摄影纪念/苏州国医学社//苏州国医杂志.-5-1-135

苏州国医学社购买租赁校舍启事/苏州国医学社//苏州国医杂志.-5-1-134,218,218

苏州国医学社讯/苏州国医学社//针灸杂志.-4-29-439

苏州国医学校编译馆之成立经过与工作概况/苏州国医学社//苏州国医杂志.-5-2-80

杏林春满/苏州国医学社//苏州国医杂志.-5-1-136

苏州国医学校

苏州国医学校近讯(苏州通讯)/苏州国医学校//光华医药杂志.-4-37-534

苏州国医学校启事/苏州国医学校//苏州国医杂志.-5-1-300,454.-5-2-174

苏州国医学校图书馆志谢/苏州国医学校//苏州国医杂志.-5-2-310

苏州国医学校研究院讲师一览/苏州国医学校//苏州国医杂志.-5-2-513

苏州国医学校研究院实习导师一览/苏州国医学校//苏州国医杂志.-5-2-514

苏州国医学校研究院招收学员简章/苏州国医

学校//苏州国医杂志.-5-2-514

苏州国医学校研究院重要职员一览/苏州国医
学校//苏州国医杂志.-5-2-511

苏州国医学校招收男女生/苏州国医学校//苏
州国医杂志.-5-1-218.-5-2-174

题词/苏州国医学校//中西医药.-5-9-420

苏州国医研究院

苏州国医研究院启事/苏州国医研究院//苏州
国医杂志.-5-2-338

苏州国医杂志社

本志第七期新迁校舍纪念专号出版预告/苏州
国医杂志社//苏州国医杂志.-5-1-384

编后余沈/苏州国医杂志社//苏州国医杂志.-5
-2-168

编辑部主任徐名山先生/苏州国医杂志社//苏
州国医杂志.-5-2-33

编者谨志/苏州国医杂志社//苏州国医杂志.-5
-2-269

儿科主任叶伯良先生/苏州国医杂志社//苏州
国医杂志.-5-2-33

副校长兼总务主任王慎轩先生/苏州国医杂志
社//苏州国医杂志.-5-2-31

教务概况/苏州国医杂志社//苏州国医杂志.-5
-2-58

教务主任王志纯先生/苏州国医杂志社//苏州
国医杂志.-5-2-31

理化实习指导主任余显亮先生/苏州国医杂志
社//苏州国医杂志.-5-2-32

立法院通过国立中医研究院组织条例/苏州国
医杂志社//苏州国医杂志.-5-1-48

民国二十四年九月三日苏州国医学校新迁校舍
纪念摄影/苏州国医杂志社//苏州国医杂志
.-5-2-34

名誉校长谢利恒/苏州国医杂志社//苏州国医
杂志.-5-2-31

名誉校长章太炎先生/苏州国医杂志社//苏州
国医杂志.-5-2-31

内科实习指导主任颜星斋先生/苏州国医杂志

社//苏州国医杂志.-5-2-32

内科主任孙永祚先生/苏州国医杂志社//苏州
国医杂志.-5-2-33

女生部舍务主任朱彩霞先生/苏州国医杂志社
//苏州国医杂志.-5-2-33

上学期考试结束奖励成绩优良学生/苏州国医
杂志社//苏州国医杂志.-5-2-314

生理实习主任施毅轩先生/苏州国医杂志社//
苏州国医杂志.-5-2-32

施药室主任黄忠汉先生/苏州国医杂志社//苏
州国医杂志.-5-2-33

事务概况/苏州国医杂志社//苏州国医杂志.-5
-2-68

事务主任张又良先生/苏州国医杂志社//苏州
国医杂志.-5-2-31

苏州国医编译馆征求编辑员招收练习生/苏州
国医杂志社//苏州国医杂志.-5-1-134

苏州国医学校标本室/苏州国医杂志社//苏州
国医杂志.-5-2-36

苏州国医学校行政组织大纲/苏州国医杂志社
//苏州国医杂志.-5-2-53

苏州国医学校教室/苏州国医杂志社//苏州国
医杂志.-5-2-35,36

苏州国医学校教室外景/苏州国医杂志社//苏
州国医杂志.-5-2-38

苏州国医学校教育方针/苏州国医杂志社//苏
州国医杂志.-5-2-57

苏州国医学校乒乓球室/苏州国医杂志社//苏
州国医杂志.-5-2-38

苏州国医学校迁移预告/苏州国医杂志社//苏
州国医杂志.-5-1-300

苏州国医学校前校长章太炎先生医学遗著特辑
出版预告/苏州国医杂志社//苏州国医杂志
.-5-2-254

苏州国医学校前校长章太炎遗像/苏州国医杂
志社//苏州国医杂志.-5-2-339

苏州国医学校膳堂室/苏州国医杂志社//苏州
国医杂志.-5-2-37

苏州国医学校设立苏州国医研究院消息/苏州
国医杂志社//苏州国医杂志.-5-2-318

苏州国医学校十年来之回顾/苏州国医杂志社//苏州国医杂志.-5-2-52

苏州国医学校图书馆/苏州国医杂志社//苏州国医杂志.-5-2-35

苏州国医学校图书馆概况/苏州国医杂志社//苏州国医杂志.-5-2-83

苏州国医学校鲜药展览会宣言/苏州国医杂志社//苏州国医杂志.-5-2-463

苏州国医学校学生实习概况/苏州国医杂志社//苏州国医杂志.-5-2-335

苏州国医学校园景/苏州国医杂志社//苏州国医杂志.-5-2-36

苏州国医学校战地救护术之动机与实现/苏州国医杂志社//苏州国医杂志.-5-2-88

苏州国医学校诊疗室/苏州国医杂志社//苏州国医杂志.-5-2-37

苏州国医学校诊疗所扩充范围之经过与现况/苏州国医杂志社//苏州国医杂志.-5-2-76

苏州国医学校自修室/苏州国医杂志社//苏州国医杂志.-5-2-38

苏州国医研究院旅杭见习团与浙江省国医分馆同人合影留念/苏州国医杂志社//苏州国医杂志.-5-2-436

体育主任马文福先生/苏州国医杂志社//苏州国医杂志.-5-2-32

图书馆馆长胡萧梧先生/苏州国医杂志社//苏州国医杂志.-5-2-32

外科实习指导主任丁友竹先生/苏州国医杂志社//苏州国医杂志.-5-2-32

外科主任刘涤新先生/苏州国医杂志社//苏州国医杂志.-5-2-33

校长唐慎坊先生/苏州国医杂志社//苏州国医杂志.-5-2-31

新迁校舍纪念典礼志/苏州国医杂志社//苏州国医杂志.-5-2-46

学生课外活动之组织概况/苏州国医杂志社//苏州国医杂志.-5-2-89

训育概况/苏州国医杂志社//苏州国医杂志.-5-2-63

训育主任潘国贤先生/苏州国医杂志社//苏州国医杂志.-5-2-31

译述部主任王南山先生/苏州国医杂志社//苏州国医杂志.-5-2-33

诊疗所所长祝曜卿先生/苏州国医杂志社//苏州国医杂志.-5-2-32

苏州洋务局

苏州洋务局议定租借租地章程/苏州洋务局//利济学堂报.-1-3-231

苏州租界详志/苏州洋务局//利济学堂报.-1-1-629

苏竹故

水湿治愈/苏竹故//神州医药学报.-1-45-575

苏子才

征求久咳不愈之效方/苏子才//医界春秋.-3-7-174

苏宗朴

西医之所谓炎之我见/苏宗朴//光华医药杂志.-4-38-249

苏祖卿

煤油疗治肺结核无效/苏祖卿//杏林医学月报.-3-21-111

眭伯华

凡医必须兼通针灸说/眭伯华//针灸杂志.-4-32-247

古有一针二灸三服药之谚试引伸其义/眭伯华//针灸杂志.-4-32-248

指力与心神并重论/眭伯华//针灸杂志.-4-32-249

绥远省政府

绥远省政府复函/绥远省政府//国医公报.-4-19-279

隋连全

咳病魔何时可除呢/隋连全//医界春秋.-3-8-199

随翰英

关于加入学系案之请愿报告书/随翰英,徐究仁,秦伯未//广东医药月刊.-3-24-443

政府公布中医药条例感想/随翰英//国医公报.-4-24-529

随遇而安室主人

问痰饮证治法/随遇而安室主人//绍兴医药学报星期增刊.-1-21-214

随仲卿

烂喉痧浅说/随仲卿//医学公报.-1-7-94

孙柏盦

论半产之理由/孙柏盦//绍兴医药学报.-1-10-225

癥瘕论/孙柏盦//绍兴医药学报.-1-10-298

孙秉公

草果之功用/孙秉公//中医杂志.-2-25-104

答何荋书/孙秉公//三三医报.-2-33-89

答汪景文书/孙秉公//三三医报.-2-33-88

和汉药述序/孙秉公//光华医药杂志.-4-41-393

寄瓢室验方/孙秉公//中医杂志.-2-25-452

寄瓢室医案(连载)/孙秉公//中医杂志.-2-22-77,500.-2-26-76,404//医界春秋.-3-14-371

寄瓢室医病笔记/孙秉公(著);孙天侠(录)//中医杂志.-2-21-519

寄瓢室医学随笔/孙秉公//中医杂志.-2-25-393

寄瓢室医学问话/孙秉公//中医杂志.-2-24-373

寄瓢室医余随笔/孙秉公//中医杂志.-2-26-66

木炭治痢之研究/孙秉公//医林一谔.-4-11-253

七绝五章奉怀周柳亭道长即希郢政/孙秉公//国医公报.-4-23-227

全国医学界公鉴/孙秉公//三三医报.-2-34-584

三三医社三年纪念会序言/孙秉公//三三医报.-2-35-15

伤寒伤风说/孙秉公//中医杂志.-2-22-269

孙君三函/孙秉公//三三医报.-2-34-129

孙天哀征诗/孙秉公//三三医报.-2-33-106

痰饮症一得/孙秉公//三三医报.-2-35-149

王似山先生医案(一)至(二)/孙秉公(校录)//中医杂志.-2-25-141,447

心肺气血说/孙秉公//中医杂志.-2-27-68

医林琐语/孙秉公//医界春秋.-3-11-388

与俞鉴泉先生书/孙秉公//三三医报.-2-35-63

诊余杂录/孙秉公//三三医报.-2-34-561

中医今后之觉悟/孙秉公//三三医报.-2-34-114

孙伯华

国人当认识国医药之重要/孙伯华//光华医药杂志.-4-36-361

孙楚江

甘味入脾之商榷/孙楚江//中医指导录.-3-39-525

孙从添

石芝医话(连载)/孙从添//三三医报.-2-35-201,230,271

孙粹存

痰与诊断/孙粹存//新中医刊.-5-20-93

孙达之

十四月胎儿记/孙达之//光华医药杂志.-4-38-584

双十节感言/孙达之//医界春秋.-3-6-136

水泻特效验方/孙达之//医界春秋.-3-10
　　-441

孙道明

恶性疟疾之来源及治疗/孙道明//现代中医.-4
　　-43-385

肺痨病食养疗法/孙道明//文医半月刊.-5-14
　　-428

肺痨小言/孙道明//现代中医.-4-42-400

干血痨说/孙道明//现代中医.-4-42-551

各地民间疗法实录七/孙道明//现代中医.-4-
　　43-189

关于传染性的天痘/孙道明//文医半月刊.-5-
　　14-555

黄疸单方一束/孙道明//现代中医.-4-43
　　-616

木通纠误/孙道明//现代中医.-4-42-503

水肿浅说/孙道明//现代中医.-4-42-510

谈方剂之加减用法/孙道明//现代中医.-4-43
　　-430

吐血之原理考验及治法/孙道明//现代中医.-4
　　-42-364

徐洄溪治癃验案/孙道明//现代中医.-4-42
　　-419

忧郁是痨病之原/孙道明//现代中医.-4-43
　　-92

余德鸿验案一则/孙道明//文医半月刊.-5-14
　　-619

余之读书谈/孙道明//现代中医.-4-43-64

余之药物经验/孙道明//现代中医.-4-43-305

治痘经验/孙道明//现代中医.-4-42-550

孙德厚

致浙江中医专校学监赵为范先生书/孙德厚//
　　绍兴医药学报星期增刊.-1-22-272

孙鼎臣

癫病的研究/孙鼎臣//中医世界.-3-38-396

孙鼎先

问指甲灰白兼脱皮治法/孙鼎先//沈阳医学杂
　　志.-3-2-46

孙东乔

问病三种(羊毛疔服安眠药枪弹入肉)/孙东乔
　　//医学杂志.-2-17-75

孙凤翔

药物辨诬绪言/孙凤翔//中医杂志.-2-28-55

孙傅舟

读医界春秋第四十七期余奉仙先生医方经验汇
　　编(二十一)用药多寡不同说之感言/孙傅舟
　　//医界春秋.-3-8-23

对于中央国医馆组织章程草案之商榷/孙傅舟
　　//医界春秋.-3-8-176

孙光宁

腿痛呃逆无治不愈/孙光宁//针灸杂志.-4-28
　　-77

孙光祖

孙光祖问渊雷夫子答/孙光祖(问);陆渊雷(答)
　　//中医新生命.-5-6-529

孙汉相

三项疑问/孙汉相//医学杂志.-2-16-504

为父征方/孙汉相//医学杂志.-2-16-392

小儿被人掌击老年鼻流清涕有何治法/孙汉相
　　//医学杂志.-2-17-74

孙　恒

宣传之价值/孙恒//神州医药学报.-1-47
　　-133

振兴医药之吾见/孙恒//神州医药学报.-1-47
　　-17

孙基昌

大枫子油的研究/孙基昌//医林一谔.-4-11

－540

孙吉甫

短气有微饮当从小便去之苓桂术甘汤主之肾气
　丸亦主之病溢饮者当发其汗大青龙汤主之小
　青龙汤亦主之试分判其一证二方之原理/孙
　吉甫//医学杂志.-2-12-145

孙吉禄

旧说心与小肠之病皆关系小便之解释/孙吉禄
　//铁樵医学月刊.-4-44-376

亢旱痢疫声中之小供献/孙吉禄//铁樵医学月
　刊.-4-44-337

民间惯用的食物治疗(连载)/孙吉禄//光华医
　药杂志.-4-36-286,408.-4-37-243

伤寒论足经不论手经与传足不传手经辨/孙吉
　禄//铁樵医学月刊.-4-44-111

象贝与前胡考/孙吉禄//铁樵医学月刊.-4-44
　-420

中药与西药下剂应用异同之点精粗优劣之判
　(其二)/孙吉禄//铁樵医学月刊.-4-44
　-472

孙吉态

诊断学(连载)/孙吉态(译)//医学报.-1-4-
　54,101,246,262,280,293,309,325,345,
　359,517,533,577.-1-5-22

孙继之

关于发热的话/孙继之//国药新声.-5-23
　-501

戒烟指南/许子振(原稿);孙继之(校阅)//国药
　新声.-5-28-351

孙继祖

按目前全国中医之程度及国民之经济力量宜采
　取何种方法改良中药以收通行无阻普及全国
　之功效/孙继祖//医学杂志.-2-18-488

白喉宜用养阴清肺汤否/孙继祖//医学杂志.-2
　-18-534

乞示妊娠之诊法/孙继祖//医学杂志.-2-18
　-364

请示应读的书/孙继祖//医学杂志.-2-18
　-565

我的请示/孙继祖//医学杂志.-2-18-272

孙家骥

产后之卫生/孙家骥//医林一谔.-4-8-551

答孙永康君问手肿而痛入夜尤甚之治法/孙家
　骥//医界春秋.-3-9-25

江苏孙家骥先生致本社函/孙家骥//医林一谔
　.-4-9-384

金鸡纳霜杀人记/孙家骥//医界春秋.-3-8
　-141

金鸡纳霜杀人问题(二)/孙家骥//医界春秋.-3
　-8-322

经水之卫生/孙家骥//医林一谔.-4-9-81

良方一束/孙家骥//中医杂志.-2-28-373

临产之卫生/孙家骥//医林一谔.-4-8-505

瘰疬治验谈/孙家骥//医林一谔.-4-9
　-158

脑膜炎的片谈(连载)/孙家骥//医林一谔.-4-
　9-337,371

内经难经巢氏病源并有论无方而后人皆尊奉之
　说/孙家骥//国医杂志.-4-12-290

人有客气同气说/孙家骥//国医杂志.-4-12
　-295

湿生土之意义/孙家骥//国医杂志.-4-13
　-316

孙家骥先生复本社函/孙家骥//医林一谔.-4-
　9-302

胎前之卫生/孙家骥//医林一谔.-4-8-390

童便和百草霜的研究/孙家骥//医林一谔.-4-
　8-540

五周纪念的一点贡献/孙家骥//医界春秋.-3-
　8-375

喜则气缓/孙家骥//国医杂志.-4-13-32

药物学研究之方法/孙家骥//中医杂志.-2-28
　-342

中药治梅毒的特效/孙家骥//医林一谔.-4-8-

436

祝词/李玉清,孙家骥//医林一谔.-4-9-
27,110

孙家鼐

议复开办京师大学堂折/孙家鼐//利济学堂报
.-1-2-67

孙建墉

中医效方/孙建墉//国医砥柱月刊.-5-17
-145

孙剑琴

黑热病治疗法/孙剑琴//中医世界.-3-38
-290

孙鉴菴

湿气论/孙鉴菴//神州国医学报.-4-14-323

孙景渊

辨金匮弦数弦迟脉/孙景渊//医学杂志.-2-6-
356

妇人重身九月而喑经云无治而子和玄台均有治
法说/孙景渊//医学杂志.-2-6-349

今冬无雪明年恐起春温试预拟发生何种病症有
何法及治法/孙景渊//医学杂志.-2-1-608

论合病并病三阳经独多三阴经独少何故/孙景
渊//医学杂志.-2-5-470

吐酸症素问以为热东垣以为寒/孙景渊//医学
杂志.-2-6-207

问仲景伤寒论六经与内经热病论六经先儒多有
谓其不同者即修园陈氏亦谓宜分别读究竟同
与不同试引诸家以证明之/孙景渊//医学杂
志.-2-5-526

五藏相生相制相克论/孙景渊//医学杂志.-2-
5-119

心肺脉病之研究/孙景渊//医学杂志.-2-6
-60

针法补泻多用呼吸法固良矣如遇危病人不能呼
吸者诊其脉可施救治当用何法并用何穴以应

之/孙景渊//医学杂志.-2-2-128

中医以五行相生相克之说分配五藏西医认为其
说无稽但五藏亦有生克相互之关系正不必拘
于五行生克之说能发明其义否/孙景渊//医
学杂志.-2-3-230

仲景于论正水后结出一血分于论黄汗后结出一
气分其意何在/孙景渊//医学杂志.-2-2
-246

孙静明

为傅仙坊问病拟方/孙静明//医学杂志.-2-17
-63

振兴中医中药以期与西医西药平衡进步经如何
改进整理始可达到成功之目的试各举所知以
对/孙静明//医学杂志.-2-17-264

孙静鸣

请领中医年资证明书之建议/孙静鸣//华西医
药杂志.-5-37-309

孙静轩

噎膈症/孙静轩//医学杂志.-2-17-302

孙静云

改进国医药之先决条件/孙静云//光华医药杂
志.-4-35-375

孙镜阳

黄膜眼浅说/孙镜阳//国医导报.-5-30-309

孙九如

鸣谢赤子保命婴儿慈航之妙药小儿百效神丹/
孙九如//国医砥柱月刊.-5-17-248

雅连能治黄水疮/孙九如//国医砥柱月刊.-5-
16-538

孙康侯

铁樵医药事务所读者园地:读霍乱新论书后(其
二)/孙康侯//铁樵医学月刊.-4-44-614

孙　科

题词/孙科等//针灸杂志.-4-30-339

现代中医名人题词十则/孙科等//现代中医.-4-43-512

孙克锦

遗精症/孙克锦//德华医学杂志.-1-39-153

孙魁卿

痢疾/孙魁卿//国医正言.-5-3-253

孙里千

建设现代中医的提示/孙里千//国医公报.-4-26-169

中国医药的革命问题/孙里千//国医公报.-4-26-501

孙立君

旧医上五院长书驳议之驳议/孙立君//医界春秋.-3-8-257

孙丽冰

受孕征象之确定/孙丽冰//中医世界.-3-39-235

孙连茹

驳窦材言仲景不敢补反攻邪说/孙连茹//中医杂志.-2-25-372

柴胡证仍在者复与柴胡汤虽已下之不为逆说/孙连茹//中医杂志.-2-27-71

汗说/孙连茹//中医杂志.-2-24-348

疬疟论治/孙连茹//中医杂志.-2-25-220

咳痢笔记两则/孙连茹//中医杂志.-2-24-237

论金匮小肠有热者必痔/孙连茹//自强医学月刊.-3-40-451

内经言调神与今人所谓卫生者其道有相同否/孙连茹//国医杂志.-4-12-425

温瘟辨/孙连茹//中医杂志.-2-24-207

虚者补母实者泻子说/孙连茹//中医杂志.-2-24-207

映雪庐临症笔记(连载)/孙连茹//中医杂志.-2-24-367.-2-25-67,395.-2-27-242,362

孙联甫

贝类中之含素/孙联甫//神州医药学报.-1-47-30

片言(补白)/孙联甫//神州医药学报.-1-47-134

孙林芬

医学疑问三则/孙林芬//绍兴医药学报星期增刊.-1-21-108

孙梦兰

读张静莲先生辨正小儿惊风说书后/孙梦兰//医学报.-1-4-51

现病之既往症/孙梦兰//医学报.-1-4-23

诊断学/孙梦兰(译)//医学报.-1-4-22

孙　敏

大便不通之原因及其治法/孙敏//中医杂志.-2-27-219

营卫论/孙敏//中医杂志.-2-28-164

孙鸣第

爆发火眼云翳遮睛验案/孙鸣第//国医砥柱月刊.-5-15-454

北平国医砥柱月刊复刊祝词/孙鸣第//国医砥柱月刊.-5-18-58

肠膜溃烂危险实验/孙鸣第//华西医药杂志.-5-36-279

春季流行性时令病温热疗法/孙鸣第//华西医药杂志.-5-37-369

答陆君对于肠膜溃烂医案之商榷/孙鸣第//华西医药杂志.-5-37-173

答叶华林先生来函研讨曾患脑膜炎病后小儿眼疾白内障瞳孔缩小症/孙鸣第//华西医药杂志.-5-37-336

肺结核验案/孙鸣第,马丽卿//华西医药杂志.-

5 - 36 - 441

国医砥柱月刊创刊纪念序/孙鸣第//国医砥柱
月刊. - 5 - 15 - 598

国医砥柱月刊社饶阳大尹镇分社开成立大会本
分社社长孙鸣第演讲词/孙鸣第//国医砥柱
月刊. - 5 - 16 - 190

国医眼科头痛睛障隐涩难开/孙鸣第//国医砥
柱月刊. - 5 - 16 - 350

济生眼科固本明目丸/孙鸣第//医学杂志. - 2 -
18 - 448

济生眼科固本明目丸经验良方/孙鸣第//国医
砥柱月刊. - 5 - 15 - 573

济生眼科胬肉攀睛经验良方/孙鸣第//国医砥
柱月刊. - 5 - 16 - 357

痢疾之症状原因及治疗法/孙鸣第//国医砥柱
月刊. - 5 - 16 - 272

胃肠病医案/孙鸣第//国医砥柱月刊. - 5 - 17
- 234

眼科验案/孙鸣第//国医砥柱月刊. - 5 - 16
- 411

杨医亚道友社长创国医砥柱月刊周年纪念/孙
鸣第,萧宝鑫//国医砥柱月刊. - 5 - 16 - 621

最效治春瘟脖肿喉疼妙方/孙鸣第//国医砥柱
月刊. - 5 - 16 - 419

孙慕康

验方三则/孙慕康//中医杂志. - 2 - 24 - 269

孙慕野

知足书舍小主人治验笔记/孙慕野//中医杂志
. - 2 - 27 - 243,359

孙培文

函请指示/孙培文//医学杂志. - 2 - 16 - 501

孙培文君来书/孙培文//中医新生命. - 5 - 7
- 110

研究妇科学之补充/孙培文//医学杂志. - 2 - 17
- 414

质疑五点/孙培文//医学杂志. - 2 - 16 - 307

孙佩轩

丛斑候答任伯和君问毒蛇咬伤治法书后/孙佩
轩//三三医报. - 2 - 29 - 476

大儿韵卿在皖治一失音症拮手来询问书以答之
/孙佩轩//三三医报. - 2 - 30 - 274

冬日感怀/孙佩轩//三三医报. - 2 - 30 - 104

方诸水考/孙佩轩//三三医报. - 2 - 30 - 12

孙品之

白喉/孙品之//新中医刊. - 5 - 19 - 56

鼻渊/孙品之//新中医刊. - 5 - 19 - 28

孙蓬庵

录松心医案赤栝甘露饮方论/孙蓬庵//中医杂
志. - 2 - 25 - 147

孙少培

遇安斋证治丛录序/孙少培//三三医报. - 2 - 32
- 417

孙师韩

读恽氏医书札记(其二)伤寒论/孙师韩//铁樵
医学月刊. - 4 - 44 - 424

孙世杰

读恽氏医书札记(其三)温病明理/孙世杰//铁
樵医学月刊. - 4 - 44 - 430

铁樵函授医学课艺选刊:归纳伤寒太阳证不可
发汗诸条并申述其病理(三)/孙世杰//铁樵
医学月刊. - 4 - 44 - 341

铁樵医药事务所读者园地:问食积凡有几种须
言其场所试列举之/孙世杰//铁樵医学月刊
. - 4 - 44 - 747

孙世扬

恽先生传/孙世扬//铁樵医学月刊. - 4 - 44
- 639

孙式厂

敬录先贤徐灵胎俚歌一篇以警同道/孙式厂//

光华医药杂志.-4-39-205

孙式厂君来书/孙式厂//中医新生命.-5-7
-642

孙式庵

肠痈现代学理之演绎(连载)/夏光扬,孙式庵//
国医砥柱月刊.-5-16-107,172

痢疾之研究/孙式庵//国医砥柱月刊.-5-16
-237

孙硕孚

中医特考/孙硕孚//国医砥柱月刊.-5-18
-184

孙崧樵

气之研究征文二/孙崧樵//现代中医.-4-42
-88

伤寒与温病是否有对立之可能/孙崧樵//现代
中医.-4-42-92

温病可否有外感伏气之分别征文九/孙崧樵//
现代中医.-4-42-71

羊毛瘟之研究/孙崧樵//光华医药杂志.-4-36
-546

孙 遂

营卫二气所行之道说/孙遂//神州医药学报.-1
-46-360

孙 韬

民国二十三年太仓流行性疫疟之可怖/孙韬//
光华医药杂志.-4-37-34

孙天哀

代柬伯未先生并索大著诗集兼怀沧社旧雨/孙
天哀//中医世界.-3-31-155

孙天侠

寄瓢室医病笔记/孙秉公(著);孙天侠(录)//中
医杂志.-2-21-519

孙为霖

六合创办医药分会宣言书(连载)/孙为霖//神
州医药学报.-1-43-379,457

孙纬才

不费钱的奇验方(连载)/孙纬才//国医砥柱月
刊.-5-15-456,516,573,626.-5-16-
424,541.-5-17-61

医生之普通道德/孙纬才//绍兴医药学报.-1-
19-337

孙 文

救民疾苦/孙文//绍兴医药学报.-1-11-147

孙文剑

论日本医学之发达(一)至(二)/孙文剑//医学
报.-1-7-451,474

孙问佛

论脑心神经之作用/孙问佛//医学杂志.-2-18
-416

孙务本

各地民间疗法实录六/孙务本//现代中医.-4-
43-188

孙西园

糖尿病/孙西园//中医新生命.-5-8-173

孙向华

滑精/孙向华//光华医药杂志.-4-37-461

孙效良

重舌奇症七日愈/孙效良//针灸杂志.-4-34
-220

孙心任

敬告赣州医药界同志速起组织医药研究社启/
孙心任//光华医药杂志.-4-38-138

孙心泽

产后风之研究/孙心泽//文医半月刊.-5-14
-639

急性胃炎之研究/孙心泽//国医砥柱月刊.-5-
17-218

角弓反张盲肠炎及鼻衄之疑问/孙心泽//医学
杂志.-2-17-76

敬询三事/孙心泽//医学杂志.-2-18-273

敬询数事/孙心泽//医学杂志.-2-18-182

六气与疾病之关系/孙心泽//医学杂志.-2-17
-340

论药不可复渣/孙心泽//文医半月刊.-5-14
-500

痫症患者日常生活之卫生法/孙心泽//医学杂
志.-2-18-68

疑问三则/孙心泽//医学杂志.-2-17-411

疑问数则/孙心泽//医学杂志.-2-18-564

疑问一则/孙心泽//医学杂志.-2-17-500

孙醒东

编辑常山种植专号之意义/孙醒东//新中华医
药月刊.-5-35-496

黄常山之植物学/孙醒东//新中华医药月刊.-5
-35-524

金佛山国药黄常山大规模生产计划/孙醒东//
新中华医药月刊.-5-35-500

孙选廷

问三十二/孙选廷//绍兴医药学报.-1-11
-314

问三十三/孙选廷//绍兴医药学报.-1-11
-315

问三十四/孙选廷//绍兴医药学报.-1-11-315

孙学海

天地阴阳与人身阴阳/孙学海//中医世界.-3-
38-297

孙学明

咳嗽及其治法/孙学明//复兴中医.-5-31-193

孙延纲

养生小说/孙延纲//沈阳医学杂志.-3-1-244

孙延绮

产后不可用白芍辨/孙延绮//沈阳医学杂志.-3
-3-192

孙砚孚

苦参子治便血之亲验/孙砚孚//杏林医学月报
.-3-18-477

疟应早截论/孙砚孚//国医砥柱月刊.-5-18
-108

砚孚药话/孙砚孚//华西医药杂志.-5-36
-316

孙晏如

报告治疗颤振之失败并征求特效治法/孙晏如
//针灸杂志.-4-34-112

刺法心得述略(连载)/孙晏如//光华医药杂志
.-4-35-238,311

读刘永纯先生中国金针在法国概况感言/孙晏
如//针灸杂志.-4-34-184

高年服务社会之医生汤浣香/孙晏如//光华医
药杂志.-4-35-580

回忆过去与今后的展望/孙晏如//针灸杂志.-4
-34-260

血证概要/孙晏如(述);葛荣光(录)//医界春秋
.-3-13-211

研究针灸之刍议/孙晏如//针灸杂志.-4-34
-13

针灸原理之我见/孙晏如//医界春秋.-3-8
-223

振兴国医尤须提倡针灸说/孙晏如//医界春秋
.-3-8-50

子午流注跋/孙晏如//光华医药杂志.-4-40
-387

孙养仁

镇心安神丸/孙养仁//中医杂志.-2-21-337

孙药墀

孙药墀先生序杨如侯灵素生理新论/孙药墀//
　　医学杂志.-2-4-359

孙一鹄

问手掌症治法/孙一鹄//三三医报.-2-29
　　-134

孙亦仙

治癫狗咬验方/孙亦仙//中医指导录.-4-2
　　-366

孙寅初

劝医先正心术论/孙寅初//绍兴医药学报.-1-
　　9-227

孙寅初君致绍兴医药学报社同人书/孙寅初//
　　绍兴医药学报.-1-8-476

孙永康

问手肿而痛入夜尤甚之治法/孙永康//医界春
　　秋.-3-8-477

孙永祚

代恽先生作创办函授医学之意见/孙永祚//铁
　　樵医学月刊.-4-44-57

发刊辞/孙永祚//铁樵医学月刊.-4-44-5

古方权量说/孙永祚//苏州国医杂志.-5-2
　　-105

论血压/孙永祚//铁樵医学月刊.-4-44-607

孙用盦

问毒痘治法/孙用盦//绍兴医药月报.-2-38
　　-435

问妊娠血痢治法/孙用盦//绍兴医药月报.-2-
　　39-146

诸暨赵家埠孙用盦先生来函/孙用盦//绍兴医
　　药月报.-2-38-69

孙右卿

讲习部开课演说词/孙右卿//沈阳医学杂志.-3
　　-1-202

研究部开讨论会演说词/孙右卿//沈阳医学杂
　　志.-3-2-58

阴户肿痛蚀烂治愈/孙右卿//沈阳医学杂志.-3
　　-2-180

治愈胎动下血/孙右卿//沈阳医学杂志.-3-1-
　　114

孙佑青

补阴勿伐阳补阳勿伐阴各当善施其法论/孙佑
　　青//沈阳医学杂志.-3-1-306

说经闭浮肿形瘦脉弱治法/孙佑青//沈阳医学
　　杂志.-3-1-251

头风目疾之管见/孙佑青//沈阳医学杂志.-3-
　　1-418

孙雨林

解剖学:中医不知有膵脏辨/孙雨林//神州医药
　　学报.-1-43-213

论西医治疫症之不善(连载)/孙雨林//神州医
　　药学报.-1-43-315,414

孙玉泉

个人临床最精审之验案及确有奇效之秘方/孙
　　玉泉//医学杂志.-2-18-334

孙育南

旧医学校系统案驳议之驳议(连载)/孙育南//
　　三三医报.-2-33-403,473

孙源逢

集验方摄要/周镇(参订);孙源逢(录校)//医学
　　杂志.-2-16-193

孙允中

蟾影寄鹃魂/孙允中//沈阳医学杂志.-3-3
　　-262

读刘哲苍论国医宜组织联合公团书后/孙允中
　　//沈阳医学杂志.-3-3-173

对于医报前途之感言/孙允中//沈阳医学杂志

.-3-2-208

古今医源之蠡测/孙允中//沈阳医学杂志.-3-2-12

内风外风解/孙允中//沈阳医学杂志.-3-3-284

祝我医学前途之进步/孙允中//沈阳医学杂志.-3-1-242

孙泽民

读何种医书/孙泽民//光华医药杂志.-4-35-272

孙曾钦

理财篇/孙曾钦//利济学堂报.-1-3-673

孙兆质

痛风:尿酸性关节炎/奚剑青,孙兆质//新中医刊.-5-19-12

孙哲钧

读医药之佳音书后/孙哲钧//沈阳医学杂志.-3-1-355

孙振声

桐影书屋遗稿(一)至(四)/张敬敷(著);孙振声(录)//中医杂志.-2-19-426.-2-20-28,213,371

孙治光

改进国医刍议/孙治光//国医砥柱月刊.-5-17-446

孙中山

孙中山民族主义第六讲/孙中山//广东医药月刊.-3-24-17

孙中山先生遗嘱/孙中山//医界春秋.-3-5-158

孙总理遗嘱/孙中山//国医正言.-5-3-60,108,156,208,262,314,360,410,458,506,554,608

中国不需要洋化/孙中山//光华医药杂志.-4-35-81

总理遗像(附总理遗嘱)/孙中山//医界春秋.-3-8-83//国医杂志.-4-12-5//国医公报.-4-19-13,137,249,361.-4-20-11,143,233,325,429.-4-21-9,127,213,295//现代中医.-4-43-511//苏州国医杂志.-5-2-2

总理遗训/孙中山//广东医药月刊.-3-24-432

总理遗嘱/孙中山//广东医药月刊.-3-24-3//苏州国医杂志.-5-2-2

孙拙吾

答九峰山农问猝盲治法/孙拙吾//绍兴医药学报星期增刊.-1-22-58

孙梓材

论白喉忌表之贻误/孙梓材//中医杂志.-2-19-440

痰湿窜络治验/孙梓材//中医杂志.-2-23-272

吴姓咳嗽耳聋治验/孙梓材//中医杂志.-2-23-490

孙宗周

致查贡甫先生函/孙宗周//绍兴医药学报星期增刊.-1-22-88

孙祖宏

看护病者之常识/孙祖宏//中西医学报.-1-35-123

孙祖基

小儿看护法/孙祖基//中西医学报.-1-35-53

孙祖烈

百日咳/孙祖烈//中西医学报.-1-40-593

病理学问答序(代论)/孙祖烈//中西医学报.-1-29-439

哺乳儿急性胃肠加答儿/孙祖烈//中西医学报
. - 1 - 33 - 457

肠管性自家中毒发现红斑之一例/孙祖烈(译)
//中西医学报. - 1 - 28 - 325

肠加答儿浅说/孙祖烈//中西医学报. - 1 - 33
- 521

喘息之疗法/孙祖烈//中西医学报. - 1 - 33
- 189

刀圭闲话(连载)/孙祖烈//国药新声. - 5 - 22 -
525 . - 5 - 23 - 81,177,256,343,441,532,638
. - 5 - 24 - 94,203,306,427,542,663 . - 5 - 25
- 88,216,335,470,605 . - 5 - 26 - 121,255,
381,500,629 //国医新声. - 5 - 27 - 109,222,
324,426,503,579,661 //国药新声. - 5 - 28 -
65,147,228,309,390,552

堕胎之罪恶/孙祖烈//中西医学报. - 1 - 37
- 384

发疹全书序/孙祖烈//中西医学报. - 1 - 34
- 431

肺痨病讲话/孙祖烈//德华医学杂志. - 1 - 39
- 161

规尼涅之特异性/孙祖烈//中西医学报. - 1 - 33
- 195

急性化脓性疾患之救急疗法/孙祖烈//中西医
学报. - 1 - 34 - 297

假性白血病刍谈/孙祖烈//中西医学报. - 1 - 33
- 197

结核之日光疗法/孙祖烈//中西医学报. - 1 - 29
- 235

口气恶臭之原因及其治疗法/孙祖烈//中西医
学报. - 1 - 28 - 403

淋菌淮科钦对于淋病之疗法(节译日本医学中
央杂志)/孙祖烈(译)//中西医学报. - 1 - 28 -
328

内科类证鉴别一览表(连载)/孙祖烈//中西医
学报. - 1 - 27 - 535 . - 1 - 28 - 131,457,555 . -
1 - 29 - 413,503

牛痘浅说/孙祖烈//中西医学报. - 1 - 35 - 185

全身巩皮症之一例/孙祖烈//中西医学报. - 1 -
28 - 325

人体解剖实习法序/孙祖烈//中西医学报. - 1 -
32 - 21

桑叶黄病一夕谈/孙祖烈//中西医学报. - 1 - 37
- 487

痧眼预防法/孙祖烈//德华医学杂志. - 1 - 38
- 451

伤寒病一夕谈/孙祖烈//中西医学报. - 1 - 32
- 399

生理学讲义序/孙祖烈//中西医学报. - 1 - 33
- 155

士礼居藏书题跋记续编序/孙祖烈//中西医学
报. - 1 - 35 - 277

糖尿病说(连载)/孙祖烈//中西医学报. - 1 - 34
- 123,187

卧位与疾病之关系/孙祖烈//中西医学报. - 1 -
28 - 370

无锡县立隔离病院旨趣书/孙祖烈//国药新声
. - 5 - 28 - 477

新道德丛谈序/孙祖烈//中西医学报. - 1 - 36
- 215

修正达生篇序/孙祖烈//中西医学报. - 1 - 41
- 123

羞耻与潮红/孙祖烈//中西医学报. - 1 - 29
- 322

药用果品谈(译日本科学知识)/孙祖烈//德华
医学杂志. - 1 - 38 - 467

医学撮录(连载)/孙祖烈//中西医学报. - 1 - 35
- 439,515 . - 1 - 36 - 41,195

医余随笔(连载)/孙祖烈//中西医学报. - 1 - 36
- 491 . - 1 - 37 - 165

育儿之模范序/孙祖烈//中西医学报. - 1 - 34
- 77

中风/孙祖烈//德华医学杂志. - 1 - 38 - 465

中西医学三十种序/孙祖烈//中西医学报. - 1 -
34 - 435

注射霍乱预防液说/孙祖烈//中西医学报. - 1 -
36 - 394

自制补血药方/孙祖烈//中西医学报. - 1 - 35
- 39

T

塔斯社

盲目重明新发(塔斯社莫斯科讯)/塔斯社//中西医药.-5-11-548

脑髓结构与天才关系(莫斯科通讯)/塔斯社//医林一谔.-4-11-384

苏俄研究东方医药(列宁格拉通讯)/塔斯社//医林一谔.-4-11-384

台山县国医支馆

台山县国医支馆致本社快邮代电/台山县国医支馆//医林一谔.-4-9-434

台山中医公会

台山中医公会通电请声援限制中医参用西械西药/台山中医公会//医界春秋.-3-13-520

邰家骊

疡科临床讲义(许氏原本)(连载)/许半新(著);邰家骊(录存)//医学杂志.-2-11-424,554.-2-12-49,179,347,514.-2-13-22,127,222,336.-2-14-69,156,319,400,449,511.-2-15-47

太绍岐

狂犬病中医的治疗研究/太绍岐//新中华医药月刊.-5-35-399

太原防空会

城市防空要领/太原防空会//医学杂志.-2-18-214

对于爆炸弹的一般防护方法/太原防空会//医学杂志.-2-18-219

防毒应有之常识/太原防空会//医学杂志.-2-18-206

救护须知/太原防空会//医学杂志.-2-18-210

战时消防常识/太原防空会//医学杂志.-2-18-216

自制防毒面具法/太原防空会//医学杂志.-2-18-210

太原市公安局

公安局常函/太原市公安局//医学杂志.-2-14-523

太原市中医公会

太原市中医公会复地方法院鉴定药方函/太原市中医公会//医学杂志.-2-17-284

谈安石

百日咳/[日]坂本恒雄(著);谈安石(译)//国医砥柱月刊.-5-17-567

肺结核/谈安石(译著)//国医砥柱月刊.-5-17-638

下痢/[日]青木幸三郎(著);谈安石(译)//国医砥柱月刊.-5-18-22

谈承五

便秘/[日]青木幸三郎(著);谈承五(译)//国医砥柱月刊.-5-18-28

谈窦过

精神卫生的研究/谈窦过//光华医药杂志.-4-36-572

谈书香

铁樵函授医学学员课艺选刊:读病理各论第一册书后/谈书香//铁樵医学月刊.-4-44-114

谈锡华

答谭启贤君代友之问案/谈锡华//医界春秋.-3-9-175

谈先进

胎孕男女之研究/谈先进//中医杂志.-2-28-184

医者应有之目的/谈先进//中医杂志.-2-28
-192

谈愚叟

请再详考金鸡纳霜之性质/谈愚叟//神州医药
学报.-1-44-164

质疑/谈愚叟//神州医药学报.-1-44-59

覃朝桂

针灸验案三则/覃朝桂//针灸杂志.-4-29
-219

覃　勤

中医界注意/施今墨,覃勤,徐相臣等//国医砥
柱月刊.-5-18-412

覃益明

答韦雍普君问中风半身不遂证二则/黄明三,覃
益明//医界春秋.-3-11-25

治太阳病的要诀/覃益明//医界春秋.-3-12
-95

覃之芹

肺主身之皮毛论/覃之芹//中医杂志(广东).-3
-4-49

覃祖璋

红豆/覃祖璋//光华医药杂志.-4-41-471

谭宝钧

老鼠头骨治牙齿动摇之特效/谭宝钧//国医砥
柱月刊.-5-17-60

谭斌宜

救急护病法/谭斌宜//中西医学报.-1-26
-408

说医/谭斌宜//中西医学报.-1-26-442

谭次仲

才女致夫的一封书/谭次仲//华西医药杂志.-5

-37-500

次仲金匮要略择录(连载)/谭次仲//中国医药
月刊.-5-33-146,175

从事实申论中医教材问题/谭次仲//华西医药
杂志.-5-37-248

答郭若定君问新汉药觉/谭次仲//医学杂志.-2
-15-507

对某刊梁沈两君指仆误用小建中汤治肺痨之辩
论/谭次仲//国医砥柱月刊.-5-18-4

对中医药最近之鄙见/谭次仲//文医半月刊.-5
-14-611//国医砥柱月刊.-5-16-150

肺痨病自疗法代序/谭次仲//华西医药杂志.-5
-36-228

解释颜文亮问为医要识心理学/谭次仲//华西
医药杂志.-5-36-206

论国医非科学化则必亡及略举科学整理之方法
/谭次仲//中西医药.-5-10-467

论今日中国医学之趋势及其补救之方法/谭次
仲//华西医药杂志.-5-37-409

论秦汉文时代化/谭次仲//华西医药杂志.-5-
36-321

论中医汇通及中医今后所应为之工作/谭次仲
//华西医药杂志.-5-37-547

疟病/谭次仲//中国医药月刊.-5-33-218

辟周某妄谈科学之谬(一)至(七)/谭次仲//文
医半月刊.-5-14-225,241,256,273,289,
336,354

伤寒论讲义(连载)/谭次仲(函授);国医学社
(编)//国医砥柱月刊.-5-16-31,104,166

商讨教材编订为负责诸公进一言/谭次仲//华
西医药杂志.-5-37-65

条陈国医馆论整理国医宜先定标准(连载)/谭
次仲//医学杂志.-2-15-385//医林一谔.-
4-8-491

条陈国医馆论整理国医宜先定标准/谭次仲//
医学杂志.-2-15-537//医林一谔.-4-8
-407

条陈研究院论解决医学纠纷之关键/谭次仲//
医林一谔.-4-8-365

为国医学院上陈总司令呈文/谭次仲//医林一

谵. - 4 - 11 - 100

我对国药附子的贡献/谭次仲//华西医药杂志
.- 5 - 36 - 377

小建中汤治肺痨之商榷/谭次仲//新中华医药
月刊. - 5 - 35 - 321

医理浅释(连载)/谭次仲//中国医药月刊. - 5 -
33 - 284,317,346,383,407,437

与谭恺予论处方寡效/谭次仲//华西医药杂志
.- 5 - 36 - 317

与张简斋先生论天地人/谭次仲//国医砥柱月
刊. - 5 - 18 - 235

与张简斋先生论阴阳/谭次仲//新中华医药月
刊. - 5 - 35 - 371

再呈国医馆解释医理不殊十则(连载)/谭次仲
//国医杂志. - 4 - 5 - 439,537. - 4 - 6 - 19

再论中医用西药对中西医药研究社的一点贡献
/谭次仲//华西医药杂志. - 5 - 37 - 323

针灸医学大纲序/谭次仲//文医半月刊. - 5 - 14
- 330

质问上海中西医药杂种医之剖视一篇/谭次仲
//中西医药. - 5 - 12 - 344

中西药性类异同论略(连载)/谭次仲//医林一
谔. - 4 - 11 - 327,369,466,558,636

中药之科学研究评议/谭次仲//华西医药杂志
.- 5 - 36 - 216

中医必能科学化之证明/谭次仲//中国医药月
刊. - 5 - 33 - 167

中医不能用西药与西医不能用中药评议/谭次
仲//华西医药杂志. - 5 - 37 - 274

中医存废问题之商榷/谭次仲//文医半月刊. - 5
- 14 - 396

中医对头疼的治法/谭次仲//国医砥柱月刊. - 5
- 18 - 187

中医科学改进之举例/谭次仲//国医砥柱月刊
.- 5 - 18 - 136

中医脉数为热脉数为虚释义/谭次仲//国医砥
柱月刊. - 5 - 18 - 175

仲景伤寒论首五节释义(连载)/谭次仲//光华
医药杂志. - 4 - 38 - 317,453. - 4 - 39 - 30

谭次仲函授国医学社

谭次仲国医学社续招肺痨专科函授学员/谭次
仲函授国医学社//华西医药杂志. - 5 - 36 -
238,290,342

谭次仲国医学社招收肺痨专科函授学员/谭次
仲函授国医学社//国医砥柱月刊. - 5 - 18
- 128

谭次仲函授国医学社续招函授学员/谭次仲函
授国医学社//华西医药杂志. - 5 - 37 - 187,
273,357,415,495,581

谭方谷

三七内服消炎效能之实验/谭方谷//新中华医
药月刊. - 5 - 35 - 638

谭佛海

中医药科学改进谈/谭佛海//中国医药月刊. - 5
- 33 - 235

谭活水

肠窒扶斯病疗法经验谈/谭活水//杏林医学月
报. - 3 - 21 - 467//中医世界. - 3 - 36 - 115

答释梅竹洲先生几句话(见本报第七十七期)/
谭活水//杏林医学月报. - 3 - 22 - 170

对于吴汉僊医界之警铎气化为细胞之母六淫为
细胞之原之我见/谭活水//杏林医学月报. - 3
- 21 - 514

今后中医应走之途径/谭活水//杏林医学月报
.- 3 - 22 - 490

南洋马来西亚地方病之特殊情形/谭活水//光
华医药杂志. - 4 - 35 - 331

痰饮验方/谭活水//杏林医学月报. - 3 - 21
- 296

我读完国府明令公布中医条例的感想/谭活水
//杏林医学月报. - 3 - 22 - 489

小儿热病治验三则/谭活水//杏林医学月报. - 3
- 21 - 254

小儿退热经验谈/谭活水//光华医药杂志. - 4 -
36 - 381

小孩咳哭常见血泪之疑问/谭活水//杏林医学

月报.-3-21-522

新年中医/谭活水//杏林医学月报.-3-23
-255

新医学三字经(一)至(六)/谭活水//杏林医学
月报.-3-23-138,179,221,262,304,341

延医买药应具的常识/谭活水//杏林医学月报
.-3-23-501

愿为陆士谔先生进一忠告之言/谭活水//杏林
医学月报.-3-21-365

癥瘕病之研究补充/谭活水//杏林医学月报.-3
-21-512

谭继洵

会奏鄂省改设铸钱局折/张之洞,谭继洵//利济
学堂报.-1-2-168

会奏设武备学堂折/张之洞,谭继洵//利济学堂
报.-1-2-548

谭侃如

胞衣不下/谭侃如//光华医药杂志.-4-41
-130

久痢致肿/谭侃如//光华医药杂志.-4-41
-131

癃闭之治验/谭侃如//光华医药杂志.-4-40
-37

谭鹍龄

衣服之效用/谭鹍龄//中西医学报.-1-33
-451

谭启贤

征求良方以治奇疾/谭启贤//医界春秋.-3-9-
74

谭瑞祥

读杏林医学月报后之希望/谭瑞祥//杏林医学
月报.-3-19-169

谭少棠

伤寒无补之误/谭少棠//国医杂志.-4-5-545

谭天骥

论景岳新方砭平议/谭天骥(介如)//中西医学
报.-1-31-27

内经分类病原序(代论)/谭天骥(介如)//中西
医学报.-1-30-165

谭 献

许(辛木)先生家传/谭献//神州国医学报.-4-
17-22

谭秀云

妊娠中之卫生/谭秀云//中西医学报.-1-40
-504

谭延闿

秋室研经图跋(五)/谭延闿//神州国医学报.-4
-14-223

设立国医馆原提案/谭延闿等//国医公报.-4-
21-11

谭意园

辨寒温两大纲领/谭意园//神州医药学报.-1-
45-21

书叶氏医按存真后/谭意园//神州医药学报.-1
-45-13

谭友岑

触电急救法/谭友岑//神州国医学报.-4-16
-33

谭右江

附汤本求真氏来书/谭右江(译)//国医正言.-5
-4-272

汤本求真氏来书/谭右江(译)//医界春秋.-3-
13-38

谭韵笙

首都医界趣闻/谭韵笙//光华医药杂志.-4-36
-290

诊余随笔/谭韵笙//中医新生命.-5-6-465

中西医药之评议/谭韵笙//光华医药杂志.-4-36-339

谭泽民

疾病导线/谭泽民//杏林医学月报.-3-23-441

小儿疝症经验疗法/谭泽民//杏林医学月报.-3-23-362

谭智筠

为弟妇征求癥瘕病验方/谭智筠//医界春秋.-3-9-175

癥瘕宿疾再求治法/谭智筠//医界春秋.-3-11-130

谭钟麟

奏请裁撤邮政局折/谭钟麟//利济学堂报.-1-2-265

潭活水

为陈无咎推翻中医进一言(一)至(三)(长沙卫生报)/潭活水//国医正言.-5-5-104,153,203

潭黎民

肺火/潭黎民//光华医药杂志.-4-40-96

檀 郎

诗医/檀郎//杏林医学月报.-3-20-424

探候团

探候团报告/探候团//国医杂志.-4-6-185

汤本求真

皇汉医学(连载)/[日]汤本求真(著);刘泗桥(译述)//自强医学月刊.-3-40-69,151,229,283,339,397

临床应用汉方医学解说(连载)/[日]汤本求真(著);华宝孚(译述);唐景韩(参校)//自强医学月刊.-3-40-467,525,602,669.-3-41-

47,119,203,365,421,471,525,567

临床应用汉方医学解说(连载)/[日]汤本求真(著);刘泗桥(译述)//自强医学月刊.-3-40-63,143,219,275,333,389

伤寒论/[日]汤本求真//国医文献.-5-15-44

洋汉二医学比较之概论/[日]汤本求真(著);刘泗桥(译)//国医公报.-4-20-204

中西二医学之比较概论/[日]汤本求真(著);周子叙(译述)//三三医报.-2-36-522

汤本一雄

汤本求真医谈(连载)/[日]汤本一雄(记);董德懋(译)//光华医药杂志.-4-38-46,382.-4-39-153

汤炳莲

兰校学生之成绩/汤炳莲//针灸杂志.-4-28-188

老年喘咳之治愈/汤炳莲//针灸杂志.-4-28-393

哑巴立刻言语/汤炳莲//针灸杂志.-4-28-93

汤尔和

北京医学专门学校校长汤尔和呈教育部请提出法案准予实行解剖文/汤尔和//中西医学报.-1-27-329

北京医药月刊题词/汤尔和//北京医药月刊.-5-21-4

汤方宝

问八十/汤方宝//绍兴医药学报.-1-14-29

汤凤梧

偏枯/汤凤梧//光华医药杂志.-4-38-556

汤鹤鸣

对于西医以龙胆草大黄黄连等为补药之疑窦/汤鹤鸣//三三医报.-2-29-582

一个烟晕症治验底经过报告并敢请我医界同人速行戒除纸烟为社会先导的一点意见/汤鹤鸣//三三医报.-2-29-409

征求遗尿治法/汤鹤鸣//三三医报.－2－29－582

治愈瘰疬之报告/汤鹤鸣//三三医报.－2－29－468

汤鹤松

痘疮死症总要歌/汤鹤松//中医世界.－3－35－345

汤季铭

番椒能治冻疮/汤季铭//文医半月刊.－5－14－466

灵验效方/汤季铭//光华医药杂志.－4－37－244

汤济良

公开一张脘痛神效方/汤济良//中医新生命.－5－6－152

中医百日通感言/汤济良//中医新生命.－5－6－150

汤建中

颂词/汤建中等//绍兴医药学报.－1－9－290

汤君捷

肝为先天之新研究/秦伯未(讲);汤君捷(记)//光华医药杂志.－4－37－491

国医学者之两个错误/秦伯未(讲);汤君捷(记)//中医指导录.－4－4－399

秦伯未近案(关于月经病六则)/汤君捷(录)//现代中医.－4－42－82

汤铭新

中医经验谈自序/汤铭新//光华医药杂志.－4－38－61

汤慕殷

癌之研究/汤慕殷//国医导报.－5－30－101

几种日本流行的民间草药/［日］井川俊一(著);汤慕殷(译)//国药新声.－5－28－176

脚气病考/汤慕殷//国医导报.－5－29－348

麻风史话/汤慕殷//国医导报.－5－29－428

菘萝医馆漫笔(连载)/汤慕殷//国医导报.－5－30－251,325,402

汤如芳

痢疾证治刍言/汤如芳//国医砥柱月刊.－5－16－291

疫疟治疗之我见(征文四)/汤如芳//现代中医.－4－43－383

汤士彦

第二次全国内政会议时之二提案/汤士彦//医界春秋.－3－10－47

对于国医药界的几点贡献/汤士彦//医界春秋.－3－12－29

光华医药杂志周晬献辞/汤士彦//光华医药杂志.－4－36－412

国医药界最近兜了一个大圈子/汤士彦//医界春秋.－3－10－5

杭州汤士彦启事/汤士彦//光华医药杂志.－4－39－265

金贵银贱箴西医/汤士彦//医界春秋.－3－7－439

录临证笔记中一治验之莲蓬发背症/汤士彦//三三医报.－2－30－457

论中医审查规则/汤士彦//中医新生命.－5－8－352

庆祝中医条例公布声中国医界今后之取径/汤士彦//医界春秋.－3－13－196

取缔与提倡/汤士彦//医界春秋.－3－7－39

上卫生署中医委员会书/汤士彦//医学杂志.－2－18－449//国医正言.－5－5－563//文医半月刊.－5－14－538//国医砥柱月刊.－5－16－15

为国医砥柱社的题词/汤士彦,罗止园,刘仲良//国医砥柱月刊.－5－18－45,47,63

为国医馆成立进一言/汤士彦//医界春秋.－3－8－89//医林一谔.－4－8－234

为中医审查规则条文颇多违反中医条例原意之

处应与卫生署刘署长讲理并要求重行修正/
汤士彦//国医正言.-5-5-363//文医半月
刊.-5-14-398//国医砥柱月刊.-5-15
-483

写给中医药界同志/汤士彦//医界春秋.-3-6-
488

写在全国医药团体第二次临时代表大会之前/
汤士彦//医界春秋.-3-7-115

药界道德之堕落/汤士彦//三三医报.-2-30
-43

医界春秋八周始刊纪念赘言/汤士彦//医界春
秋.-3-10-416

愿国医砥柱不仅复旧尤望更新/汤士彦//国医
砥柱月刊.-5-18-37

浙省中医协会出席全国医药团体代表大会经过
情形之报告/汤士彦//三三医报.-2-36-545

中国人与中国医学/汤士彦//医界春秋.-3-7-
5

中西医的新旧问题/汤士彦//医界春秋.-3-5-
308

中央国医馆设置处方鉴定委员会的商榷/汤士
彦//光华医药杂志.-4-38-518

中医生汤士彦谨向杭市卫生主管当轴抗议(连
载)/汤士彦//国医砥柱月刊.-5-18-75,
75,92

汤欣哉

答何广生君疑问五则/汤欣哉//医界春秋.-3-
9-553

汤醒农

陈果夫先生医学经验谈/汤醒农,李子仪(笔记)
//光华医药杂志.-4-37-402

汤义方

中西医学之评议/汤义方//光华医药杂志.-4-
40-27

汤逸生

虫积治验/汤逸生//神州医药学报.-1-46

-296

红杏山房医案(一)至(四)/汤逸生//杏林医学
月报.-3-20-425,470,504.-3-21-32

急救法治验/汤逸生//神州医药学报.-1-46
-293

讲急惊慢惊(红星山房医话之三)/汤逸生//杏
林医学月报.-3-21-379

讲少阴病:红星山房医话之一/汤逸生//杏林医
学月报.-3-21-155

金鸡纳之研究/汤逸生//神州医药学报.-1-46
-387

来函更正/汤逸生//神州医药学报.-1-46
-338

奇经八脉起于何穴终于何穴试择要言之/汤逸
生//神州医药学报.-1-46-152

少阴病谈(连载)/汤逸生//神州国医学报.-4-
15-298,342

说绿水桂(红星山房医话之二)/汤逸生//杏林
医学月报.-3-21-207//神州国医学报.-4
-15-384

泻痢与霍乱证治说(红杏山房医话之五)/汤逸
生//杏林医学月报.-3-22-116

泻痢与霍乱证治说/汤逸生//神州医药学报.-1
-45-25

诊验记略/汤逸生//神州医药学报.-1-46
-509

汤有为

吴兆桢汤有为赵辅廷大律师受任中国医学杂志
社常年法律顾问启事/吴兆桢,汤有为,赵辅
廷//国医砥柱月刊.-5-18-615

汤雨霖

创立神州医药会巢县分会宣言书/汤雨霖//绍
兴医药学报.-1-15-537

论瘟温之别/汤雨霖//绍兴医药学报.-1-15
-442

时症研究谈/汤雨霖//绍兴医药学报.-1-15
-427

问百五十六/汤雨霖//绍兴医药学报.-1-16

－118

问百五十七/汤雨霖//绍兴医药学报.－1－16
－119

问答三/汤雨霖//神州医药学报.－1－46－423

问六十五/汤雨霖//绍兴医药学报.－1－12
－518

问一/汤雨霖//神州医药学报.－1－46－515

医俗/汤雨霖//绍兴医药学报.－1－15－514

汤泽民

单方辅助治病/汤泽民//中医世界.－3－35
－245

耳内流脓/汤泽民//光华医药杂志.－4－38－535

简方治验四则/汤泽民//神州国医学报.－4－18
－146

久年鼻痔/汤泽民//光华医药杂志.－4－38
－540

酒刺/汤泽民//光华医药杂志.－4－37－461

痢疾源流概论/陆希羽,汤泽民(合著)//国医砥
柱月刊.－5－16－223

论西医之所谓炎/汤泽民//光华医药杂志.－4－
38－158

汤哲铭

灭头虱法/汤哲铭//华西医药杂志.－5－37
－337

切开排脓/汤哲铭//华西医药杂志.－5－36
－163

汤仲明

答蔡凤仪君问母病治法/汤仲明//三三医报.－2
－30－301

答唐秋成君/汤仲明//三三医报.－2－30－587

答唐秋成君问白翳眼治法/汤仲明//三三医报
.－2－30－302

读者研究之所得/汤仲明//三三医报.－2－29
－295

经脉血管之我见/汤仲明//三三医报.－2－31
－203

致张山雷君书/汤仲明//三三医报.－2－31

－596

唐柄夫

中和医室记/唐柄夫//三三医报.－2－30－168

唐炳珊

答王文湖君问失音症/唐炳珊//医学杂志.－2－
14－183

唐伯渊

温病商兑之商兑(二)/唐伯渊//中医世界.－3－
32－375

唐澄之

回阳与壮阳/唐澄之//中医世界.－3－38－594

麻黄向上向外之研讨/唐澄之//国医砥柱月刊
.－5－18－582

唐崇景

各地民间疗法实录十四/唐崇景//现代中医.－4
－43－243

水肿治验例/唐崇景//现代中医.－4－43－
171,231

唐崇英

怔忡不寐治验录/唐崇英//中医杂志.－2－20
－328

唐得之

聚英玉龙赋与玉龙歌之合参/唐得之//针灸杂
志.－4－31－264

杂病穴法歌浅说(连载)/唐得之//针灸杂志.－4
－31－440.－4－32－64,136

唐国藩

中医系统学/彭子益(讲);唐国藩(记)//光华医
药杂志.－4－41－49

唐海平

亚拉伯医学传入中国/廖温仁(原著);唐海平

(编译)//医史杂志.-5-39-354

唐吉父

白带之病理和疗法/唐吉父//中医世界.-3-39
-227

从国选说到本刊的态度/唐吉父//国医砥柱月
刊.-5-18-631

发刊词/唐吉父//国医砥柱月刊.-5-18-533

关于审查给证问题/唐吉父//中医世界.-3-39
-129

国医砥柱月刊社启事/唐吉父//国医砥柱月刊
.-5-18-513

国医唐吉父招收男女实习生简章/唐吉父//国
医砥柱月刊.-5-18-669//中医世界.-3-
36-467

国医唐吉父招收实习生简章/唐吉父//光华医
药杂志.-4-39-268

胡桃一/唐吉父//光华医药杂志.-4-35-483

女科经言(连载)/唐吉父//中医世界.-3-38-
73,175,305,407,489,600.-3-39-47,153,
374,457

全国各医药业体会员公鉴/唐吉父//光华医药
杂志.-4-39-372

唐吉父启事/唐吉父//国医砥柱月刊.-5-18
-510

为发给分社长新聘书通告各分社长/唐吉父//
光华医药杂志.-4-39-466

征求各地热心同志组织分社启事/唐吉父//国
医砥柱月刊.-5-18-513

中国医学/唐吉父//国医砥柱月刊.-5-18
-508

中央国医馆各省市分馆各县支馆公鉴(连载)/
唐吉父//光华医药杂志.-4-39-372,467.-
4-40-8

中医的将来/朱小南,朱鹤皋,包天白,章次公,
唐吉父等//新中医刊.-5-19-49

唐家祥

验方五则/唐家祥//中医杂志.-2-20-113

诊余随笔/唐家祥//中医杂志.-2-20-249

唐家彦

针灸验案二则/唐家彦//针灸杂志.-4-29
-215

唐景韩

急救方/唐景韩//自强医学月刊.-3-41-263

几条验方/唐景韩//自强医学月刊.-3-41-81

卷头语(连载)/唐景韩//自强医学月刊.-3-40
-618.-3-41-69,292

卷头语/唐景韩//自强医学月刊.-3-40-413,
486.-3-41-5,136,236

来鸿去雁/唐景韩//自强医学月刊.-3-41
-209

痢/唐景韩//自强医学月刊.-3-40-450

临床应用汉方医学解说(连载)/[日]汤本求真
(著);华宝孚(译述);唐景韩(参校)//自强医
学月刊.-3-40-467,525,602,669.-3-41-
47,119,203,365,421,471,525,567

疲劳与睡眠/唐景韩//自强医学月刊.-3-41
-172

气之研究/唐景韩//自强医学月刊.-3-40
-487

雀斑/唐景韩//自强医学月刊.-3-41-155

碎语(连载)/唐景韩//自强医学月刊.-3-40-
439,492.-3-41-32,194

医事小纪(连载)/唐景韩//自强医学月刊.-3-
41-342,385,412,509,549

自强医学月刊卷头语/唐景韩//自强医学月刊
.-3-40-552

唐镜南

针灸验案七则/唐镜南//针灸杂志.-4-29
-107

唐镜生

针灸按摩在中国医学上及治疗上之价值/唐镜
生//医学杂志.-2-16-359

唐均良

避暑要录/唐均良(订正);张汝伟(抄传)//绍兴

医药学报.-1-11-208

唐立三

唐立三读医书十则（并序）（连载）/唐立三//医学杂志.-2-9-582.-2-10-76

唐冀阶

避瓦斯毒气与瘟疫/唐冀阶//针灸杂志.-4-33-317

毒瓦斯应如何辨识与防救/唐冀阶//针灸杂志.-4-33-315

解毒瓦斯气方/唐冀阶//针灸杂志.-4-33-317

解煤熏及毒秽（蠲秽散）/唐冀阶//针灸杂志.-4-33-318

救急施治/唐冀阶//针灸杂志.-4-33-316

取枪弹方/唐冀阶//针灸杂志.-4-33-318

杀伤来收口者（慎勿受风及沾水）/唐冀阶//针灸杂志.-4-33-318

时代常识/唐冀阶//针灸杂志.-4-33-315

瓦斯侵入之判断/唐冀阶//针灸杂志.-4-33-315

消毒善后/唐冀阶//针灸杂志.-4-33-316

预防常识/唐冀阶//针灸杂志.-4-33-316

中毒症状/唐冀阶//针灸杂志.-4-33-316

唐乃安

红痧症论/唐乃安//医学报.-1-4-489

喉疫论（一）至（二）/唐乃安//医学报.-1-4-531.-1-5-23

唐庆岳

小儿软骨病/唐庆岳//中西医学报.-1-38-300

唐秋成

敬问汤仲明张锡纯两先生/唐秋成//三三医报.-2-30-484

问白翳眼治法/唐秋成//三三医报.-2-30-193

我对于本报的一点意见/唐秋成//三三医报.-2-31-5

唐让尧

肺炎用麻杏石甘汤之研究/唐让尧//医学杂志.-2-18-413//现代中医.-4-43-464

太阳病发汗后汗出而喘身无大热者不可以桂枝汤宜麻杏石甘汤义/唐让尧//医界春秋.-3-14-239

中医改良之刍议/唐让尧//现代中医.-4-43-572

唐仁缙

唐仁缙博士医学演讲录（实扶的里的病理及治疗）（连载）/唐仁缙（讲）；陈硕人（笔记）//苏州国医杂志.-5-2-269,482

唐如藻

凡拉蒙之实验/唐如藻//德华医学杂志.-1-39-130

唐绍仪

介绍良医/唐绍仪，王一亭，李烈钧等//医界春秋.-3-5-554

刘君蔚楚证治丛录书序/唐绍仪//沈阳医学杂志.-3-1-353

刘蔚楚君证治丛录序/唐绍仪（稿）；周小农（寄）//沈阳医学杂志.-3-1-352

刘蔚楚君证治丛录序/唐绍仪//三三医报.-2-32-451

医界春秋周刊纪念题词七则/唐绍仪等//医界春秋.-3-5-3

唐慎坊

发刊辞/唐慎坊//苏州国医杂志.-5-1-6

汉药治疗新解/［日］鹈饲礼堂（著）；唐慎坊（译）//苏州国医杂志.-5-2-177

汉医全书（连载）/［日］栗原广三（著）；唐慎坊（译）//苏州国医杂志.-5-2-257,525

汉医要诀（连载）/［日］大塚敬节（著）；唐慎坊（译）//苏州国医杂志.-5-1-69,139,221,

303,387

苏州国医学社(第三届)招男女生通告/唐慎坊，王慎轩//苏州国医杂志.-5-1-2

苏州国医学社第三届招男女生(中央国医馆备案吴县教育局备案)/唐慎坊，王慎轩//苏州国医杂志.-5-1-66

新编方剂读本/唐慎坊//苏州国医杂志.-5-2-167

验方琐记(一)至(六)/唐慎坊//苏州国医杂志.-5-1-44,106,196,269,363,441

章太炎先生医学遗著特辑序/唐慎坊//苏州国医杂志.-5-2-345

唐盛嗣

答千日疮治法/唐盛嗣//绍兴医药学报星期增刊.-1-21-132

答王兰远君虎列拉血清疑问/唐盛嗣//绍兴医药学报星期增刊.-1-21-388

答余姚康君问治疗冻疮法/唐盛嗣//绍兴医药学报星期增刊.-1-21-37

答芝郁君问带下治法/唐盛嗣//绍兴医药学报星期增刊.-1-21-166

家用便方(一)/唐盛嗣(辑)//绍兴医药学报星期增刊.-1-21-42

问麻黄与根有何分别/唐盛嗣//绍兴医药学报星期增刊.-1-21-132

唐诗樵

报告小儿百效神丹治愈成人重病数则/唐诗樵//国医砥柱月刊.-5-17-247

唐世丞

电针学之研究/唐世丞//针灸杂志.-4-29-53

关于瘰疬特效灸法之研究/唐世丞//针灸杂志.-4-29-409

针灸医学在世界学术上之地位/唐世丞//针灸杂志.-4-30-381

唐思义

安胎用杜仲续断之商榷/唐思义//中医指导录.-3-38-437

读汪精卫致孙哲生书敬告全国医药界/唐思义//医界春秋.-3-13-9//光华医药杂志.-4-38-305

感时/唐思义//中医指导录.-4-3-472

关于临床上之一得/唐思义//中医世界.-3-35-547

鬼胎之研究/唐思义//中医指导录.-3-39-84

菊之配合应用法/唐思义//中医指导录.-3-38-114

临床实验录/唐思义//中国医学.-5-34-128

临症指南选按(叶天士医案;华岫云原辑)(连载)/唐思义，倪本青(选按)//中医指导录.-3-37-81,189,393,509,591.-3-38-117,347,449,549,649.-3-39-93,203,297,411,529.-4-4-389,419,451,483,515,547

痧与霍乱考/唐思义//中医指导录.-3-37-383

伤寒温病之界限/唐思义//中医指导录.-4-4-80

时症用药/唐思义//中医指导录.-3-37-587

蟹之古方考证/唐思义//中医指导录.-3-38-108

月经色量之辨别/唐思义//中医指导录.-4-4-19

唐铁花

黑死病中西观的诊疗略述/唐铁花//国医砥柱月刊.-5-18-572

霍乱/唐铁花//中医世界.-3-37-430

脑膜炎:即真头痛/唐铁花//中医世界.-3-37-228

颂中国医学月刊/唐铁花//国医砥柱月刊.-5-18-539

消渴的临症谈话/唐铁花//中医世界.-3-38-60

一扫光/唐铁花//中医世界.-3-39-466

中暑/唐铁花//中医世界.-3-37-442

中西诊断学的精华/唐铁花//国医砥柱月刊.-5-18-649

唐湘清

产后无乳/唐湘清//中医世界.-3-39-368

大堪注意之便秘疾患/唐湘清//中医世界.-3-37-547

毒蛇咬伤的急救/唐湘清//中医世界.-3-38-199

关于肾之生理辨正/唐湘清//中医世界.-3-37-122

简捷急救法数则/唐湘清//中医世界.-3-37-551

疥疮证治/唐湘清//中医世界.-3-39-433

论鼻诊/唐湘清//中医指导录.-4-4-467

麻杏石甘汤治愈痧后气急鼻扇之原理/唐湘清//中医世界.-3-37-542

难经第一难之改正点/唐湘清//中医指导录.-4-4-427

祛痰药的应用/唐湘清//中医世界.-3-38-302

乳痈与乳癌/唐湘清//中医世界.-3-39-262

色盲浅说/唐湘清//中医世界.-3-37-565

胎孕之诊断/唐湘清//中医世界.-3-39-255

吐血食养问题之商榷/唐湘清//中医指导录.-4-4-428

吾乡流传之疟疾验方/唐湘清//中医指导录.-4-4-434

蜈蚣侵入人体的救治/唐湘清//中医世界.-3-37-551

药物用量的研究/唐湘清//中医世界.-3-38-183

脏器疗法于中药/唐湘清//中医世界.-3-39-53

中暑的急救/唐湘清//中医世界.-3-38-199

中西医谈/唐湘清//中医世界.-3-38-39

唐颐寿

舐犊发蒙图征诗文启/唐颐寿//杏林医学月报.-3-20-348

唐映书

冲任督带合论/唐映书//医界春秋.-3-7-487

冬伤于寒春必病温之研究/唐映书//国医杂志.-4-12-27

二阳之病发心脾说/唐映书//三三医报.-2-34-161

太阳病桂枝证医反下之利遂不止脉促者表未解也喘而汗出者葛根黄芩黄连汤主之释义/唐映书//中医杂志.-2-28-325

小儿万病回春丹不能乱用要注意适应症/唐映书//光华医药杂志.-4-39-306

月经论/唐映书//自强医学月刊.-3-41-20

唐幼峰

肺痨病概述(连载)/唐幼峰//华西医药杂志.-5-36-528.-5-37-267,312

唐月华

常习性便秘的简便疗法/唐月华//中国女医.-5-34-218

胎儿男女性别法/唐月华//中国女医.-5-34-232

胃痉挛(胃痛)/唐月华//中国女医.-5-34-241

唐昭仪

西南政委会电四中全会提议维护国医国药在国计民生均有维护必要/唐昭仪等//杏林医学月报.-3-20-390

唐忠俊

呃逆论治/唐忠俊//中医杂志.-2-24-49

结胸痞气藏结三症轻重治法论/唐忠俊//中医杂志.-2-19-227

少阴三急下证释义/唐忠俊//神州医药学报.-1-47-138

少阴证之但欲眠与阳明篇三阳合病之但欲眠睡辨/唐忠俊//医学杂志.-2-4-424

天痘登热见点起胀养浆论治/唐忠俊//医学杂志.-2-7-79

血证治验记/唐忠俊//中医杂志.-2-25-71

唐宗一

驳桂枝汤亦可用于无汗说/唐宗一//医界春秋
　.-3-5-487

临证笔谈/唐宗一//中医杂志.-2-27-75

唐祖渊

沈绍九先生医案/唐祖渊//华西医药杂志.-5-
　36-546

唐作霖

社友张相臣君玉照题辞/曾广善,唐作霖//绍兴
　医药学报.-1-14-354

桃园居士

果谁为大医王耶/桃园居士//神州医药学报.-1
　-46-251

桃源渔隐

九江取缔医生之感言/桃源渔隐//三三医报.-2
　-29-214

陶保健

梁氏医学简答/陶保健(撰);何幼廉(选录)//绍
　兴医药月报.-2-41-201

陶垂躬

答章晓莒问眼病治法/陶垂躬//绍兴医药学报
　星期增刊.-1-22-135

陶斗元

肺病谈荟/陶斗元//中医世界.-3-32-484

针灸医案二则/陶斗元//中医指导录.-3-38
　-545

陶方瓒

胡瀛峤太夫人甲子中秋节八秩大寿敬赠七绝四
　首以晋庆祝/陶方瓒//三三医报.-2-32-463

陶复泰

风伤卫寒伤营与风伤营寒伤卫二说之折衷/陶

复泰//医学杂志.-2-6-342

问刺期门穴能治肝乘肺乘脾之纵横症而热入血
　室何以刺之亦有特效/陶复泰//医学杂志.-2
　-7-256

有某夏杪患感多医广药病势日增其脉右寸关滑
　数上溢左手弦数其证耳聋口苦热甚于夜胸次
　迷闷频吐粘沫啜饮咽喉阻塞便溏溺赤间有谵
　语此何病也当用何方治之/陶复泰//医学杂
　志.-2-7-116

陶耕渔

猩红热防治概要/陶耕渔//北京医药月刊.-5-
　21-287

陶　谷

药有五天(补白)/[宋]陶谷//中医新生命.-5-
　7-177

陶光瑞

问母患肝胃痛症治法/陶光瑞//绍兴医药学报
　星期增刊.-1-21-175

陶怀清

铁樵函授医学学员课艺选刊:试言麻黄汤桂枝
　汤应用共同之点(五)/陶怀清//铁樵医学月
　刊.-4-44-170

铁樵函授医学学员课艺选刊:试约举病而见浮
　脉之理(其二)/陶怀清//铁樵医学月刊.-4-
　44-264

陶惠风

小儿生殖器暴长/陶惠风//光华医药杂志.-4-
　39-352

陶继唐

验案三则/陶继唐//针灸杂志.-4-30-433

陶霁威

试用 Krysolgan 之报告/陶霁威//德华医学杂
　志.-1-39-537

陶莱生

治目病之简括诠真/陶莱生//绍兴医药学报.-1
-20-333

陶俊时

答吴义民君代李少白君问喉症治法案/陶俊时
//医界春秋.-3-7-100

陶可箴

论急惊风及治法之大略/陶可箴//中医杂志.-2
-19-48

论慢惊风及治法之大略/陶可箴//中医杂志.-2
-19-48

血证医案/陶可箴//中医杂志.-2-19-91

中风医案/陶可箴//中医杂志.-2-19-90

陶克文

大黄之功用及其补性之研究/陶克文//苏州国
医杂志.-5-2-136

陶乐勤

勿为科学面具吓退/陶乐勤//医界春秋.-3-10
-419

原药与提精药对于人生之关系/陶乐勤//医界
春秋.-3-10-486

陶礼雍

黄帝与黄帝内经/陶礼雍//新中华医药月刊.-5
-35-243

伤寒杂病论改订本(连载)/陶礼雍//新中华医
药月刊.-5-35-315,365,406,442,479,
592,631,687

神农本草经的历史批判/陶礼雍//新中华医药
月刊.-5-35-151

神游古医林记/陶礼雍//华西医药杂志.-5-36
-246

陶懋

饮料之研究/陶懋//三三医报.-2-33-175

陶梦英

致陈守真函/陶梦英//绍兴医药学报星期增刊
.-1-22-128

陶铭

祝书/陶铭//绍兴医药学报.-1-9-352

陶模

劝种树木谕/陶模//利济学堂报.-1-2-173

陶清

腘瘤/陶清//光华医药杂志.-4-39-362

陶然

煎药时间之商榷(附煎药时刻表)/陶然//中医
指导录.-4-2-271

医学疑问解答/陶然//文医半月刊.-5-14-24

陶镕

临症记珠/陶镕//中医指导录.-3-38-638

陶庐近案/陶镕//中医指导录.-3-39-292

陶如山人

中西医一斑批评/陶如山人(著);竹余祥(录)//
绍兴医药学报.-1-16-454

陶适盦

产后血晕拉杂话/陶适盦//医界春秋.-3-14
-136

论麻黄大黄书孙傅舟君大作后/陶适盦//医界
春秋.-3-8-469

陶守保

来苏学习针灸之感言/陶守保//针灸杂志.-4-
29-177

铁樵函授医学学员课艺选刊:诊脉应先明了脉
之原理试述其要(其一)/陶守保//铁樵医学
月刊.-4-44-115

陶寿亭

六十七号社员陶寿亭来函/陶寿亭//针灸杂志
.-4-29-642

陶淑英

瓦楞壳治胃脘痛之研究/陶淑英//苏州国医杂
志.-5-1-36

陶陶

江苏阜宁医药卫生述略/陶陶//光华医药杂志
.-4-37-64

陶渭东

奇经八脉新解/陶渭东//针灸杂志.-4-33
-115

陶雍伯

通信治疗:虚寒/陶雍伯//中医指导录.-4-3
-85

陶芝兰

中西医学互有得失论/陶芝兰//绍兴医药学报
.-1-8-363

滕达

关于改进SulfaPyridine治疗肺炎肺统膜炎用药
技术的我见/滕达//新中华医药月刊.-5-35
-563

麻疹治疗之研究/滕达//新中华医药月刊.-5-
35-581

滕静波

读国医砥柱的感言/滕静波//国医砥柱月刊.-5
-17-275

滕脉华

久咳数岁其脉弱者可治实大数者死论/滕脉华
//中医杂志.-2-19-434

滕铸斋

祖母吐泻之疗法/滕铸斋//医学杂志.-2-18
-273

啼红

足趾湿烂的预防/啼红//中医世界.-3-39
-345

鹈饲礼堂

汉药治疗新解/[日]鹈饲礼堂(著);唐慎坊
(译)//苏州国医杂志.-5-2-177

用汉药治愈胃寒病之验/[日]鹈饲礼堂(原
著);曹鸿年(译)//国医砥柱月刊.-5-17
-228

倜奴

公共卫生事业之要旨/倜奴//中西医学报.-1-
23-260

金山医学研究会试办简章/倜奴//中西医学报
.-1-24-429

裸体运动之益/倜奴//中西医学报.-1-24-
482

雀斑(Lentigo)/倜奴//中西医学报.-1-24-
243

神经浅说/倜奴//中西医学报.-1-24-332

医谈片片/倜奴//中西医学报.-1-23-436

早婚与身长之关系/倜奴//中西医学报.-1-24
-244

倜奴子

张士芳传/倜奴子//中西医学报.-1-23-180

天哀

一封预备寄给曹炳章的信/天哀//中医新生命
.-5-8-62

天白

读医座谈/天白(述);学文(笔录)//新中医刊.-
5-19-13

尸变/天白//绍兴医药学报.-1-13-200

天　愁

答舒啸君问案二则/天愁,罗燮元//医界春秋.-3-7-175

天　德

白浊传染途径谈/天德//中西医学报.-1-41-137

儿童之卫生/天德//中西医学报.-1-41-277

分娩/天德//中西医学报.-1-40-325

何谓神经衰弱/天德//中西医学报.-1-40-489

临产常规/天德//中西医学报.-1-40-323

妊娠呕吐之治疗/天德//中西医学报.-1-40-494

生产应备各物/天德//中西医学报.-1-40-401

天负我生

丹方半打/天负我生//神州国医学报.-4-17-90

天津光明汽水公司

介绍请用张君创办光明汽水/天津光明汽水公司//国医正言.-5-5-2

天津市东门内国医公会

剧烈时症并发/天津市东门内国医公会//国医正言.-5-4-607

天津市国医馆

天津市国医馆编辑委员会简章/天津市国医馆//医学杂志.-2-13-639

天津市国医馆编辑委员会谏议书/天津市国医馆//医学杂志.-2-13-636

天津市中医公会

吊国医耆宿曾觉叟先生/天津市中医公会//国医正言.-5-5-303

天津市中医公会呈复中央国医馆征集中医卫生设施方案文/天津市中医公会//国医正言.-5-4-533

天津市中医公会及药业同业公会上行政立法两院并军委会代电文/天津市中医公会,药业同业公会//国医正言.-5-4-477

挽联/天津市中医公会//国医正言.-5-5-304

天津文林堂主人

天津文林堂紧要启事/天津文林堂主人//国医正言.-5-3-256,285

天津药业研究会

天津药业研究会对废除中医药宣言/天津药业研究会//医界春秋.-3-6-340

天津药业研究会宣言/天津药业研究会//广东医药月刊.-3-24-188

天津中医公会

天津中医公会呈中央立法院文/天津中医公会//国医正言.-5-3-11

天津中医公会反对卫生署函/天津中医公会//医学杂志.-2-17-383

天津中医公会应湖南医药团体通电呈中央国医馆文/天津中医公会//医学杂志.-2-17-57//医界春秋.-3-12-502

天津中医药公会反对卫生署管理中医电/天津中医公会//医学杂志.-2-17-383

天津中医学会

天津中医学会致山西中医改进研究会函/天津中医学会//医学杂志.-2-11-96

天眷老人

如此天气/天眷老人//神州国医学报.-4-14-247

天　良

痘科问答/天良//中医杂志.-2-28-194

近年人参出产额及改良之状况(连载)/天良//医界春秋.-3-7-300,334,384

天　马

概乎言之/天马//医林一谔.-4-8-322

天　民

法人研究我国针灸学术/天民//医林一谔.-4-10-33

天　目

医官/天目//医学报.-1-7-494

天　倪

细胞核中的小体谈/天倪//现代医药月刊.-4-27-154

天年医社

医圣标本大全叙/天年医社//三三医报.-2-36-221

天　鸟

灶心传染之阻碍健康/天鸟//三三医报.-2-33-177

天　生

助聋子听觉之增音器/天生//光华医药杂志.-4-38-390

天　听

广济医科大学记事(录广济医报)/天听//中西医学报.-1-32-147

天　徒

牛乳检查简法及其原理/天徒//中西医学报.-1-37-383

天　乌

医学注重实验/天乌//中西医学报.-1-38-73

天笑生

病菌大会议(连载)/天笑生//中西医学报.-1-35-253,327,375,451

天虚我生

蝱虫感言/天虚我生//杏林医学月报.-3-17-53

人中宝/天虚我生//光华医药杂志.-4-36-431

心理之卫生(录女子世界)/天虚我生//中西医学报.-1-31-183

天　抑

商培医话/天抑//绍兴医药学报.-1-20-134

天　翼

保存国民健康论/天翼//中西医学报.-1-28-255

保存健康之浅言/天翼//中西医学报.-1-40-315

公众卫生事业之计划(论进步)/天翼//中西医学报.-1-28-476

家具改良说/天翼//中西医学报.-1-27-270

奇突的遗精病/天翼//光华医药杂志.-4-35-209

青绳与卫生(论进步)/天翼//中西医学报.-1-28-470

万国卫生事业赛会记/天翼//中西医学报.-1-26-232

最新发明之防病术(录进步)/天翼//中西医学报.-1-28-217

天　治

头痛病的针灸疗法/天治//文医半月刊.-5-14-329

天　舟

车家弄喉科的内幕/天舟//绍兴医药学报星期增刊.-1-21-94

问产后腹下作疼治法/天舟//绍兴医药学报星期增刊.-1-21-422

天柱山樵

医谈漫录(连载)/天柱山樵//北平医药月刊.-5

－9－229,369

田伯良

妇人溺沫/田伯良//神州医药学报.－1－43－333

水癥似胎/田伯良//神州医药学报.－1－43－333

星洲地气论/田伯良//神州医药学报.－1－42－429

田博敷

咳嗽寻源/田博敷//文医半月刊.－5－14－531

述庐医话(一)至(二)/田博敷//文医半月刊.－5－14－595,615

田尔康

党参及老山参高丽参西洋参其形态功用主治之分别暨医疗应用上应当注意之点/田尔康//医学杂志.－2－16－458

感症治法必先辨明卫气营血而后能识外感伏气能识外感伏气而后施治不失机宜同人研究有素试将病之在卫在气在营在血各现何症治宜何法分别缕述以备治斯科者之参证/田尔康//医学杂志.－2－11－647

霍乱之治法/田尔康//中国医药月刊.－5－32－12

痨瘵一症(西名肺结核古名传尸瘵)死人甚多考中西医籍治法虽有多种而其能收效者实不一见惟在将成未成之际治之果不失宜每收良效试将其病因与将成未成之病状及防治法并处方详细论之/田尔康//医学杂志.－2－12－596

美国重视本草纲目日本注重伤寒论旅华西医推崇千金外台中国医家崇拜叶派时方感言/田尔康/中医世界.－3－27－576

美国重视本草纲目日本注重伤寒论旅华西医推崇千金外台中国医家崇拜叶派时方究竟中医之精髓何在试发挥之以彰国粹/田尔康//医学杂志.－2－13－311

热湿一病有在上焦中焦下焦之别试言其见症及治法/田尔康//医学杂志.－2－13－652

伤寒六经之提纲对于中医内科疗治上是否为适当不易之定法试释其理论而研究其用法/田尔康//医学杂志.－2－15－93

伤寒论与金匮要略皆有中风病症其特殊之点安在试切实指明之以免误会/田尔康//医学杂志.－2－11－645

时师逸人治验咳吐血症之始末笔记/田尔康//医学杂志.－2－15－287

试言医学与国家之关系及改进中医应用之方法/田尔康//医学杂志.－2－14－292

糖尿病果可绝对禁食含水炭素的食品吗/田尔康//中国医药月刊.－5－32－319

问医道一事中医主气化西医主形式纷如聚讼似各有理而孰得孰失必有至理在焉试详言而证明之/田尔康//医学杂志.－2－10－511

问在解剖上无六经可见而古医学家谓六经为百病辨症之总纲试研究中西医学所以于此点争执之原理/田尔康//医学杂志.－2－15－11

叶氏谓温邪上受首先犯肺逆转心包吴鞠通指为温热之温诸家皆有异词指责究竟此温邪为温热欤抑瘟疫欤/田尔康//医学杂志.－2－12－321

余之所企望于本刊者改进国医造成新医/田尔康//中国医药月刊.－5－32－17

中国急性传染病学序/田尔康//医学杂志.－2－18－20

中医对于诊治急性传染病试举其长并纠正其短/田尔康//医学杂志.－2－14－490

中医学理之科学观/田尔康//医学杂志.－2－15－414

中医之精髓何在/田尔康//复兴中医.－5－31－77

重订验方新编(连载)/田尔康//中国医药月刊.－5－32－125,165,201,247,298,335,374,409,435,467

田 华

移病人法抱病人上床法/田华//光华医药杂志.－4－36－492

田际华

新中国的医药卫生建设/田际华//华西医药杂志.-5-37-601

田季明

论肺痈/田季明//医界春秋.-3-9-69

田康济

致杜海生先生函/田康济//三三医报.-2-32-239

致杜海生先生函/汪竹安,田康济//绍兴医药月报.-2-38-445

田焜

答赖君佩瑜/田焜//神州医药学报.-1-42-397

卫生原理论/田焜//神州医药学报.-1-42-309

吸洋烟致病及断瘾变病之原因/田焜//神州医药学报.-1-44-227

眼科探源/田焜//神州医药学报.-1-43-114

中西淋症论/田焜//神州医药学报.-1-44-33

中西医药优劣论/田焜//神州医药学报.-1-44-439

田聘卿

答王绍声君便血症治法/田聘卿//绍兴医药学报星期增刊.-1-22-48

田商卿

读陈修园论阳丹汤书后/田商卿//中医杂志.-2-28-44

治验笔记/田商卿//中医杂志.-2-26-404

田叔耘

后世方剂研究/田叔耘//中国医药月刊.-5-33-545

田体仁

中国医学大辞典银耳种植法之商榷/田体仁//

光华医药杂志.-4-40-137

田田

访问高德明先生畅谈中医师考试情形/田田//国医砥柱月刊.-5-18-219

田桐

临床应用汉方医学解说序/田桐//国医公报.-4-20-205

田桐君中华民族医学说/田桐//医学杂志.-2-12-305

中华民族医药兴废论/田桐//医界春秋.-3-7-155//中医世界.-3-25-360

田先平

黄疸病概论/田先平//中国医学月刊.-3-15-435,495

金匮虚劳之研究(连载)/程门雪(述);田先平(录)//中国医学月刊.-3-15-373,418,470

名医丁甘仁死后之奇闻/田先平//中国医学月刊.-3-15-405

杂病大法各家偏主评论/田先平//中国医学月刊.-3-15-577

田小石

葛根黄芩黄连汤解/田小石//中国医药月刊.-5-32-10

田旸谷

节录宝应田旸谷先生来书/田旸谷//医学报.-1-6-230

田又玙

余子病后经历谈/田又玙//中医世界.-3-26-43

祝词/田又玙,谢允府//中医世界.-3-25-446.-3-26-172

田元恺

旧德堂医案序/田元恺//三三医报.-2-31

－325

田中吉左卫门

黄帝内经素问解题(连载)/[日]田中吉左卫门
(著);魏萱(译)//国医公报.-4-22-52,
168,291,516

灵素系统(连载)/[日]田中吉左卫门(著);魏
萱(译)//中国医药月刊.-5-32-7,39,73

田重章

精神物质两医学并行不悖说/田重章//绍兴医
药学报.-1-19-177

铁　笔

今后编辑方针/铁笔//光华医药杂志.-4-39
-289

铁笔硬话/铁笔//光华医药杂志.-4-39-289

卫生署管理中医之利弊/铁笔//光华医药杂志
.-4-39-196

中医条例公布后我们对中医馆应有的认识(并
向焦馆长进一言)/铁笔//光华医药杂志.-4
-39-17

铁　钉

余岩与许修五/铁钉//医林一谔.-4-8-107

铁　儿

燕窝治喉/铁儿//绍兴医药学报.-1-13-200

铁　军

苦虫何苦(活力书屋随感录二十章)/铁军//医
界春秋.-3-14-120

铁樵函授医学事务所

铁樵函授医学第一学期成绩揭晓/铁樵函授医
学事务所//铁樵医学月刊.-4-44-405

铁樵函授医学事务所第一届征文/铁樵函授医
学事务所//铁樵医学月刊.-4-44-369

铁樵函授医学事务所新址/铁樵函授医学事务
所//铁樵医学月刊.-4-44-368

铁樵医药事务所成绩揭晓/铁樵函授医学事务
所//铁樵医学月刊.-4-44-623,759

铁樵医药事务所第一届毕业学员四学期总平均
分数/铁樵函授医学事务所//铁樵医学月刊
.-4-44-763

铁樵医药事务所第一届征文揭晓/铁樵函授医
学事务所//铁樵医学月刊.-4-44-566

铁樵医学月刊编者

新人物枉死/铁樵医学月刊编者//铁樵医学月
刊.-4-44-712

药物小故事(二)橘/铁樵医学月刊编者//铁樵
医学月刊.-4-44-267

药物小故事(一)桃/铁樵医学月刊编者//铁樵
医学月刊.-4-44-202

铁樵医学月刊社

安脑丸说明书/铁樵医学月刊社//铁樵医学月
刊.-4-44-94

般若/铁樵医学月刊社//铁樵医学月刊.-4-44
-421

吊唁函电/铁樵医学月刊社//铁樵医学月刊.-4
-44-671

附录引用之西医条例/铁樵医学月刊社//铁樵
医学月刊.-4-44-43

各地医讯/铁樵医学月刊社//铁樵医学月刊.-4
-44-91

回天丸药方/铁樵医学月刊社//铁樵医学月刊
.-4-44-141

回天再造丸说明与药味及用法/铁樵医学月刊
社//铁樵医学月刊.-4-44-141

立法院会议通过国立中医研究院组织条例/铁
樵医学月刊社(转载)//铁樵医学月刊.-4-
44-136

马宝功效说明(连载)/铁樵医学月刊社//铁樵
医学月刊.-4-44-485,512

秘制风病徒薪丹说明书/铁樵医学月刊社//铁
樵医学月刊.-4-44-48

上海铁樵函授医学事务所办公室摄影/铁樵医
学月刊社//铁樵医学月刊.-4-44-4

上海医讯/铁樵医学月刊社//铁樵医学月刊.-4
　-44-359

铁樵函授医学事务所通告/铁樵医学月刊社//
　铁樵医学月刊.-4-44-44,137,227,360,
　394,442,628,676

铁樵函授医学同门录(连载)/铁樵医学月刊社
　//铁樵医学月刊.-4-44-35,85,138,179,
　223,275,318,357,403,439,483,510,538,
　730,764

铁樵函授医学学员来函/铁樵医学月刊社//铁
　樵医学月刊.-4-44-32

铁樵函授医学学员通讯录/铁樵医学月刊社
　//铁樵医学月刊.-4-44-400,480,507,
　534

铁樵函授医学学员质疑答案(连载)/铁樵医学
　月刊社//铁樵医学月刊.-4-44-75,120,
　174,217,268,310,350,395

铁樵医学月刊通信录/铁樵医学月刊社//铁樵
　医学月刊.-4-44-437

挽唁联词(悼恽铁樵)/铁樵医学月刊社(辑录)
　//铁樵医学月刊.-4-44-659,698

学员注意/铁樵医学月刊社//铁樵医学月刊.-4
　-44-529,529

恽铁樵先生近影/铁樵医学月刊社//铁樵医学
　月刊.-4-44-3

恽铁樵先生秘制良药/铁樵医学月刊社//铁樵
　医学月刊.-4-44-47

恽铁樵先生遗像/铁樵医学月刊社//铁樵医学
　月刊.-4-44-635

恽先生设奠灵堂摄影/铁樵医学月刊社//铁樵
　医学月刊.-4-44-682

赠送中西医药研究社一览/铁樵医学月刊社//
　铁樵医学月刊.-4-44-622

铁　生

医学与国家/铁生//中西医学报.-1-25-399

汀　雁

谁之罪/汀雁//神州医药学报.-1-47-97

听哭楼客

药物疗法之种类/[日]额田晋(著);听哭楼客
　(译)//国医砥柱月刊.-5-18-31

廷　扬

病胃新谈/廷扬//中西医学报.-1-37-92

同　春

安胎之灵药/同春//医界春秋.-3-11-328

同　寿

病后调理诸则/同寿//中国医学月刊.-3-15
　-338

彤　影

错综庞杂/彤影//新中医刊.-5-20-203

桐　青

读故教育总长汤尔和批驳××国医学院文后/
　桐青//中国医药月刊.-5-32-515
獭肝小识/桐青//中国医药月刊.-5-32-502
谈正名/桐青//中国医药月刊.-5-32-229

桐　影

鼻塞简便治法/桐影//医界春秋.-3-10-448

桐云书屋

频效方汇(一)至(二)/桐云书屋//绍兴医药学
　报.-1-10-383,469

童爱仁

针灸治愈小儿脐风病验案/童爱仁//针灸杂志
　.-4-33-411

童芳圃

问答簿中摘录/童芳圃(问);承淡安(答)//针灸
　杂志.-4-28-164
医家不通针灸病都枉死/童芳圃//针灸杂志.-4
　-28-278
中风脑膜炎以及热病昏冒不宜灸百会穴之我见

/童芳圃//针灸杂志.-4-28-470

祝一山君以麻黄附子细辛汤治伤寒狂言舌黑时发昏瞀案之讨论/童芳圃//针灸杂志.-4-28-255

童凤丹

内科医助针灸收效更捷否则一星期安能愈危重之中风/童凤丹//针灸杂志.-4-28-85

童少伯

实则谵语虚则郑声郑声亦有虚实谵语亦有虚实说/童少伯//医界春秋.-3-5-482

童绍甫

白睛气泡/童绍甫//新中医刊.-5-20-374

胬肉攀睛之研究/童绍甫//新中医刊.-5-19-129

涂武杰

针灸治愈疟疾之研究/涂武杰//国医公报.-4-25-214

涂尧

内经确为黄帝所作雷公所编/涂尧//医界春秋.-3-9-163

涂振文

奇经八脉之研究/涂振文//针灸杂志.-4-33-394

针刺补泻之刍议/涂振文//针灸杂志.-4-33-120

屠寄

郑湘溪家传/屠寄//中西医学报.-1-34-243

屠筠

今日宜急开医学别科学校说/屠筠//中西医学报.-1-23-225

屠开元

女子生殖器结核及其疗法(连载)/屠开元//中

西医学报.-1-37-119,241

屠友梅

赤痢疗法之商榷/屠友梅//中西医学报.-1-40-561//医界春秋.-3-8-517

请议开办医学别科学校案去年已登过医报惟未将办法附登兹补录/屠友梅//中西医学报.-1-25-54

伤寒新旧学说描述之一斑/屠友梅//医界春秋.-3-8-122

注射喉痧血清之成绩表/屠友梅//中西医学报.-1-23-405

土歧章

人造肉说/[日]土歧章(作);寒士(译)//广东医药月刊.-3-24-313

拤九

验方胞衣不下/拤九//自强医学月刊.-3-40-654

妥恒英

鸣谢保赤良药育婴要素之小儿百效神丹/妥恒英//国医砥柱月刊.-5-16-320

W

外交部

外交部函复关于国联组织中国古医研究会之经过并检送有关文件文/外交部//国医公报.-4-21-324

玩微

复刊颂词/玩微//针灸杂志.-4-34-36

顽石

滑医铭(仿刘禹锡陋室铭)/顽石//神州医药学报.-1-43-549

顽　铁

道地与盗地/顽铁//神州医药学报.-1-47-17

读申报常识持纯君中国人应研究中药之真伪之
感想/顽铁//绍兴医药学报.-1-20-251

读沈君赤白芍辨之疑问/顽铁//神州医药学报
.-1-44-265

咄咄鸦片烟之魂/顽铁//神州医药学报.-1-44
-419

黑附子/顽铁//神州医药学报.-1-43-143

评蟾苏丸制造之优劣/顽铁//神州医药学报.-1
-44-418

汪总长拟废中医中药感言/顽铁//神州医药学
报.-1-43-93

新发明粹华药水之溯源/顽铁//绍兴医药学报
星期增刊.-1-22-314

药汇新编(连载)/顽铁//神州医药学报.-1-43
-521.-1-44-257,387

晚　报

杀人的女子体育/晚报//神州医药学报.-1-47
-319

晚　成

摄生珍言/晚成//中西医学报.-1-38-355

心理与疾病之关系/晚成//中西医学报.-1-37
-91

万宝全

润霖记案之质疑/万宝全//神州医药学报.-1-
45-47

万宝书

家庭诊断学(连载)/万宝书//中西医学报.-1-
30-281,433,525.-1-31-61,145,213,299

万　公

服鋏溴后/万公//中医指导录.-3-37-501

万国改良会

请禁吗啡之通电/万国改良会//绍兴医药学报
.-1-10-199

万国卫生博览会

万国卫生博览会弁言/万国卫生博览会//中西
医学报.-1-23-415

万国卫生博览会出品办法/万国卫生博览会//
中西医学报.-1-24-57

万国卫生博览会章程(连载)/万国卫生博览会
//中西医学报.-1-26-327,351,463.-1-
27-115,215,293,455,543.-1-28-139,
225

万国卫生博览会章程凡例/万国卫生博览会//
中西医学报.-1-23-420

万海堂

乳癌/万海堂//光华医药杂志.-4-36-513

万　钧

病理上之热/万钧//中西医学报.-1-34-121

病理学问答序(代论)/万钧//中西医学报.-1-
29-357

病痢二周记/万钧//中西医学报.-1-35-319

初生儿发生黄疸之理由/万钧//中西医学报.-1
-34-17

初月楼古文绪论(连载)/吕璜(录);万钧(注)//
中西医学报.-1-33-353,423

澹盦随笔/万钧//中西医学报.-1-35-504

肺结核说/万钧//中西医学报.-1-33-343

急性胃加答儿/万钧//中西医学报.-1-32
-205

精神病谈/万钧//中西医学报.-1-34-113

课余杂著(连载)/万钧//中西医学报.-1-35-
535.-1-36-57,121

口腔白斑症/万钧//中西医学报.-1-32-129

口腔加答儿/万钧//中西医学报.-1-32-125

溃烂性口腔炎/万钧//中西医学报.-1-32
-127

慢性胃加答儿/万钧//中西医学报.-1-33
-111

梅毒者之家庭及其子孙/万钧//中西医学报.-1

－33－169

日光及空气浴对于人体之影响/万钧//中西医学报.－1－33－511

日射病之症状及治法/万钧//中西医学报.－1－29－501

生月可以断人之性质/万钧//中西医学报.－1－35－91

圣哲画像记(连载)/万钧//中西医学报.－1－36－217,281

叔豪闲话/万钧//中西医学报.－1－35－326

蔬食养生会及简章/万钧//中西医学报.－1－36－141

蔬食养生会缘起/万钧//中西医学报.－1－36－139

鼠疫一夕话/万钧//中西医学报.－1－35－435

胃扩张谈/万钧//中西医学报.－1－33－305

胃亚笃尼症(胃筋弛缓症)/万钧//中西医学报.－1－33－259

新解热剂麻莱精/万钧(叙);叔豪(译述)//中西医学报.－1－28－209

学生须知/万钧//中西医学报.－1－36－37

医科大学病院经验方序(代论)/万钧//中西医学报.－1－30－323

医学新名词解释序/万钧//中西医学报.－1－35－433

因急性传染病而脾脏肿大之理由/万钧//中西医学报.－1－34－19

应用诊断学序(代论)/万钧//中西医学报.－1－28－346

痔疮/万钧//中西医学报.－1－32－257

中热病之症状及治法/万钧(叔豪)//中西医学报.－1－30－27

万密斋

瘵虫治案(二)/万密斋(遗著)//神州国医学报.－4－16－398

万沛霖

上张寿甫夫子书/万沛霖//绍兴医药学报.－1－19－307//绍兴医药学报星期增刊.－1－22

－175

治愈妇女险症医案二则/万沛霖//绍兴医药学报.－1－19－512

万青选

河豚中毒之症状及治法/万青选//中西医学报.－1－29－72

论毒物输入之道路/万青选//中西医学报.－1－30－399

论硫化水素中毒/万青选//中西医学报.－1－30－493

论体育之功效/万青选//中西医学报.－1－30－17

论中毒/万青选//中西医学报.－1－30－21

万　泉

梦遗/万泉//光华医药杂志.－4－38－560

万县军政学界

上张寿甫夫子意见书/万县军政学界//三三医报.－2－33－166

万县中西医药研究会

万县中西医药研究会成立宣言/万县中西医药研究会//三三医报.－2－32－128

万象东

答李健夫君问多年不愈之脚疾的治法/万象东//医界春秋.－3－9－173

万　叶

西班牙外感症防患未然之学术研究/万叶//中医世界.－3－38－189

万尹青

妊娠的明镜/万尹青//中医世界.－3－39－479

万友竹

本社纪念感言/万友竹//中西医药.－5－12－423

如何领导中医入科学正途/万友竹//北平医药
月刊.-5-9-468

推陈出新之要义/万友竹//中西医药.-5-10
-639

万　钟

论皮肤病/万钟//中西医学报.-1-34-305

皮肤病之一斑/万钟//中西医学报.-1-33
-131

食道加答儿/万钟//中西医学报.-1-32-203

汤火伤之救治法/万钟//中西医学报.-1-31
-201

汪保之

拔牙药/汪保之//中医指导录.-4-1-535

脑疽治验/汪保之//光华医药杂志.-4-38
-451

汪昌山

白喉与猩红热类症之鉴别/汪昌山//现代中医
.-4-43-610

读了威廉哈维氏心血运动论以后/汪昌山//现
代中医.-4-43-482

痢疾病原及病理的研讨/汪昌山//国医砥柱月
刊.-5-16-277

汪春阳

疟痢之成因与症治/汪春阳//复兴中医.-5-31
-187

汪大良

劝告同志研习针灸宣言/汪大良//针灸杂志.-4
-31-149

颂辞二律/汪大良//针灸杂志.-4-32-7

汪大溎

药物学拾遗/汪大溎(译)//中西医学报.-1-31
-449

中毒之征候及处置(连载)/汪大溎(译)//中西
医学报.-1-25-421.-1-26-91.-1-27-

43,285,376,447

汪迪堃

紧要通告(医药同志速猛醒)/黄信臣,罗嘉珪,
汪迪堃//神州医药学报.-1-45-193

汪殿华

服用磺胺类药物之知识/A. L. Herschensohn(著);
汪殿华(译)//新中华医药月刊.-5-35-113

论国药/汪殿华//新中华医药月刊.-5-35-17

制药学讲义序/汪殿华//新中华医药月刊.-5-
35-481

汪　东

释素问九州九窍之文/汪东//中医新生命.-5-
6-316

汪惇士

伤寒鸟瞰(一)至(十六)/汪惇士(原著);秦伯未
(重订)//中医指导录.-4-3-130,162,195,
227,259,291,355,387,420,451,483.-4-4
-7,41,71,103,135

汪逢春

泊庐医案(连载)/汪逢春(弟子辑)//北京医药
月刊.-5-21-230

泊庐医案(连载)/汪逢春,谢子衡等(撰)//北京
医药月刊.-5-21-60,147,302,373,446,
499,545,606

国医职业分会成立之历略/汪逢春//北京医药
月刊.-5-21-29

今冬风温症之我见愿与诸同仁商榷之/汪逢春
//北京医药月刊.-5-21-129

痰饮论(连载)/汪逢春//北京医药月刊.-5-21
-573,629

为北京市小儿科专家谨陈刍言希鉴纳之/汪逢
春//北京医药月刊.-5-21-341

猩红热与痧疹之分辨/汪逢春//北京医药月刊
.-5-21-275

婴儿保养法/汪逢春//北京医药月刊.-5-21

－238

张冰若所遇之吐血奇方/汪逢春//北京医药月刊.－5－21－239

汪赓麟

咳嗽证治概论/汪赓麟//复兴中医.－5－31－710

师古与泥古/汪赓麟//复兴中医.－5－31－708

汪浩权

薄荷/汪浩权//复兴中医.－5－31－564

悼亡友缪俊德君/汪浩权//中国医药月刊.－5－33－589

对中国医学过去的认识及今后之改革/汪浩权//新中华医药月刊.－5－35－292

防风/汪浩权//复兴中医.－5－31－563

妇科指南(连载)/汪浩权(评注)//国医砥柱月刊.－5－17－466,639

国外医药消息珍闻十四则/汪浩权//华西医药杂志.－5－36－33

国医砥柱月刊主理汪浩权启事/汪浩权//国医砥柱月刊.－5－18－68

喉痧症总论/章次公(著);汪浩权(藏)//中国医药月刊.－5－32－279

荆芥/汪浩权//复兴中医.－5－31－562

抗战期间全国医药期刊调查录/汪浩权//华西医药杂志.－5－36－29

羚羊角/汪浩权//中国医药月刊.－5－33－541

流行性脑脊髓膜炎之症状与疗法/汪浩权//国医砥柱月刊.－5－17－654.－5－18－9

麻疹之鉴别诊断/章次公(著);汪浩权(藏)//中国医药月刊.－5－32－272

牡蛎/汪浩权//中国医药月刊.－5－32－325

石膏/汪浩权//华西医药杂志.－5－36－121

汪浩权启事/汪浩权//中国医药月刊.－5－33－28

闲话疟疾/汪浩权//中国医药月刊.－5－33－203

现代著名中医期刊之巡礼/汪浩权//国医砥柱月刊.－5－18－79

新年随笔/汪浩权//中国医药月刊.－5－33－46

新中医的行进/汪浩权//国医砥柱月刊.－5－18－402

研究国药的方法(连载)/汪浩权//国医砥柱月刊.－5－18－42,76,89,112,144,152

验方漫谈/汪浩权//中国医药月刊.－5－32－332

医师与中医辩/汪浩权//华西医药杂志.－5－36－195

医药珍闻/汪浩权//华西医药杂志.－5－36－141,336

征刊/汪浩权//中国医药月刊.－5－33－433

中华药物学:阿胶/章次公(编著);汪浩权(藏)//中国医药月刊.－5－32－469

中华药物学:地黄/章次公(编著);汪浩权(藏)//中国医药月刊.－5－33－68

中华药物学:何首乌/章次公(编著);汪浩权(藏)//中国医药月刊.－5－32－607

中华药物学:黄柏吴茱萸/章次公(编著);汪浩权(藏)//中国医药月刊.－5－33－153

中华药物学:黄连/章次公(编著);汪浩权(藏)//中国医药月刊.－5－33－283

中华药物学:黄芩/章次公(编著);汪浩权(藏)//中国医药月刊.－5－32－536

中华药物学:桔梗/章次公(编著);汪浩权(藏)//中国医药月刊.－5－33－252

中华药物学:麻黄/章次公(编著);汪浩权(藏)//中国医药月刊.－5－32－437

中华药物学:牡丹皮朴硝/章次公(编著);汪浩权(藏)//中国医药月刊.－5－32－405

中华药物学:山药/章次公(编著);汪浩权(藏)//中国医药月刊.－5－32－570

中华药物学:山栀常山/章次公(编著);汪浩权(藏)//中国医药月刊.－5－33－34

中华药物学:芍药/章次公(编著);汪浩权(藏)//中国医药月刊.－5－32－500

中华药物学:升麻滑石/章次公(编著);汪浩权(藏)//中国医药月刊.－5－32－362

中华药物学:吴茱萸/章次公(编著);汪浩权(藏)//中国医药月刊.－5－33－184

中华药物学:茵陈蒿栀子石钟乳/章次公(编

著);汪浩权(藏)//中国医药月刊.-5-33
-102

中医改进论/汪浩权//华西医药杂志.-5-36
-197

祝国医砥柱月刊/汪浩权//国医砥柱月刊.-5-
18-37

汪华东

八声甘州/汪华东//文医半月刊.-5-14-76

蝶恋花/汪华东//文医半月刊.-5-14-76

浣沙溪/汪华东//文医半月刊.-5-14-43

摸鱼儿/汪华东//文医半月刊.-5-14-43

再过二十年(连载)/汪华东//文医半月刊.-5-
14-13,29,45,61,77,93,109

汪晦鸣

小小的建议/汪晦鸣//自强医学月刊.-3-41
-124

汪寄岩

国医节创立后同人应负之使命/汪寄岩//国医
杂志.-4-13-371

月经期内的避忌/汪寄岩//医林一谔.-4-11
-580

汪建侯

滥用阿司匹林与阿卡奴治头痛及伤风之弊/汪
建侯//医林一谔.-4-11-413

汪剑嵩

黄耶肝胃病之研究/汪剑嵩//国医砥柱月刊.-5
-16-35

中风说略/汪剑嵩//国医砥柱月刊.-5-17
-395

汪锦章

征求/汪锦章//三三医报.-2-29-445

汪精卫

招待全国医师大会代表茶会演说词/汪精卫//

神州国医学报.-4-15-275

汪景文

答藩阳李宝树君问药/汪景文//绍兴医药学报
星期增刊.-1-22-495

答胡天中君问吴笏臣君肝胃病治法/汪景文//
绍兴医药学报星期增刊.-1-22-101

答胡天宗君问歙县时疫治法(一)/汪景文//绍
兴医药学报星期增刊.-1-22-198

答胡天宗君研究族侄孙厥症治法/汪景文//绍
兴医药学报星期增刊.-1-22-172

答李春芝君问病一则/汪景文//三三医报.-2-
29-36

答李光健君问产后忌服人参疑义/汪景文//绍
兴医药学报星期增刊.-1-22-195

答凌永言君问猴枣/汪景文//绍兴医药学报星
期增刊.-1-22-148

答王兰远君时方生化汤质疑/汪景文//绍兴医
药学报星期增刊.-1-22-4

答王绍声君病情及治法/汪景文//绍兴医药学
报星期增刊.-1-22-36

答夏明诚君问喉癣治法/汪景文//三三医报.-2
-29-404

答月影女士痛经治法/汪景文//绍兴医药学报
星期增刊.-1-22-55

答张开第君问咳嗽症治法(一)/汪景文//绍兴
医药学报星期增刊.-1-22-37

癫狂病质疑/汪景文//三三医报.-2-29-335

记昏谵症治验/汪景文//中医杂志.-2-21-462

记血崩亡阳症治验/汪景文//中医杂志.-2-23
-106

脚气痹痿异同说/汪景文//三三医报.-2-31
-193

痢疾险症治验录/汪景文//中医杂志.-2-24
-370

三三医社迁杭三周年会颂词/汪景文//三三医
报.-2-35-6

神效除痛散之确乎有验/汪景文//绍兴医药学
报星期增刊.-1-22-183

问外证治法/汪景文//绍兴医药学报星期增刊

.-1-22-345

研究小儿病二则/汪景文//绍兴医药学报星期
增刊.-1-21-453

与王兰远君研究小儿病/汪景文//绍兴医药学
报星期增刊.-1-21-516

预防乳患经验良方/汪景文//中医杂志.-2-28
-369

征求疡科治管经验方/汪景文//绍兴医药学报
星期增刊.-1-22-344

征求张寿甫先生治症良方并请海内诸道长研究
赐教/汪景文//三三医报.-2-32-482

致俞鉴泉先生书/汪景文//三三医报.-2-30
-559

汪橘香

空谈与实行/汪橘香//中国女医.-5-34-222

汪觉籧

徽征医程正通轶事/汪觉籧//三三医报.-2-36
-101

汪康白

割骨治病之奇谈/汪康白//现代中医.-4-43
-317

痉病与脑膜炎跋/汪康白//国医砥柱月刊.-5-
16-184

长沙市医药月刊社致本报编者聘书/刘岳崙,汪
康白//医林一谔.-4-9-475

汪崐犠

医镜(连载)/汪崐犠//三三医报.-2-36-
315,385

汪理正

妇人妊娠谈/汪理正//新中医刊.-5-20-279

汪良寄

国药别名举隅/汪良寄//医史杂志.-5-38
-113

伤寒书目(一)至(三)/汪良寄//医史杂志.-5-

39-49,115,183

麝香与灵猫香之化学研究/汪良寄//光华医药
杂志.-4-35-169

汪浏

化学战剂/汪浏//神州国医学报.-4-18-198

汪梦飞

读恽氏医书札记(其一)/汪梦飞//铁樵医学月
刊.-4-44-497

汪梦甲

肺痨病之一语千金录/汪梦甲(译)//中西医学
报.-1-25-401

汪培龄

论胎产/汪培龄//中西医学报.-1-23-411

汪朴斋

增订产科心法按(连载)/汪朴斋(著);缪俊德
(按)//中国医药月刊.-5-33-436,458,
482,505,564

汪企张

促学习旧医的青年自决/汪企张//中西医药.-5
-13-264

和旧医谈谈旧医一科入学制统系事/汪企张//
中西医药.-5-13-228

汪企张与卫生部薛部长书/汪企张//医界春秋
.-3-6-274

诊断学上舌征之观察/汪企张//中国医药月刊
.-5-32-423

汪如椿

膀胱者州都之官津液藏焉气化则能出焉义/汪
如椿//中医杂志.-2-23-546

汪儒林

问答栏/汪儒林//针灸杂志.-4-28-57

针灸治疗与汤药治疗优劣说/汪儒林//针灸杂

志.-4-28-15

针与灸异同论/汪儒林//针灸杂志.-4-28
-114

汪汝瀛

范一壶先生轶事/汪汝瀛//国医杂志.-4-12
-306

汪绍生

定肠窒扶斯名为伤寒与定肺炎名为风温大冲突
/汪绍生//现代医药月刊.-4-27-287

汪慎之

贝母之研究/汪慎之//国医砥柱月刊.-5-17
-611

国药新编(解热药类)/汪慎之//国医砥柱月刊
.-5-18-44

简明国药新编(连载)/汪慎之//国医砥柱月刊
.-5-17-408,471

犀角/汪慎之//国医砥柱月刊.-5-17-642

汪石山

针灸问答(连载)/汪石山(原著);谢建明(校正)
//针灸杂志.-4-32-67,149,327,427,489
.-4-33-41,133,299,415

针灸问答/汪石山(原著);谢建明(校正)//针灸
杂志.-4-33-219

汪士瀛

阿片病释及戒烟方法/汪士瀛//现代中医.-4-
43-223

肠热症经验谈/汪士瀛//杏林医学月报.-3-21
-289

悼曾觉叟先生/汪士瀛//医学杂志.-2-18-
353//医界春秋.-3-14-241//国医正言.-
5-5-301

读杏林医学的感言/汪士瀛//杏林医学月报.-3
-22-145

肥胖病论/汪士瀛//现代医药月刊.-4-27-
733,735

疯犬病治法新论(连载)/汪士瀛//杏林医学月
报.-3-23-192,232

国医究竟是要科学化还是要哲学化/汪士瀛//
文医半月刊.-5-14-226

军医宜中西医兼用说/汪士瀛//国医砥柱月刊
.-5-16-575

痢疾浅说/汪士瀛//现代中医.-4-42-275

脉论/汪士瀛//现代中医.-4-43-273

梅毒浅述/汪士瀛//杏林医学月报.-3-22
-422

疟母/刘裁吾(撰述);汪士瀛(编按)//杏林医学
月报.-3-23-114

情志成病之原理及预防法/汪士瀛//现代中医
.-4-43-16

热论/汪士瀛//现代中医.-4-43-167

释牛乳不能疗养肠热症之原理/汪士瀛//医林
一谔.-4-11-320

提倡女医事业之重要/汪士瀛//文医半月刊.-5
-14-258

文医半月刊周年纪念献词/汪士瀛//文医半月
刊.-5-14-394

泄泻论治/汪士瀛//杏林医学月报.-3-22-340

泄泻之原因及治疗法/汪士瀛//现代中医.-4-
42-546

杏林医学月报百期纪念献词/汪士瀛//杏林医
学月报.-3-23-471

眼之生理与诊断及其卫生法/汪士瀛//医林一
谔.-4-11-640

与西医沙古山论脑膜炎/汪士瀛//杏林医学月
报.-3-22-34

中日医界携手之呼声/汪士瀛//国医砥柱月刊
.-5-16-575

中医气化新论/汪士瀛//医界春秋.-3-12-478

汪淑子

脚气病与名人汪淑子/汪淑子//中医世界.-3-
27-583

汪太雄

病原说/汪太雄//现代中医.-4-43-320

喘哮/汪太雄//光华医药杂志.-4-39-164

读伤寒论一得/汪太雄//现代中医.-4-43-85

各地民间疗法实录三/汪太雄//现代中医.-4-43-186

气说/汪太雄//现代中医.-4-43-64

勤求古训/汪太雄//现代中医.-4-43-63

我对于平胃散之认识/汪太雄//现代中医.-4-43-426

汪惕予

创办中医自新医院章程/汪惕予//医学报.-1-5-201

敬告海内医学家(连载)/汪惕予//绍兴医药学报.-1-8-81,169,213,257

续敬告海内医学家/汪惕予//绍兴医药学报.-1-8-434

汪为光

征求气迫肛门盘旋注痛病理及治法/汪为光//医界春秋.-3-9-354

汪味锄

医验录/吴天士(著);汪味锄(投)//中医杂志.-2-23-418

汪希文

论养脑之方法/汪希文//中西医学报.-1-33-17

汪镛生

灵台治疗必须研究/汪镛生//针灸杂志.-4-34-208

新编十四经穴主治摘要歌(连载)/汪镛生//针灸杂志.-4-31-106,180,275,455

汪咏裳

耐拙庐实验医案(连载)/汪竹安(录);汪咏裳(校)//绍兴医药月报.-2-37-49,121,193,261

汪氏儿科医案/汪竹安(录);汪咏裳(校)//绍兴

医药月报.-2-41-37,87,91

汪友松

专治瘟疫时症经验良方(又名避疫平安散)/汪友松//国医公报.-4-21-467

汪友云

吐血霍乱抽筋论/汪友云(著);夏祥麟(录)//中医杂志(广东).-3-4-301

汪幼人

对于本校之希望/汪幼人//复兴中医.-5-31-705

汪渔村

疫症杂记/汪渔村//中医世界.-3-32-571

汪雨卿

问疾病治法/汪雨卿//绍兴医药学报星期增刊.-1-22-190

汪玉梁

重庆市的国药业/汪玉梁//华西医药杂志.-5-36-560

汪兆铭

汪精卫致孙科书/汪兆铭//现代医药月刊.-4-27-640

汪兆铨

脉问(拟难经)/汪兆铨//中医杂志(广东).-3-4-36

治疟痢方(连载)/汪兆铨(辑)//中医杂志(广东).-3-4-523,657

汪肇中

丙种维他命与热病/汪肇中//国医导报.-5-29-410

利尿剂/汪肇中//国医导报.-5-30-241

泄泻/汪肇中//国医导报.-5-29-299

汪　治

皮肤之作用及其保养法/汪治//中西医学报.-1
-34-451

汪竹安

急惊风为痰火内闭说/汪竹安//绍兴医药学报
.-1-9-71

记慢惊之验案/汪竹安//绍兴医药学报.-1-9-
193

慢惊为脾肾虚寒论/汪竹安//绍兴医药学报.-1
-9-127

耐拙庐实验医案(连载)/汪竹安(录);汪咏裳
(校)//绍兴医药月报.-2-37-49,121,
193,261

汪氏儿科医案/汪竹安(录);汪咏裳(校)//绍兴
医药月报.-2-41-37,87,91

小儿疳症浅说/汪竹安//绍兴医药学报.-1-8-
415

医案/陈心田,汪竹安//绍兴医药学报.-1-8
-505

致杜海生先生函/汪竹安,田康济//绍兴医药月
报.-2-38-445

汪倬云

赠第四届毕业同学(附倬云照片)/汪倬云//针
灸杂志.-4-33-172

汪子徽

腹中跳跃不已/汪子徽//光华医药杂志.-4-35
-209

汪宗沂

名医李声远先生别传/汪宗沂//中西医学报.-1
-24-270

世医李君传/汪宗沂//中西医学报.-1-24
-268

王爱卿

问二/王爱卿//神州医药学报.-1-43-541

王安仁

医学新论/王安仁//国医砥柱月刊.-5-16
-160

王霸武

断针拔法/杨谨臣(传授);王霸武(投寄)//针灸
杂志.-4-32-335

观音艾制法/杨谨臣(传授);王霸武(投寄)//针
灸杂志.-4-32-334

灸疟法/杨谨臣(传授);王霸武(投寄)//针灸杂
志.-4-32-334

心气久痛灸法/杨谨臣(传授);王霸武(投寄)//
针灸杂志.-4-32-335

王百安

为友征求疑症答案/王百安//医界春秋.-3-10
-206

王柏龄

参政会有人说中医不科学是事实吗/王柏龄//
新中华医药月刊.-5-35-204

王半迷

三焦之研究/王半迷//国医砥柱月刊.-5-18
-331

王葆诚

小儿遗尿病预防治疗/王葆诚//国医砥柱月刊
.-5-18-646

王葆光

诊脉部位管见/王葆光//医学杂志.-2-4-319

王葆年

答本报第十期朱君振华问一/王葆年//神州医
药学报.-1-44-403

答李君鹤访救急问题/王葆年//医学报.-1-6-
454

倒视考证/王葆年//神州医药学报.-1-42
-267

记喉菌/王葆年//医学报.-1-6-30

警告各团体/王葆年//医学报.-1-6-331

灸法治记/王葆年//神州医药学报.-1-44
-475

灸法治疗之研究/王葆年//神州医药学报.-1-
46-29

目与脑之关系/王葆年//神州医药学报.-1-46
-31

濮凤笙王葆年启事/濮凤笙,王葆年//医学公报
.-1-7-145

王葆年治验一则/王葆年//医学公报.-1-7
-237

王葆琦

大虚大实之生死决定法/王葆琦//国医杂志.-4
-12-92

论补肺药皆润大肠之理/王葆琦//中医指导录
.-4-1-83

女子天癸非月经说/王葆琦//中医指导录.-4-
1-82

心与脑之研究/王葆琦//中医指导录.-4-1
-84

王　彬

焦易堂妙语/王彬//光华医药杂志.-4-36
-412

王　冰

六气用药(连载)/王冰//医学杂志.-2-2-
338,483.-2-3-66

王秉衡

重庆堂随笔抄本(陈冠六大夫藏)/王秉衡//国
医导报.-5-29-219

王炳麟

麟制肤疮敌/王炳麟//光华医药杂志.-4-40
-224

中医药物机化相得之实验谈(附验方一则)/王
炳麟//医学杂志.-2-17-239

王伯和

公开验方/王伯和//光华医药杂志.-4-39
-208

王伯明

经验熏洗痛风方/王伯明//光华医药杂志.-4-
39-321

王伯延

医贵自重论(医学通论)/王伯延//绍兴医药学
报.-1-8-185

王伯颜

征求肺病特效方法/王伯颜//光华医药杂志.-4
-38-527

王博平

何首乌治妇人带下之研究/王博平//苏州国医
杂志.-5-1-96

和汉药物学(蟾酥)/[日]野五七郎(著);王博
平(译)//苏州国医杂志.-5-1-143

瘀血不去新血不得归经论/王博平//苏州国医
杂志.-5-1-30

余泽霓先生演讲录(讲湿温新理)/王博平(速
记)//苏州国医杂志.-5-1-78

王步霄

三一七梦想/王步霄//光华医药杂志.-4-37
-142

王昌彬

金匮痰饮悬饮溢支饮之商榷/王昌彬//中医世
界.-3-26-554

阳明病茵陈蒿汤条释义/王昌彬//中医世界.-3
-26-461

王昌廷

瘠病治疗之今昔观及其调养之法/王昌廷//国
医砥柱月刊.-5-17-507

王昌榆

伤寒论桂枝二越婢一汤汤名与证不符而后贤各
　持一说究以何说为最抑诸君另有灼见请切言
　之/王昌榆//国医杂志.-4-5-395

血弱气尽腠理开邪因人与正气相搏结于胁下邪
　正分争往来寒热休作有时默默不欲饮食脏腑
　相连邪高痛下必使呕也/王昌榆//国医杂志
　.-4-5-296

王承烈

家畜传染病之预防法/王承烈//中西医学报.-1
　-38-93

人体机械观之新说/王承烈//德华医学杂志.-1
　-39-561

王承曾

答本刊四十期叶右箴征求特效治法案/王承曾
　//医界春秋.-3-7-356

答蔡君百星代姚君征求治法案/王承曾//医界
　春秋.-3-7-357

答陈典周君代姊问案二则/王承曾,胡伟//医界
　春秋.-3-7-417

王　炽

鼻窍通脑通肺之研究/王炽//医学杂志.-2-4-
　294

淡食养生之研究/王炽//医学杂志.-2-5-63

读本草崇原芍药注/王炽//医学杂志.-2-6
　-85

妇女经病寒热与通常寒热往来不同/王炽//医
　学杂志.-2-4-312

高岭土与矾石之研究/王炽//医学杂志.-2-5-
　218

瓜蒂散吐痰之经验/王炽//医学杂志.-2-6
　-381

喉痧与白喉病原之研究/王炽//医学杂志.-2-
　3-296

久病服药无效之研究/王炽//医学杂志.-2-3-
　269

咳嗽病之研究/王炽//医学杂志.-2-3-174

痨伤病源之研究/王炽//医学杂志.-2-3-557

梁上尘百草霜釜底墨三者异同之研究/王炽//
　医学杂志.-2-7-85

论疫热斑疹与疮毒/王炽//医学杂志.-2-4
　-50

马钱子毒质不去之研究/王炽//医学杂志.-2-
　6-233

偏枯左右是风非风之研究/王炽//医学杂志.-2
　-3-559

人生于阳而死于阴说/王炽//医学杂志.-2-3-
　151

伤寒方中人参改用黄芪之研究/王炽//医学杂
　志.-2-6-515

伤寒与温证治法大别/王炽//医学杂志.-2-2-
　283

湿温病之研究/王炽//医学杂志.-2-3-435

太阳为心主解/王炽//医学杂志.-2-7-62

吐白血之研究/王炽//医学杂志.-2-4-554

邪正攻补之研究/王炽//医学杂志.-2-3-20

血病不皆是火说/王炽//医学杂志.-2-4-175

阳脱阴脱之研究/王炽//医学杂志.-2-1-276

阳脏阴脏之研究/王炽//医学杂志.-2-2-417

药炭与木炭之研究/王炽//医学杂志.-2-5
　-334

瘀血之研究/王炽//医学杂志.-2-5-197

蜘蛛与桂治狐疝之研究/王炽//医学杂志.-2-
　6-227

王崇堂

伤寒论注解/张俊英(著);王崇堂(录)//神州医
　药学报.-1-47-533

王宠惠

国民政府司法院王院长宠惠题词/王宠惠//医
　林一谔.-4-8-142

司法院长题词/王宠惠//医林一谔.-4-9-14

王川岳

笔记梅核气病研究及治验/王川岳//医界春秋
　.-3-10-69

王传华

肝病之新研究/王传华//现代中医.-4-42
-255

古人五脏之纠谬/王传华//现代中医.-4-42
-530

记广州名医何宇熑先生/王传华//中医世界.-3
-34-189

脐中出蛔虫/王传华//现代中医.-4-43-595

中医药重要书籍及读书之方法(中医界提倡读
书之必要征文一)/王传华//现代中医.-4-
43-35

诸气新释/杨则民,王传华//现代中医.-4-42-
274

王创业

考风温春温发于大寒至惊蛰温病温毒发于春分
至立夏界限虽分然与内经先夏至日为温病不
相符何独晚发一证发于清明之后夏至以前偏
与内经合何也/王创业//医学杂志.-2-11
-529

论妊妇子痫病/王创业//医学杂志.-2-6-210

问春夏刺浅秋冬刺深其中深微妙法试阐明之/
王创业//医学杂志.-2-5-531

问伤寒三阴症极危险何以坏症独在柴胡症桂枝
症/王创业//医学杂志.-2-6-411

王纯伯

论恶阻/王纯伯//医学杂志.-2-3-182

王纯伯君绝灭苍蝇法/王纯伯//医学杂志.-2-
3-106

王慈航

本人患吐血肺痨经过之实在情形/王慈航//神
州国医学报.-4-16-391

王　存

鼻流水如何治法/王存//医界春秋.-3-8-395

代问鼻病之治疗/王存//医界春秋.-3-10
-260

问咽喉病之治法/王存//医界春秋.-3-8-433

征求眼病之治疗/王存//医界春秋.-3-10
-260

王　达

祝三三医社迁杭三年纪念/王达//三三医报.-2
-35-43

王达泉

究何原故/王达泉//光华医药杂志.-4-38-535

王达桢

征求先考镜泉府君遗像题赞节略/王达桢//三
三医报.-2-33-237

王大瑶

对于石膏功用之参考(连载)/王大瑶//北京医
药月刊.-5-21-244,312

鼓胀十九方歌括/王大瑶//北京医药月刊.-5-
21-387

记验三则/王大瑶//北京医药月刊.-5-21-81

消渴病之研究及治法/王大瑶//北京医药月刊
.-5-21-609

王待吾

对于一般国医几个错误认识的纠正/王待吾//
国医砥柱月刊.-5-18-637

公开验方并质疑/王待吾//光华医药杂志.-4-
37-365

关于儿科中之疑点/王待吾//光华医药杂志.-4
-38-555

实施中医条例我们中医界应该怎样执行业务/
王待吾//光华医药杂志.-4-39-390

新发现之犀角述略/王待吾//光华医药杂志.-4
-38-232

中国医药目前的两大缺憾/王待吾//光华医药
杂志.-4-38-310

王道安

铁樵医药事务所读者园地:读霍乱新论书后(其
一)/王道安//铁樵医学月刊.-4-44-612

王道济

女科用四物汤之标准/王道济//医林一谔.-4-11-153

王道食

问久患遗精治法/王道食//绍兴医药学报星期增刊.-1-21-27

王道一

冻疮简便治疗/王道一//中医世界.-3-36-319

王道之

(一)风痹(二)交媾出血(三)慢性淋浊/王道之//光华医药杂志.-4-40-563

王德隽

吃的问题/王德隽//新中华医药月刊.-5-35-83

读郭沫若先生中医科学化拟议/王德隽//新中华医药月刊.-5-35-36

家庭消毒法/王德隽//新中华医药月刊.-5-35-120

论调整中医行政机构/王德隽//新中华医药月刊.-5-35-425

论中医师考试/王德隽//新中华医药月刊.-5-35-342

王德箴

本事方琥珀散之研究/王德箴//医林一谔.-4-10-274

论湿温之病理/王德箴//医林一谔.-4-11-290

子宫病之中西汇通/王德箴//中医世界.-3-34-654//国医杂志.-4-13-311

王典章

伤寒杂病论新释序/王典章//光华医药杂志.-4-36-291

王调生

饮酒为人体之害/王调生//中西医学报.-1-34-285

王定俞

问遗精与早泄之治法/王定俞//医界春秋.-3-9-27

王东勋

霍乱/王东勋//中国医药月刊.-5-32-11

王东英

研究国医学的意义和方法(连载)/王东英//苏州国医杂志.-5-1-321,403

王度节

喉痧/王度节//中西医学报.-1-36-431

王铎声

广州市市政府财政局王局长铎声题词/王铎声//医林一谔.-4-8-147

王铎声先生题词/王铎声//医林一谔.-4-9-20

王恩普

关于春温瘟痧疹白喉等症之治疗及我见/王恩普//北京医药月刊.-5-21-284

王恩云

古今医家之论三焦者有主张指躯壳之腠理而言有主张指淋巴液而言有主张指脏腑之部位而言有主张指脏腑之功用而言有主张指网油而言究以何项为折衷试发挥所见并考证各家所以命名各异之原理/王恩云//医学杂志.-2-15-619

何首乌性味及化学成分在生理暨病理上功效若何其适应症以何种证候为标准试详言之/王恩云//医学杂志.-2-18-44

几种常见的生理现象且可避免几种疾病之发生/王恩云//医学杂志.-2-17-361

普及农村医药实施之方法及计划/王恩云//医学杂志.-2-16-105

普及农村医药之实施方法/王恩云//医林一谔.-4-11-399

中医古书所言君火相火等名试于生理学上证明其实在而发挥之/王恩云//医学杂志.-2-15-620

王二仁

小儿脐风之预防/王二仁//光华医药杂志.-4-37-246

王返春

代友问症/王返春//绍兴医药学报星期增刊.-1-22-402

问脚气症治法/王返春//绍兴医药学报星期增刊.-1-22-346

问药/王返春//绍兴医药学报星期增刊.-1-22-376

王风光

问题四则/王风光(问);潘兆鹏(答)//文医半月刊.-5-14-43

王凤墀

霍乱症分阴阳/王凤墀//国医正言.-5-3-96

王凤翔

滥服用西药的弊害/王凤翔//国医正言.-5-4-255

王福成

百日咳论治/王福成//华西医药杂志.-5-36-469

对伤寒概述之研讨/王福成//华西医药杂志.-5-37-213

霍乱病之区别/王福成//华西医药杂志.-5-36-425

流行性脑脊髓膜炎/王福成//华西医药杂志.-5-37-479

伤寒概述/王福成//华西医药杂志.-5-36-305

育儿保健之法/王福成//华西医药杂志.-5-37-287

诊余闲谈/王福成//华西医药杂志.-5-37-480

王福阶

古方分量之讨论/逸丁,王福阶,徐松侯//医林一谔.-4-10-539

王福民

感冒漫谈/王福民//新中华医药月刊.-5-35-27

结核国耻/王福民//新中华医药月刊.-5-35-649

看时势论中医/王福民//新中华医药月刊.-5-35-344

论月经不调(连载)/王福民//新中华医药月刊.-5-35-106,141

我为什么参加新中华医药学会/王福民//新中华医药月刊.-5-35-267

王辅丞

麟制肤疮敌/王辅丞(著);张星明(录)//国医砥柱月刊.-5-16-624

王 复

广变/王复//利济学堂报.-1-3-273

时事鉴要叙/王复//利济学堂报.-1-1-113

学部新录序/王复//利济学堂报.-1-1-301

王复培

中国医学会开会颂词/王复培//医学报.-1-7-312

王淦中

暑湿/王淦中//光华医药杂志.-4-40-560

王　冈

砒及燐中毒/王冈//中西医学报.-1-38-99

王　庚

个人卫生常识/王庚//中西医学报.-1-41-253

王赓吟

读安国社友王国柱君观刺疗记书后/王赓吟//
　针灸杂志.-4-29-137

军人习针灸之便利/王赓吟//针灸杂志.-4-28
　-186

偷针眼治愈之鉴证并为刺疗术相类之印证篇续
　一言/王赓吟//针灸杂志.-4-30-222

问病二则/王赓吟(问);良(答)//针灸杂志.-4
　-28-162

王公甫

火针能治一切疮疡/王公甫//针灸杂志.-4-32
　-158

肩膀别穴之治偏头风/王公甫//针灸杂志.-4-
　32-158

论针灸之适应病症/王公甫//针灸杂志.-4-32
　-483

内迎香之治喉症/王公甫//针灸杂志.-4-32
　-433

取断针的直接简单法/王公甫//针灸杂志.-4-
　32-432

验案二则/王公甫//针灸杂志.-4-32-440

针灸应如何而后可以流行普遍应如何而后可以
　合乎科学论/王公甫//针灸杂志.-4-32
　-236

指力与心神并重论/王公甫//针灸杂志.-4-32
　-237

王顾龙

策安随笔/王顾龙//中医世界.-3-32-316

策安医案/王顾龙//中医世界.-3-32-299

呈秦伯未夫子/王顾龙//中医指导录.-4-3
　-502

东山寺搜获鲍逸卿诗刻/王顾龙//中医世界.-3

　-32-322

感时/王顾龙//中医世界.-3-32-321

王桂林

治肺痨宜注重脾胃说/王桂林//苏州国医杂志
　.-5-1-417

王桂森

论组织消瘦 Atrophy/王桂森//中西医学报.-1
　-26-254

王国材

辨死胎正误/王国材//绍兴医药学报.-1-16
　-474

补答沈仲圭君问经阻与孕一二月辨别法/王国
　材//绍兴医药学报星期增刊.-1-21-316

答钱塘沈耕莘君问梦遗精证治法/王国材//绍
　兴医药学报星期增刊.-1-21-136

论下胞衣之法/王国材//绍兴医药学报.-1-16
　-473

舌苔问答新解释/王国材//绍兴医药学报.-1-
　16-493

痰论(连载)/王国材//绍兴医药学报.-1-17-
　31,165

王国栋

读者意见/王国栋//光华医药杂志.-4-36-409

王国藩

心跳病求治/王国藩//光华医药杂志.-4-37
　-368

王国印

敬问眼毛里倒治法/王国印//沈阳医学杂志.-3
　-1-135

王国柱

观刺疗记/王国柱//针灸杂志.-4-28-118

王海封

和芸衫校长重阳节后一日及门诸子登鹊山谒扁鹊墓步原韵/王海封//光华医药杂志.-4-41-224

王海瑞

痫症患者在卫生上应行注意之事项/王海瑞//医学杂志.-2-16-582

王合三

编订中医教学规程之体例及注意事项/王合三//现代中医.-4-43-625

编读往来/王合三//现代中医.-4-43-264

从戈公振之死说到盲肠炎之治法/王合三//现代中医.-4-43-12

盗汗之研究/王合三//医界春秋.-3-6-260//光华医药杂志.-4-36-383

咄咄室扶斯之治疗/王合三//光华医药杂志.-4-35-297

法医学与洗冤录/王合三//现代中医.-4-42-561

妇女之普通疾患(乱经与崩漏)/王合三//现代中医.-4-43-533

公开接骨术之秘密/王合三//现代中医.-4-42-129

古案今按/王合三//现代中医.-4-42-114

国医之前途系于国药/王合三//现代医药月刊.-4-27-569

狐惑病今释/王合三//中医世界.-3-25-445//现代中医.-4-42-177

狐惑病之研究/王合三//医学杂志.-2-8-304

解表药在治疗上之价值/王合三//现代中医.-4-43-631

金匮研究(一)至(十四)/王合三//现代中医.-4-42-456,483,508,537,563,594,621.-4-43-77,152,253,315,439,501,600

经验当求确实/王合三//现代中医.-4-42-182

六气改错(据内经以正六气论病之误)/王合三//现代中医.-4-42-81

气是什么东西/王合三//医界春秋.-3-6-260

气之研究征文一:气是什么东西/王合三//现代中医.-4-42-87

日本怪病原来如此/王合三//现代中医.-4-42-298

日本怪病原来如是/王合三//杏林医学月报.-3-21-434

伤寒与温病是否有对立之可能征文四/王合三//现代中医.-4-42-44

使君子之研究/王合三//医林一谔.-4-11-589//现代医药月刊.-4-27-384

试述编订中医教学规程之体例及注意之事项/王合三//医学杂志.-2-18-493

释气化/王合三//现代中医.-4-42-176

说痫/王合三//医界春秋.-3-6-298

谈中医读书问题/王合三//现代中医.-4-43-46

童子痨之研究/王合三//医学杂志.-2-15-370//现代中医.-4-42-273

汪精卫果真门外汉/王合三//医林一谔.-4-10-623

温病之现代观/王合三//现代中医.-4-42-165

西医又吃醋了/王合三//现代中医.-4-42-104

犀角羚羊角之成分/王合三//现代中医.-4-42-95

写在灵素商兑之后/王合三//现代中医.-4-42-359

一个西医的公道话/王合三//现代中医.-4-42-361

异哉傅孟真之所谓国医/王合三//现代中医.-4-42-200

异哉汪于冈之旧医伤寒观/王合三//医学杂志.-2-15-477//医界春秋.-3-10-509

用算学方法研究胎生学/王合三//现代中医.-4-42-388

有规则之制方例/王合三//现代中医.-4-42-208

余之三焦研究/王合三//现代中医.-4-42

- 110

与钱先生再谈狐惑病/王合三//现代中医.-4-
42-241

中西医双方应有之觉悟/王合三//光华医药杂
志.-4-35-85

中医果不能治传染病乎/王合三//现代中医.-4
-42-56

中医应努力之途径/王合三//医界春秋.-3-12
-30//中医世界.-3-35-10

中医之前途系于中药/王合三//现代中医.-4-
42-152

王和钧

月刊总社六十期纪念题诗一首/王和钧//国医
砥柱月刊.-5-18-364

王河清

肺饮/王河清//光华医药杂志.-4-39-451

王弘原

麻风验方/王弘原//杏林医学月报.-3-19
-271

王宏绶

处女们健美的问题/王宏绶//医林一谔.-4-11
-192

王洪海

敏慎轩临证笔记(连载)/王洪海//中医杂志.-2
-24-241.-2-25-391

辟幼科轻用下药之误/王洪海//中医杂志.-2-
25-371

泻痢论治/王洪海//中医杂志.-2-23-254

王洪年

张氏八宝拨云散治疗成绩之报告/王洪年//医
界春秋.-3-12-106

王洪涛

福建晋江国医生活素描/王洪涛//光华医药杂

志.-4-39-336

建晋江农村医药状况素描/王洪涛//光华医药
杂志.-4-36-277

晋江郑燕汀先生传/黄中坤,王洪涛(同笔述)//
光华医药杂志.-4-39-67

泉州公立中医院概况/王洪涛//光华医药杂志
.-4-36-57

中国的麻醉药(连载)/郑轩渠(著);王洪涛(校)
//光华医药杂志.-4-38-358,468.-4-39-
57

王鸿济

割螳螂子/王鸿济//光华医药杂志.-4-37
-155

王 湖

南京筹办防疫之续文/王湖//绍兴医药学报星
期增刊.-1-21-502

王华国

王华国先生等筹备组织分社通告/王华国//国
医砥柱月刊.-5-17-618

王化人

问病/王化人//绍兴医药学报星期增刊.-1-22
-310

王凰勋

隆平通讯二则/王凰勋//国医砥柱月刊.-5-17
-424

王会臣

胡椒疗胃肠病之效验法/王会臣//国医砥柱月
刊.-5-17-217

胃肠病治验之良方/王会臣//国医砥柱月刊.-5
-17-216

王会贞

鼻衄治验/王会贞//光华医药杂志.-4-36
-499

二个验案/王会贞//光华医药杂志.-4-36-173

王惠苍

肺痈证治丛谈/王惠苍//文医半月刊.-5-14-529

怪病质疑/王惠苍//中医新生命.-5-7-43

黑热病之国医疗法/王惠苍//中医新生命.-5-6-388

急性胃炎慢性胃炎之证状及其治疗/王惠苍//医林一谔.-4-11-618

几种发疹病的鉴别诊断/王惠苍//中医新生命.-5-7-85

麻疹并发肺炎治验/王惠苍//中医新生命.-5-7-279

疟疾恶液质(俗名疟臌)治验/王惠苍//现代中医.-4-42-480

疟疾恶液质治验/王惠苍//中医新生命.-5-6-525

治案二则/王惠苍//中医新生命.-5-6-162

痔疾脱肛/王惠苍//中医新生命.-5-6-514

王惠群

去年因疾病自杀之男女统计/王惠群//光华医药杂志.-4-35-115

王惠生

水肿肤胀论治并方义/王普耀(鉴定);王惠生,徐芝珊(合参)//绍兴医药学报.-1-10-543

王惠棠

吴兴三陆世传良方/王惠棠//中医世界.-3-29-287

王基伦

问二十/王基伦//绍兴医药学报.-1-11-175

问十五/王基伦//绍兴医药学报.-1-10-486

王缉光

北平国医药界大小团体之概况调查/王缉光//光华医药杂志.-4-35-501

北平同济堂药铺视察记/王缉光//光华医药杂志.-4-35-578

澈底国医团结的组织/王缉光//光华医药杂志.-4-36-355

谈谈北平几个重要性之国医药集团真象/王缉光//光华医药杂志.-4-40-333

王畿道

肺炎之樟脑疗法/王畿道//中西医学报.-1-36-415

六〇六 Salvarsan 之危机/王畿道//中西医学报.-1-36-429

气管枝喘息之季节的变动/王畿道//中西医学报.-1-38-87

失眠症之疗法/王畿道//德华医学杂志.-1-39-377

小儿慢性传染病后之发育不全/王畿道//德华医学杂志.-1-38-509

新催眠剂 phanodorm 之临床经验/王畿道//中西医学报.-1-37-261

医案/王畿道//中西医学报.-1-37-39

王吉民

伯驾利用医药侵华史实/王吉民//医史杂志.-5-39-71

公开征求/王吉民//光华医药杂志.-4-37-260

评胡美著勇敢的医生/王吉民//医史杂志.-5-39-249

十年来本会工作报告/王吉民//医史杂志.-5-38-11

苏京来华四名医/王吉民//医史杂志.-5-38-190

谈中国最早第一种医药期刊西医新报/王吉民//医史杂志.-5-39-233

吾国最早留学海外之二医师/王吉民//医文.-5-34-433

写在阿维森纳纪念专号之前/王吉民//医史杂志.-5-39-261

医药史话/王吉民//中西医药.-5-12-282

尹端模传略/王吉民//医史杂志.-5-38-391

英国博物馆所收藏中文医书目录/王吉民//医史杂志.-5-39-424

中国近代精神病学发展概况/王吉民//医史杂志.-5-39-347

中国旧有麻风治疗方法/王吉民//医林一谔.-4-10-60

中国医史研究大事年表(英文)/王吉民//医史杂志.-5-38-70

中华医史学会第三届大会记要/王吉民//医史杂志.-5-38-397

中华医学会医史学会工作报告/王吉民//医史杂志.-5-39-197

王吉人

(一)脾脏肿大(二)墨珠白云(三)脑漏/王吉人//光华医药杂志.-4-40-179

王几道

流行性脑脊髓膜炎/王几道//苏州国医杂志.-5-2-502

王纪臣

酒积成膈/王纪臣//光华医药杂志.-4-38-559

王纪伦

嗄啰嚩十滴水功效处方谈/王纪伦//绍兴医药学报.-1-17-235

答济焕君外症治法/王纪伦//绍兴医药学报星期增刊.-1-21-229

答康维恂君皮肤病方/王纪伦//三三医报.-2-30-445

答任君顽癣治法/王纪伦//绍兴医药学报星期增刊.-1-21-333

答塞江一钓淋毒治法/王纪伦//绍兴医药学报星期增刊.-1-21-262

答沈鹤年君臂上二核症法/王纪伦//绍兴医药学报星期增刊.-1-21-230

答吴绥章君令郎外症治法/王纪伦//绍兴医药学报星期增刊.-1-21-229

答杨燧熙君问西药/王纪伦//绍兴医药学报星期增刊.-1-21-228

虎列拉(霍乱)预防注射液/王纪伦//绍兴医药学报星期增刊.-1-21-327

刊误(毛地黄酒并非生地黄所浸之酒)/王纪伦//绍兴医药学报星期增刊.-1-21-312

王季寅

读周岐隐先生金匮方片段质疑之我见/王季寅//医界春秋.-3-10-360

王济良

铁樵函授医学学员课艺选刊:试约举病而见浮脉之理(其三)/王济良//铁樵医学月刊.-4-44-264

王济扬

二个问题/王济扬//光华医药杂志.-4-38-564

王寄鸥

妇女多肝病论/王寄鸥//神州医药学报.-1-42-29

卫生说/王寄鸥//神州医药学报.-1-42-157

温病说/王寄鸥//神州医药学报.-1-42-94

医贵切病论/王寄鸥//神州医药学报.-1-42-303

治病以通为主论/王寄鸥//神州医药学报.-1-42-27

中西医学平议/王寄鸥//神州医药学报.-1-42-203

王家声

记黄师治某妇厥症理论节略/王家声//中医杂志.-2-19-79

伤寒太阳少阴脉症相反用药不同论/王家声//中医杂志.-2-19-221

王嘉颖

(一)风疹屡发(二)药名疑问/王嘉颖//光华医
　　药杂志.-4-40-179

王驾雄

王驾雄君来函(致裘吉生君函)/王驾雄//绍兴
　　医药学报.-1-8-79

王建南

腰痛之针灸疗法/王建南//针灸杂志.-4-34
　　-43

王健鹤

读汪院长致孙院长阻其公布国医条例信之后唤
　　起医药界书/王健鹤//国医正言.-5-4-385

王介人

近世儿科学第一章:传染病/王介人//国医砥柱
　　月刊.-5-18-333

小儿腺病之研究—瘰病之新知识/王介人//光
　　华医药杂志.-4-39-304

王介之

铁樵医药事务所读者园地:口味诊断辨(其二)/
　　王介之//铁樵医学月刊.-4-44-716

铁樵医药事务所课艺选刊:妇人热入血室之研
　　究(其二)/王介之//铁樵医学月刊.-4-44
　　-558

王金石

中医界呈诉广州市卫生局(呈文)/王金石,潘茂
　　林//杏林医学月报.-3-19-110

王荩臣

病有不可治说/王荩臣//医学报.-1-6-199

缠喉风治验一则/王荩臣//医学报.-1-6-470

炮制药品说/王荩臣//医学报.-1-6-242

头为诸阳之首辩/王荩臣//医学公报.-1-6
　　-554

医学堂联句/王荩臣//医学报.-1-6-191

医药误用三则/王荩臣//医学报.-1-6-363

中国医学会同人公布/王荩臣等//医学公报.-1
　　-7-20,38,56,90

王觐枫

吐血/王觐枫//光华医药杂志.-4-38-528

王景华

囊秘喉书/杨龙九(著);王景华(编订);张谔(评
　　点增录)//绍兴医药学报.-1-10-267

囊秘喉书卷上/杨龙九(著);王景华(编订);张
　　谔(评点增录)//绍兴医药学报.-1-10-123

王景明

放血之我见/王景明//针灸杂志.-4-28-369

王景贤

国医所谓之肾/王景贤//苏州国医杂志.-5-1-
　　171

狂犬病之研究/王景贤//苏州国医杂志.-5-1-
　　24

女科奇病治验录(一)至(二)/王慎轩(著);王景
　　贤(录)//苏州国医杂志.-5-1-270,363

苏州国医学校药物讲义(连载)/王慎轩(著);王
　　景贤(录)//苏州国医杂志.-5-1-55,125,
　　208,286,368,378,449

停经/王景贤//苏州国医杂志.-5-1-433

杨志一先生演讲辞/王景贤(录)//苏州国医杂
　　志.-5-1-399

中央国医馆江苏省国医分馆代表郝春潮先生训
　　词/王景贤(记)//苏州国医杂志.-5-2-47

王景祥

贡献两足冰冷治疗方法之两封信/王景祥//光
　　华医药杂志.-4-38-524

王景虞

赤痢/王景虞//国医砥柱月刊.-5-16-242

河南国医改进研究会聘本社社长为撰述主任/
　　王景虞//国医砥柱月刊.-5-16-181

喉痧发挥/王景虞//国医公报.-4-25-310

临床心得小引/王景虞//医学杂志.-2-18
　-161

中西医之对症疗法是否相同并其临床成绩之比
　较/王景虞//医学杂志.-2-17-491

中医学在学术上治疗上政治上公共卫生上业务
　上经如何之改进整理方可与西医平行发展而
　不为天演所淘汰试详言之/王景虞//医学杂
　志.-2-18-31

王景元

匝月间天津市立戒烟医院戒烟人之形形色色/
　王景元//医林一谔.-4-11-168

王憬愚

三种疾患之病理及治疗/王憬愚//医学杂志.-2
　-17-402

王敬华

我们不要漠视了中央国医馆/王敬华//光华医
　药杂志.-4-35-13

王敬涛

崩漏之研究/王敬涛//北京医药月刊.-5-21
　-352

王静庵

各经俞穴治病发微引端/王静庵//针灸杂志.-4
　-29-244

谈谈吾针灸科之整理与改造/王静庵//针灸杂
　志.-4-30-383

与朱季龙君论针内障秘诀/王静庵//针灸杂志
　.-4-29-292

赠行/王静庵//针灸杂志.-4-29-234

针灸法之疗毒/王静庵//针灸杂志.-4-33
　-275

针灸法治疗花柳毒浊杨梅干疗小引/王静庵//
　针灸杂志.-4-33-15

针灸学者所负之使命/王静庵//针灸杂志.-4-
　31-14

针灸学之进取与保守/王静庵//针灸杂志.-4-
　29-585

支配吾中医学之阴阳五行说/王静庵//针灸杂
　志.-4-30-113

王静芳

延胡索之药理检讨/王静芳//光华医药杂志.-4
　-35-419

王静云

当归/王静云//中国女医.-5-34-264

菊花/王静云//中国女医.-5-34-260

王镜明

十滴水方/王镜明//中医杂志.-2-19-510

王镜清

寄蜗残赘传治膈症方/王镜清//绍兴医药学报
　.-1-12-50

王镜泉

产后用药不可执一说/王镜泉//绍兴医药学报
　.-1-17-17//中医杂志.-2-19-452

答二十九/王镜泉//绍兴医药学报.-1-11
　-397

答问海漂一药/王镜泉//绍兴医药学报星期增
　刊.-1-22-237

读时感症邪热内陷辨书后/王镜泉//绍兴医药
　学报.-1-16-472

读时眉初起亦不能误用风寒药说书后/王镜泉
　//绍兴医药学报.-1-16-293

论衷中参西录为医家必读之书/王镜泉//绍兴
　医药学报.-1-19-175

驱蛊燃犀录勘误/王镜泉//三三医报.-2-32
　-105

三三医书第一集刊误表/王镜泉//三三医报.-2
　-31-431,456

王镜泉君致李会缄/王镜泉//医学杂志.-2-6-
　400

王镜泉先生读金子久轶事一则书后/王镜泉//

医学杂志.-2-4-101

续中医术改良必赖中药物改良为辅说/王镜泉//绍兴医药学报.-1-17-398

学医费人说/王镜泉//三三医报.-2-29-166

医铎序(连载)/王镜泉//绍兴医药学报.-1-16-265,331

医可为而不可为说/王镜泉//绍兴医药学报.-1-16-389

用药不可有偏说/王镜泉//三三医报.-2-31-51

遇安斋证治丛录序/王镜泉//三三医报.-2-33-93

再续中医术改良必赖中药物改良为辅说/王镜泉//绍兴医药学报.-1-19-255

治疗小儿说(附校勘记)/王镜泉//绍兴医药学报.-1-17-87

中医术改良必赖中药物改良为辅说/王镜泉//绍兴医药学报.-1-16-199

王九香

中国医药改编论/王九香//国医砥柱月刊.-5-18-454

中医药改进论/王九香//国医砥柱月刊.-5-18-434

王居仁

月经赶前/王居仁//医学杂志.-2-18-85

王鞠仁

成立大会开会记/王鞠仁//中医杂志.-2-19-144

发刊词/王鞠仁//中医杂志.-2-19-15

经文先夏至为病温后夏至为病暑说/王鞠仁//中医杂志.-2-19-52

诗十首/王鞠仁//中医杂志.-2-19-126

致周小农君/王鞠仁//绍兴医药学报.-1-19-377

王聚璠

黄疸病论治/王聚璠//针灸杂志.-4-31-451

经穴之研究/王聚璠//针灸杂志.-4-32-39

释伤寒经义与谈针灸(连载)/王聚璠//针灸杂志.-4-32-412,478

水肿病论治/王聚璠//针灸杂志.-4-31-176

提倡针灸术说/王聚璠//针灸杂志.-4-30-40

温病由于伏气之研讨与针刺擅治温病之商榷/王聚璠//针灸杂志.-4-33-32

新著中医书籍之佳本/王聚璠//医学杂志.-2-18-187

验案六则/王聚璠//针灸杂志.-4-30-323

医当中西兼修说/王聚璠//针灸杂志.-4-31-15

医术关系国家之命脉而吾学针灸科者应如何促进以寿民寿世说/王聚璠//针灸杂志.-4-30-117

医以毅力胜/王聚璠//针灸杂志.-4-33-372

针能救治卒倒之原理案/王聚璠//针灸杂志.-4-32-313

王觉非

上下失血/王觉非//光华医药杂志.-4-40-93

王君毅

汪精卫中政会主废国医后/王君毅//杏林医学月报.-3-20-60

王俊林

议呈请修改取缔医生规则/王俊林//绍兴医药学报.-1-19-267

致裘吉生君函/王俊林//绍兴医药学报.-1-19-142

王俊荣

中消症之原因病理症候及治法/王俊荣//医学杂志.-2-14-453

王楷奇

征求治毛法/王楷奇//三三医报.-2-29-506

王可久

治疟三验方/王可久//中国医学月刊.-3-15-560

王克敏

北京医药月刊题词/王克敏//北京医药月刊.-5-21-3

王克朋

宁坤宝治验报告函二件/王克朋,赵秋鸿//医界春秋.-3-11-276

王克信

痛经/王克信//中医世界.-3-39-245

王兰远

敝郡许橡村先生嘉庆时为儿科名手声誉一时著有金镜录注释痘诀治验热辨散记各集论麻已由凌嘉六先生选于专治麻疹初编刻入三三医书一集中许先生刻竣落成喜赋五律诗十首可见前哲诊余耽吟咏以悦性怡情不比今时医家乘暇迷于嗜好何古今人不相及耶今将原诗录呈同社友一粲/王兰远(录)//三三医报.-2-32-347

部颁苛律约束中医今张君在奉因逼微行中医被人有意摧残令人不寒而栗再步元韵续咏五章寄慨请政/王兰远//三三医报.-2-32-348

传染病释/王兰远//绍兴医药学报.-1-18-443

答胡天中冬令儿童时疫症治/王兰远//绍兴医药学报星期增刊.-1-21-485

答胡天宗君代问妇科症治法(二)/王兰远//绍兴医药学报星期增刊.-1-22-104

答胡天宗异症研究/王兰远//绍兴医药学报星期增刊.-1-22-479

答黄绍声君病情/王兰远//绍兴医药学报星期增刊.-1-22-104

答黄绍声君经义/王兰远//绍兴医药学报星期增刊.-1-22-95

答汪景文小儿病二则/王兰远//绍兴医药学报星期增刊.-1-21-485

答星刊一〇一七期李春芝君问病/王兰远//三三医报.-2-29-298

答杨君燧熙小儿呵欠作吐之治法/王兰远//绍兴医药学报星期增刊.-1-22-473

读七十三期金匮未多句与金君商榷/王兰远//绍兴医药学报.-1-19-273

风痉兼脏躁(西名歇私的里症)治验案/王兰远//绍兴医药学报.-1-17-539

虎列拉血清疑问/王兰远//绍兴医药学报星期增刊.-1-21-269

解释汪景文癫狂病质疑/王兰远//三三医报.-2-29-510

介绍衷中参西录微言/王兰远//绍兴医药学报星期增刊.-1-21-488

精神魂魄谈/乔殿扬(著);王兰远(录)//绍兴医药学报.-1-16-557

咳嗽肺痨因果/王兰远//三三医报.-2-30-494

兰读许先生诗于医道深造有得造福婴儿诗亦力追李杜鄙人八乂本属门外汉然见猎心喜步其韵以抒怀可否录呈吟坛哂政/王兰远//三三医报.-2-32-348

录肝之功用及养肝法西说/王兰远//绍兴医药学报.-1-17-553

疟疾精神上之解剖/王兰远//医学杂志.-2-3-178

疟疾原素发生之理由/王兰远//医学杂志.-2-3-179

疟疾原素侵入之隧道/王兰远//医学杂志.-2-3-299

疟疾原素治疗之药方/王兰远//医学杂志.-2-3-300

请查各地代替鸦片毒丸质料警告同胞/王兰远//绍兴医药学报.-1-19-499

壬戌年医学之希望/王兰远//绍兴医药学报.-1-19-271

三三医报祝词/王兰远//三三医报.-2-29-299

上袁桂生问难吐血咳嗽虚劳书/王兰远//三三

医报.-2-29-509

肾虚阳浮宜慎溦浴案/王兰远//绍兴医药学报
.-1-16-486

时疫预防及治疗/王兰远//绍兴医药学报星期
增刊.-1-21-116

吞服燐寸急救方/王兰远//绍兴医药学报.-1-
16-545

为问方者步王君韵寄慨/王兰远//绍兴医药学
报星期增刊.-1-22-247

问癸亥夏正月黔地时疫治法/王兰远//三三医
报.-2-29-325

问磷毒救治法/王兰远//绍兴医药学报星期增
刊.-1-21-84

问时方生化汤质疑/王兰远//绍兴医药学报星
期增刊.-1-21-501

问医药衷中参西录出售地址及价目/王兰远//
绍兴医药学报.-1-17-117

问张韦青师授业次序/王兰远//绍兴医药学报
星期增刊.-1-21-420

问浙省胡在兹先生方书/王兰远//三三医报.-2
-29-511

我族饮食烹调冠于欧西论/王兰远//绍兴医药
学报.-1-17-77

夏天卫生琐言/王兰远//绍兴医药学报.-1-16
-551

验案记略/王兰远//绍兴医药学报.-1-16
-484

医药进步谈/王兰远//绍兴医药学报.-1-16
-465

庸医释/王兰远//绍兴医药学报.-1-18-252

张韦青左肝右肺说/王兰远//绍兴医药学报.-1
-17-551

治温热宜兼研究伤寒六经书/王兰远//三三医
报.-2-32-266

中西医学近轨合璧论/王兰远//绍兴医药学报
.-1-20-485

忠告世医/王兰远//绍兴医药学报.-1-17-464

王乐亭

针灸术急应研究改善/王乐亭//北平医药月刊

.-5-9-173

中国针灸医术为世界信用之微考/王乐亭//国
医砥柱月刊.-5-15-452

王乐雨

药材改良法/王乐雨//中国医药月刊.-5-32
-251

中医能否科学化及如何可使中医科学化问答/
郭若定,王乐雨//中西医药.-5-10-449

王理堂

八十六岁翁之卫生法/王理堂//三三医报.-2-
31-167

百岁翁之卫生法/王理堂//三三医报.-2-31
-165

经验急救吞洋火头/王理堂//三三医报.-2-31
-602

来函/王理堂//三三医报.-2-30-483

历验再寿编序/王理堂//三三医报.-2-31
-604

美国医之卫生法/王理堂//三三医报.-2-31
-166

日常卫生法十则/王理堂//三三医报.-2-31
-167

眼科医案/王理堂//三三医报.-2-30-489

验方集锦/王理堂//神州医药学报.-1-47
-379

王利贞

答徐寿人君问/王利贞//自强医学月刊.-3-41
-524

读医杂记(连载)/王利贞//中医新生命.-5-7-
428,536

寄生树/王利贞//中医新生命.-5-8-490

臁疮特效方/王利贞//中医新生命.-5-8-363

水结胸治验记/王利贞//自强医学月刊.-3-41
-495

王励夫

本草之新药理/周梦白,王励夫//中医世界.-3

-36-53

王莲芳

血虚瘫痪初起之治验/王莲芳//中医杂志.-2-
26-75

王莲荪

屈死/王莲荪//光华医药杂志.-4-35-427

王林芳

中国医学源流论(一)至(二十二)/谢利恒(述);
王林芳(录);姚兆培(校)//医界春秋.-3-5-
230,253,289,312,343,364,391,422,453,
482,509,544.-3-6-41,71,97,130,154,
188,256,300,402,440

王霖藩

福州分社呈请备案文/王霖藩//针灸杂志.-4-
32-258

王六冲

针灸治病论/王六冲//国医正言.-5-4-31

王龙麓

铁樵函授医学学员课艺选刊:读病理各论第一
册书后(其三)/王龙麓//铁樵医学月刊.-4-
44-69

王隆骥

石膏生用煅用之商榷/王隆骥//医界春秋.-3-
9-19

王鹿苹

前诗意有未书依均重和/王鹿苹//铁樵医学月
刊.-4-44-495

用前均重有和/王鹿苹//铁樵医学月刊.-4-44
-495

恽师寄诗奖望殷至次均奉答/王鹿苹//铁樵医
学月刊.-4-44-495

王履安

耳聋/王履安//医学杂志.-2-17-504

问病三则/王履安//医学杂志.-2-17-503

疑问三则/王履安//医学杂志.-2-18-562

王懋吉

挽许菊泉先生联语(并序)/王懋吉//医学报.-1
-6-304

王懋声

答安南林长春君问手足出汗治法案/王懋声//
医界春秋.-3-6-532

王懋堂

北平国医砥柱月刊胜利复刊纪念题词/王懋堂
//国医砥柱月刊.-5-18-104

读北京国医砥柱月刊社沙洋分社成立宣言/王
懋堂//国医砥柱月刊.-5-16-637

国医砥柱月刊社三周纪念词/王懋堂//国医砥
柱月刊.-5-16-636

王梅生

喉痧论/王梅生//神州医药学报.-1-47-143

王梅雪

李君竹溪以秦伯未先生诗集见赠拜读之余钦佩
无既爰赋一律用申慕蔺之忱时值三秋借订瞻
韩之约/王梅雪//中医指导录.-4-2-19

王梦熊

月经说/王梦熊//中医世界.-3-39-366

王民服

问温热病间有用伤寒方而伤寒症鲜有用温病方
者其理何在/王民服//医学杂志.-2-9-371

王名藩

目前国医界应有之工作/王名藩//国医砥柱月
刊.-5-16-493

偏枯症看护法/王名藩//国医砥柱月刊.-5-15

－623

生草药物学(连载)/郑立珊,王名藩(合编)//国
　医砥柱月刊.－5－16－44,117,175,355,442

战争时期国医跑到那里去/王名藩//国医砥柱
　月刊.－5－16－20

中风(一)至(四)/王名藩//国医砥柱月刊.－5
　－16－105,165,337,409

王明初

不汗出而烦躁汗出不收而躁烦证治之研究/王
　明初//杏林医学月报.－3－19－333

王鸣盛

刺疬研究/王鸣盛//复兴中医.－5－31－529

盲肠炎用针治愈记/王鸣盛//复兴中医.－5－31
　－567

绦虫的简单治法/王鸣盛//复兴中医.－5－31
　－650

现在中医应有之责任/王鸣盛//复兴中医.－5－
　31－506

学员王鸣盛来函/王鸣盛//复兴中医.－5－31－
　336,480

整理针灸的一点感言/王鸣盛//复兴中医.－5－
　31－360

王铭鼎

中国本草科学之研究/曾广方(讲);王铭鼎,聂
　志农(笔记)//医林一谔.－4－11－621

王谟臣

答征求汗出不止之原因及治法/王谟臣//杏林
　医学月报.－3－20－118

大青龙汤证治之研究/王谟臣//杏林医学月报
　.－3－19－405

桂枝加葛根汤证治之研究/王谟臣//杏林医学
　月报.－3－19－444

桂枝汤证治之研究/王谟臣//杏林医学月报.－3
　－19－222

结胸痞鞕证治之研究/王谟臣//杏林医学月报
　.－3－19－65

麻黄汤证治之研究/王谟臣//杏林医学月报.－3
　－19－19

衄血治验/王谟臣//杏林医学月报.－3－19
　－107

王耐寒

为复兴中医者进一言/王耐寒//光华医药杂志
　.－4－38－189

王南山

曹颖甫先生内科医案(连载)/王慎轩(记);王南
　山(编)//苏州国医杂志.－5－1－39,102,
　189,264

国医外用药对于内科疾患之功效举例/王南山
　//苏州国医杂志.－5－2－280

国医之内分泌学(连载)/王南山//苏州国医杂
　志.－5－1－11,85,169

王氏女科医案(连载)/王慎轩(著);王南山(编)
　//苏州国医杂志.－5－1－42,104,192,
　267,361

王念恒

遇安斋证治丛录序/王念恒//三三医报.－2－31
　－601

王念兹

薄荷之研究/王念兹//医林一谔.－4－11－380

单方药蒲仑头见闻录/王念兹//中医新生命.－5
　－6－576

国产植物性生药一览(一)至(二)/王念兹//国
　医砥柱月刊.－5－16－547.－5－17－65

国药别名选录(一)至(二)/王念兹//文医半月
　刊.－5－14－380,410

痢疾症状与治疗法之探讨/王念兹//国医砥柱
　月刊.－5－16－244

谈新纂药物学及著者/王念兹//中医新生命.－5
　－6－269

王纽衷

问喉毒未尽治法/王纽衷//绍兴医药学报星期

增刊.-1-21-47

王　鸥

问三仙饮药味/王鸥//绍兴医药学报星期增刊.-1-22-77

王培槐

承气见解说/王培槐//中医世界.-3-37-561

耳下腺炎之经过及治疗/王培槐//中医世界.-3-37-235

金匮肝着之蠡见/王培槐//中医世界.-3-38-594

梅核气之经过及治疗/王培槐//中医世界.-3-37-235

伤寒论之研究/王培槐//中医世界.-3-38-398

特效验方三则/王培槐//中医世界.-3-37-28

卫生之今昔观/王培槐//国医砥柱月刊.-5-18-576

温疹之研究/王培槐//中医世界.-3-37-543

我国药物之慨叹/王培槐//中医世界.-3-38-71

雄黄解毒丸为治喉瘄之特效药/王培槐//中医世界.-3-37-563

血淋治验案/王培槐//中医世界.-3-37-244

阴阳五行为国医之根蒂/王培槐//中医世界.-3-39-135

中医世界纪念志言/王培槐//中医世界.-3-37-9

王培元

时疫抉微/王培元(口述);沈石农(译)//中西医学报.-1-28-366

王蓬一

诸城中医讨论会改选纪事/王蓬一//三三医报.-2-31-38

王聘贤

祝中医世界刊/王聘贤//中医世界.-3-27

-279

王聘之

和厦门梁长荣先生挽张山雷先生诗四首步原韵/王聘之//光华医药杂志.-4-36-416

王菩生

论多饮冷水之有益(译纽约独立周报、录青年)/王菩生//中西医学报.-1-31-111

日光与清气/王菩生(译述)//中西医学报.-1-31-118

医学博士勃雷笛说明日光疗病法/王菩生(译)//中西医学报.-1-31-270

王普耀

斑疹痧疥五种分别论治/费浩然(述);王普耀(鉴定)//绍兴医药学报.-1-10-101

瘢疹痧疥暗五种分别论治/费浩然(著述);王普耀(鉴定);李春芝(录存)//沈阳医学杂志.-3-1-89

论春温热入心荣神昏谵语红疹隐约/王普耀(著);沈仲圭(校)//三三医报.-2-31-63

论冬温风燥酿痰咳嗽/王普耀(著);沈仲圭(校)//三三医报.-2-31-61

论喉痹咽烂红肿结痛身发丹疹痰涎上壅(录医学体用)/王普耀(著);沈仲圭(校)//三三医报.-2-31-56

论中暑热入心包壮热神昏不语邪窜三焦激动肝风/王普耀(著);沈仲圭(校)//三三医报.-2-31-191

三消症论治并方义/王普耀(鉴定);都敬斋,许佩斋(合参)//绍兴医药学报.-1-10-245

水肿肤胀论治并方义/王普耀(鉴定);王惠生,徐芝珊(合参)//绍兴医药学报.-1-10-543

吐血论治/王普耀//绍兴医药学报.-1-10-27

虚损劳瘵论治/王普耀//绍兴医药学报.-1-9-413

王岐山

脚气病之简疗/王岐山//中医世界.-3-36

－225

王芑孙

名医轶事/王友亮·袁大枚·王芑孙//中医杂志（广东）.－3－4－315

王启基

关于独灵草实验的函件/王启基//医界春秋.－3－9－474

王启明

呕胃病漫谈/王启明//国医砥柱月刊.－5－17－202

王钦景

问杨梅疹治法/王钦景//绍兴医药学报星期增刊.－1－21－366

王琴轩

问题数则/王琴轩//光华医药杂志.－4－38－163

王青瀛

古有一针二灸三服药之谚试引伸其义/王青瀛//针灸杂志.－4－32－215

试针得效记/王青瀛//针灸杂志.－4－30－81

为中国志医之士进一言/王青瀛//针灸杂志.－4－30－31

学针灸学后之感想与经验谈/王青瀛//针灸杂志.－4－32－213

针灸神验记/王青瀛（治疗）；彭问苍（笔记）//针灸杂志.－4－33－290

针灸应如何而后可以流行普遍应如何而后可以合乎科学论/王青瀛//针灸杂志.－4－32－217

指力与心神并重论/王青瀛//针灸杂志.－4－32－219

中国针灸研究社社员对于复兴针灸所负之责任/王青瀛//针灸杂志.－4－32－211

王清甫

树本堂治验笔记/王清甫//中医杂志.－2－21－334

治验笔记两则/王清甫//中医杂志.－2－21－508

王 琼

爱因斯坦之妙论/王琼//光华医药杂志.－4－35－423

王屈远

赠陈君守真习医序/王屈远//三三医报.－2－30－21

王 仁

黑热病与中医所述之痞病是否相同试参合中西学说就其原因症候病理等互相考证并详述其治法及处方/王仁//医学杂志.－2－17－45

王仁安

麻黄在医疗上之价值/王仁安//国医导报.－5－29－31

王仁森

冬日濯足的益处/王仁森//光华医药杂志.－4－36－573

王仁山

孕妇的调养法/王仁山//文医半月刊.－5－14－39

王仁叟

方剂之运用法/王仁叟//中医世界.－3－29－77

霍乱时疫之治验谈/王仁叟//中医世界.－3－33－303

寄秦伯未先生/王仁叟//中医世界.－3－34－49

王任才

壬戌四十初度述怀录呈大吟坛郢政并希赐和/王任才//三三医报.－2－32－465

王纫衷

问肠水治法/王纫衷//绍兴医药学报星期增刊
.-1-21-47

王日新

致医界春秋社张主席赞臣先生函/王日新//医
界春秋.-3-9-120

王荣贤

脉有阴阳损至说/王荣贤//中医杂志.-2-23
-541

王如恪

鹪鹩集医学揭要(一)至(二)/翁振基(著);王如
恪(订正);裘吉生(校刊)//绍兴医药学报.-1
-16-233.-1-18-50

鹪鹩集医学揭要绪言/王如恪//绍兴医药学报
.-1-16-182

野菜二十四咏(连载)/王如恪//中医指导录.-4
-4-435,474,497

王瑞玺

报告王夫人痢疾西法治疗之经过/王瑞玺//现
代中医.-4-43-484

肝病之新研究/王瑞玺//中医世界.-3-36
-138

硫磺之效与征求治法/王瑞玺//现代中医.-4-
43-85

王 润

急性肺炎与麻杏石甘之探讨/王润//中医世界
.-3-39-145

王润霖

广虞君哲夫君痢疾论/王润霖//神州医药学报
.-1-44-364

记案一则/王润霖//神州医药学报.-1-44
-477

论痢疾症之不宜概用丸药/王润霖//绍兴医药
学报.-1-14-457

与陈稔秋先生论朱广涵夫人痛病书/王润霖//
绍兴医药学报.-1-14-152

赠包识生先生伤寒真本出版/王润霖//神州医
药学报.-1-45-106

赠袁桂生先生诗/王润霖//神州医药学报.-1-
45-90

质疑一则/王润霖//神州医药学报.-1-44
-401

王润民

爱智斋医学笔记/王润民//中医杂志.-2-25
-377

鼻渊(连载)/王润民//医界春秋.-3-7-
405,449

常习性之通便法/王润民//铁樵医学月刊.-4-
44-372

功罪录(一)至(二)/王润民//医界春秋.-3-14
-32,92

臌胀十九方/王润民//医界春秋.-3-5-419

汉方标准(连载)/王润民//医学杂志.-2-18-
111,232,302,421

汉方标准(一)至(五)/王润民//医界春秋.-3-
14-198,251,306,434,481

汉医治肺结核特效之方及医案一则(连载)/王
润民//医林一谔.-4-10-156,187,235

汉医治肺痨病之方及医案一则(连载)/王润民
//医界春秋.-3-13-422,470,517

霍乱篇(连载)/王润民//自强医学月刊.-3-41
-315,386,437,485

霍乱沿革考补遗之补遗/王润民//自强医学月
刊.-3-41-493

介绍一郐老名方百岁酒/王润民//国医砥柱月
刊.-5-17-418

麻杏石甘汤果能治白喉乎/王润民//光华医药
杂志.-4-38-349

热病学(连载)/王润民//铁樵医学月刊.-4-44
-107,149

热心研究国医之来函/王润民//三三医报.-2-
35-482

上邹君回函/王润民//三三医报.-2-34-321

生脉散之科学解释/王润民//国医砥柱月刊.-5
-17-289

四川八十老医邹趾痕氏治痨之方/王润民//国
医砥柱月刊.-5-17-509

五更泻及干咳之原理/王润民//医学杂志.-2-
18-362

细菌在病理上之研讨(连载)/王润民//光华医
药杂志.-4-36-367,465

营卫发挥/王润民//铁樵医学月刊.-4-44
-242

脏燥:歇斯的里之研究/王润民//医界春秋.-3
-6-436

诊余随笔/王润民//铁樵医学月刊.-4-44
-610

中国医学治疗规律之优点(连载)/王润民//光
华医药杂志.-4-35-36,99

中医之辨证与西医治验菌/王润民//中医杂志
.-2-26-369

王若俨

异哉时疫之开刀/王若俨,王寿芝//绍兴医药学
报.-1-16-71

王森林

误犯手淫/王森林//光华医药杂志.-4-38-254

王善夫

征求痔漏验方/王善夫//医界春秋.-3-12
-162

王善荃

民政部防疫局记略序/王善荃//中西医学报.-1
-24-475

王尚宜

内伤病因系统/王尚宜//杏林医学月报.-3-18
-65

王少兰

论国医式微之由及今后改进之方(连载)/王少

兰//北京医药月刊.-5-21-422,477

王少楠

家传跌扑损伤药丸验方/王少楠//医学杂志.-2
-4-345

十二时血路打伤方/王少楠//医学杂志.-2-4-
346

王君少楠改进中医说(连载)/王少楠//医学杂
志.-2-5-368,510.-2-6-95

治狗咬伤方/王少楠//医学杂志.-2-4-349

治无名肿毒药方/王少楠//医学杂志.-2-4
-349

治痣验方/王少楠//医学杂志.-2-4-349

王少阳

代刘君征求良方/王少阳//医界春秋.-3-8
-477

王绍川

关于相克食物/王绍川//复兴中医.-5-31
-334

王绍声

和吴达侯五十述怀/王绍声//三三医报.-2-30
-463

酒/王绍声//绍兴医药学报.-1-20-503

述贱体病情/王绍声//绍兴医药学报星期增刊
.-1-22-22

颂绍兴医报/王绍声,徐德新//绍兴医药学报.-
1-16-337,408

问不寐治法/王绍声//绍兴医药学报星期增刊
.-1-21-62

问舌痛治法/王绍声//绍兴医药学报星期增刊
.-1-21-62

谢答贱恙治法诸君/王绍声//绍兴医药学报星
期增刊.-1-22-168

疑问二则/王绍声//绍兴医药学报星期增刊.-1
-21-60

征求名医赐方/王绍声//三三医报.-2-30
-487

致张寿甫君函/王绍声//绍兴医药学报星期增刊.-1-22-168

著作请益/王绍声//三三医报.-2-31-465

王绍堂

关于热病邪陷心包神昏谵语用牛黄丸紫雪丹至宝丹神犀丹之讨论/王绍堂//光华医药杂志.-4-38-341

急慢惊风证治研究/王绍堂//光华医药杂志.-4-39-309

王绍宜

读全国医药总会上五院长书书后/王绍宜//医界春秋.-3-8-386

王绍荫

霍乱阴阳说/王绍荫//国医正言.-5-3-40

温病疫病之分别/王绍荫//国医正言.-5-3-140

王绍英

国医界对于戒烟治疗应加研究/王绍英//光华医药杂志.-4-37-338

王绍整

读籽年先生书后/王绍整//中国医药月刊.-5-32-618

疟疾验方两则/王绍整//中国医药月刊.-5-33-219

我对于金匮之意见/王绍整//中国医药月刊.-5-33-415

中西医异同略论/王绍整//中国医药月刊.-5-32-548

王慎轩

白芨之研究/王慎轩//医界春秋.-3-12-58

曹颖甫先生内科医案(连载)/王慎轩(记);王南山(编)//苏州国医杂志.-5-1-39,102,189,264

承气汤理中汤合论/王慎轩//中医世界.-3-25-137

丁甘仁先生内科医案(连载)/王慎轩(编)//苏州国医杂志.-5-1-38,100,186,263,358.-5-2-316

肺痿吐涎沫与痰饮吐涎沫辨(连载)/王慎轩//医学杂志.-2-4-427,556

妇女经水变色辨(连载)/王慎轩//中医杂志.-2-26-46,54

侯氏畏散矾石填塞空窍辨/王慎轩//中医杂志.-2-24-47

黄体仁先生女科医案(连载)/王慎轩(编)//苏州国医杂志.-5-1-41,103,191,266,360

纪念曹先生/王慎轩,丁济万//新中医刊.-5-20-324

经闭新语/王慎轩//中医世界.-3-29-179

柯黎勒/王慎轩//光华医药杂志.-4-36-389

马培之先生内科医案(连载)/王慎轩(编)//苏州国医杂志.-5-1-37,98,185,262,357.-5-2-315

内经生理学讲义(连载)/王慎轩(著);周禹锡(参);宋觉之(订)//苏州国医杂志.-5-1-59,129

内经五郁广义/王慎轩//中医杂志.-2-25-55

女科奇病治验录(一)至(二)/王慎轩(著);王景贤(录)//苏州国医杂志.-5-1-270,363

伤寒释义/王慎轩//中医杂志.-2-26-47

芍药之研究/王慎轩//中医杂志.-2-23-347

苏州国医学社(第三届)招男女生通告/唐慎坊,王慎轩//苏州国医杂志.-5-1-2

苏州国医学社第三届招男女生(中央国医馆备案吴县教育局备案)/唐慎坊,王慎轩//苏州国医杂志.-5-1-66

苏州国医学校研究院创办动机及筹备经过/王慎轩//苏州国医杂志.-5-2-437

苏州国医学校药物讲义(连载)/王慎轩(著);王景贤(录)//苏州国医杂志.-5-1-55,125,208,286,368,378,449

王慎轩启事/王慎轩//苏州国医杂志.-5-1-134

王慎轩治验二则/王慎轩//医学杂志.-2-4

－339

王氏女科医案(连载)/王慎轩(著);王南山(编)//
苏州国医杂志.－5－1－42,104,192,267,361

五脏六腑皆有胀病分别论治/王慎轩//中医杂
志.－2－23－507

误注大青龙汤议/王慎轩//中医杂志.－2－22
－480

新编药物讲义(摘录)(连载)/王慎轩(主编)//
苏州国医杂志.－5－2－145,152,158,231

郁金之研究/王慎轩//中医杂志.－2－22－307

怎样研究女科学/王慎轩(讲);徐名山(记)//苏
州国医杂志.－5－2－490

章太炎先生医学遗著特辑序/王慎轩//苏州国
医杂志.－5－2－346

治黄疸须分内伤外感说/王慎轩//中医杂志.－2
－24－46

治痈疽当明六经气化脉象变迁论(连载)/王慎
轩//医学杂志.－2－4－51,179

中西医之评议/王慎轩//医界春秋.－3－5－16

王省吾

按摩学序言/王省吾//北平医药月刊.－5－9
－82

腹筋变硬说/王省吾//北平医药月刊.－5－9
－208

硬伤宜于按摩/王省吾//北平医药月刊.－5－9－
316

王石清

伏邪温病/王石清//北京医药月刊.－5－21
－304

喉痧论治/王石清//北京医药月刊.－5－21－46

痞积(即黑热病)治验/王石清//北京医药月刊
.－5－21－608

少阴伤寒/王石清//北京医药月刊.－5－21－63

湿温邪陷心包/王石清//北京医药月刊.－5－21
－303

太阳伤寒误于汗下传入少阴症/王石清//北京
医药月刊.－5－21－147

小儿急慢惊风论/王石清//北京医药月刊.－5－

21－205

哑叭痧治验记/王石清//北京医药月刊.－5－21
－160

遗精自汗/王石清//北京医药月刊.－5－21－375

疫疼治验/王石清//北京医药月刊.－5－21
－546

中风之研究/王石清//北京医药月刊.－5－21
－424

中风总论(连载)/王石清//北京医药月刊.－5－
21－575,631

王士杰

持脉有道虚静为保义/王士杰//中医杂志.－2－
19－446

血脱者宜先益气说/王士杰//中医杂志.－2－20
－53

王士翘

砭中医/王士翘//中医杂志.－2－20－138

开办医校首宜保存国粹说/王士翘//医学报.－1
－6－184

与俞某书(一)至(二)/王士翘//医学报.－1－4－
551,583

王士雄

霍乱论摘要/王士雄(原本);陆懋修(摘抄);张
炳翔(校刊)//绍兴医药学报.－1－14－545

王世伟

施打防疫针之学理/王世伟//中西医学报.－1－
40－502

王世馨

论脾/王世馨//文医半月刊.－5－14－19

王世雄

承西医给与我之经验和炯鉴/王世雄//中医世
界.－3－34－334

强盗豆之新发现/王世雄//中医世界.－3－34
－139

王守业

验案二则/王守业//针灸杂志.-4-30-327

王寿山

一个疑难之症/王寿山//光华医药杂志.-4-35
-592

王寿芝

答百三十八/王寿芝//绍兴医药学报.-1-16
-108

答百三十九/王寿芝//绍兴医药学报.-1-16
-108

答百三十六/王寿芝//绍兴医药学报.-1-16
-106

答百三十七/王寿芝//绍兴医药学报.-1-16
-107

答百十八/王寿芝//绍兴医药学报.-1-15
-333

答百十六/王寿芝//绍兴医药学报.-1-15
-331

答百十七/王寿芝//绍兴医药学报.-1-15
-332

答谢寿愚君问时症治法/王寿芝//绍兴医药学
报星期增刊.-1-21-37

答张春圃君问虚证治法/王寿芝//绍兴医药学
报星期增刊.-1-21-31

读日本医学博士便药处方输出清韩而有感言/
王寿芝//绍兴医药学报.-1-15-129

儿科商榷南针/王寿芝//绍兴医药学报.-1-15
-315

怀孕及男女胎预知之新法/王寿芝//绍兴医药
学报.-1-14-51

今之著书拟废弃五行支离生克发挥新理商榷/
王寿芝//绍兴医药学报.-1-16-202

敬告全国同胞急宜研究催眠术书/王寿芝//绍
兴医药学报.-1-15-495

咳嗽疗治集议/王寿芝//绍兴医药学报.-1-13
-374

来函照登/王寿芝//医学报.-1-6-246

论百斯笃病(又名黑死病又作鼠疫)西医只知预

防不知疗治/王寿芝//绍兴医药学报.-1-13
-461

疟说/王寿芝//神州医药学报.-1-43-417

上海浦东霍乱即(真虎列拉)时疫酌方/王寿芝
//绍兴医药学报.-1-15-354

生理学:血气说/王寿芝//神州医药学报.-1-
45-19

时疫秋燥疗治问答/王寿芝//绍兴医药学报.-1
-14-469

时疫一得论/王寿芝//绍兴医药学报.-1-11
-159

送尸术/王寿芝//绍兴医药学报.-1-12-171

太阴太阳伤风伤寒宜注意表邪/王寿芝//绍兴
医药学报.-1-16-345

望闻问切医家不能缺一/王寿芝//绍兴医药学
报.-1-14-245

问八十八/王寿芝//绍兴医药学报.-1-14
-276

问八十九/王寿芝//绍兴医药学报.-1-14
-277

问百二十/王寿芝//绍兴医药学报.-1-15
-334

问百二十一/王寿芝//绍兴医药学报.-1-15
-334

问百十三/王寿芝//绍兴医药学报.-1-15
-213

问九十/王寿芝//绍兴医药学报.-1-14-277

问九十二/王寿芝//绍兴医药学报.-1-14
-383

问九十六/王寿芝//绍兴医药学报.-1-14
-451

问九十七/王寿芝//绍兴医药学报.-1-14
-452

问九十三/王寿芝//绍兴医药学报.-1-14
-383

问九十四/王寿芝//绍兴医药学报.-1-14
-386

问九十五/王寿芝//绍兴医药学报.-1-14
-451

问五十四/王寿芝//绍兴医药学报.-1-12

－308

问锡地产后俗用之药/王寿芝//绍兴医药学报星期增刊.－1－21－460

问锡地时症/王寿芝//绍兴医药学报星期增刊.－1－21－364

问一百○三/王寿芝//绍兴医药学报.－1－15－90

问一百○四/王寿芝//绍兴医药学报.－1－15－92

五行生克之理宜扩充说/王寿芝//三三医报.－2－32－175

新旧蠹管谵言/王寿芝//绍兴医药学报.－1－15－130

信阳州罗山县查疫记(医士胡鸿基)/王寿芝//绍兴医药学报.－1－15－245

医说/王寿芝//绍兴医药学报.－1－10－222

医战/王寿芝//绍兴医药学报.－1－12－347

乙未年中西医疗霍乱个人评议/王寿芝//绍兴医药学报.－1－16－44

异哉时疫之开刀/王若俨,王寿芝//绍兴医药学报.－1－16－71

幼科庸医曹仲容不验方案/王寿芝//绍兴医药学报.－1－14－477

治肺痨疑问/王寿芝//神州医药学报.－1－43－243

王瘦梅

脐风悟源/王瘦梅(遗著);何约明(校订)//绍兴医药学报.－1－13－271

王叔琴

问妇人停经腰酸腹胀干咳治法/王叔琴//绍兴医药学报星期增刊.－1－22－379

王叔宜

辨仲景治短气微饮出苓桂术甘汤肾气丸二方/王叔宜//中医杂志.－2－19－218

诗二首/王叔宜//中医杂志.－2－19－539

述当归四逆本条证桂附孰宜之理/王叔宜//中医杂志.－2－19－458

王淑贞

改良医药宜先除巫觋而清源流/王淑贞//神州医药学报.－1－46－22

王树森

痈疽别治论/王树森//国医正言.－5－3－104

王澍田

内科常识/王澍田//北平医药月刊.－5－9－305

十二时六经气血流注法/王澍田//北平医药月刊.－5－9－197

中医内科常识序/王澍田//北平医药月刊.－5－9－72

王舜畊

白璧有瑕(一)至(二)/王舜畊(译著)//华西医药杂志.－5－36－19,130

诊余剩墨之六/王舜畊//华西医药杂志.－5－36－119

诊余剩墨之五/王舜畊//华西医药杂志.－5－36－63

王硕如

痘疹辑要/王硕如(编辑);王小如等(校)//国医砥柱月刊.－5－18－90

高鉴如女医士序/王硕如//中国女医.－5－34－250

敬谢王馆长贺电/王硕如,承淡安//针灸杂志.－4－31－301

适庐随笔/王硕如//国医砥柱月刊.－5－16－549.－5－17－75

王九峰医案序/王硕如//光华医药杂志.－4－38－61

王硕如先生来函/王硕如//医学杂志.－2－18－173

王松阁

答李团长祉繁问症/王松阁//沈阳医学杂志.－3－2－444

王酥臣

征求答案/王酥臣//医界春秋.-3-10-499

王坦

疟论大纲/王坦//医学杂志.-2-6-75

王氏实验医铎序/王坦//三三医报.-2-31-321

心病怔忡之研究/王坦//医学杂志.-2-5-311

治劳说/王坦//医学杂志.-2-6-74

治中风略说/王坦//医学杂志.-2-4-446

仲景太阳篇阳七阴六说/王坦//医学杂志.-2-4-25

王涛

特效良方/王涛//光华医药杂志.-4-36-114

王涛仙

福州医药事业之展望/王涛仙//光华医药杂志.-4-36-404

王陶章

承师东渡归来喜而赋此/王陶章//针灸杂志.-4-30-112

刺络血可已腹中绞痛之研究/王陶章//针灸杂志.-4-29-627

读针灸杂志感言/王陶章//针灸杂志.-4-29-288

十二经井荥俞经合治症主要诀之我见/王陶章//针灸杂志.-4-30-201

试针治验七则/王陶章//针灸杂志.-4-29-543

验案四则/王陶章//针灸杂志.-4-30-83

针灸杂志改为月刊有感/王陶章//针灸杂志.-4-30-112

王天德

鹅掌风/王天德//光华医药杂志.-4-38-252

王铁如

讨论编辑医学讲义之科目/王铁如//绍兴医药月报.-2-37-24

西川小识(连载)/王铁如//绍兴医药月报.-2-37-337.-2-38-359

西川小识目录/王铁如//绍兴医药月报.-2-37-259

西川小识序/王铁如//绍兴医药月报.-2-37-189

王铁铮

国医砥柱月刊周年感言/王铁铮//国医砥柱月刊.-5-16-483

国医外科的优点/王铁铮//国医砥柱月刊.-5-16-492

王退悟

辨朱醴泉先生医必去妒篇/王退悟//神州医药学报.-1-44-214

课艺(录旧课)/王退悟//神州医药学报.-1-45-35

王完白

传染病一夕谈/王完白//中西医学报.-1-33-255

个人卫生简规/王完白//中西医学报.-1-40-417

喉痧之治疗及预防法/王完白//中西医学报.-1-31-375

禁烟后之吗啡祸/王完白//中西医学报.-1-36-19

可怖之黑热病/王完白(讲);许素素(记)//神州国医学报.-4-16-246//中医新生命.-5-6-328

可怖之磷毒/王完白//中西医学报.-1-29-107

卫生简规/王完白//中西医学报.-1-34-471

种痘新说/王完白//中西医学报.-1-31-125

王为良

耳疔/王为良//光华医药杂志.-4-38-551

王维东

北平国医砥柱月刊社大汶口分社筹备宣言/王维东//国医砥柱月刊.-5-18-397

大蒜的药用价值/王维东//国医砥柱月刊.-5-18-411

国医砥柱月刊六周年纪念题词/王维东//国医砥柱月刊.-5-18-393

王维翰

痢疾所泄之物有赤有白有赤白并下或谓白属邪干气分赤属邪干血分或谓白属寒赤属热其说可否据为定论其证有能食者有不能食者有兼寒热者有不兼寒热者试将治疗方法分别详述以备参考/王维翰//医学杂志.-2-13-99

温热一病初起恶寒颇似伤寒症状然若用辛温发表为祸甚巨试言其理之所在/王维翰//医学杂志.-2-13-430

王维仁

食物本草专栏果品类(连载)/王维仁//国医正言.-5-5-29,30,30,81,129,173,231,285,337,391,446,495,545

食物本草专栏蔬菜类(连载)/王维仁//国医正言.-5-5-593,594

食物本草专栏小引/王维仁//国医正言.-5-5-29

王苇生

辨中药之真伪/王苇生//中医杂志.-2-20-105

热病少愈食肉则复多食则遗论/王苇生//中医杂志.-2-20-48

验方九则/王苇生//中医杂志.-2-20-114

王尉伯

敬告同志议灾后卫生书/王尉伯//神州医药学报.-1-47-468

王慰伯

各同道对于中央国医馆整理国医药学术标准大

纲草案之研究(二)/王慰伯//神州国医学报.-4-14-256

痧疹经验谈/王慰伯//医界春秋.-3-9-205

问青医室医案/王慰伯//神州医药学报.-1-47-578

王文达

答问/王文达(问);谢诵穆(答)//中医新生命.-5-7-109

王文淦

代邻妇问病/王文淦//三三医报.-2-34-95

王文湖

王文湖君函问失音病由之大概/王文湖//医学杂志.-2-13-557

王文璞

答十六/王文璞//绍兴医药学报.-1-11-44

问六十七/王文璞//绍兴医药学报.-1-12-520

问十八/王文璞//绍兴医药学报.-1-11-43

问十四/王文璞//绍兴医药学报.-1-10-483

王文圻

食母生为病后调养之唯一良剂/王文圻//国医导报.-5-30-81

王文韶

统筹河道全局分别应办已办未办各情形据实复陈折/王文韶//利济学堂报.-1-2-633

王问樵

上海王问樵君来函/王问樵//绍兴医药学报.-1-9-149

肆诋中医之腐败其滥觞不在东西而在甘为东西奴隶之医说/王问樵//医学公报.-1-7-9

王问樵启事/王问樵//医学报.-1-5-234,258,323,355,387,419,451.-1-6-399//医学公报.-1-6-535.-1-7-110

王问樵预白/王问樵//医学公报.-1-6-550

王我春

论血臌宜早治之管见/王我春//光华医药杂志
.-4-39-399

血臌诊治之管见/王我春//中医指导录.-3-37
-177

治妇人子宫剧痛之实验/王我春//光华医药杂
志.-4-39-210

王五桂

杨氏神效除痛散治多年心痛之谢函/王五桂//
绍兴医药月报.-2-37-264

王武权

证明姜君之偷针眼特效法/王武权//针灸杂志
.-4-32-434

王西神

药裹珍闻/王西神//神州国医学报.-4-18-309

王西园

气血枯衰/王西园//光华医药杂志.-4-38
-160

痰滞蓄血/王西园//光华医药杂志.-4-40
-100

疑问三则/王西园//光华医药杂志.-4-39-257

王希韩

哑不能言/王希韩//光华医药杂志.-4-40
-557

王希朱

肠胃火症/王希朱//光华医药杂志.-4-40
-266

王锡光

干湿脚气分别症治之经验/王锡光//中医世界
.-3-29-74

瓜蒂考/王锡光//医学杂志.-2-14-580//复

兴中医.-5-31-92

瓜蒂之考证/王锡光//医界春秋.-3-11-37

妊娠五月跌扑损胎得安之验案/王锡光//医学
杂志.-2-18-81

痧闭大热气喘之验案/王锡光//医学杂志.-2-
18-81

守素斋验案/王锡光//医界春秋.-3-8-521

守素斋药学笔记/王锡光//医界春秋.-3-9
-260

守素斋医话(连载)/王锡光//医界春秋.-3-9-
167,308,463.-3-10-27//中医世界.-3-
28-122.-3-30-84.-3-31-181

汤头歌括正误之探讨(二)/王锡光//医界春秋
.-3-14-142

王锡薛

论火与热不同之点/王锡薛//医学杂志.-2-3-
536

王习谦

麻痘险症束手无策忽忆针灸治痿法得庆更生荣
膺匾额/王习谦//针灸杂志.-4-28-75

王玺卿

疑问一则/王玺卿//医学杂志.-2-18-275

王仙令

解决雇用乳妇之缺点/王仙令//光华医药杂志
.-4-36-117

王贤民

国医科学化之先决问题/王贤民//新中医刊.-5
-20-578

王贤儒

痹的研究合法化/王贤儒//国医砥柱月刊.-5-
17-50

纪念家慈选述肠加答儿/王贤儒//华西医药杂
志.-5-37-563

简要肺痨病理教正/王贤儒//华西医药杂志.-5

－37－322

脚趾缝湿烂验方/王贤儒//国医砥柱月刊.-5－16－539

肋膜炎的检讨/王贤儒//国医砥柱月刊.-5－17－362

马前子之治白口糊/王贤儒//国医砥柱月刊.-5－16－630

脑膜脊髓热的鉴别与急救/王贤儒//国医砥柱月刊.-5－18－505

神经血管障碍性皮肤病/王贤儒//华西医药杂志.-5－37－441

肾精子之通利膀胱/王贤儒//国医砥柱月刊.-5－17－482

痛风误认跌伤验案/王贤儒//国医砥柱月刊.-5－17－52

脱花煎之催生谈/王贤儒//国医砥柱月刊.-5－16－536

为虚劳专号发表我所知道的几张验方/王贤儒//国医砥柱月刊.-5－17－512

献给同道们一个淋浊秘方/王贤儒//国医砥柱月刊.-5－17－419

乡传川乌草乌半夏生用研粉膏药贴肚脐愈当日疟/王贤儒//国医砥柱月刊.-5－16－358

针治恶疮之实验/王贤儒//国医砥柱月刊.-5－16－352

祝国医砥柱月刊六卷纪念特别感言/王贤儒//国医砥柱月刊.-5－18－358

王显夫

对于教育部不准中医列入学校系统之感言/王显夫//三三医报.-2－33－548

论中医有列入学校系统之必要并劝告国人之反对者/王显夫//三三医报.-2－33－546

医学之阴阳五行说/王显夫//绍兴医药学报.-1－17－142

致江左益人医社书/王显夫//绍兴医药学报.-1－17－121

王香岩

顾氏医镜跋/王香岩//三三医报.-2－29－84

桂馨庐医案(连载)/王香岩(著);沈仲圭(录)//中医杂志.-2－23－302.-2－24－69,251,414.-2－25－133,296,441

与何廉臣论中医学校办法/王香岩,都敬斋//绍兴医药学报.-1－15－499

王湘帆

神经衰弱/王湘帆//光华医药杂志.-4－39－361

王祥瑞

补金匮柔痉之治法/王祥瑞//现代中医.-4－42－373

方药之奥义/王祥瑞//现代中医.-4－42－279

各科书籍略述/王祥瑞//现代中医.-4－43－59

检温表之用法/王祥瑞//现代中医.-4－42－365

医药研究小录/王祥瑞//现代中医.-4－42－207

营卫新解/王祥瑞//现代中医.-4－42－392

王象涵

叶松年经验良方/王象涵(录);郭志道(校投)//中医杂志.-2－26－306

王小波

内经秋伤于湿说/王小波//医学杂志.-2－5－166

验方二则/王小波//医学杂志.-2－5－216

王小如

痘疹辑要/王硕如(编辑);王小如等(校)//国医砥柱月刊.-5－18－90

王小舟

女科验方(郑连山夫子传)/王小舟//神州国医学报.-4－18－62

王 孝

律师王孝先生启事/王孝//文医半月刊.-5－14

－48,64

王肖舫

鼻㿀治验/王肖舫//绍兴医药学报.-1-19
-511

辨五轮病源用药法/王肖舫//绍兴医药学报.-1
-16-347

辩驳高思潜君五行的批判之大缪/王肖舫//绍
兴医药学报.-1-20-165

娼妓病之特殊治法/王肖舫//医学杂志.-2-17
-168

娼妓诊疗实验谈/王肖舫//医学杂志.-2-17
-375

春温症治/王肖舫//医学杂志.-2-2-189

答包超君问钩橘核/王肖舫//三三医报.-2-29
-609

答陈龙池问怪经/王肖舫//绍兴医药学报星期
增刊.-1-21-288

答陈守真孕双胎法/王肖舫//绍兴医药学报星
期增刊.-1-21-287

答陈祝三君问下利症治/王肖舫//绍兴医药学
报星期增刊.-1-21-55

答承秋梧君问母病/王肖舫//绍兴医药学报星
期增刊.-1-21-70

答董荫璋君问妹病/王肖舫//绍兴医药学报星
期增刊.-1-21-70

答方肇元千日疮实验治法/王肖舫//绍兴医药
学报星期增刊.-1-21-199

答古越王道良问遗精症法/王肖舫//绍兴医药
学报星期增刊.-1-21-77

答河南范星彩君问霍乱症/王肖舫//绍兴医药
学报星期增刊.-1-21-52

答胡天宗友妇症治/王肖舫//绍兴医药学报星
期增刊.-1-22-127

答黄冠三耳鸣治法/王肖舫//绍兴医药学报星
期增刊.-1-21-279

答济焜外治法/王肖舫//绍兴医药学报星期增
刊.-1-21-167

答竟成问枸杞子性味/王肖舫//绍兴医药学报
星期增刊.-1-21-165

答苦桔梗产地/王肖舫//绍兴医药学报星期增
刊.-1-22-121

答郦昌龄君问儿病/王肖舫//绍兴医药学报星
期增刊.-1-21-71

答林荫祥催眠术授法住所/王肖舫//绍兴医药
学报星期增刊.-1-21-196

答刘纯熙问湿热肿胀之理由/王肖舫//绍兴医
药学报星期增刊.-1-22-463,471,489

答刘蔚楚降丹治法/王肖舫//三三医报.-2-30
-79

答卢育和君验方有效/王肖舫//绍兴医药学报
星期增刊.-1-21-311

答卢育和君质疑十则内口唇生疔一则/王肖舫
//绍兴医药学报星期增刊.-1-21-69

答陆锦燧问梅症治法/王肖舫//绍兴医药学报
星期增刊.-1-21-288

答罗乐三产后衰弱治法/王肖舫//绍兴医药学
报星期增刊.-1-21-288

答牛疫治疗法/王肖舫//绍兴医药学报星期增
刊.-1-22-511

答任伯和君试验报告/王肖舫//三三医报.-2-
30-56

答任伯和征求各条/王肖舫//三三医报.-2-29
-441

答任伯和征求治目法/王肖舫//三三医报.-2-
29-182

答沙参治鼻渊之热者另有他药/王肖舫//绍兴
医药学报星期增刊.-1-21-163

答沈君医药小说之商榷/王肖舫//三三医报.-2
-30-57

答嵊县竹芷熙问时症治法/王肖舫//绍兴医药
学报星期增刊.-1-21-118

答松江朱念旭耳聋治法/王肖舫//绍兴医药学
报星期增刊.-1-21-312

答唐嗣盛麻黄与根治分别(连载)/王肖舫//绍
兴医药学报星期增刊.-1-21-165,172

答停饮症治法/王肖舫//绍兴医药学报星期增
刊.-1-22-126

答问白果药/王肖舫//三三医报.-2-30-80

答无锡周小农问代白木耳燕窝物/王肖舫//绍

兴医药学报星期增刊.-1-21-27

答吴绥章外症治法/王肖舫//绍兴医药学报星期增刊.-1-21-173

答项幼渠验方有效/王肖舫//绍兴医药学报星期增刊.-1-21-279

答小儿肚大治法/王肖舫//绍兴医药学报星期增刊.-1-22-127

答徐炳和君问目疾/王肖舫//三三医报.-2-29-609

答炫明胃弱腹疼病/王肖舫//绍兴医药学报星期增刊.-1-21-288

答牙关不能启闭之治法/王肖舫//绍兴医药学报星期增刊.-1-22-126

答牙疼法治法/王肖舫//绍兴医药学报星期增刊.-1-22-126

答杨燧熙睾丸偏大治法/王肖舫//绍兴医药学报星期增刊.-1-21-167

答杨燧熙君答催眠住所授法之误/王肖舫//绍兴医药学报星期增刊.-1-21-287

答杨燧熙君气喘不寐治法/王肖舫//三三医报.-2-29-610

答药物二种/王肖舫//三三医报.-2-29-442

答医疮良方/王肖舫//三三医报.-2-30-482

答宜春黄国材药性答复/王肖舫//绍兴医药学报星期增刊.-1-21-340

答余姚康君问羚羊代用物(见月刊百四十三问)/王肖舫//绍兴医药学报星期增刊.-1-21-70

答张家口刘焕章君问骨槽风治法/王肖舫//绍兴医药学报星期增刊.-1-21-12

答张汝伟川贝代用法/王肖舫//绍兴医药学报星期增刊.-1-21-167

答张汝伟君问小儿延颈治法/王肖舫//三三医报.-2-29-609

答章寿芝问玉茎肿腐治法/王肖舫//绍兴医药学报星期增刊.-1-21-77

答治鬓发渐稀方/王肖舫//三三医报.-2-29-178

答竹余芳产后治法/王肖舫//绍兴医药学报星期增刊.-1-21-167

答祝松伯征求医术/王肖舫//三三医报.-2-31-243

答自汗治法/王肖舫//绍兴医药学报星期增刊.-1-22-127

带下及漏经各症治片言/王肖舫//医学杂志.-2-17-167

疔疮证治及试疗法/王肖舫//中医杂志.-2-19-441

疔毒简效方/王肖舫//医学杂志.-2-17-375

读香县刘蔚楚先生证治从录有感/王肖舫//三三医报.-2-32-313

儿科救劫丹/王肖舫//中医杂志.-2-22-560

儿科治例/王肖舫//绍兴医药学报.-1-19-51

发明疫症救治法/王肖舫//绍兴医药学报星期增刊.-1-21-115

奉天医士公会月报纪念祝词并附诗一则/王肖舫//沈阳医学杂志.-3-1-163

妇产头疼简效方/王肖舫//医学杂志.-2-18-447

钩橘核/王肖舫//绍兴医药学报.-1-17-484

管氏外科十三方(连载)/管先登(原著);王肖舫(增按)//绍兴医药学报.-1-17-51.-1-18-109,193.-1-19-35

管氏外科十三方序/王肖舫//绍兴医药学报.-1-17-49

和胡天宗君五十自寿原韵/王肖舫//三三医报.-2-29-564

寄永定黄雨岩书/王肖舫//三三医报.-2-29-609

绩学庐医话序/王肖舫//三三医报.-2-32-313

家用便方(实验方)(连载)/王肖舫//绍兴医药学报星期增刊.-1-21-67,118,267,309

金枸杞/王肖舫//绍兴医药学报.-1-17-485

敬复通函诸君/王肖舫//绍兴医药学报星期增刊.-1-22-468

敬祝三三医报三周纪念/王肖舫//三三医报.-2-35-11

九峰山农眼病治法/王肖舫//绍兴医药学报星期增刊.-1-21-421

久久呕吐实验方/王肖舫//医学杂志.-2-18-446

酒伤实验谈/王肖舫//三三医报.-2-35-365

力驳高思潜五行分析的批判/王肖舫//绍兴医药学报.-1-19-495

痫症一得/王肖舫//医学杂志.-2-2-59

柳果/王肖舫//绍兴医药学报.-1-17-486

论方药之偏/王肖舫//医学杂志.-2-1-306

论医报久远之筹备/王肖舫//绍兴医药学报.-1-19-495

论医术之偏/王肖舫//绍兴医药学报.-1-18-408

论胀满/王肖舫//医学杂志.-2-2-60

目病汇说/王肖舫//沈阳医学杂志.-3-3-72

目疾条辨/王肖舫//沈阳医学杂志.-3-3-127

拟外科治例/王肖舫//绍兴医药学报.-1-18-218

脓耳之原因及治法/王肖舫//三三医报.-2-29-450

热霍乱症针治法/王肖舫//医学杂志.-2-2-190

沙里狗/王肖舫//绍兴医药学报.-1-17-485

沙眼实验法/王肖舫//医学杂志.-2-18-447

山东王肖舫先生来函/王肖舫//绍兴医药月报.-2-39-45

山东诸城王肖舫先生来函/王肖舫//绍兴医药月报.-2-37-132

山东诸城县发生疫疹治疗法/王肖舫//医学杂志.-2-5-213

山东诸城药界之危险/王肖舫//绍兴医药学报.-1-20-515

石合虫/王肖舫//绍兴医药学报.-1-17-538

说防风之真伪/王肖舫//绍兴医药学报.-1-17-35

说红花之效能/王肖舫//绍兴医药学报.-1-16-435

说明白丸子之内容/王肖舫//三三医报.-2-30-379

说沙参之性及功用/王肖舫//绍兴医药学报.-1-16-436

说香附米之特产/王肖舫//绍兴医药学报.-1-17-36

天花浅说/王肖舫//沈阳医学杂志.-3-1-447

头生两角治疗法/王肖舫//中医指导录.-4-1-275

外科实验谈/王肖舫//中医杂志.-2-27-430

万种寒气疼简效方/王肖舫//医学杂志.-2-17-167

王肖舫君来函论病/王肖舫//沈阳医学杂志.-3-1-471

王肖舫君奇病缄/王肖舫//医学杂志.-2-4-602

痿症治验之片言/王肖舫//医学杂志.-2-15-501

问红花产地/王肖舫//绍兴医药学报星期增刊.-1-21-461

问瘰病酒伤烟痨妇人干血痨疗法/王肖舫//绍兴医药月报.-2-37-131

问内痈试法/王肖舫//三三医报.-2-29-441

问奇病一则/王肖舫//三三医报.-2-30-378

问舌症一则/王肖舫//绍兴医药学报星期增刊.-1-21-200

问十大功劳之正名/王肖舫//绍兴医药学报星期增刊.-1-21-164

问书启/王肖舫//三三医报.-2-31-243

问乌发药方/王肖舫//三三医报.-2-30-79

问锡地有苦桔梗否/王肖舫//绍兴医药学报星期增刊.-1-21-508

问烟痨之治法/王肖舫//三三医报.-2-35-393

问药/王肖舫//绍兴医药学报星期增刊.-1-22-20

问药物/王肖舫//三三医报.-2-29-441

问药一则/王肖舫//绍兴医药学报星期增刊.-1-22-463,472,489

问疫症救治法/王肖舫//绍兴医药学报星期增刊.-1-21-5

问瘿瘤根治法/王肖舫//绍兴医药学报星期增刊.-1-21-461

问幼女舌底泡治法/王肖舫//三三医报.-2-29
　-440

瘸病治验/王肖舫//医学杂志.-2-17-376

小儿胎风脐风之预防/王肖舫//三三医报.-2
　-29-450

小言/王肖舫//中医杂志.-2-22-556

血崩治验/王肖舫//绍兴医药学报.-1-19
　-511

血症实验疗法/王肖舫//绍兴医药学报.-1-20
　-179

眼病二则/王肖舫//医学杂志.-2-3-197

眼科内障秘诀/王肖舫//绍兴医药学报.-1-20
　-417

验方纪实/王肖舫//沈阳医学杂志.-3-1-463

验方四则/王肖舫//中医杂志.-2-20-297

验方五则/王肖舫//中医杂志.-2-19-510

羊毛疹实验疗法/王肖舫//医学杂志.-2-17
　-375

药石战史(药学小说)(连载)/王肖舫//三三医
　报.-2-29-636.-2-30-29,67,104,213,
　248,279,319,355,392,427

药石战史序/王肖舫//绍兴医药学报.-1-17
　-152

药物质疑一则/王肖舫//绍兴医药学报星期增
　刊.-1-21-236

医报为医门之捷径/王肖舫//三三医报.-2-29
　-323

医林小言(连载)/王肖舫//中医杂志.-2-20-
　155,282

沂防风/王肖舫//绍兴医药学报.-1-17-484

与周小农君商榷刊印眼科医铎及药石战史并答
　鼻渊治法/王肖舫//绍兴医药学报.-1-17
　-108

欲假脚气刍言/王肖舫//绍兴医药学报星期增
　刊.-1-21-392

遇安斋证治丛录二编序/王肖舫//三三医报.-2
　-34-384

再答陈守真君问孕双胎治/王肖舫//绍兴医药
　学报星期增刊.-1-21-311

再答息园问瘰病治法/王肖舫//绍兴医药学报

星期增刊.-1-22-127

皂角对于女科之特效/王肖舫//中医指导录.-4
　-1-276

张春圃问目病/王肖舫//绍兴医药学报星期增
　刊.-1-21-23

征求答案诸君住址/王肖舫//三三医报.-2-30
　-80

征求挑痘出血不止治法/王肖舫//三三医报.-2
　-34-602

征求医书启/王肖舫//三三医报.-2-29-610
　.-2-30-56,379

征求疑症治法/王肖舫//三三医报.-2-31
　-347

质疑四则/王肖舫//绍兴医药学报星期增刊.-1
　-22-439

治虫病奇方/王肖舫//医学杂志.-2-17-375

治脚底鸡眼疮效方/王肖舫//医学杂志.-2-17
　-376

治久惯流产神效方/王肖舫//中医世界.-3-34
　-443

治验随笔二则/王肖舫//医学杂志.-2-4-83

中西医术之比较/王肖舫//绍兴医药学报.-1-
　20-240

王效良

谈乡间药铺急宜纠正药品/王效良//文医半月
　刊.-5-14-492

王敩民

中西医药之比较/王敩民//国医砥柱月刊.-5-
　16-152

王心我

答二十/王心我//绍兴医药学报.-1-11-402

答二十九/王心我//绍兴医药学报.-1-11
　-403

王信齐

腰痛/王信齐//光华医药杂志.-4-39-252

王行三

春温发痉治验录（连载）/王行三//国医杂志.-4
-12-367.-4-13-44,109

验案一束/王行三//国医杂志.-4-13-175

王行恕

喉痧证治之报告（连载）/王行恕//绍兴医药月
报.-2-37-127,195

王醒身

问指甲枯荣灰白兼脱皮治法/王醒身//绍兴医
药学报星期增刊.-1-22-490

王秀明

论黄疸之原因/王秀明//中国女医.-5-34
-172

痰饮与水气同源说/王秀明//国医砥柱月刊.-5
-17-238

亡阳重于亡阴论/王秀明//中国医药月刊.-5-
32-370

王秀蔚

赠姻兄罗伟彤先生中和医药室杂著题词七绝三
首/王秀蔚//三三医报.-2-30-209

王旭斋

病有疑似正副说/王旭斋//北京医药月刊.-5-
21-130

伤寒概论/王旭斋//北京医药月刊.-5-21-43

卫生浅说/王旭斋//北京医药月刊.-5-21
-451

用药蠡见/王旭斋//北京医药月刊.-5-21
-355

中西医药应并重论/王旭斋//北京医药月刊.-5
-21-475

王序铨

验案报告四则/王序铨//针灸杂志.-4-33-57

王学海

疯犬咬伤灵验方/王学海//光华医药杂志.-4-
36-287

灸法概论/王学海//光华医药杂志.-4-35
-472

神效却黄丸/王学海//中医世界.-3-30-417

王雪均

王氏黍谷春医学薪传/王雪均（辑）；陈仪臣（录）
//绍兴医药月报.-2-41-183

王雪楼

本草选旨（一）至（十六）/闾立煜，闾立炳（手
授）；闾陞（辑）；王雪楼（投）//中医杂志.-2-
22-295,503.-2-23-117,333,485.-2-24
-109,219,377.-2-25-83,247,401.-2-
26-85,245,411.-2-27-83,251,377

旧德堂医草（一）至（三）/王雪楼//中医杂志.-2
-19-417.-2-20-22,179

郁论/王雪楼//中医杂志.-2-21-432

王　勋

疥疮治疗之经验/王勋//医学杂志.-2-9-559

王雅南

疑似症征求答案/王雅南//医界春秋.-3-10
-112

王沿津

东瀛汉医之近况/王沿津//医界春秋.-3-10-
291//中医指导录.-4-3-304

王彦彬

国医今日与将来之急务/王彦彬//光华医药杂
志.-4-39-111

王阳春

牡蛎记实/王阳春//中医杂志.-2-25-103

王养初

二个问题/王养初//医学杂志.-2-18-563

荷叶汤医肝经闷暑之治验/王养初//医学杂志.-2-18-436

临症笔录/王养初//医学杂志.-2-17-366

三个癃闭之治验/王养初//医学杂志.-2-18-436

王养和

珠黄散改用蝌蚪精/王养和//医学杂志.-2-18-444

王养林

痫症患者在卫生上应行注意之事项/王养林//医学杂志.-2-16-581

王药雨

发热(临床证候学之一章)/王药雨//华西医药杂志.-5-36-298

汉药新觉序/王药雨//医学杂志.-2-15-463

王药雨启事/王药雨//华西医药杂志.-5-37-337

意见四则/陆渊雷(答);王药雨(辑)//中医新生命.-5-6-100

王耀庭

代族叔时瘗征求良方案/王耀庭//医界春秋.-3-7-496

征求耳聋方案/王耀庭//医界春秋.-3-7-496

王　一

寄刊余德昌君之著作(附录余君诸作)/王一//绍兴医药学报.-1-17-111

王一仁

辨论现今霍乱之疗法/王一仁,章太炎//绍兴医药月报.-2-40-322

沧社征求同志启/刘山农,严振生,秦伯未,王一仁等//中医杂志.-2-22-192

大祸临头之警省语/王一仁//中医杂志.-2-26-29

东寇/王一仁//中医指导录.-4-2-20

读伤寒论书后(一)至(二)/王一仁//中医杂志.-2-21-239,433

对于中山先生肝病之研究及感想/王一仁//中医杂志.-2-23-246

对章氏霍乱论之商榷/王一仁//医界春秋.-3-5-262

复余云岫论脉书/王一仁//中医杂志.-2-26-149

古今医说平议(一)至(三)/王一仁//中医杂志.-2-22-264,479.-2-23-80

谷入多而气少谷不入而气多论/王一仁//中医杂志.-2-19-448

霍乱寒热辨/王一仁//中医杂志.-2-20-50

纪念丁会长逝世周年并为本会说话/王一仁//中医杂志.-2-26-165

金石药在中医学术上之价值/王一仁//中医杂志.-2-27-395

临证笔记(连载)/王一仁//绍兴医药学报.-1-20-196//中医杂志.-2-19-74,277,469.-2-20-64,244,427.-2-21-74,254,457.-2-22-85,280,496.-2-23-105,270,464.-2-24-91,235,368.-2-25-65,236,389.-2-26-70,239,401.-2-27-74,235//医界春秋.-3-5-347,371

论仲景之阴黄治法/王一仁//中医杂志.-2-19-238

全体会议纪事/王一仁//中医杂志.-2-19-377

三民主义与中国医药/王一仁//医界春秋.-3-5-225

三衢治验录/王一仁//国医杂志.-4-12-38

三十三军临证笔记附心潮录/王一仁//中医杂志.-2-27-250

上中华民国大学院书/费泽尧,王一仁//医学杂志.-2-9-577//中医杂志.-2-26-483//三三医报.-2-36-77//绍兴医药月报.-2-41-303

上中华民国大学院书:请予提倡国医教育造就

国医基本人才/费泽尧,王一仁//中西医药.-5-13-370

诗五首/王一仁//中医杂志.-2-19-538

鼠疫治疗全书序/王一仁//现代医药月刊.-4-27-431

水灾/王一仁//中医指导录.-4-2-20

说汗症治法之不同/王一仁//中医杂志.-2-20-220

王一仁君嘱登杂志原缄(连载)/王一仁//医学杂志.-2-7-102,236

王一仁启事/王一仁//中医杂志.-2-20-347.-2-23-386.-2-25-3.-2-26-5.-2-27-3

为中医应列学校系统及诘余君云岫/王一仁//三三医报.-2-33-332

胃病之金丹/王一仁//医界春秋.-3-12-196

小儿痉病说略/王一仁//中医杂志.-2-23-431

心潮录/王一仁//中医杂志.-2-19-130,498.-2-20-72,302,438.-2-21-56,318,474.-2-22-72,366,566.-2-23-116,282,446.-2-24-228,340.-2-25-60,246,400.-2-26-138,300,472

阳明经主营养系统阐义/王一仁//医界春秋.-3-12-269

阳气者精则养神柔则养筋论/王一仁//中医杂志.-2-21-53

医士呻吟语/王一仁//中医杂志.-2-24-44

抑五行倡六经议/王一仁//中医杂志.-2-22-60

因于暑汗烦则喘喝静则多言论/王一仁//中医杂志.-2-20-395

再答辩章氏论文/王一仁//绍兴医药月报.-2-40-327//医界春秋.-3-5-263

章太炎先生主编中医实验录/王一仁//中医杂志.-2-27-164

中西药物之片面治疗观/王一仁//中医杂志.-2-26-264

中西针法会通说/王一仁//医学杂志.-2-12-527

中医加入学校系统问题/王一仁//中西医药.-5-13-218

中医学纲要/王一仁//医学杂志.-2-13-485

中医与立案/王一仁//中西医药.-5-13-219

中医与显微镜/王一仁//医学杂志.-2-12-366

王一亭

介绍良医/唐绍仪,王一亭,李烈钧等//医界春秋.-3-5-554

王一亭题词/王一亭//国医砥柱月刊.-5-18-519

王一之

娱乐为中国目前最难解决之一问题/王一之//德华医学杂志.-1-40-199

王揖唐

北京医药月刊题词(共五十二条)/王揖唐等//北京医药月刊.-5-21-6,7,8,9,10,11,12,13,14,15,16,17,18,19,20,21,22,113,189

北京医药月刊题词(共五十二条)/王揖唐等//北京医药月刊.-5-21-267,335

王以钧

跋史记太仓公传后/王以钧//绍兴医药学报.-1-10-303

川滇用兵药物昂贵贫窭之人以此为苦每撄时感竟有忍疾不服者感叹既久遂成一诗/王以钧//绍兴医药学报.-1-10-582

答友人之言罗纲瘀与柿蟹毒笺/王以钧//绍兴医药学报.-1-11-255

东源医话/王以钧//绍兴医药学报.-1-10-431,577.-1-11-49

对客问/王以钧//绍兴医药学报.-1-9-531

桂枝与诸药同煎戒/王以钧//绍兴医药学报.-1-10-300

记庚戌夏秋二事/王以钧//绍兴医药学报.-1-9-373

客自远来言及医界时事不禁有感口号二律/王

以钧//绍兴医药学报. - 1 - 9 - 565

论服五虎汤之害/王以钧//绍兴医药学报. - 1 - 9 - 407

论疡医用黄耆之宜审/王以钧//绍兴医药学报. - 1 - 10 - 91

书海藏六合汤后/王以钧//绍兴医药学报. - 1 - 10 - 13

书唐容川血症论后/王以钧//绍兴医药学报. - 1 - 11 - 254

暑湿忌下兼食积者又当消导论/王以钧//绍兴医药学报. - 1 - 10 - 85 //医学杂志. - 2 - 13 - 157

天王补心丸考释/王以钧//绍兴医药学报. - 1 - 9 - 415

问胆汁之说不始于西医能远征博引以明此说之可信否策/王以钧//绍兴医药学报. - 1 - 11 - 268

延胡不独治心痛辨/王以钧//绍兴医药学报. - 1 - 10 - 231

叶香岩先生之治暑湿用温补解/王以钧//绍兴医药学报. - 1 - 10 - 227

医林杂咏五首/王以钧//绍兴医药学报. - 1 - 10 - 581

医士道序/王以钧//绍兴医药学报. - 1 - 11 - 506

医药学报发刊辞/王以钧//绍兴医药学报. - 1 - 9 - 293

与友人论医事十六条(连载)/王以钧//绍兴医药学报. - 1 - 10 - 528. - 1 - 11 - 7

阅五十五期医报有杜广成先生玉函经措词精切弗类他书因作古风一首以志钦佩/王以钧//绍兴医药学报. - 1 - 10 - 582

杂说二/王以钧//绍兴医药学报. - 1 - 11 - 84

杂说一/王以钧//绍兴医药学报. - 1 - 11 - 81

中医生理上胆汁之考证/王以钧//医学杂志. - 2 - 12 - 81

王以文

消渴论(一)至(二)/王以文//国医正言. - 5 - 3 - 247,305

王以正

医药奇闻/王以正//国医砥柱月刊. - 5 - 17 - 426

王义新

告两个中国医学院当局/王义新//光华医药杂志. - 4 - 39 - 18

王亦民

细菌侵入人体之机会/王亦民//中西医学报. - 1 - 36 - 490

王亦云

分别十三条之胃病及治法/王亦云//光华医药杂志. - 4 - 38 - 439

医一船妇交肠病/王亦云//光华医药杂志. - 4 - 37 - 520

王逸桥

读中国针灸治疗学随笔/王逸桥//针灸杂志. - 4 - 29 - 356

海门王逸桥君致同社函/王逸桥//针灸杂志. - 4 - 29 - 326

建议数条/邓伯高,王逸桥//针灸杂志. - 4 - 29 - 440

经脉之研究/王逸桥//针灸杂志. - 4 - 29 - 466

书为中国针灸杂志复刊留念/王逸桥//针灸杂志. - 4 - 34 - 18

为啥要研究针灸/王逸桥//针灸杂志. - 4 - 34 - 330

为同社陈师平君问是动则病肺胀满请指示如何动法再进一解/王逸桥//针灸杂志. - 4 - 29 - 303

王吟竹

产后误服生化汤毙命记/王吟竹//医界春秋. - 3 - 11 - 240

肺痈治验记/王吟竹//医界春秋. - 3 - 10 - 315

疑问征答/王吟竹//医界春秋. - 3 - 10 - 365 //杏林医学月报. - 3 - 20 - 251

征求答案/王吟竹//医界春秋.-3-10-318

治癫狂方药求教/王吟竹//杏林医学月报.-3-20-168

王引延

胃囊之概论/王引延//现代中医.-4-43-655

王胤昌

读奉天医学杂志之感言/王胤昌//沈阳医学杂志.-3-2-207

说疫摘要(连载)/刘松峰(著);李笑云(笔录);王胤昌(转载)//沈阳医学杂志.-3-3-143,198,305

说疫摘要/刘松峰(著);李笑云(笔录);王胤昌(转载)//沈阳医学杂志.-3-3-86

宣传防疫/王胤昌//沈阳医学杂志.-3-3-85

致刘蔚楚先生书/王胤昌(寄)//沈阳医学杂志.-3-3-42

王英豪

医林轶闻/王英豪//国医导报.-5-29-156

王英瑛

月经过多/王英瑛//光华医药杂志.-4-35-430

王映和

产后乳汁不下之原因及治疗/王映和//医学杂志.-2-12-577

湿温病因及证治/王映和//医学杂志.-2-13-275

王用宝

登茅山二首寄约游未到诸君/王用宝//光华医药杂志.-4-41-224

王用宾

司法行政部部长王用宾先生题字/王用宾//现代医药月刊.-4-27-540

司法行政部王部长用宾致词/王用宾//国医公

报.-4-24-507

王友亮

名医轶事/王友亮,袁大枚,王苣孙//中医杂志(广东).-3-4-315

王友信

北平中央公园/王友信//中医世界.-3-32-322

船泊申江和叶君绍会原韵/王友信//中医世界.-3-32-322

医案(一)/王友信//中医指导录.-4-3-463

王有筠

问事二则/王有筠//医学杂志.-2-16-397

王有声

医道传流(连载)/王有声//沈阳医学杂志.-3-2-72,144,216,276,341,401.-3-3-12,116,170,278,331

医道搜原(连载)/王有声//沈阳医学杂志.-3-1-238,304,370,434.-3-2-8

王有忠

大小肠配脉辨/王有忠//医学报.-1-6-171

画梅寄题王问樵君(步访洞天原韵)/王有忠//医学公报.-1-7-18

王又维

问腹生黑斑及疟疾治法/王又维//绍兴医药学报星期增刊.-1-21-343

王又愚

代友征求早泄良方/王又愚//医界春秋.-3-9-73

王于一

丰县王于一先生来书/王于一//中医新生命.-5-8-661

青霉菌在中国民间的用法/王于一//新中华医

药月刊.-5-35-100

中医定有光大之一日/王于一//新中华医药月刊.-5-35-206

王宇高

保障从事医业之人以资医学进化而免病人枉死案/王宇高//医林一谔.-4-11-441

读薛生白医经原旨札记(连载)/王宇高//神州国医学报.-4-14-441,489,537

精神病广义序/王宇高//医学杂志.-2-15-62

宁波王宇高先生来函/王宇高//医界春秋.-3-6-500

请政府修正法案保障从事医业之人以资医学进化而免病人枉死案/王宇高//国医公报.-4-22-225

请政府修正法律保障从事医药之人以资医学进化而免病人枉死案/王宇高//医界春秋.-3-11-497

请政府修正法律保障从事医业之人以资医学进化而免病人枉死案/王宇高//医学杂志.-2-16-231

上中央国医馆建议书/王宇高等//医林一谔.-4-8-256

王宇高复卫生部呈文(连载)/王宇高//医学杂志.-2-11-636.-2-12-314

王宇高上蒋主席对于建设中央国医馆建议书/王宇高//医学杂志.-2-13-421

王宇高与胡定安论中医药之存废问题书/王宇高//医界春秋.-3-6-362

我们切勿使教部爱莫能助/王宇高//医界春秋.-3-6-433

王雨皆

铁樵函授医学课艺选刊:归纳伤寒太阳证不可发汗诸条并申述其病理(四)/王雨皆//铁樵医学月刊.-4-44-345

铁樵函授医学学员课艺选刊:读完本学期讲义后有何心得各抒所见言之(其二)/王雨皆//铁樵医学月刊.-4-44-164

王雨梅

为金匮病痰饮者当以温药和之进一解/王雨梅//新中医刊.-5-19-286

王雨夕

灵台微悟(连载)/王雨夕//华西医药杂志.-5-36-175,322

王玉材

婴儿胎胀之治验/王玉材//光华医药杂志.-4-39-399

中国医学杂志祝词/王玉材//国医砥柱月刊.-5-18-635

王玉玲

诚求斋临床笔记/王玉玲//医界春秋.-3-10-517//杏林医学月报.-3-20-428

悼鉴山张寿甫老先生/王玉玲//杏林医学月报.-3-20-424

悼盐山张寿甫先生/王玉玲//医界春秋.-3-11-183

痘症论/王玉玲//医界春秋.-3-8-229

发热条辨/王玉玲//中医世界.-3-26-577

肺痨病理中西学说之比较/王玉玲//医学杂志.-2-14-143//医林一谔.-4-10-631

肺痨病证治中西学说之比较/王玉玲//医界春秋.-3-9-61

国医馆与医药校/王玉玲//中医世界.-3-27-77

今日之国医/王玉玲//医界春秋.-3-9-394

抗日声中我们国医药界应负之责任/王玉玲//医界春秋.-3-9-5

伤寒冬温之鉴别/王玉玲//中医世界.-3-26-648

妄止小儿啼哭成病验案并论小儿啼哭之益/王玉玲//杏林医学月报.-3-18-235

小儿啼哭论案/王玉玲//中医世界.-3-27-159

中医药治天花痘疫之特长的补充/王玉玲//医界春秋.-3-8-124

王玉山

对口疽灵验单方/王玉山//针灸杂志.-4-32
-159

蜈蚣伤之灸法公开/王玉山//针灸杂志.-4-32
-158

王聿同

通信治疗:咳血/王聿同//中医指导录.-4-3
-106

王　育

伤寒论桃花汤证之我见/王育//中医世界.-3-
36-74

王郁章

经穴度量歌括/王郁章//针灸杂志.-4-29
-420

治愈瘰疬之报告/王郁章//针灸杂志.-4-30
-432

王远程

医案二则/王远程//中医世界.-3-36-205

王月如

全家问病/王月如//光华医药杂志.-4-36
-217

王云芳

杭州董志仁先生演讲录:急性肺炎/王云芳(录)
//苏州国医杂志.-5-1-315

王云龙

治肺结核医案/王云龙//文医半月刊.-5-14
-150

朱壶山氏医案/王云龙(记)//文医半月刊.-5-
14-187

王允孚

古方权量考证及折衷/王允孚//中医杂志.-2-
24-353

王允庄

临症治案(连载)/王允庄//国医正言.-5-3-
149.-5-5-540

瘟疫论/王允庄//国医正言.-5-3-44

王蕴如

咏药七律六首/王蕴如//绍兴医药学报.-1-19
-357

王蕴玉

妇人不孕之原因与疗法/王蕴玉//苏州国医杂
志.-5-2-125

甘草泻心汤论/王蕴玉//苏州国医杂志.-5-2-
587

记婴儿小便不通之中西两治法/王蕴玉//苏州
国医杂志.-5-1-107

吴县县政府代表仓桂蟾先生训词/王蕴玉(记)
//苏州国医杂志.-5-2-49

治流火之验方/王蕴玉//苏州国医杂志.-5-1-
45

王则樵

记干咳方/王则樵//中医世界.-3-34-337

解砒毒方/王则樵//中医世界.-3-34-333

医林笑语二则/王则樵//中医世界.-3-34-346

医学从游录(连载)/蔡功臣(口述);王则樵(笔
记)//中医世界.-3-31-534.-3-32-110

王泽民

临床经验的科学分析最为重要/王泽民//新中
华医药月刊.-5-35-205

王泽之

阴霍乱论治/王泽之(著);朱月桥(录)//中医杂
志.-2-20-49

王哲臣

洄溪奇案记录/王哲臣//医学杂志.-2-11
-504

王哲生

王哲生先生演讲词(在广东中医药专门学校十八年班毕业聚餐会)/王哲生//广东医药月刊.-3-24-604

王者辅

病深者以其外耗于卫内夺于营论/王者辅//绍兴医药学报.-1-19-198

内外之应皆有表里论/王者辅//绍兴医药学报.-1-19-423

人始生先成精精成而脑髓生论/王者辅//三三医报.-2-31-390

我之对于医药界过渡之可喜与绍兴考取医士同志会之希望/王者辅//绍兴医药学报.-1-19-333

王 桢

二月二十五日复正会长蔡公小香禀/王桢//医学公报.-1-7-3

肺痨病学(一)至(七)/俞鼎熏(编);王桢(校)//医学报.-1-5-445,477,509.-1-6-31,63,125,157

论血/王桢//医学公报.-1-7-63

医学公报发刊词(一)至(二)/王桢//医学公报.-1-6-545,553

正副会长问答辞/王桢//医学公报.-1-6-565

中国医学会蔡小香亲笔告各会友书/王桢//医学公报.-1-7-1

王 震

题词/王震,许半龙,吴东迈//中医世界.-3-38-3,4,5

中医教学规程由教部会同卫署中医委会拟定/王震//中医世界.-3-39-1

王震辉

按摩学概说/王震辉//国医砥柱月刊.-5-16-529

国医砥柱月刊周年纪念/王震辉//国医砥柱月刊.-5-16-484

石氏儿科(连载)/石李氏(述);王震辉(撰)//国医砥柱月刊.-5-16-396.-5-17-39

实验喉科心得(连载)/尚昌煌(原著);王震辉(辑注校字)//国医砥柱月刊.-5-16-29,102

实验喉科心得/王震辉(改编)//国医砥柱月刊.-5-17-347

王正公

闲话细菌/王正公//国医导报.-5-29-189

王之明

恭祈赐教/王之明//医学杂志.-2-18-274

关于遗精之疑问/王之明//医学杂志.-2-18-365

试列举中医之理学疗法并阐发其精义/王之明//医学杂志.-2-18-514

头痛之种类治法及方剂/王之明//医学杂志.-2-18-535

疑问两则/王之明//医学杂志.-2-18-462

中医之救急疗法最捷效而无流弊者试详言之/王之明//医学杂志.-2-18-519

王值庭

赵旌孝海仙传/王值庭//光华医药杂志.-4-38-63

王植楷

对于预防疫病之感想/王植楷//北京医药月刊.-5-21-315

王祉祺

痢疾/王祉祺//中医指导录.-4-3-468

王趾周

黄帝内经素问卷一(连载)/王趾周//国药新声.-5-25-361.-5-26-7,283,531//国医新声.-5-27-131,351//国药新声.-5-28-5,327,493

王志纯

金匮讲义(连载)/凌九云(撰述);王志纯(校阅)
　//苏州国医杂志.-5-1-51,112,199.-5-2
　-154,247

伤寒阳症易治阴症难治辨/王志纯//光华医药
　杂志.-4-35-396

舌苔讲义(连载)/王志纯//苏州国医杂志.-5-
　1-122,281

温病研讨/王志纯//苏州国医杂志.-5-2-113

问病摘录/王志纯,凌云霄//自强医学月刊.-3
　-40-382

乌梅治口甜之研究/王志纯//苏州国医杂志.-5
　-1-32

王帙青

单方集验选录/王帙青//神州医药学报.-1-46
　-392

问症六则/王帙青//神州医药学报.-1-45
　-153

王治方

冷哮求治/王治方//光华医药杂志.-4-39-83

王治华

别直参功效伟大之我见(连载)/王治华//国医
　砥柱月刊.-5-15-508,565

倡造青年中医为吾同仁进一言/王治华//国医
　砥柱月刊.-5-17-334

赤痢漫谈(连载)/王治华//国医公报.-4-23-
　200,321

赤痢研究/王治华//国医砥柱月刊.-5-16
　-229

悼彭养光先生/王治华//华西医药杂志.-5-36
　-492

分析审热之法以为诊断之助的商榷/王治华//
　国医公报.-4-25-443

风温浅说/王治华//医界春秋.-3-13-68

告医界同仁速加入国医砥柱社基本社员刍言/
　王治华//国医砥柱月刊.-5-18-58

国医砥柱月刊二周年纪念感言/王治华//国医
　砥柱月刊.-5-17-385

论风温之症状及治法/王治华//国医砥柱月刊
　.-5-17-294

脉论/王治华//国医砥柱月刊.-5-17-123

勉斋医话序/王治华//国医砥柱月刊.-5-16
　-359

疟疾之研究(连载)/王治华//国医公报.-4-24
　-191,298

上中央国医馆焦馆长易堂书/王治华//国医砥
　柱月刊.-5-18-137

生育问题/王治华(撰)//国医砥柱月刊.-5-17
　-139

失眠治验案/王治华//国医砥柱月刊.-5-16
　-178

陶峦女士藏燥治验案/王治华//国医砥柱月刊
　.-5-15-629

天痘论治(连载)/王治华//国医砥柱月刊.-5-
　18-96,111

王治华启事/王治华//国医砥柱月刊.-5-18-
　69,86,178,450

为诸暨国医支馆成立致词/王治华//国医砥柱
　月刊.-5-16-84

胃肠病中之呕吐与泄泻的研究/王治华//国医
　砥柱月刊.-5-17-204,346,455

药物研究:麻黄/王治华//国医砥柱月刊.-5-
　18-64

药物研究:威灵仙/王治华//国医砥柱月刊.-5
　-18-73

遗精病理中西相通之我见/王治华,胡齐瑞//医
　学杂志.-2-7-196

幼科学自序/王治华//国医砥柱月刊.-5-17
　-78

诊断时须检查排泄物之我见(一)至(四)/王治
　华//国医砥柱月刊.-5-16-516,607.-5-
　17-49,478

中医陋习革新论/王治华//新中华医药月刊.-5
　-35-426

诸暨王治华启事/王治华//国医砥柱月刊.-5-
　18-52

王治权

求孕方法/王治权//中医世界.-3-39-478

王致中

答问哮喘/王致中//针灸杂志.-4-28-385

依书治疗无病不愈/王致中//针灸杂志.-4-28
-407

王智辉

论服桂枝汤或下之仍头项强痛翕翕发热无汗心
下满微痛小便不利/王智辉//神州医药学报
.-1-47-30

王中云

连庐验案(连载)/王中云//神州国医学报.-4-
18-144,312,442

王仲芳

三周纪念特刊祝词/王仲芳//针灸杂志.-4-32
-12

小儿走马牙疳之特效刺法/王仲芳//针灸杂志
.-4-32-495

治小儿脐风特效之刮刺法/王仲芳//针灸杂志
.-4-32-494

治验成绩报告四则/王仲芳//针灸杂志.-4-32
-348

王仲和

中西医学理同而说异之一端/王仲和//医学杂
志.-2-6-464

王仲奇

王氏仲奇医案/王仲奇(著);杨志一(选)//国医
砥柱月刊.-5-17-525

英国医学会之中国医学论书后/王仲奇//三三
医报.-2-34-383

王仲扬

论伤寒初起无汗之原因/王仲扬//国医正言.-5
-3-98

王仲哲

聊复尔斋医案/王仲哲(拟);国医砥柱月刊社
(编订)//国医砥柱月刊.-5-15-514

论咳嗽症之病理及治法/王仲哲//国医砥柱月
刊.-5-15-440

麻黄桂枝发汗止汗辨/王仲哲//文医半月刊.-5
-14-17

医学问答/王仲哲//文医半月刊.-5-14-124

追想友人赵君玉芳之死而推论其病因/王仲哲
//国医砥柱月刊.-5-15-500

王重民

本草经眼录(连载)/王重民//医史杂志.-5-39
-237,377

王肯堂传/王重民//医史杂志.-5-39-45

医学读书志跋/王重民//医史杂志.-5-39-47

赵学敏传/王重民//医史杂志.-5-39-113

王柱宇

关于中西医之我见/王柱宇//国医正言.-5-5-
462

一宗报告/王柱宇//国医正言.-5-5-634

王壮公

问答/王壮公(问);诵穆(答)//中医新生命.-5
-8-205

王拙存

新流行症述略/王拙存//中西医学报.-1-30
-277

王子丰

代问痔漏与唇焦之治法/王子丰//医界春秋.-3
-12-431

王子和

大黄牡丹皮汤之治盲肠炎/王子和//国医砥柱
月刊.-5-17-214

对于肺痨结核病之探讨/王子和//国医砥柱月
刊.-5-17-502

金匮桂枝茯苓丸/王子和//国医砥柱月刊.-5-17-360

烂喉痧病案(日本名猩红热)/王子和//国医砥柱月刊.-5-16-529

痢疾简效方/王子和//国医砥柱月刊.-5-17-215

瘰疬之研究与治法/王子和//国医砥柱月刊.-5-16-32

中风厥症与脑充血/王子和//国医砥柱月刊.-5-17-39

王子衡

古方分两考(附回答)/王子衡//国医砥柱月刊.-5-15-581

治妇人血崩漏症经验方/王子衡//国医砥柱月刊.-5-16-538

治痢疾验方/王子衡//国医砥柱月刊.-5-16-302

王子鸿

中国医药慈善邮票史话/王子鸿//医史杂志.-5-39-421

王子鉴

初试第一功/王子鉴//针灸杂志.-4-28-186

口角吊斜风特效疗法公开/王子鉴//针灸杂志.-4-28-262

王子靖

治血草治验报告之三则/王子靖,韩伯英//医界春秋.-3-11-274

王子溶

血(一)/王子溶//医界春秋.-3-13-194

王子松

吊鸦片烟文/王子松//神州医药学报.-1-42-58

王子文

单腹胀之种类有几试分别其原因证候病理诊断治法及类症鉴别并详述中西应用有效之验方/王子文//医学杂志.-2-16-365

瘰疬之研究/王子文//医学杂志.-2-16-478

王子宣

张君寿甫元气诠问/王子宣//沈阳医学杂志.-3-1-283

王子政

马佩菜医案(漪园业书第三集)/马廷涝(著);王子政,刘伯昂(全校)//国医砥柱月刊.-5-17-423,486

王宗善

敬步访洞天原韵七律一章/王宗善//医学报.-1-6-281

王宗喆

华北国医学院第二届毕业纪念刊赠言/王宗喆//文医半月刊.-5-14-113

脉理求真(一)至(八)/王宗喆(仲哲)//国医砥柱月刊.-5-15-431,492,549.-5-16-24,91,154,329,389

为国医前途下一针砭/王宗喆//文医半月刊.-5-14-210

选录易思兰医案数则/王宗喆//文医半月刊.-5-14-220

王祖彪

胡君天宗五秩序/王祖彪//三三医报.-2-31-206

致张君汝伟函/王祖彪//绍兴医药学报.-1-16-500

王祖德

寄周小农君/王祖德//三三医报.-2-29-403

王佐绅

问症二/王佐绅//神州医药学报.-1-46-420

问症一则/王佐绅//神州医药学报.-1-46
-419

忘 名

哀江南/忘名//文医半月刊.-5-14-12

威尔林

人间福利之阶级(从日本谷口吉太郎之病理问
答译出)/[美]威尔林//医学报.-1-7-521
//中西医学报.-1-23-63

威廉·欧斯栾

论十九周医学之进步(连载)/威廉·欧斯栾//
中西医学报.-1-28-99,181,271,371

威 林

牛痘之历史及痘苗之制法(连载)/威林(原著);
林继枝(译)//国医杂志.-4-5-572.-4-6
-63,157

葳 贞

步实报咏看牡丹原韵/葳贞//文医半月刊.-5-
14-156

步实报咏看牡丹原韵其二:牡丹多被风催折有
感/葳贞//文医半月刊.-5-14-156

微路岑

试验种植丁香/微路岑//杏林医学月报.-3-19
-230//医林一谔.-4-11-34

韦贯三

盘肠产治疗记实/韦贯三//铁樵医学月刊.-4-
44-419

松果腺主肥脑垂体主长考/韦贯三//铁樵医学
月刊.-4-44-523

韦宏岐

边地医药刍议/韦宏岐//国医砥柱月刊.-5-18

-54

韦立功

关于金鸡纳霜的话/韦立功//国医砥柱月刊.-5
-18-667

韦廉士医生药局

韦廉士医生药局来函/韦廉士医生药局//医界
春秋.-3-11-409

韦铁城

读铁樵医学著作对于国医阐发无微不至推为近
代医学正宗谅不为过爱凑成七律一首/韦铁
城//铁樵医学月刊.-4-44-561

韦雍普

恳报明茶花真相/韦雍普//医界春秋.-3-10
-261

恳赐良方治痛症/韦雍普//医界春秋.-3-9
-515

请赐调治中风半身不遂妙方/韦雍普//医界春
秋.-3-10-260

为族兄奇疾征求良方/韦雍普//医界春秋.-3-
11-96

惟忠子

伤寒名数解(连载)/惟忠子//神州医药学报.-1
-46-175,277

伟 大

世界最大的爱克司光用以治痼/伟大//光华医
药杂志.-4-38-391

卫鹤俦

答包识生二年第一期问一/卫鹤俦//神州医药
学报.-1-43-137

答问/卫鹤俦//神州医药学报.-1-43-137,
138,138,250

读钱君缙甫驳汉药实验绪言论后/卫鹤俦//神
州医药学报.-1-45-234

过药肆偶题/卫鹤侪//神州医药学报.-1-43
-377

花太医异记/卫鹤侪//神州医药学报.-1-44
-82

金匮阴阳毒与今时疫异同论/卫鹤侪//医学报
.-1-6-400

兰坪先生事迹/卫鹤侪//神州医药学报.-1-43
-68

其二/卫鹤侪//神州医药学报.-1-43-377

上海神州医药学报民国三年第一期祝辞并序/
卫鹤侪//神州医药学报.-1-42-417

张聿青先生医案行述序/卫鹤侪//绍兴医药学
报.-1-13-432

卫　魂

吉林医学研究会献议/卫魂//绍兴医药学报.-1
-8-361

卫聚贤

扁鹊的医术来自印度/卫聚贤//新中医刊.-5-
19-537//华西医药杂志.-5-37-21

扁鹊医术来自印度的答辩/卫聚贤//华西医药
杂志.-5-37-465

圹部文字历史观/卫聚贤//新中医刊.-5-19
-511

圹部文字注释史/卫聚贤//新中医刊.-5-19-
533,591.-5-20-10,59,111,168,219,272,
323,361,411,458,502,549,584

肺病治疗特法/卫聚贤//华西医药杂志.-5-37
-431

山海经中的医药/卫聚贤//华西医药杂志.-5-
36-476

鱼翅海参效用与牛蹄筋相同/卫聚贤//新中医
刊.-5-20-166

卫勤贤

痢疾证治概述/卫勤贤//苏州国医杂志.-5-2-
284

湿病之病源浅说/卫勤贤//苏州国医杂志.-5-
1-92

研究伤寒论六经之价值/卫勤贤//苏州国医杂
志.-5-1-167

卫生部

中央卫生部第一届全国卫生会议总结报告全文
/卫生部//华西医药杂志.-5-37-590

中央卫生部发布今年医政工作的指示/卫生部
//华西医药杂志.-5-37-589

中央卫生会议议案原文选录/卫生部//广东医
药月刊.-3-24-150

卫生公会

卫生公会启事/卫生公会//中西医学报.-1-24
-224

卫生公会试办简章/卫生公会//绍兴医药学报
.-1-12-89

卫生会

猩红热防范法/卫生会//德华医学杂志.-1-38
-548

饮鲜牛奶的常识/卫生会//中西医学报.-1-38
-164

卫生教育会

花柳病/卫生教育会//中西医学报.-1-41-509

家庭与卫生/卫生教育会//中西医学报.-1-37
-67

伤寒症之调理及注射预防法/卫生教育会//中
西医学报.-1-38-22

说刷牙与牙刷/卫生教育会//中西医学报.-1-
38-153

卫生教育会大纲及细则/卫生教育会//三三医
报.-2-29-311

卫生教育会执行委员会细则/卫生教育会//三
三医报.-2-29-312

消毒及消毒药品/卫生教育会//中西医学报.-1
-38-247

猩红热之预防及善后/卫生教育会//中西医学
报.-1-40-592

性欲卫生谈/卫生教育会//中西医学报.-1-40

－393

鸦片与卫生/卫生教育会//中西医学报.－1－38
－191

婴孩卫生论/卫生教育会//中西医学报.－1－37
－411

预防霍乱痢疾/卫生教育会//中西医学报.－1－
40－321

预防霍乱痢疾法/卫生教育会//中西医学报.－1
－37－379

卫生教育联合会

论气流水流日光之作用/卫生教育联合会(译)
//绍兴医药学报.－1－12－51

卫生局

卫生局公布管理医士医师章程(登记案已开始
办理)/卫生局//中西医学报.－1－38－255

卫生局取消中医施诊所改办卫生事务区/卫生
局//北平医药月刊.－5－9－103

卫生署

收复区开业医事人员管理办法/卫生署//新中
华医药月刊.－5－35－283

卫生署电复各中医团体并未颁发禁称中医师命
令/卫生署//新中华医药月刊.－5－35－375

卫生署对于各地中医公会呈请备案之暂行办法
/卫生署//针灸杂志.－4－33－255 //国医砥
柱月刊.－5－18－592

卫生署公布中医审查规则(二十五年七月六日
公布)/卫生署//医界春秋.－3－14－101 //神
州国医学报.－4－18－3 //中医新生命.－5－8
－206

卫生署关于中医条例及中医审查规则之解释/
卫生署//神州国医学报.－4－18－394

卫生署修正中医审查规则/卫生署//文医半月
刊.－5－14－602 //神州国医学报.－4－18
－392

修正中医审查规则(二十六年五月八日署令公
布)/卫生署//国医砥柱月刊.－5－16－77 //
北京医药月刊.－5－21－406

医师法施行细则/卫生署//新中华医药月刊.－5
－35－166

医院诊所管理规则/卫生署//新中华医药月刊
.－5－35－44

卫生署中医委员会

卫生署中医委员会复常熟名医赵子刚君之贺电
文/卫生署中医委员会//国医砥柱月刊.－5－
16－193

卫生署中医委员会复行都国医公会贺电/卫生
署中医委员会//国医砥柱月刊.－5－16－125

卫生司

传染病预防条例(连载)/卫生司//绍兴医药学
报.－1－11－135,331 //现代医药月刊.－4－
27－77,108,137

传染病预防条例/卫生司//神州医药学报.－1－
46－217 //神州国医学报.－4－17－241

传染病预防条例施行细则/卫生司//神州国医
学报.－4－17－246

卫生司防疫通告/卫生司//中西医学报.－1－26
－274

卫 坦

从科学谈起转论到经脉腧穴/卫坦//针灸杂志
.－4－31－235

医学与哲学/卫坦//针灸杂志.－4－31－77

由患病说到气化/卫坦//针灸杂志.－4－31－5

卫 原

中医伪书考(连载)/卫原//中医新生命.－5－7－
15,82,137,191,258,312,367,427,480,535,
598.－5－8－15,93,169,236

卫月英

横痃与口臭/卫月英//光华医药杂志.－4－37－
363

卫允如

崩漏为妇人经病中之两大证昔龚云林谓崩为阴

证漏为阳证与李太素所谓崩为急症漏为缓症绝对不同其分辨究属然欤否欤/卫允如//医学杂志.-2-5-529

独曰此症实不外伤寒合病下利之机若善广其趣则不假他求而左右逢源其说然否/卫允如//医学杂志.-2-6-277

灵枢动输篇云气之过于寸口也上十焉息下八焉伏其理安在/卫允如//医学杂志.-2-7-513

内经言刺卫者无伤营刺营者无伤卫夫营卫气各不同而在内在外亦有别卫气仅分昼夜营气则按十二时流注试详言其理/卫允如//医学杂志.-2-8-364

未盲人

瞎吵与瞎抄/未盲人//中西医药.-5-13-483

未署名

䗪虫与地鳖虫之鉴别/未署名//中医指导录.-4-4-531

阿胶的新研究/未署名//新中医刊.-5-19-419

按摩医术之传授/未署名//绍兴医药学报.-1-10-202

白㿗治疗草稿/未署名//绍兴医药学报.-1-20-117

白带单方/未署名//三三医报.-2-29-274

保婴稀痘神方/未署名//三三医报.-2-32-456

备急得效方八则/未署名//中国医学月刊.-3-15-137

背疽万应膏/未署名//神州国医学报.-4-17-287

鼻渊验方/未署名//神州国医学报.-4-18-358

辨鼠疫/未署名//医学公报.-1-7-222

槟榔疑问/未署名//医学公报.-1-6-564

病中的话(寓言小说)/未署名//三三医报.-2-31-433

波而静/未署名//国医导报.-5-29-39

苍耳草能治麻风之传闻/未署名//医林一谔.-4-9-387

苍耳草治麻风/未署名//国医杂志.-4-6-188

曹天纵谈黑热病治疗之经过/未署名//光华医药杂志.-4-41-540

产后血晕验方/未署名//中医杂志.-2-22-166

常绿树/未署名//杏林医学月报.-3-20-478

车前/未署名//新中医刊.-5-20-486

虫牙特效方/未署名//针灸杂志.-4-31-463

触电而死者不可即时入殓/未署名//绍兴医药学报星期增刊.-1-22-475

葱蒜气味杀肺痨菌/未署名//现代中医.-4-43-328

答柴也愚君问鳢婆/未署名//绍兴医药学报星期增刊.-1-22-488

答独善/未署名//绍兴医药学报星期增刊.-1-22-14

答高思潜君问报/未署名//绍兴医药学报星期增刊.-1-22-488

答树人君问金鸡纳霜丸(见一百十号)/未署名//绍兴医药学报星期增刊.-1-22-488

答王肖舫君问走马牙疳特效方/未署名//绍兴医药学报星期增刊.-1-22-488

答五十六号玉蘅君问金锁匕/未署名//绍兴医药学报星期增刊.-1-22-188

答姚张东漪问治法/未署名//三三医报.-2-30-54

大蒜的医药价值可以治肺胃肠病/未署名//国医砥柱月刊.-5-18-493

代张耀岚君答黄七之问/未署名//绍兴医药学报星期增刊.-1-22-503

单方论/未署名//医学杂志.-2-13-71

抵当汤证其二/未署名//医学杂志.-2-17-396

抵当汤证其三/未署名//医学杂志.-2-17-396

抵当汤证其一/未署名//医学杂志.-2-17-395

抵当丸证/未署名//医学杂志.-2-17-397

抵制仇货之医药观/未署名//医学杂志.-2-13

－566

跌打损伤验方/未署名//神州国医学报.-4-16
－203

跌扑损伤之验方/未署名//沈阳医学杂志.-3-
2-114

疔疮走黄验方/未署名//光华医药杂志.-4-35
－243

冬日即事/未署名//三三医报.-2-30-212

董阳生先生施医记(连载)/未署名//绍兴医药
学报.-1-11-124,207

读报/未署名//三三医报.-2-30-212

读扁鹊虢太子病论/未署名//中医杂志.-2-23
－489

读邓君曰仁伤寒论疑误之研究文之我见/未署
名//医学杂志.-2-16-45

读针灸医学大纲后/未署名//国医砥柱月刊.-5
-15-631

呃忒哕的特效药/未署名//光华医药杂志.-4-
36-492

儿科经验良方(连载)/未署名//中西医学报.-1
-26-39,109

儿科经验良方详解/未署名//中西医学报.-1-
26-189

二荣养状态(附:体重)/未署名//医学报.-1-4
-56

防己合药辨/未署名//医林一谔.-4-10-430

肺痨病之症状/未署名//绍兴医药学报.-1-11
－522

肺痨吐血:长命新钙/未署名//国医导报.-5-
29-38

费大洋八十元如初针灸三次而愈/未署名//针
灸杂志.-4-28-194

疯狗咬伤急救神效方三则/未署名//神州国医
学报.-4-16-377

疯狗咬验方/未署名//神州国医学报.-4-16
－272

疯犬咬伤方/未署名//中医杂志.-2-19-100

服药须知/未署名//新中华医药月刊.-5-35
-20

妇科验案/未署名//医学杂志.-2-17-378

妇女病验方辑要初辑业已登竣/未署名//国医
正言.-5-5-342

附订正要方数则/未署名//三三医报.-2-30
-307

附验方歌括首四/未署名//中医杂志.-2-20
-502

甘草/未署名//中医世界.-3-28-13

干生姜改良说/未署名//绍兴医药学报.-1-12
－221

葛根之功用/未署名//国医杂志.-4-13-55

各种灵药功用表/未署名//医学报.-1-6-16

耿氏父子名医小传/未署名//华西医药杂志.-5
-36-185

更将西书互参/未署名//医学报.-1-5-310

公开六种特效药/未署名//光华医药杂志.-4-
35-517

公开四个外科秘方/未署名//医学杂志.-2-16
-56

古汤液丸散同方异法说/未署名//中国医药月
刊.-5-32-50

瓜藤汁/未署名//医学杂志.-2-3-348

关于苍耳草治麻风之通讯/未署名//医林一谔
.-4-9-428

关于物性相制之治疗(四则)/未署名//医学杂
志.-2-3-312

广东回春丹及各家丹丸为慢惊送命毒药/未署
名//绍兴医药学报.-1-14-228

国药参三七成分之新研究/未署名//新中医刊
.-5-19-368

国医治脑膜炎之特效药/未署名//神州国医学
报.-4-16-268

蒿艾可防毒瓦斯:国产药用植物之新贡献/未署
名//新中医刊.-5-20-246

何首乌(能治脱骨疽)/未署名//医学杂志.-2-
15-400

和汉药枢要丸散处方公开/未署名//自强医学
月刊.-3-41-334

河南省国医分馆馆长易人(河南通讯)/未署名
//中医世界.-3-38-379//光华医药杂志.-
4-41-90

湖南警察多患脚气局令改良食糙米(湖南通讯)/未署名//中医世界.-3-38-84

湖南警察多患脚气局令改食糙米(湖南通讯)/未署名//光华医药杂志.-4-40-173

坏血病：西他新/未署名//国医导报.-5-29-38

黄芪/未署名//中医世界.-3-28-36

蛔虫论/未署名//绍兴医药学报.-1-13-97

急救解砒霜毒/未署名//三三医报.-2-32-533

记赤砂糖水能治噤口伤寒/未署名//中医杂志.-2-20-436

记女铃医/未署名//绍兴医药学报.-1-9-566

纪毛鸡/未署名//杏林医学月报.-3-20-481

健儿神效方/未署名//医学杂志.-2-2-136

接骨神方/未署名//三三医报.-2-32-534

解射罔毒/未署名//神州国医学报.-4-17-105

介绍霍乱经验良方/未署名//医林一谔.-4-9-386

介绍泰山特产何首乌/未署名//医界春秋.-3-13-454

戒鸦片烟方/未署名//三三医报.-2-31-271

戒烟良方/未署名//杏林医学月报.-3-22-84

疥疮方/未署名//现代医药月刊.-4-27-749

噤口痢外治方/未署名//神州国医学报.-4-17-154

惊风一方兼治急慢两证是慢惊送命毒药/未署名//绍兴医药学报.-1-14-226

灸黄病方/未署名//针灸杂志.-4-31-193

灸足三里之治验/未署名//国医公报.-4-25-95

救急经验良方/未署名//医学杂志.-2-3-239

救吞金妙方/未署名//三三医报.-2-32-533

救吞水银妙方/未署名//三三医报.-2-32-533

救吞洋火良方/未署名//三三医报.-2-32-532

咳嗽腹胀又兼眼翳/未署名//医学杂志.-2-18-190

口涎试贼/未署名//医学报.-1-6-256

立法院通过国立中医研究院组织条例/未署名//神州国医学报.-4-15-329//光华医药杂志.-4-35-350

良药实验报告之一束/未署名//医界春秋.-3-13-29

两个妇人病/未署名//医学杂志.-2-16-399

两者不和若春无秋若冬无夏因而和之是为圣度论/未署名//医学公报.-1-7-93

临海县中医领证消息/未署名//光华医药杂志.-4-41-508//国医砥柱月刊.-5-18-601

临时开业执照有效期间可能再延长一年/未署名//国医砥柱月刊.-5-18-473//新中华医药月刊.-5-35-671

淋巴略说/未署名//医学杂志.-2-12-544

灵枢保产黑神丹/未署名//三三医报.-2-30-519

羚羊角之代用品/未署名//北京医药月刊.-5-21-220

龙虎丸专治五劳七伤吐血不止之秘方/未署名//三三医报.-2-32-455

录急救应验良药/未署名//神州医药学报.-1-45-244

录验案三则/未署名//中医杂志.-2-20-58

论白喉症/未署名//医学报.-1-5-565

论癫犬咬伤症状及其治方/未署名//杏林医学月报.-3-18-441

论恶寒发热之理/未署名//医学报.-1-6-91

论奇经八脉/未署名//医学报.-1-4-35

论鸦片原理及戒绝之法/未署名//医学报.-1-4-391

脉诊用表以定迟速说(连载)/未署名//医学报.-1-5-439,473

梅毒验方/未署名//神州国医学报.-4-16-418

梅县中医学校筹设疗养院/未署名//现代医药月刊.-4-27-398//现代中医.-4-42-318

秘传单腹胀膏药方/未署名//神州国医学报.-4-16-271

棉子炼丸/未署名//医界春秋.-3-10-296

鸣谢育婴要素报赤良药小儿百效神丹/未署名//国医砥柱月刊.-5-17-248

木鳖子精之功用/未署名//医界春秋.-3-12-175

南洋泗水中医公会正式成立(南洋通讯)/未署名//中医世界.-3-39-66//光华医药杂志.-4-41-226

难产神效方/未署名//三三医报.-2-32-533

内经载称人身有奇恒之府有传化之府此两府是人身之何物有何作用试析论之/未署名//国医正言.-5-5-574

尿石之甘油疗法/未署名//医林一谔.-4-11-487

辟疫丹/未署名//医学杂志.-2-8-341

偏方杂谈/未署名//沈阳医学杂志.-3-2-116

七节草/未署名//杏林医学月报.-3-20-479

奇石疗毒志异/未署名//沈阳医学杂志.-3-2-384

脐湿治方/未署名//神州国医学报.-4-16-150

枪弹自出奇方/未署名//三三医报.-2-31-273

青海之药用珍品/未署名//医林一谔.-4-11-421

蚯蚓治惊风方是慢惊送命毒药/未署名//绍兴医药学报.-1-14-227

裘制皮肤万灵膏(连载)/未署名//三三医报.-2-32-458,500

曲之种类/未署名//现代中医.-4-43-97

人参考/未署名//光华医药杂志.-4-36-560

人类灭亡之兆/未署名//三三医报.-2-29-192

人死复生之研究/未署名//医林一谔.-4-11-63//光华医药杂志.-4-35-510

人体内脏可摄影片/未署名//光华医药杂志.-4-37-353//中西医药.-5-9-543

日本岐阜县发行怪流行病/未署名//神州国医学报.-4-16-462//光华医药杂志.-4-37-449

日本研究中药(日本通讯)/未署名//中医世界.-3-39-389//神州国医学报.-4-18-456//针灸杂志.-4-33-344

日医学家搜获贵重汉药材料(日本通讯)/未署名//中医世界.-3-39-123//神州国医学报.-4-18-369//光华医药杂志.-4-41-316

如皋县育德所开始施医给药(如皋通讯)/未署名//中医世界.-3-39-387//国医砥柱月刊.-5-18-685

乳岩初起方/未署名//现代医药月刊.-4-27-745

乳岩险症第一良方/未署名//三三医报.-2-32-533

乳痈奇方/未署名//三三医报.-2-32-533

乳痈树/未署名//杏林医学月报.-3-20-478

瘃药水方/未署名//中医指导录.-4-4-573

伤寒厥阴证一案两感头痛/未署名//医界春秋.-3-13-26

伤寒论新注序/未署名//三三医报.-2-33-498

上海市中医药界纪念三一七国医节之盛况/未署名//医界春秋.-3-13-370//国医公报.-4-25-121

上海医生过剩/未署名//医界春秋.-3-10-16//神州国医学报.-4-14-312

邵阳筹设国医公会/未署名//光华医药杂志.-4-41-406//国医砥柱月刊.-5-16-52

绍地禁止神药之感言/未署名//绍兴医药学报星期增刊.-1-22-172

舌鉴辨正(连载)/未署名//医学报.-1-5-338,374,414,446,478,510,542,574.-1-6-30,62,82,126,150

神经性病症及妊娠呕吐之治疗/未署名//中西医药.-5-13-271

神效通乳汤/未署名//光华医药杂志.-4-38-207

慎重戒烟药品/未署名//绍兴医药学报.-1-8-215

石灰水可治慢性前额窦炎/未署名//医林一谔.-4-11-613

石上莲/未署名//杏林医学月报.-3-20-479

食母生/未署名//国医导报.-5-29-39

世界医学破产/未署名//三三医报.-2-29-322

市商会呈财政部请免征国药出口税/未署名//神州国医学报.-4-16-422//光华医药杂志.-4-37-372

手腕脱节方/未署名//中医世界.-3-29-73

书汉长沙太守仲景碑阴(鹤泉文钞续选)/未署名//国医文献.-5-15-178

暑疖方/未署名//神州国医学报.-4-16-269

水罨/未署名//医学公报.-1-7-249

说改良中药/未署名//沈阳医学杂志.-3-1-48

松毛戒烟膏制法/未署名//医学杂志.-2-3-347

苏俄学院发明伤寒预防术/未署名//医界春秋.-3-11-54//现代中医.-4-42-95

苏民教两厅调查各县有名国医(镇江通讯)/未署名//中医世界.-3-39-489//国医砥柱月刊.-5-18-698

苏州国医学校新迁校舍纪念会盛况/未署名//医界春秋.-3-12-438//针灸杂志.-4-30-87//国医正言.-5-4-254

苏州国医学校最近消息(苏州通讯)/未署名//光华医药杂志.-4-39-444//国医正言.-5-4-612//中医新生命.-5-7-576//中西医药.-5-11-175

酸枣仁汤/未署名//文医半月刊.-5-14-162

蒜之新药理/未署名//新中医刊.-5-19-368

泰县中医公会成立审查委员会(泰县通讯)/未署名//中医世界.-3-39-69//光华医药杂志.-4-41-226

谈蛤蚧/未署名//杏林医学月报.-3-20-480

谈谈我学针灸的经过/未署名//针灸杂志.-4-28-465

天泡疮治方/未署名//神州国医学报.-4-16-113

天下各种丹丸为慢惊送命毒药/未署名//绍兴医药学报.-1-14-227

头痛粉成李君的救苦神丹/未署名//国医砥柱

月刊.-5-17-424

吐狂血验方/未署名//光华医药杂志.-4-35-236

外科神效方一束/未署名//国医杂志.-4-13-342

外科应用良方药膏/未署名//医学杂志.-2-16-57

外治奇验/未署名//中医杂志.-2-26-68

卫生署正式公布中医审查规则(南京专电)/未署名//中医世界.-3-38-15//光华医药杂志.-4-40-107

卫生署中医委员会成立/未署名//神州国医学报.-4-18-265//国医正言.-5-5-490

问百五十五/未署名//绍兴医药学报.-1-16-118

问伏暑腹灼拒按作痛及此症纠缠时日之故/未署名//绍兴医药学报星期增刊.-1-22-267

问海南子片之正名/未署名//绍兴医药学报星期增刊.-1-22-245

问黄龙酒/未署名//绍兴医药学报星期增刊.-1-22-503

问梦遗治法/未署名//三三医报.-2-29-135

问七十七/未署名//绍兴医药学报.-1-13-407

问七十一/未署名//绍兴医药学报.-1-12-524

问石莲之代物/未署名//绍兴医药学报星期增刊.-1-21-364

问腿足癣顽治法/未署名//绍兴医药学报星期增刊.-1-21-255

问小儿腹大治法/未署名//绍兴医药学报星期增刊.-1-22-58

问药/未署名//绍兴医药学报星期增刊.-1-22-188

问药一则/未署名//绍兴医药学报星期增刊.-1-21-453

问张寿甫先生治毒门用轻粉红粉质疑/未署名//绍兴医药学报星期增刊.-1-22-55

我国肉桂能制高等香精/未署名//医界春秋.-3-12-396//光华医药杂志.-4-38-97

五个问题/未署名//光华医药杂志.-4-39-357,551

五行相克论/未署名//绍兴医药月报.-2-41-230

武进国医界举行庆祝国医节纪念大会/未署名//医学杂志.-2-18-456//神州国医学报.-4-18-289//光华医药杂志.-4-41-321//文医半月刊.-5-14-513

武进国医学会举行第四届会员大会(武进通讯)/未署名//光华医药杂志.-4-40-545//国医砥柱月刊.-5-15-519

武进卫生教育委员会重行聘请委员/未署名//光华医药杂志.-4-41-321//文医半月刊.-5-14-513

误服自来火方/未署名//三三医报.-2-32-457

误吞水蛭治法/未署名//神州国医学报.-4-17-105

西班牙妇人一胎产七孩/未署名//神州国医学报.-4-18-402//光华医药杂志.-4-41-397

西京国粹中医院发行国粹医药月刊/未署名//新中华医药月刊.-5-35-603//华西医药杂志.-5-37-184

夏令卫生注意事项/未署名//三三医报.-2-29-85

夏月忌枳说/未署名//中医杂志.-2-24-208

小豆蔻/未署名//医学报.-1-7-395

小儿百效神丹治验报告/未署名//国医砥柱月刊.-5-17-628

小儿散/未署名//医学报.-1-7-394

小儿时症公方/未署名//三三医报.-2-32-456

小儿误吞铁物/未署名//三三医报.-2-32-533

小茴香辨/未署名//医学杂志.-2-15-617

小青龙汤麻杏甘石汤各方之解剖/未署名//光华医药杂志.-4-38-55

哮喘之辨别及治疗/未署名//中医世界.-3-37-35

泻心汤类诸方总论/未署名//中国医药月刊.-5-32-16

新加坡中医药联会选出建筑会所职员(星洲通讯)/未署名//中医世界.-3-39-490//光华医药杂志.-4-41-606

新娘生理变态之奇闻/未署名//光华医药杂志.-4-41-505//国医砥柱月刊.-5-18-603

新中国医学院近讯(上海市通讯)/未署名//中医世界.-3-38-218//新中医刊.-5-19-332.-5-20-24,218,350,519

信谊霍乱内服克星信谊伤寒内服克星/未署名//国医导报.-5-29-39

星洲医药联会开会欢迎张见初(星洲通讯)/未署名//中医世界.-3-39-497//光华医药杂志.-4-41-606

薛部长对于中医药存废问题之谈话/未署名//医界春秋.-3-6-376//中西医药.-5-13-260

血症圣药治血草/未署名//医界春秋.-3-11-297

血症无死法论/未署名//中医杂志.-2-19-213

牙痛方/未署名//中医杂志(广东).-3-4-192

咽喉列方/未署名//医界春秋.-3-6-230

验方四则/未署名//中医杂志.-2-20-503

验方一则(定风酒方)/未署名//中国医药月刊.-5-32-406

验方杂录/未署名//医学杂志.-2-15-515

验舌杂录(连载)/未署名//医学杂志.-2-10-47,146

羊痛单方/未署名//三三医报.-2-29-274

药名小说/未署名//医界春秋.-3-5-134

药肆饮片有应改革之陋习/未署名//中医世界.-3-37-143

药学小字典/未署名//医学杂志.-2-14-575

腋痛奇方/未署名//神州国医学报.-4-17-154

医废疾/未署名//绍兴医药学报.-1-12-108

医学家之疫症说/未署名//中西医学报.-1-24-240

医学随笔/未署名//医学杂志.-2-17-253

医药文虎/未署名//中医指导录.-4-4-501

医治小儿耳后湿烂良方/未署名//神州国医学报.-4-17-106

移足接手外科手术惊人进步/未署名//神州国医学报.-4-16-460//光华医药杂志.-4-37-535

疑问五则/未署名//绍兴医药学报星期增刊.-1-22-488

疑问一则/未署名//绍兴医药学报星期增刊.-1-21-468

意名医发明治癌新法/未署名//中医世界.-3-39-389//光华医药杂志.-4-41-501

用药无伐天和说/未署名//医学杂志.-2-3-530

游面邪风方/未署名//中医指导录.-4-4-573

鱼口便毒方/未署名//神州国医学报.-4-16-418

预防小产方/未署名//现代医药月刊.-4-27-747

月夜/未署名//文医半月刊.-5-14-12

粤人多患肝蛭虫病/未署名//神州国医学报.-4-18-449//光华医药杂志.-4-41-515

再讨论伤寒论太阳篇瓜蒂散条文疑误之研究/未署名//医学杂志.-2-16-429

脏腑论/未署名//绍兴医药月报.-2-41-228

泽泻治肾脏炎的实验/未署名//新中医刊.-5-19-566

张制治血丸/未署名//医界春秋.-3-10-356

樟脑与龙脑之化学研究/未署名//光华医药杂志.-4-35-244

真心痛方/未署名//神州国医学报.-4-16-202

栀子豉汤与瓜蒂散之研究/未署名//文医半月刊.-5-14-461

治便血简方/未署名//神州国医学报.-4-16-151

治癫狗咬方(萧山来氏祖传经验灵方)/未署名//神州国医学报.-4-16-419

治疗秘法/未署名//神州国医学报.-4-16-34

治冻疮法/未署名//文医半月刊.-5-14-42

治毒蛇疯犬咬伤之良方巳戍丹/未署名//神州国医学报.-4-16-522

治肚角痛单方/未署名//神州国医学报.-4-16-151

治痢疾神效方/未署名//医学杂志.-2-6-383

治流火简方/未署名//神州国医学报.-4-16-152

治瘰疬溃烂灵丹/未署名//三三医报.-2-32-534

治目疾神方/未署名//中医杂志.-2-20-504

治目中起星方/未署名//现代医药月刊.-4-27-729

治脑膜炎之验方/未署名//杏林医学月报.-3-19-76

治伤寒营气虚弱证/未署名//医学杂志.-2-7-343

治手足风湿之两方/未署名//神州国医学报.-4-16-376

治头风痛良方/未署名//中医杂志.-2-21-525

治吞红洋火头方/未署名//神州国医学报.-4-16-271

治脱力黄病灵效药方/未署名//三三医报.-2-29-376

治小儿初生脐风秘方/未署名//三三医报.-2-31-272

治小儿脐风秘方/未署名//针灸杂志.-4-31-463

治小儿舌黑肿胀奇方/未署名//神州国医学报.-4-17-153

治哮方/未署名//神州国医学报.-4-16-202

治羊癫疯方/未署名//神州国医学报.-4-17-69

治羊角疯方/未署名//神州国医学报.-4-17-288

治药捷法/未署名//医学杂志.-2-1-600

治噎膈验方/未署名//国医正言.-5-4-562

治腋气方/未署名//国医正言.-5-4-39

中风论/未署名//神州医药学报.-1-47-312

中国方药学源流记(连载)/未署名//医学报.-1
　-5-123,287

中国医学大成发售预约/未署名//医界春秋.-3
　-13-476//国医正言.-5-4-613

中华制药厂筹备处已成立/未署名//神州国医
　学报.-4-16-458//光华医药杂志.-4-37
　-394

中央国医馆焦馆长易堂肖像/未署名//国医公
　报.-4-24-477//国医砥柱月刊.-5-18
　-517

中药小字典/未署名//复兴中医.-5-31-87

中医方剂之组织/未署名//中国医药月刊.-5-
　32-402

专治痧症方/未署名//三三医报.-2-32-456

专治文武疯癫秘方/未署名//三三医报.-2-32
　-455

专治吸食毒物良方/未署名//神州国医学报.-4
　-16-201

紫草与紫草茸之鉴别/未署名//中医指导录.-4
　-4-532

最有效之保产方/未署名//光华医药杂志.-4-
　35-243

味寒

疟疾谈/味寒//绍兴医药学报.-1-10-537

味辛

畸形之检定/味辛//神州医药学报.-1-47
　-307

畏寒

冷水浴之大效/畏寒//中西医学报.-1-25
　-405

畏仲

中医教育列入学校系统问题之商榷/畏仲//中
　西医药.-5-13-333

渭清

绝人血统之血统法院/渭清//光华医药杂志.-4

　-35-568

蔚南

堕胎药之研究/蔚南//新中医刊.-5-19-329

魏步宽

鹤山堂诊余笔记/魏步宽//中医杂志.-2-21
　-59

录家叔荫塘治验三则/魏步宽//中医杂志.-2-
　21-256

魏创业

半身麻木/魏创业//光华医药杂志.-4-38
　-546

不屑医谈(漏带)/魏创业//光华医药杂志.-4-
　41-131

疟疾证治(连载)/魏创业//光华医药杂志.-4-
　41-40,122

腮腺炎之研究/魏创业//文医半月刊.-5-14
　-361

魏春晖

对于统一病名案建议书暨各省同德商榷书之附
　议/魏春晖//国医杂志.-4-12-447

魏达夫

时症一得/魏达夫//绍兴医药学报.-1-8-204

外科刍言/魏达夫//绍兴医药学报.-1-8-115

魏达三

答刘鸿钧君问病名及治法/魏达三//医界春秋
　.-3-8-68

魏复乾

七星盖月疗之针法公开告人/魏复乾//针灸杂
　志.-4-28-224

致针灸学研究社众位社员书/魏复乾//针灸杂
　志.-4-28-201

魏光焘

奏请疏浚陕省水利疏/魏光焘//利济学堂报.-1
－2－75

奏陕西防练各军拟酌量改定以资防守折/魏光
焘//利济学堂报.-1－1－185

魏焕辰

黄疸症国药经验良方/魏焕辰//国药新声.-5-
22－429

魏克逊

经验处方集(一)至(八)/魏克逊//中国医药月
刊.－5－32－21,49,87,129,155,191,
245,295

魏乐生

验方六则/魏乐生//中医杂志.-2-20-300

魏念庭

伤寒论跋/魏念庭//国医文献.-5-15-151

魏平治

霍乱之研究/魏平治//国医砥柱月刊.-5-18
－482

魏善忱

正定魏善忱君蝉来函/魏善忱//中医新生命.-5
－6－169

魏生乐

治验两则/魏生乐//中医杂志.-2-21-158

魏 氏

伤寒论/魏氏//国医文献.-5-15-97

魏世贵

江西赣州魏世贵君来函/魏世贵//医界春秋.-3
－9－424

疑病征答/魏世贵//医界春秋.-3-9-316

祝诗四则/沙亦恕,魏世贵,谢安之,郭先举//医
界春秋.-3-9-388

魏世兴

鼠疫刺法之实验报告/魏世兴//针灸杂志.-4-
28－432

治验成绩报告/魏世兴//针灸杂志.-4-28
－604

魏文耀

赤痢伤阴验案/魏文耀//国医砥柱月刊.-5-16
－229

慈溪颜氏医案/颜芝馨(遗著);魏文耀(校)//文
医半月刊.-5-14-644

风湿下痢验案/魏文耀//国医砥柱月刊.-5-16
－231

江都袁氏医案序/魏文耀//文医半月刊.-5-14
－269

咳嗽病案/魏文耀//文医半月刊.-5-14-534

脑膜炎中医之病名/魏文耀//文医半月刊.-5-
14－375

伤寒化燥热喘验案/魏文耀//国医砥柱月刊.-5
－16－180

实热赤痢验案/魏文耀//国医砥柱月刊.-5-16
－413

颜氏医案(一)至(三)/颜芝馨(遗著);魏文耀
(校订)//国医砥柱月刊.-5-17-363,
421,484

魏席珍

血症概要/魏席珍//中医世界.-3-32-267

魏筱泉

鹤山书屋临证笔记/魏筱泉(著);宏焱谨(录)//
中医杂志.-2-20-411

魏新绿

白带病/魏新绿//光华医药杂志.-4-36-99

妇女病疗法各论/魏新绿//光华医药杂志.-4-
35－387//国医砥柱月刊.-5-16-594

谈谈癥瘕积聚/魏新绿//光华医药杂志.-4-36

－421

魏　萱

肝脏疗法之优先权/魏萱(译述);张锡君(标题)
　　//光华医药杂志.-4-39-516

古方药议(连载)/[日]木村长久(著);魏萱
　　(译)//光华医药杂志.-4-37-233,330.-4
　　-38-47,125,225,474,569.-4-39-63,519

古方药议(一)至(六)/[日]木村长久(著);魏
　　萱(译)//文医半月刊.-5-14-92,120,139,
　　153,172,188

和汉药物新制剂/魏萱(译述)//中国医药月刊
　　.-5-32-441,471

黄帝内经素问解题(连载)/[日]田中吉左卫门
　　(著);魏萱(译)//国医公报.-4-22-52,
　　168,291,516

结核性腹膜炎/[日]奥田谦藏(著);魏萱(译)
　　//光华医药杂志.-4-38-378

灵素系统(连载)/[日]田中吉左卫门(著);魏
　　萱(译)//中国医药月刊.-5-32-7,39,73

论解热剂/魏萱//中国医药月刊.-5-32-119

脑漏治验一例/魏萱//中国医药月刊.-5-32
　　-503

伤寒论讲义(连载)/[日]奥田谦藏(著);魏萱
　　(译)//国医公报.-4-23-185,309,433.-4
　　-24-53,283,401.-4-25-69,187,299,453

实用新本草/魏萱//中国医药月刊.-5-33
　　-342

月经与红铅/[日]城一格(著);魏萱(译)//光
　　华医药杂志.-4-37-322

中西病名对照考(连载)/[日]矢数道明(著);
　　魏萱(译)//光华医药杂志.-4-36-252,
　　376,468,549.-4-37-55,131,237,325,429
　　.-4-38-51,130,229,574.-4-39-66,
　　156,235

魏雪芳

孕妇发斑/魏雪芳//光华医药杂志.-4-35
　　-273

组织中国女医社提议/魏雪芳//光华医药杂志

．-4-35-429

魏砚农

订阅砥柱月刊的感言/魏砚农//国医砥柱月刊
　　.-5-16-360

魏治平

传染性皮肤病之研究/魏治平//国医砥柱月刊
　　.-5-18-266

魏宗岱

刺耳聋并尸厥证之经验/魏宗岱//医学杂志.-2
　　-8-488

金匮云五藏病各有十八合为九十病之研究/魏
　　宗岱//医学杂志.-2-8-420

金匮云一者经络受邪入脏腑为内所因也二者四
　　肢九窍血脉相传壅塞不通为外皮肤所中也/
　　魏宗岱//医学杂志.-2-8-571

痓证与霍乱之研究/魏宗岱//医学杂志.-2-8-
　　570

脉微细欲绝经验之研究/魏宗岱//医学杂志.-2
　　-8-578

疟症之脉有弦与不弦之研究/魏宗岱//医学杂
　　志.-2-9-323

说汗/魏宗岱//医学杂志.-2-9-67

五劳七伤六极之研究/魏宗岱//医学杂志.-2-
　　9-68

用药先以中气为本/魏宗岱//医学杂志.-2-3-
　　496

中焦受气取汁变化而赤是为血之研究/魏宗岱
　　//医学杂志.-2-2-281

温碧泉

辨内经肾苦燥急食辛以润之辛字当为酸字之误
　　/温碧泉//医学杂志.-2-16-343

个人临床最精审之验案及确有奇效之秘方/温
　　碧泉//医学杂志.-2-18-340

桂枝去桂加茯苓白术汤之浅解/温碧泉//医学
　　杂志.-2-16-192

桂枝去桂加茯苓白术汤之研究/温碧泉//医界

春秋.-3-7-202

国医界现在应进行之事件/温碧泉//医学杂志.-2-17-230

介休温碧泉讨论六经营卫气血函/温碧泉//医学杂志.-2-17-62

麻黄汤发汗桂枝汤解肌合释/温碧泉//医学杂志.-2-16-191

伤寒论喘病汇解/温碧泉//医学杂志.-2-16-191

伤寒论六经的广义与狭义/温碧泉//医界春秋.-3-7-163

伤寒脉浮滑此表有热里有寒之正误/温碧泉//医界春秋.-3-7-275

温庚星

遗精/温庚星//光华医药杂志.-4-36-432

温冠群

多年耳疾/温冠群//光华医药杂志.-4-37-154

温健中

鼻渊/温健中//中医世界.-3-36-328

失眠症良方/温健中//中医世界.-3-36-125

温敬修

呈请中央国医馆续刊公报借作南针文/温敬修//文医半月刊.-5-14-559

对于中医设立学校列入教学系统案之商榷/温敬修//国医砥柱月刊.-5-18-551

汇验治痢草药学(连载)/陈振翼(编辑);温敬修(校正)//国医砥柱月刊.-5-16-296,545

民众卫生常识问答/温敬修//现代医药月刊.-4-27-335

请医药同仁设法解围书/温敬修//文医半月刊.-5-14-354

伤科秘本(连载)/郑明泰(编辑);温敬修(校正)//国医砥柱月刊.-5-15-571,624.-5-16-48.-5-17-61,157

伤科秘本(一)至(六)/郑明泰(编);温敬修(校)//文医半月刊.-5-14-465,480,499,557,

599,642

温敬修不满于卫署中医审查规则之吁请/温敬修//光华医药杂志.-4-41-78

仙游县医药界补行庆祝(一二二)国民政府公布中医条例纪念会宣言/温敬修//现代医药月刊.-4-27-703

消极防空要领(一)至(十)/温敬修//文医半月刊.-5-14-356,371,400,423,442,457,476,493,552,573

药物学续编序/温敬修//现代医药月刊.-4-27-501

药物学续篇自序/温敬修//国医砥柱月刊.-5-15-457

药用矿物学/温敬修//现代医药月刊.-4-27-548

药用植物学(连载)/温敬修//现代医药月刊.-4-27-370,414,445,489,519,571

医用物理学自序/温敬修//现代医药月刊.-4-27-720

依据中医学所含之科学原则以为诊断确定之标准说/温敬修//现代医药月刊.-4-27-761

针灸秘传经验法/陈贤锦(编述);温敬修(校正)//光华医药杂志.-4-41-594

针灸沿革漫谈/温敬修//国医公报.-4-24-80

植用药物学/温敬修//现代医药月刊.-4-27-322

最新实验药物学自序/温敬修//光华医药杂志.-4-40-164

温明远

问膜原有形无形/温明远//绍兴医药学报星期增刊.-1-21-311

温荣修

汇验治痢草药学(连载)/陈振翼(编辑);温荣修(校正)//国医砥柱月刊.-5-17-68

温述而

良医与良相/温述而//国医杂志.-4-5-415

温悦堂

暑令保赤要言(一)至(二)/温悦堂//国医正言
.-5-5-89,137

温州中医学社学生自治会

温州中医学社学生自治会告全国中医界书/温
州中医学社学生自治会//中医世界.-3-38-
323

温卓群

一封快信:中医必亡说/温卓群//光华医药杂志
.-4-38-78

文化印书局

声明/文化印书局//三三医报.-2-30-414

文　崧

青矾之功用及能治疳病之研究/文崧//光华医
药杂志.-4-38-363

文　韬

表里浅说/文韬//沈阳医学杂志.-3-2-84

文廷式

条陈养民事宜折/文廷式//利济学堂报.-1-3-
679

文一民

遗精预防法/文一民//光华医药杂志.-4-37
-437

文医半月刊社

包头中国国医院启事/文医半月刊社//文医半
月刊.-5-14-444

北城社代办部启事/文医半月刊社//文医半月
刊.-5-14-530

北平国医改进分会国医研究会奉令征集卫生实
施方案/文医半月刊社//文医半月刊.-5-14
-160

北平华北医学院举行第三届学院毕业典礼/文
医半月刊社//文医半月刊.-5-14-622

北平文医半月社来函聘请本社张主编为顾问/
文医半月刊社//医界春秋.-3-13-523

本社顾问/文医半月刊社//文医半月刊.-5-14
-288,304,320,336,368

本社特约记者/文医半月刊社//文医半月刊.-5
-14-256,304

本社特约著者/文医半月刊社//文医半月刊.-5
-14-320,336,368

编者言/文医半月刊社//文医半月刊.-5-14
-188

常熟国医杂志主编赵子刚等电呈行政院反对中
医受卫生署管理/文医半月刊社//文医半月
刊.-5-14-160

常熟名医电贺中医委员/文医半月刊社//文医
半月刊.-5-14-514

初雪/文医半月刊社//文医半月刊.-5-14-44

读伤寒论原文的预备/文医半月刊社//文医半
月刊.-5-14-402

福建仙游国医专门学校第一届毕业学员姓名录
/文医半月刊社//文医半月刊.-5-14-320

复苏州国医研究院总务主任王慎轩先生书/文
医半月刊社//文医半月刊.-5-14-559

关于医药学术之最大贡献/文医半月刊社//文
医半月刊.-5-14-648

华北国医学院捐资慰劳绥远守土将士/文医半
月刊社//文医半月刊.-5-14-355

华北国医学院快邮代电/文医半月刊社//文医
半月刊.-5-14-176

华北国医学院同学主办国医函授学社现已招生
报名者甚踊跃/文医半月刊社//文医半月刊
.-5-14-240

华北国医学院文医半月刊社简章(连载)/文医
半月刊社//文医半月刊.-5-14-14,144

华北国医学院文医半月刊社征求社员简章/文
医半月刊社//文医半月刊.-5-14-118

华北国医学院消息/文医半月刊社//文医半月
刊.-5-14-144

江苏省国医分馆聘钱今阳为编辑主任/文医半
月刊社//文医半月刊.-5-14-513

江西景德镇公安局举行中医考试/文医半月刊社//文医半月刊.-5-14-160

江西温圳镇国医研究社成立会之盛况/文医半月刊社//文医半月刊.-5-14-513

来函照登/文医半月刊社//文医半月刊.-5-14-381

名医学家悬壶/文医半月刊社//文医半月刊.-5-14-442

普济方序/文医半月刊社//文医半月刊.-5-14-647

三中全会两个重要提案/文医半月刊社//文医半月刊.-5-14-503

山东沂水乡村医药传习所开始招生/文医半月刊社//文医半月刊.-5-14-160

上海医界春秋社为中西医不平等待遇案宣言/文医半月刊社//文医半月刊.-5-14-432

苏联名生理学家巴甫洛夫逝世/文医半月刊社//文医半月刊.-5-14-80

苏民厅促进民众健康/文医半月刊社//文医半月刊.-5-14-160

苏州国医研究院组织履行见习团赴杭州实习/文医半月刊社//文医半月刊.-5-14-354

绥国医分馆开始施诊/文医半月刊社//文医半月刊.-5-14-224

谭次仲伤寒论讲义(一)至(五)/文医半月刊社//文医半月刊.-5-14-551,575,592,614,637

卫生局考试中医揭晓/文医半月刊社//文医半月刊.-5-14-559

卫生署开始管理中医登记发照仍归地方机关办理/文医半月刊社//文医半月刊.-5-14-160

文医半月刊编后琐话/文医半月刊社//文医半月刊.-5-14-14,30,46

文医半月刊编辑部启事/文医半月刊社//文医半月刊.-5-14-16,16,45,48,64,125,188,415,506,506,585,607,646

文医半月刊编辑照片/文医半月刊社//文医半月刊.-5-14-386

文医半月刊代售明日医药杂志/文医半月刊社//文医半月刊.-5-14-82

文医半月刊稿约/文医半月刊社//文医半月刊.-5-14-415

文医半月刊快邮代电/文医半月刊社//文医半月刊.-5-14-414

文医半月刊启事/文医半月刊社//文医半月刊.-5-14-1,45,45,48,48,48,64,92,109,109,144,176,256,272,288,304,336,336,352,368,368,416,416,416,434,434,452,452,452,488,488,563,585,607,627,646

文医半月刊社第二届毕业学员姓名录/文医半月刊社//文医半月刊.-5-14-192

文医半月刊社发行部启事/文医半月刊社//文医半月刊.-5-14-320,320,336,336,336,416,434,544,603,623,623,623,623,646

文医半月刊社发行部通讯(一)至(二)/文医半月刊社//文医半月刊.-5-14-623,623

文医半月刊社法律顾问/文医半月刊社//文医半月刊.-5-14-80

文医半月刊社稿约/文医半月刊社//文医半月刊.-5-14-173

文医半月刊社顾问(连载)/文医半月刊社//文医半月刊.-5-14-272,433,451,469,540

文医半月刊社徽章/文医半月刊社//文医半月刊.-5-14-490,509,632

文医半月刊社拟出肺病专号征稿启事/文医半月刊社//文医半月刊.-5-14-488

文医半月刊社全体同人摄影/文医半月刊社//文医半月刊.-5-14-32

文医半月刊社社员证(连载)/文医半月刊社//文医半月刊.-5-14-487,505,543

文医半月刊社社员证/文医半月刊社//文医半月刊.-5-14-649

文医半月刊社实业部奖状/文医半月刊社//文医半月刊.-5-14-542,562

文医半月刊社特约驻汉记者/文医半月刊社//文医半月刊.-5-14-80

文医半月刊社特约著者/文医半月刊社//文医半月刊.-5-14-64,80,272,415,433,451,469,540

文医半月刊社特约撰稿员/文医半月刊社//文
医半月刊.-5-14-64

文医半月刊社通讯/文医半月刊社//文医半月
刊.-5-14-623

文医半月刊社新社员照片/文医半月刊社//文
医半月刊.-5-14-436,454,472,490,509,
546,568,588,610,632

文医半月刊社信箱/文医半月刊社//文医半月
刊.-5-14-64,96,125

文医半月刊社药学研究会发起词/文医半月刊
社//文医半月刊.-5-14-169

文医半月刊社医学顾问/文医半月刊社//文医
半月刊.-5-14-80

文医半月刊社医药顾问/文医半月刊社//文医
半月刊.-5-14-64

文医半月刊社赠书致谢/文医半月刊社//文医
半月刊.-5-14-224,272,451,469,540,
563,607,627,288,304,320,352,368

文医半月刊社征求社员简章/文医半月刊社//
文医半月刊.-5-14-469,487,505,543,
563,585,607,627,649

文医半月刊通告/文医半月刊社//文医半月刊
.-5-14-48,64

文医半月刊投稿简约/文医半月刊社//文医半
月刊.-5-14-30,46,78,144

文医半月刊医药问答栏规则/文医半月刊社//
文医半月刊.-5-14-415

文医半月刊征稿简章/文医半月刊社//文医半
月刊.-5-14-14

文医半月刊主编施今墨照片/文医半月刊社//
文医半月刊.-5-14-385

武进国医学会第四届理监事补行宣誓就职典礼
/文医半月刊社//文医半月刊.-5-14-513

杨叔澄启事/文医半月刊社//文医半月刊.-5-
14-460,519

叶橘泉启事/文医半月刊社//文医半月刊.-5-
14-646

医界紧要消息(厦门通讯)/文医半月刊社//文
医半月刊.-5-14-450

医学讨论会开第一次会(北平消息)/文医半月

刊社//文医半月刊.-5-14-581

医学讨论会正式成立:七百余医生参加(北平消
息)/文医半月刊社//文医半月刊.-5-14
-581

医学问答/文医半月刊社(辑)//文医半月刊.-5
-14-58,74,74,74,74,107,107,107,123,
136,137,137,138,138,151,152,152,167,
168,184,185,185,185,186,187

医药问答/文医半月刊社(辑)//文医半月刊.-5
-14-213,214,214,215,215,232,233,234,
251,251,252,252,267,281,281,297,347,
347,348,365,365,365,365,381,413,413,
431,448,449,449,484,484,485,502,502,
502,536,536,536,536,537,537,537,537,
537,537,537,537,560,560,560,582,582,
582,601,601,621,621,621,621,646,646,
646.-5-17-297

用药须知发行预告启事/文医半月刊社//文医
半月刊.-5-14-563,585,607,627

湛然墨汁/文医半月刊社//文医半月刊.-5-14
-541

中央国医馆调查秘传古方/文医半月刊社//文
医半月刊.-5-14-256

中国医药旬刊已筹备就绪定于二月一日出版/
文医半月刊社//文医半月刊.-5-14-432

中医考试/文医半月刊社//文医半月刊.-5-14
-80

中医条例公布之后/文医半月刊社//文医半月
刊.-5-14-62

中医委员会开成立会特志/文医半月刊社//文
医半月刊.-5-14-526

注意/文医半月刊社//文医半月刊.-5-14-96

文琢之

四川药材没落与曙光/文琢之//国医砥柱月刊
.-5-18-184

壹得录/文琢之//华西医药杂志.-5-36-136

闻兰亭

题词二则/闻兰亭,林康侯//中国女医.-5-34-

254

问 樵

敬请我会诸君同认本报股份启/问樵//医学报.-1-6-307

论台医坐店之弊(一)至(二)/问樵//医学报.-1-6-314,323

翁长钟

肺病及喉症之治疗新法/翁长钟//中西医学报.-1-34-449

翁超程

凡医必须兼通针灸说/翁超程//针灸杂志.-4-32-231

中国针灸研究社社员对于复兴针灸所负之责任/翁超程//针灸杂志.-4-32-230

翁廉介

问喉病之治法/翁廉介//医界春秋.-3-11-324

问肾囊膨胀之治法/翁廉介//医界春秋.-3-8-151

征求答案四则/陈汉英,翁廉介,苏艺,钟天赋//医界春秋.-3-6-267

翁齐贤

赤痢白痢所伤不同治法亦异辨/翁齐贤//中医杂志.-2-19-438

寒疟温疟瘅疟论/翁齐贤//中医杂志.-2-20-407

翁 恕

对于阴阳五行之我见/翁恕//光华医药杂志.-4-37-407

囊缩症之简易治疗法/翁恕//光华医药杂志.-4-38-459

翁性初

疫疼急性传染病流行性脑脊髓膜炎(连载)/翁性初//光华医药杂志.-4-41-365,450

翁义芳

问呃逆气郁治法/翁义芳//绍兴医药学报星期增刊.-1-22-410

翁玉辉

问咳嗽痰喘治法/翁玉辉//绍兴医药学报星期增刊.-1-21-207

翁源第五区中医研究社

翁源第五区中医研究社复天津市中医公会函(为卫生署把持中医中药案呈行政立法两院及军委会之代电)/翁源第五区中医研究社//国医正言.-5-4-530

翁源中医研究社

介绍一封有研究价值的来函/翁源中医研究社//杏林医学月报.-3-17-403

中医退化之原因/翁源中医研究社//杏林医学月报.-3-16-45.-3-19-166

翁振基

鹪鹩集医学揭要(一)至(二)/翁振基(著);王如恪(订正);裘吉生(校刊)//绍兴医药学报.-1-16-233.-1-18-50

翁醉陶

铁樵函授医学学员课艺选刊:试言麻黄汤桂枝汤应用共同之点(四)/翁醉陶//铁樵医学月刊.-4-44-169

铁樵函授医学学员课艺选刊:试言人体腺体之种类(其二)/翁醉陶//铁樵医学月刊.-4-44-23

铁樵函授医学学员课艺选刊:试约举病而见浮脉之理(其四)/翁醉陶//铁樵医学月刊.-4-44-265

我亦医界一份子

论医药学为今日中国自强之关键/我亦医界一

份子//绍兴医药学报.-1-8-183

乌有荃

白果精治验记/乌有荃//光华医药杂志.-4-37
-440

邬　亮

答问/邬亮(问);陆渊雷(答)//中医新生命.-5
-7-105,105.-5-8-413

邬志坚

麻风/傅乐仁(著);邬志坚(编译)//中西医学报
.-1-41-565

俞著中国麻风病学序/邬志坚//中国医药月刊
.-5-32-580

中国麻风病学序/邬志坚//复兴中医.-5-31
-543

无波阁主

科学与不科学/无波阁主//国医砥柱月刊.-5-
15-601

无　恒

中西医平议/无恒//广东医药月刊.-3-24
-223

无为子

人之神灵在脑论/无为子//绍兴医药学报.-1-
13-100

治疟不用柴胡论/无为子//绍兴医药学报.-1-
13-101

无锡吴礼让堂

无锡吴礼让堂启事/无锡吴礼让堂//中西医学
报.-1-32-155

无锡中医学会

无锡中医学会宣言书/无锡中医学会//绍兴医
药学报星期增刊.-1-22-518

无锡中医友谊会

电请部立学科/无锡中医友谊会//三三医报.-2
-33-565

祭沈奉江先生文/无锡中医友谊会//沈阳医学
杂志.-3-2-251

吴安邦

验方产后良方/吴安邦//中医指导录.-4-2
-176

吴宝谷

狐白病之研究/吴宝谷//医界春秋.-3-9-442

吴宝浓

治水肿方剂与服秋石之特效/吴宝浓//杏林医
学月报.-3-23-35

吴保神

冲脉循行腧穴之研究/吴保神//中医世界.-3-
35-542

对于某医报学说之批评/吴保神//医界春秋.-3
-8-222

为医界春秋五周纪念略评中西医学之优劣/吴
保神//医界春秋.-3-8-377

血痹为虚劳之本论/吴保神//医界春秋.-3-9-
68

吴葆光

论中国卫生之近况及促进改良方法/吴葆光//
中西医学报.-1-35-105

吴葆真

丁氏医学丛书序/吴葆真//中西医学报.-1-26
-151

吴弼臣

人身体质各有效用内而精髓外而毛发以及皮肤
筋肉骨节血液与津液各有所主脂肪为人身最
多古医何以未见明言试详言其故/吴弼臣//
医学杂志.-2-13-45

吴秉珩

题炜彤罗大医士/吴秉珩//三三医报.-2-30
-103

吴秉璋

本草歌诀(连载)/吴秉璋//中医世界.-3-29-
89,213,335

慈航验案/吴秉璋//中医世界.-3-37-23

豪猪草枣答案/吴秉璋//中医指导录.-4-2
-268

脑充血兼偏枯验案/吴秉璋//光华医药杂志.-4
-39-134

温病发痉/吴秉璋//光华医药杂志.-4-39-27

药物上之新贡献/吴秉璋//医界春秋.-3-9
-449

吴炳南

论大枣之治法/吴炳南//中医新生命.-5-6
-505

论甘草之主治/吴炳南//中医新生命.-5-7
-23

燥病泄泻证治/吴炳南//中医世界.-3-38
-165

治医之精神品性与修养论/吴炳南//中医世界
.-3-38-387

吴步云

复脉汤释义/吴步云//中医杂志(广东).-3-4-
403

花柳病睾丸急痛/吴步云(录)//中医杂志(广
东).-3-4-431

破口伤止血止痛/吴步云//中医杂志(广东).-3
-4-431

疑问一则/吴步云//神州医药学报.-1-44
-494

吴灿章

皮肤病/吴灿章//光华医药杂志.-4-36-589

验方集锦/吴灿章//光华医药杂志.-4-37
-247

吴昌光

十二经脉俞穴禁针灸便览表/吴昌光//针灸杂
志.-4-29-179

吴成章

产后摄生论/吴成章//现代中医.-4-42-166

积病浅说/吴成章//现代中医.-4-42-205

民间丹方集(一)至(三)/吴成章//现代中医.-4
-42-161,212,231

药名谜/吴成章//现代中医.-4-42-159

吴承芳

答问/吴承芳(问);谢诵穆(答)//中医新生命.-
5-7-520

吴承洛

贯通中西医药之关键/吴承洛//中西医药.-5-
12-257

吴承煊

寄赠慰农社友/吴承煊//三三医报.-2-30
-211

吴承烜

天宗医士乡台五十崧辰李生慰农为之索和因依
元字寄祝崧辰/吴承烜//三三医报.-2-30
-244

吴承忠

妇人乳岩证之实验一席语/吴承忠//中医杂志
.-2-24-97

关于中医治疗花柳病之一函/吴承忠//医界春
秋.-3-5-171

题杨志一君玉照/吴承忠//医界春秋.-3-5
-552

吴　诚

汗多亡阴论/吴诚//中医杂志.-2-25-224

江氏医案/江志贤(遗著);吴诚(录)//中医杂志
.-2-27-135

求慊斋治验笔记/吴诚//中医杂志.-2-27-78

吴 楚

冷庐医话补(连载)/陆定圃(原著);吴楚(辑)//中医新生命.-5-7-72,132,190,249,302,373,424

吴楚卿

录澹虑斋随笔/吴楚卿//绍兴医药学报.-1-11-551

问鼻渊左发/吴楚卿//三三医报.-2-29-261

吴春魁

家传金不换(连载)/吴春魁//针灸杂志.-4-32-338,434,497.-4-33-51,142,225,311

吴次公

肠窒扶斯之国医说/吴次公//中医世界.-3-28-331

肝位于右脾位于左在内经之明文的解/吴次公//中医世界.-3-26-170

吴次贤

伤寒论无脑膜炎名词有脑膜炎治法说/吴次贤//中医世界.-3-26-408

痰生于肺饮积于胃辨(连载)/吴次贤//中医世界.-3-34-557.-3-35-44

原劳损/吴次贤//中医世界.-3-30-394

真疗易治假疗难治说/吴次贤//中医世界.-3-31-434

中医善治病之本西医善治病之标/吴次贤//中医世界.-3-27-139

吴德亮

夏季之卫生/吴德亮//中西医学报.-1-36-240

一日之卫生/吴德亮//中西医学报.-1-36-251

吴德明

寒湿脚气治愈之报告/吴德明//针灸杂志.-4-34-311

酒风头痛之治愈报告/吴德明//针灸杂志.-4-34-311

类中风治疗表/吴德明//针灸杂志.-4-34-463

疝气痛治验之报告/吴德明//针灸杂志.-4-34-310

危重之鹤膝风治愈报告/吴德明//针灸杂志.-4-34-227

危重之中风症治愈之报告/吴德明//针灸杂志.-4-34-309

牙痛治愈二则/吴德明//针灸杂志.-4-34-312

吴东迈

题词/王震,许半龙,吴东迈//中医世界.-3-38-3,4,5

吴东阳

医学求是/吴东阳(著);昌慧仙(参校)//中医杂志.-2-27-321

吴笃之

和张相臣先生咏怀原韵七律二首/吴笃之//三三医报.-2-30-604

吴藩勋

尚隐庐医话(连载)/吴藩勋//中医杂志.-2-20-236.-2-23-100,266,465.-2-24-232,363.-2-25-385.-2-26-68,231,409.-2-27-231,365.-2-28-209

尚隐庐医话/吴藩勋//国医杂志.-4-12-169

吴 凡

论中国妇科/吴凡//现代中医.-4-43-522

铁樵函授医学课艺选刊:热病正义(其四)/吴凡//铁樵医学月刊.-4-44-393

铁樵函授医学学员课艺选刊:试约举病而见浮脉之理(其六)/吴凡//铁樵医学月刊.-4-44

－267

铁樵医药事务所读者园地:读霍乱新论书后(其三)/吴凡//铁樵医学月刊.－4－44－615

谵语病机论/吴凡//现代中医.－4－43－585

吴芳圃

气瘿/吴芳圃//国医砥柱月刊.－5－18－682

吴缶庐

赠伯未/吴缶庐//中医世界.－3－25－184

吴耕孙

答韩汶渊君问热病后口哑耳聋治法/吴耕孙//绍兴医药学报星期增刊.－1－22－466

答李慰农君代问耳病治法/吴耕孙//绍兴医药学报星期增刊.－1－22－451

答张君代问目病治法/吴耕孙//绍兴医药学报星期增刊.－1－22－466

答朱有年君问疯病愈后各种变病治法/吴耕孙//绍兴医药学报星期增刊.－1－22－483

覆瓿集序/吴耕孙//三三医报.－2－31－565

慕庐诊治录/吴耕孙//三三医报.－2－30－21

吴公侠

医后之言/吴公侠//医界春秋.－3－5－109

吴功仁

提案七条/吴功仁//针灸杂志.－4－28－267

吴观海

阴斑治验记/吴观海//中医杂志.－2－26－408

吴冠道

论医学公会课题之怪异/吴冠道//中西医学报.－1－23－242

吴冠民

人参之研究/吴冠民//德华医学杂志.－1－39－551

吴冠廷

少阴急下三症释义/吴冠廷//中医杂志.－2－20－232

少阴证之疟疾与湿热证之寒热如疟辨/吴冠廷//中医杂志.－2－19－457

阴霍乱/吴冠廷//国医杂志.－4－12－172

治验笔记二则/吴冠廷//中医杂志.－2－23－278

治验笔记两则/吴冠廷//中医杂志.－2－24－94

吴广生

敬告全国新旧医界书/吴广生//医界春秋.－3－8－249

敬告全国中西医界书/吴广生//医学杂志.－2－14－95

致中央国医馆筹备委员会提议改善组织法案/吴广生//医学杂志.－2－14－102

吴国屏

汪精卫先生之糖尿病研究/吴国屏//光华医药杂志.－4－35－17

吴国彦

临床实验数则/吴国彦//针灸杂志.－4－28－619

胃病之种类及其治疗详论/吴国彦//针灸杂志.－4－28－472

吴 涵

驳正叶氏温邪上受首先犯肺说/吴涵//神州医药学报.－1－46－370

读白喉养阴忌表抉微书后/吴涵//神州医药学报.－1－46－487

脉学刍言/吴涵//神州医药学报.－1－46－486

伤寒名义/吴涵//神州医药学报.－1－46－368

吴汉僎

驳前中卫部废止中医议决案通启/吴汉僎//现代医药月刊.－4－27－143

驳余氏皇汉医学批评之纲要(连载)/吴汉僎//医界春秋.－3－9－510,548//医林一谔.－4－9－341,361

驳余氏皇汉医学批评之纲要(一)至(三)/吴汉僊//医界春秋.-3-10-24

驳余氏皇汉医学批评之纲要/吴汉僊//医学杂志.-2-14-556

驳余岩皇汉医学批评之纲要/吴汉僊//中医世界.-3-30-535

呈请中央国医馆厘订病名及系统确定整理方针以立改进基础文/吴汉僊//医林一谔.-4-11-633//国医正言.-5-4-55

从临床实验上阐发阴阳气化之学理/吴汉僊//现代医药月刊.-4-27-651//光华医药杂志.-4-41-47//国医砥柱月刊.-5-15-501

复上海医界春秋书/吴汉僊//国医正言.-5-4-267

湖南国医学会呈请中央国医馆厘订病名及系统文/吴汉僊//医学杂志.-2-16-490

湖南国医专科学校来函/吴汉僊//医界春秋.-3-14-263

湖南省国医学会呈请中央国医馆厘订病名及系统确定整理方针以立改进基础文/吴汉僊//医界春秋.-3-12-405

湖南吴汉僊先生来函/吴汉僊//医学杂志.-2-17-61

湖南长沙卫生报社吴汉僊先生来函/吴汉僊//医学杂志.-2-15-535

厘订病名及系统/吴汉僊//中医世界.-3-35-305

六淫为细胞之母/吴汉僊//医界春秋.-3-8-510

论东西译本以肠窒扶斯为伤寒之误(连载)/吴汉僊//医林一谔.-4-8-378,420

论东西译本以肠窒扶斯为伤寒之误/吴汉僊//医界春秋.-3-9-9

气化生菌气化杀菌之原理/吴汉僊//医界春秋.-3-11-314//现代医药月刊.-4-27-325

气化为细胞之母六淫为细菌之母解(连载)/吴汉僊//国医杂志.-4-12-20,87

请参议会注重中国医药实行主席三点希望/吴汉僊//华西医药杂志.-5-36-187

伤寒温疫之研究(连载)/吴汉僊//医林一谔.-4-8-536,571

为汪精卫力阻国医条例案呈请中委会讨论公决书/吴汉僊//医学杂志.-2-17-174//医界春秋.-3-13-91//国医正言.-5-4-320

阳虚劳阴虚劳证治新解(一)至(二)/吴汉僊//国医正言.-5-5-588,632

阳虚劳阴虚劳证治新解/吴汉僊//文医半月刊.-5-14-576//国医砥柱月刊.-5-16-97

阴虚劳阳虚劳证治新解/吴汉僊//国医砥柱月刊.-5-18-564

用科学解释阴虚阳虚之真义/吴汉僊//国医砥柱月刊.-5-16-336

与日本医学博士汤本求真讨论汉方医学书(附录中国医学概要)/吴汉僊//国医公报.-4-24-270

与日本医学博士汤本求真讨论汉方医学书/吴汉僊//医学杂志.-2-17-64//医界春秋.-3-13-37//国医正言.-5-4-270

与时逸人先生讨论六气书(附复书)(为中馆陈无咎辟六气而作)/吴汉僊//国医正言.-5-4-480

欲讲世界医学当知气化为细菌之母六淫为细菌之母庶学说可近于大同/吴汉僊//医学杂志.-2-14-298

岳阳吴汉僊先生来函/吴汉僊//医学杂志.-2-15-66

再致医林一谔社同人距余氏以救国学书/吴汉僊//医林一谔.-4-9-339

长沙卫生报主编吴汉僊先生来书/吴汉僊//医界春秋.-3-12-408

长沙吴汉僊先生来函/吴汉僊//医学杂志.-2-15-65.-2-16-381

整理国医学说之先决问题/吴汉僊//医林一谔.-4-8-163

致山西中医改进研究会距余氏医述以救国学书/吴汉僊//医学杂志.-2-14-555

致医林一谔社同道距余氏以救国学书/吴汉僊//医林一谔.-4-9-167

吴翰屏

采桑曲/吴翰屏(稿);卢育和(录)//三三医报.-

2-31-173

吴鹤龄

论中西医学之互有关系/吴鹤龄//中西医学报.-1-29-184

问题三则/吴鹤龄//光华医药杂志.-4-39-445,449,454

吴鹤亭

经闭论治/吴鹤亭//现代中医.-4-42-275

吴红銮

函授新医学讲习社社员报告书/吴红銮等//中西医学报.-1-24-67

吴宏鼎

答马善征君征求遗精与阳痿之治法/吴宏鼎//医界春秋.-3-8-524

答姚承祜君代问目疾之治法/吴宏鼎//医界春秋.-3-8-524

为哀子恳求膝毒原因或对证之疗法/吴宏鼎//医界春秋.-3-8-331

医界春秋五周纪念题赠/吴宏鼎//医界春秋.-3-8-393

吴 虎

驳晚成君之中西医治疗脚气之科学观/吴虎//医界春秋.-3-5-168

随感录/吴虎//医界春秋.-3-5-110

中医的新标语/吴虎//医界春秋.-3-5-195

吴基厚

关于针灸能消灭菌虫的一些原理/吴基厚//针灸杂志.-4-34-289

急救婴儿急惊风前后测验体温治疗录/吴基厚//针灸杂志.-4-34-408

针灸疟疾前后在显微镜下检验治疗录/吴基厚//针灸杂志.-4-34-37

吴季昌

步伯未吾师见赠原韵/吴季昌//中医指导录.-3-37-310

吴济康

炮甲菜油/吴济康//光华医药杂志.-4-37-362

吴济生

痉病证治大略/吴济生//中医杂志.-2-19-445

吴继舜

诊断之研究/吴继舜//医学杂志.-2-12-395

吴继耀

疫之检讨/吴继耀,董丽娟,胡宝林,薛国英,程门雪//国医砥柱月刊.-5-18-128

吴驾黎

问父病嗽痰喘促治法/吴驾黎//绍兴医药学报星期增刊.-1-21-487

吴緹齐

章太炎与吴緹齐论中医剥复案书/章太炎,吴緹齐//医学杂志.-2-10-176

吴杰三

催刊预告未印书/吴杰三//绍兴医药学报.-1-15-502

刊印医书之通函一、二/吴杰三//绍兴医药学报.-1-17-438,438

问百二十二/吴杰三//绍兴医药学报.-1-15-336

问三十九/吴杰三//绍兴医药学报.-1-11-393

吴金陵

征求遗尿治疗方药/吴金陵//医界春秋.-3-10-365

吴景芳

白喉阴证治法/吴景芳//中医新生命.-5-6
-173

答问/吴景芳(问);陆渊雷(答)//中医新生命.-
5-7-517.-5-8-134

吴景芳问渊雷夫子答/吴景芳(问);陆渊雷(答)
//中医新生命.-5-6-474

吴景焌

略述我国妇人多数不孕之原因及其治疗方法/
吴景焌//杏林医学月报.-3-23-521

若药不暝眩厥疾不瘳之确证/吴景焌//杏林医
学月报.-3-20-32

伤寒论新释卷一(一)至(十四)/梅永茂(撰);吴
景焌(录)//杏林医学月报.-3-19-215,
254,290,324,356,398,480,524.-3-20-
17,67,111,149,242,283

为时医不敢用经方者之驳论/梅永茂(撰);吴景
焌(录)//杏林医学月报.-3-20-23

治愈三年久之产褥痨(连载)/吴景焌//杏林医
学月报.-3-22-553.-3-23-34

吴景煜

肺结核治验案/吴景煜//国医砥柱月刊.-5-15
-513

国医砥柱月刊一周纪念感言/吴景煜//国医砥
柱月刊.-5-16-484

家猪胆治胃痛之特效/吴景煜//国医砥柱月刊
.-5-16-177

痢疾症治/吴景煜//国医砥柱月刊.-5-16
-416

世俗所谓惊风疾患/吴景煜//杏林医学月报.-3
-23-76

四诊而外腹诊为重/吴景煜//杏林医学月报.-3
-22-304

温下攻瘀之治验/吴景煜//杏林医学月报.-3-
22-514

循环系统结症之治验/吴景煜//文医半月刊.-5
-14-600

循环消化神经排泄呼吸各器官同时患疾之治验

/吴景煜//国医砥柱月刊.-5-15-577

乙亥夏秋间患痢症世八以为最可惊/吴景煜//
杏林医学月报.-3-22-432

中医今日改进之路径/吴景煜//文医半月刊.-5
-14-438

吴敬伯

铁樵函授医学学员课艺选刊:读病理各论第一
册书后(其六)/吴敬伯//铁樵医学月刊.-4-
44-71

铁樵函授医学学员课艺选刊:体工有抵抗病毒
之本能试约举其例(其三)/吴敬伯//铁樵医
学月刊.-4-44-259

吴敬伯问谢诵穆答/吴敬伯(问);谢诵穆(答);
陆渊雷(附答)//中医新生命.-5-6-27

吴君敬伯来函/吴敬伯//中医新生命.-5-6-136

吴敬恒

兔阴期变论/诸民谊(讲演);吴敬恒(笔述)//神
州医药学报.-1-47-371

吴静之

问产后肌肉削瘦治法/吴静之//绍兴医药学报
星期增刊.-1-21-269

吴鞠通

关于心理治疗(吴鞠通医案)/吴鞠通//医学杂
志.-2-8-217

心理疗法(吴鞠通医案一则)/吴鞠通//医学杂
志.-2-8-94

医案摘粹(连载)/吴鞠通(著);何光华(选录)//
绍兴医药学报.-1-8-247.-1-9-27,257

医医病书(连载)/吴鞠通(著);何廉臣(校勘)//
绍兴医药学报.-1-9-335,461

医医病书目录/吴鞠通(著);何廉臣(校勘)//绍
兴医药学报.-1-9-389

吴菊方

对于温先生中医必亡说的我见/吴菊方//光华
医药杂志.-4-38-249

吴俊雄

痼疾赤痢/吴俊雄//光华医药杂志.-4-39-256
请赐治法/吴俊雄//光华医药杂志.-4-39-168
湿瘀腰痛/吴俊雄//光华医药杂志.-4-38-553

吴考槃

中西医学汇通之我见/吴考槃//中医世界.-3-28-293

吴可阶

论妇人不孕原因及中西治疗法之比观/吴可阶//杏林医学月报.-3-17-182

吴克初

临床经验谈(连载)/吴克初//光华医药杂志.-4-38-430.-4-39-49

吴克潜

春温湿温秋温冬温概要/吴克潜//中医世界.-3-30-29
瘠之研究/吴克潜//医学杂志.-2-13-262
痘疹论(连载)/吴克潜//光华医药杂志.-4-35-553.-4-36-27
恭颂三三医报/吴克潜,张汝伟//三三医报.-2-36-77
几种特效的药物/吴克潜//现代医药月刊.-4-27-753
生理卫生学讲义(连载)/吴克潜//光华医药杂志.-4-35-43,109,184,248.-4-36-398,482,563
吐血之特治法/吴克潜//光华医药杂志.-4-38-354
医界名人之评语/张锡纯,蒋文芳,张山雷,吴克潜//中医世界.-3-26-137,247

吴 匡

论睾丸大细胞瘤/吴匡//德华医学杂志.-1-39-467
论晕船新药泛船拿/吴匡//德华医学杂志.-1-39-487

数年来应用乌罗特罗屏疗治窒肠扶斯症之成绩/吴匡//德华医学杂志.-1-39-381
消肥谈/吴匡//德华医学杂志.-1-39-543
应用止痛圣药凡拉蒙之经验/吴匡//德华医学杂志.-1-38-547
再近治疗界之进步/吴匡//德华医学杂志.-1-39-39

吴立燕

如何驱逐消化器传染病/吴立燕//中国医药月刊.-5-32-291

吴丽生

越医药学汇讲/裘吉生,吴丽生//三三医报.-2-31-333

吴莲洲

论湿温时病之我见/吴莲洲//绍兴医药月报.-2-40-392
秋痢常识/吴莲洲//中西医学报.-1-40-462
挽丁甘仁先生联并跋语/吴莲洲//绍兴医药月报.-2-40-417
吴菊舫先生医案(连载)/吴莲洲//神州医药学报.-1-47-477,574

吴梦征

御医曹沧洲医案(连载)/吴梦征(录)//中医世界.-3-39-161,384,471
张千里医案(连载)/吴梦征//国医砥柱月刊.-5-18-590,677

吴明之

论疟疾之病源与治法/吴明之//苏州国医杂志.-5-1-177
论中医之补气药/吴明之//苏州国医杂志.-5-1-439
糖尿病/吴明之//苏州国医杂志.-5-2-119
治肺痨宜注重脾胃说/吴明之//苏州国医杂志.-5-2-213

吴慕陶

论痿/吴慕陶//医界春秋.-3-8-57

吴南宝

论内部管理医士规则/吴南宝//三三医报.-2-30-259

吴凝轩

经方实验录序/吴凝轩//神州国医学报.-4-18-259

三承气辨/吴凝轩//神州国医学报.-4-17-339

四物汤/吴凝轩//中医新生命.-5-7-380

闲话桂枝/吴凝轩//中医新生命.-5-7-262

真脏一瞥记(参观同济大学解剖学展览会记实)/吴凝轩//现代中医.-4-43-209

吴沛然

论针技/吴沛然//针灸杂志.-4-34-196

吴佩衡

吴氏医案(连载)/吴佩衡//神州国医学报.-4-15-304,364,401,461,492

吴其尹

国药石蒜在药化学上之研究/吴其尹//国药新声.-5-23-488

吴企泰

问鼻失香臭知觉治法/吴企泰//医界春秋.-3-6-135

吴启坤

伤科秘录(连载)/吴启坤(遗编);吴去疾(校刊)//神州国医学报.-4-15-236,301

吴启贤

本社实习社员叠愈诸大重症/吴启贤//针灸杂志.-4-28-407

吴 骞

鼻渊/吴骞//光华医药杂志.-4-40-560

吴翘云

辨丁福保新内经序/吴翘云//医学报.-1-6-233

吴青尘

毕业生的管理/吴青尘//新中医刊.-5-20-456

肠出血/吴青尘//新中医刊.-5-20-437

待诊杂记/吴青尘//新中医刊.-5-19-132

风湿是怎样的/吴青尘//新中医刊.-5-20-516

傅著女科补遗/吴青尘//新中医刊.-5-20-598

关于中风/吴青尘//新中医刊.-5-20-511

马鞭草:疟疾/吴青尘//新中医刊.-5-20-150

向金茅两先生疑问/吴青尘//新中医刊.-5-20-463

吴庆良

废除中医药声中之我见/吴庆良//广东医药月刊.-3-24-222

吴庆时

时症新治验/吴庆时,景叔甫//绍兴医药学报.-1-17-300

吴去疾

哀贫病/吴去疾//神州国医学报.-4-15-6

哀张锡纯先生/吴去疾//神州国医学报.-4-15-207

本年六月份中外灾异略志/吴去疾//神州国医学报.-4-18-444

肠痈方/吴去疾//神州国医学报.-4-16-152

肠痈秘方/吴去疾//神州国医学报.-4-16-270

陈勉亭/吴去疾//神州国医学报.-4-16-199

陈修园别传/吴去疾//神州国医学报.-4-15

- 179

陈修园医医偶录质疑/吴去疾//神州国医学报.-4-17-398

晨起满口含血验方/吴去疾//神州国医学报.-4-17-105

赤眼验方/吴去疾//神州国医学报.-4-18-108

传染病之隔离法与消毒法/吴去疾//神州国医学报.-4-17-238

创刊纪念祝词数则/吴去疾等//国医砥柱月刊.-5-15-412

从垄断象贝母一案说到国药界应改良之点/吴去疾//神州国医学报.-4-15-51

从朱培德将军之死说到打针之害/吴去疾//神州国医学报.-4-18-236

打吗啡针治法(附征求新单方)/吴去疾//神州国医学报.-4-14-146

大黄附子细辛汤加味治喉症之疑问/吴去疾//神州国医学报.-4-18-49

冬令补品谈/吴去疾//神州国医学报.-4-16-134

读丁名全君对于驳若定氏一文之补充书后/吴去疾//神州国医学报.-4-15-221

读国医药方之鉴定权感言/吴去疾//神州国医学报.-4-14-163

读了在协和医院中治疗经年之奇病以后/吴去疾//神州国医学报.-4-18-314

读了制止侮辱中医文字之办法以后/吴去疾//神州国医学报.-4-18-5

范石生治愈黄郛肝癌记/吴去疾//神州国医学报.-4-18-67

菲岛取缔中医感言/吴去疾//神州国医学报.-4-16-127

风寒咳嗽验方/吴去疾//神州国医学报.-4-18-108

疯狗伤人治法汇编(连载)/吴去疾//神州国医学报.-4-14-496,540,591.-4-15-18

腹胁疼痛头目眩晕及白带验方/吴去疾//神州国医学报.-4-16-201

高梦旦之死/吴去疾//神州国医学报.-4-17-489

戈公振之死(三)戈振公遗体解剖报告/吴去疾(辑)//神州国医学报.-4-17-113

戈公振之死(一)戈公振逝世新闻/吴去疾(辑)//神州国医学报.-4-17-110

钩考仲景脉法新解释序/吴去疾//神州国医学报.-4-15-345

龟龄集乃有二方/吴去疾//神州国医学报.-4-18-215

黄郛之死与中医有没有关系/吴去疾//神州国医学报.-4-18-150

黄元御别传/吴去疾//神州国医学报.-4-15-241

介绍一篇论新生活运动之文章/吴去疾//神州国医学报.-4-18-463

戒烟琐谈(连载)/吴去疾//神州国医学报.-4-18-192,246,296,343

敬告印行古医书者/吴去疾//神州国医学报.-4-17-379

烂脚验方/吴去疾//神州国医学报.-4-18-19

痨病静养获愈之事实/吴去疾//神州国医学报.-4-16-399

雷锭果能治癌乎/吴去疾//神州国医学报.-4-15-472

立法院拟将中西医条例合并改订医师条例言/吴去疾//神州国医学报.-4-18-85

临床一得录序/吴去疾//神州国医学报.-4-16-133

刘云山外传/吴去疾//神州国医学报.-4-15-307

瘰疬验方/吴去疾//神州国医学报.-4-16-417

麻风鉴别法(附麻风验方)/吴去疾//神州国医学报.-4-14-451

木棉花/吴去疾//国医导报.-5-29-413

南通医大学生掘墓戳尸案感言/吴去疾//神州国医学报.-4-16-208

内经素问校勘记(连载)/顾观光(著);吴去疾(抄)//神州国医学报.-4-15-347,386,449,480

彭秩阶医案三则/吴去疾（编录）//神州国医学报.-4-14-177

贫病之可哀/吴去疾//神州国医学报.-4-18-7

去疾医话（连载）/吴去疾//神州国医学报.-4-14-121,182,228,282,338,395,471,517,570,617.-4-15-38,137,182,245,310,402,493.-4-16-75,152,203,274,330,419,457,517,571.-4-17-23,66,101,155,204,366,403,445,480.-4-18-20,63,261

人体解剖与掘墓问题/吴去疾//神州国医学报.-4-16-213

三一七书感/吴去疾//神州国医学报.-4-16-301

沙眼秘方/吴去疾//神州国医学报.-4-18-18

伤寒论新诠序/吴去疾//神州国医学报.-4-16-503

伤科秘录（连载）/吴启坤（遗编）；吴去疾（校刊）//神州国医学报.-4-15-236,301

上海神州国医学会创设无线电国医药宣传记/吴去疾//神州国医学报.-4-15-272

上海市国医药界举行第三届三一七国医节大会记/吴去疾//神州国医学报.-4-18-284

上海市卫生局登记中医历届年月表/吴去疾//神州国医学报.-4-18-443

舌似蜂窝之奇病/吴去疾//神州国医学报.-4-15-249

沈著医学常识序/吴去疾//神州国医学报.-4-15-90

市卫生局枪毙鼻疽病马原因/吴去疾（录）//神州国医学报.-4-15-505

谁道木兰是女郎清县女子忽变男身将赴东省寻父杀贼/吴去疾（录）//神州国医学报.-4-16-279

水蛭内服之研究/吴去疾//神州国医学报.-4-14-272

素轩医语续编序/吴去疾//神州国医学报.-4-17-365

谈谈女化男男化女之我闻/吴去疾//神州国医学报.-4-18-109

田俞讼案之国医立场观/吴去疾//神州国医学报.-4-15-98

外人亦干涉中医用西药矣/吴去疾//神州国医学报.-4-18-147

汪院长与孙院长论国医条例函/吴去疾（辑）//神州国医学报.-4-17-161

王孟英别传/吴去疾//神州国医学报.-4-15-620

为商务印书馆进一言/吴去疾//神州国医学报.-4-18-329

为什么要纪念三一七/吴去疾//国医杂志.-4-13-386//神州国医学报.-4-16-299

为小孩服六神丸致命一案敬告国药界/吴去疾//神州国医学报.-4-18-88

胃病指南序/吴去疾//神州国医学报.-4-16-547

慰情胜无之卫生署中医委员会/吴去疾//神州国医学报.-4-18-149

我所希望于中医委员会者/吴去疾//神州国医学报.-4-18-235

小便所以能治血症之理由/吴去疾//神州国医学报.-4-14-218

协和医院治疗经年之奇病续闻二则/吴去疾//神州国医学报.-4-18-364

新年聊话/吴去疾//神州国医学报.-4-15-279

徐秉楠何书田佚事/吴去疾//神州国医学报.-4-15-139

许辛木医话（连载）/吴去疾（编辑）//神州国医学报.-4-17-148,195

鸦胆子/吴去疾//国医导报.-5-29-355

药效秘录（一）皂矾之功用/吴去疾//神州国医学报.-4-18-57

医林外史（连载）/吴去疾//国医导报.-5-29-255,307,367

医学书报小记（连载）/吴去疾//神州国医学报.-4-16-573.-4-17-25,25,26,27

异闻录题词并小序/吴去疾//神州国医学报.-4-15-249

异哉医师公会真欲与国药业合作乎/吴去疾//

神州国医学报.-4-16-87

印行古医书余谈/吴去疾//神州国医学报.-4-17-419

喻嘉言佚事/吴去疾//神州国医学报.-4-17-201

张汝伟先生来函证明玻璃入腹治法有效敬书其后/吴去疾//神州国医学报.-4-14-580

章太炎逝世记(佚事附)/吴去疾//神州国医学报.-4-17-483

赵藜村小传/吴去疾//神州国医学报.-4-15-309

中国医学大成发售选本预约后之我见/吴去疾//神州国医学报.-4-18-41

中华医学会请驳斥国医条例/吴去疾(录)//神州国医学报.-4-14-625

中医条例公布后之感想/吴去疾//神州国医学报.-4-17-230

中医条例之一点小贡献/吴去疾//神州国医学报.-4-17-228

中医与防疫(为闽南鼠疫而作)/吴去疾//神州国医学报.-4-18-377

仲圭医论汇选序/吴去疾//神州国医学报.-4-17-128

撞红秘方/吴去疾//神州国医学报.-4-18-19

吴 让

题词/吴让,裘吉生//绍兴医药学报.-1-10-393.-1-16-6

吴仁源

问一百〇八/吴仁源//绍兴医药学报.-1-15-97

问一百〇七/吴仁源//绍兴医药学报.-1-15-97

吴 荣

问六十一/吴荣//绍兴医药学报.-1-12-379

吴瑞甫

吴瑞甫先生来函/吴瑞甫//绍兴医药月报.-2-39-208

中央国医馆整理国医药学术标准大纲商榷书/吴瑞甫//国医公报.-4-19-445

吴瑞云

遗精/吴瑞云//光华医药杂志.-4-37-263

吴山民

吴山民先生序杨如侯灵素生理新论/吴山民//医学杂志.-2-4-358

吴尚彬

流传医书之热心同志来书/吴尚彬//三三医报.-2-36-170

吴少和

贡献篇/吴少和//中医世界.-3-25-132

吴少九

内经所言之天癸究为何物试根据近世生理学详细研究之/吴少九//苏州国医杂志.-5-1-409

释小青龙汤/吴少九//苏州国医杂志.-5-2-583

铁樵函授医学课艺选刊:热病正义(其一)/吴少九//铁樵医学月刊.-4-44-381

铁樵函授医学课艺选刊:伤寒论太阳篇发汗后有几种变局试大别列举之(二)/吴少九//铁樵医学月刊.-4-44-348

铁樵医药事务所读者园地:痛觉诊断辨(其一)/吴少九//铁樵医学月刊.-4-44-718

阴虚而热从治之理/吴少九//铁樵医学月刊.-4-44-336

吴少云

产后指迷/吴少云//中医杂志.-2-20-68

霍乱须知/吴少云//中医杂志.-2-20-136

吴绍玑

谨将伤寒论少阴篇中两则之有疑义者敬请解决/吴绍玑//神州医药学报.-1-45-383

吴绍岐

为叔征求治痫疯验方/吴绍岐//医界春秋.-3-14-150

吴慎敏

维他新对于重症脚气之伟效/吴慎敏//国医导报.-5-30-335

吴士隽

舌苔的种类/吴士隽//文医半月刊.-5-14-9

吴士珍

当归谈/吴士珍//国医导报.-5-29-64

吴守铭

宝塔诗/吴守铭//针灸杂志.-4-28-424

产妇血晕针刺奇效方/吴守铭//针灸杂志.-4-30-422

读针灸治疗学一月后之成绩/吴守铭//针灸杂志.-4-28-84

经穴之研究/吴守铭//针灸杂志.-4-32-421

灸之益与害/吴守铭//针灸杂志.-4-28-145

脑膜炎中西简易疗法/朱明初(原著);吴守铭(实验)//针灸杂志.-4-33-48

神哉针灸膏肓宿疾不愈于中医不愈于西医而愈于针灸奇乎/吴守铭//针灸杂志.-4-28-391

研习针灸利己利人读书三月治愈远年风寒咳嗽等症/吴守铭//针灸杂志.-4-28-184

再谈针难出穴之种种/吴守铭//针灸杂志.-4-28-475

针灸学术之不振有远因与近因说/吴守铭//针灸杂志.-4-29-193

治喉秘法/吴守铭//针灸杂志.-4-29-302

致各位社友书/吴守铭//针灸杂志.-4-28-299

祝词/罗兆琚,瞿雪鹭,吴守铭//针灸杂志.-4-28-108.-4-29-22,140

吴绶章

电影明星遍身奇痒经针即愈/吴绶章//针灸杂志.-4-28-515

问外症治法/吴绶章//绍兴医药学报星期增刊.-1-21-135

吴叔平

预防惊风/吴叔平//光华医药杂志.-4-40-415

吴述之

读本刊四期钱君双呆诗清新俊逸率雨学吟勉步原韵敬奉钱师一笑/吴述之//铁樵医学月刊.-4-44-222

吴颂华

白带之研究/吴颂华//现代中医.-4-43-545

伤风之研究/吴颂华//现代中医.-4-43-403

谈谈恶阻/吴颂华//现代中医.-4-43-319

胃病之预防法/吴颂华//现代中医.-4-43-656

吴　肃

问五十八/吴肃//绍兴医药学报.-1-12-369

吴太微

伤寒热病论/吴太微//新中医刊.-5-20-602

吴陶然

丹毒治验后感/吴陶然//新中华医药月刊.-5-35-156

吴天士

医验录(一)至(三)/吴天士//中医杂志.-2-26-189,350.-2-27-33

医验录/吴天士(著);汪味锄(投)//中医杂志.-2-23-418

吴天晓

八载喉痦/吴天晓//光华医药杂志.-4-36-434

吴天尧

针灸治疗学试卷/吴天尧等//针灸杂志.-4-30-300

吴天愚

学理讲座/吴天愚//复兴中医.-5-31-403

中医科学研究论/吴天愚//新中医刊.-5-20-242

吴铁忱

问胸部跳动治法/吴铁忱//绍兴医药学报星期增刊.-1-21-86

吴纬之

肠窒扶斯之研究/吴纬之//医林一谔.-4-10-417

吴畏天

国医界应有最重要的理智训练/吴畏天//光华医药杂志.-4-38-101

中国医药与社会环境的联系及其危险性/吴畏天//光华医药杂志.-4-38-299

中医条例公布后什么是中医界当前的重要工作/吴畏天,沈家琦//光华医药杂志.-4-39-118

吴文涵

问部令取缔应付法/吴文涵//三三医报.-2-33-562//沈阳医学杂志.-3-2-120

吴文希

各地民间疗法实录十五/吴文希//现代中医.-4-43-243

吴文尧

人体概论(连载)/吴文尧//现代中医.-4-42-376,403,429,485,506

说传染病:一种应有之现代智识/吴文尧//现代中医.-4-42-177

血崩验案/吴文尧//现代中医.-4-43-560

吴雯青

问小女产后病症治法/吴雯青//绍兴医药学报星期增刊.-1-22-78

吴锡璜

传染病之源流/吴锡璜//绍兴医药月报.-2-39-325

儿科诊断学序言/吴锡璜//绍兴医药月报.-2-40-381

论交通便易传染之酷虐/吴锡璜//绍兴医药月报.-2-39-326

论鼠疫之预防及其疗法/吴锡璜//绍兴医药月报.-2-39-217

论中医为国粹学/吴锡璜//神州医药学报.-1-47-224

厦埠医学公会会长兼神州医报编辑主任吴锡璜上教育部总长请中医学加入教科书/吴锡璜//绍兴医药月报.-2-39-561

鼠疫消弭及疗法(连载)/吴锡璜//医学杂志.-2-6-363,500

吴瑞甫先生来函/吴锡璜//绍兴医药月报.-2-39-152

吴锡璜先生来函/吴锡璜//绍兴医药月报.-2-39-101

吴锡璜先生致山西中医改进研究会第二书/吴锡璜//医学杂志.-2-6-391

新编急慢性传染病之商榷书/吴锡璜//绍兴医药月报.-2-39-163

振兴医学之我见/吴锡璜//绍兴医药月报.-2-39-59

吴习斋

人工流产之实验谈/吴习斋//中西医学报.-1-40-481

吴习之

征求逐年滞下病理及治法/吴习之//医界春秋.-3-10-468

吴县中医公会

吴县中医公会议决反对江苏省管理中医暂行规则及检定中医规则之理由/吴县中医公会//医界春秋.-3-11-244//针灸杂志.-4-28-620

吴香圃

发背疮证治总论/吴香圃//国医正言.-5-3
-584

妇科条解/吴香圃//国医正言.-5-3-346

实验证/吴香圃//国医正言.-5-3-47

实验证论/吴香圃//国医正言.-5-3-401

实验症/吴香圃//国医正言.-5-4-353

胎产浅说/吴香圃//国医正言.-5-3-249

种子条解须知(一)至(二)/吴香圃//国医正言
.-5-4-391,437

吴笑山

齿牙卫生法/吴笑山//现代医药月刊.-4-27
-388

目症捷论/吴笑山//国医杂志.-4-6-229

书怀一律/吴笑山//国医杂志.-4-6-276

吴笑吾

久年遗精一旦解除/吴笑吾//针灸杂志.-4-28
-94

吴絜盦

肺病与万应锭之关系/吴絜盦//文医半月刊.-5
-14-575

小儿宜服万应锭说/吴絜盦//文医半月刊.-5-
14-346

婴儿治疗之我见(连载)/吴絜盦//文医半月刊
.-5-14-408,431

紫金锭方论(一)至(二)/吴絜盦//文医半月刊
.-5-14-497,556

吴兴中医协会

吴兴中医协会筹备会宣言/吴兴中医协会//三
三医报.-2-36-42

吴兴中医协会章程/吴兴中医协会//医学杂志
.-2-9-103

吴性中

高年中风/吴性中//光华医药杂志.-4-39
-256

梦遗/吴性中//光华医药杂志.-4-37-548

吴秀川

喘的分析/吴秀川//北京医药月刊.-5-21-45

怡善堂医话(连载)/吴秀川//北京医药月刊.-5
-21-150,234,305,377,445,498,543,605

吴秀清

各地民间疗法实录五/吴秀清//现代中医.-4-
43-188

骨折与脱臼之治法/吴秀清//现代中医.-4-42
-479

吴旭初

人身血压升降之研究及其疗法/吴旭初(译)//
德华医学杂志.-1-40-133

吴学礼

医话/吴学礼//北京医药月刊.-5-21-235

治验数则/吴学礼//北京医药月刊.-5-21
-447

吴 勋

医案一脔/吴勋//现代中医.-4-42-364

吴仰之

新安镜寿先生治验录/吴仰之//中医杂志.-2-
20-421

吴养正

产科治案/吴养正//神州国医学报.-4-14
-331

治愈血泄之验方/吴养正//神州国医学报.-4-
17-199

吴一平

肝胃病之反复/吴一平//中医指导录.-3-37
-498

吴彝珠

作辍热病论/吴彝珠//医学报.-1-5-216

吴义民

代李少白君问喉症治法/吴义民//医界春秋.-3
-7-25

读刘崇燕论麻疹原因及治法书后(连载)/吴义
民//医界春秋.-3-6-262,306

读刘民叔君尺热辨之再辨/吴义民//医界春秋
.-3-6-159

读吴虎君驳晚成君中西医治疗脚气科学观之我
见/吴义民//医界春秋.-3-5-369

题赠方公溥先生/吴义民//医界春秋.-3-5
-433

小肠热症之研究/吴义民//医林一谔.-4-10
-100

治愈一个奇特症的经过谈/吴义民//医界春秋
.-3-7-96

吴　寅

改良米食之问题/吴寅//中西医学报.-1-36
-485

吴尹孚

答许寿平君问破伤风治法/吴尹孚//医界春秋
.-3-9-73

吴用中

问梅毒医射药/吴用中//绍兴医药学报星期增
刊.-1-21-373

吴悠谷

琐明/吴悠谷//中西医学报.-1-23-181

吴有恒

征求厥症治法/吴有恒//医界春秋.-3-13
-125

吴幼仁

霍乱之针灸疗法/吴幼仁//中国医药月刊.-5-

32-94

吴幼山

霍乱慨谈/吴幼山//医界春秋.-3-9-334

伤寒阴阳易今释/吴幼山//中医世界.-3-30
-175

石膏生用煅用之客观评论/吴幼山//医界春秋
.-3-9-415

旋覆花之研究/吴幼山//中医指导录.-4-3
-104

医界春秋八周纪念感言/吴幼山//医界春秋.-3
-10-417

吴幼仙

中医请愿初步成果/吴幼仙//华西医药杂志.-5
-37-237

中医请愿之初步成果/吴幼仙//国医砥柱月刊
.-5-18-343

吴与可

桂枝或言解肌或言发汗试释其理/吴与可//中
医杂志(广东).-3-4-678

随神往来者谓之魂并精而出入者谓之魂论/吴
与可//中医杂志(广东).-3-4-555

血并于阴气并与阳故为惊狂论/吴与可//中医
杂志(广东).-3-4-408

诸逆冲上皆属于火论/吴与可//中医杂志(广
东).-3-4-407

吴羽白

从医学上观察脚踏街车/吴羽白//三三医报.-2
-31-421

身体检查法(连载)/吴羽白//中西医学报.-1-
41-187,355

吴玉纯

答当阳席君问鼻渊病理/吴玉纯//三三医报.-2
-30-88

答董润芳君代问阳强泄精/吴玉纯//三三医报
.-2-30-88

答柳剑南君肝阳遗泄等症/吴玉纯//三三医报
　　.-2-30-448

答任伯和君征求冻疮治法/吴玉纯//三三医报
　　.-2-30-88

答如皋李慰农君问药一则/吴玉纯//三三医报
　　.-2-30-88

答席文介君右手背冰冷治法/吴玉纯//三三医
　　报.-2-30-333

读金匮产妇郁冒呕不能食小柴胡汤主之解/吴
　　玉纯//绍兴医药月报.-2-40-494

读伤寒论妇人中风发热恶寒经水适来之条合解
　　/吴玉纯//绍兴医药月报.-2-40-492

读叶氏治温学说之辩论(连载)/吴玉纯//医学
　　杂志.-2-5-167,290,441

函询王镜泉先生校刊温热逢源论疑义/吴玉纯
　　//三三医报.-2-31-593

河南陈夫人奇症答言/吴玉纯//三三医报.-2-
　　30-226

厥逆说/吴玉纯//医学杂志.-2-4-431

痢疾明辨序/吴玉纯//三三医报.-2-31-604

脉学刍言/吴玉纯//医学杂志.-2-5-319

疝证论/吴玉纯//医学杂志.-2-4-53

伤寒衄症释义/吴玉纯//绍兴医药月报.-2-39
　　-437//医学杂志.-2-7-60//三三医报.-2
　　-33-339

伤寒三大纲辨/吴玉纯//医学杂志.-2-5-169

伤寒三大纲剥议/吴玉纯//绍兴医药月报.-2-
　　39-116

少阴病四逆散方通解/吴玉纯//绍兴医药月报
　　.-2-39-5

痰饮源流论/吴玉纯//三三医报.-2-32-519

温病源流考/吴玉纯//三三医报.-2-32-368

问部令取缔应付方法/吴玉纯//三三医报.-2-
　　34-27

心痛说/吴玉纯//医学杂志.-2-4-429

演讲金匮入腑入脏两节/吴玉纯//绍兴医药月
　　报.-2-39-6

增补校正徐少男先生温热逢源刊误表/吴玉纯
　　//三三医报.-2-32-33

征问各省中医会对付内部取缔文件/吴玉纯//

三三医报.-2-34-28

吴玉琦

再求根治之法/吴玉琦//医界春秋.-3-11
　　-271

吴粤昌

黄芩症与慢惊脾泄宜辨别说/吴粤昌//医林一
　　谔.-4-8-535

吴云彪

读文之姿势/吴云彪//德华医学杂志.-1-39
　　-157

吴云甫

异病/吴云甫//神州国医学报.-4-14-64

吴云瑞

河豚中毒漫谈(连载)/吴云瑞//医文.-5-34-
　　302,369

仙鹤草之药理研究/吴云瑞(讲);陈小引(速记)
　　//中国医药月刊.-5-33-529

中俄医学交流史略/吴云瑞//医史杂志.-5-38
　　-27

吴云深

针药兼施之验案/吴云深//光华医药杂志.-4-
　　38-436

吴云生

问伤力后胀痛拒按嘈杂治法/吴云生//三三医
　　报.-2-33-561

吴韫秀

铁樵医药事务所读者园地:读霍乱新论书后(其
　　五)/吴韫秀//铁樵医学月刊.-4-44-617

中药与西药下剂应用异同之点精粗优劣之判
　　(其一)/吴韫秀//铁樵医学月刊.-4-44
　　-471

吴在兹

预防脐风方/吴在兹//绍兴医药学报星期增刊
.-1-22-213

吴泽民

问精滑治法/吴泽民//绍兴医药学报星期增刊
.-1-21-414

吴泽尧

说痢/吴泽尧//三三医报.-2-35-186

吴翟龙

参观上海国药展览会记/吴翟龙//光华医药杂
志.-4-39-433

吴占梅

医门杂感/吴占梅//神州医药学报.-1-45
-587

医余琐记/吴占梅//神州医药学报.-1-46
-433

吴　召

问腋下与鼻尖出汗治法/吴召//三三医报.-2-
29-613

吴兆桢

吴兆桢汤有为赵辅廷大律师受任中国医学杂志
社常年法律顾问启事/吴兆桢,汤有为,赵辅
廷//国医砥柱月刊.-5-18-615

吴　震

齿痛治验三则/吴震//杏林医学月报.-3-23
-526

痢疾医案两则/吴震//杏林医学月报.-3-23
-361

胃癌治验/吴震//杏林医学月报.-3-23-323

问题三则/吴震//医学杂志.-2-18-90

吴正谟

中医世界祝词/吴正谟//中医世界.-3-25-309

吴之谦

徐渡渔先生医案/吴之谦//中医世界.-3-27
-365

吴志民

分经药性赋/潘申甫(著);吴志民(录)//中医杂
志.-2-28-63

疡症捷诀/潘申甫(著);张伯雄(校);吴志民
(录)//中医杂志.-2-27-196

吴志敏

我之麻疹治验方法/吴志敏//中医指导录.-4-
1-307

吴志奇

卫生谈/吴志奇//中西医学报.-1-29-497

吴智安

内经阴阳概要/吴智安//中医世界.-3-25-52

吴稚晖

肔盦客座谈话(连载)/吴稚晖//中西医学报.-1
-35-201,265,337,391,467,553

吴中民

荆芥为产后救急之特效药/吴中民//医林一谔
.-4-11-154

吴钟庭

感冒治疗谈/吴钟庭//复兴中医.-5-31-710

吴篆丹

舌诊概说(连载)/吴篆丹//医界春秋.-3-5-
235,259

适庐医话(连载)/吴篆丹//医界春秋.-3-5-
398,427

一个酒客的膏淋/吴篆丹//医界春秋.-3-5
-513

与我友谈谈肺痨病/吴篆丹//医界春秋.-3-5-
289

中医急宜研究新手术/吴篆丹//医界春秋.-3-5-311

吴琢之

答本科学生罗瓒桂枝二越婢一汤方证治脉法质疑/吴琢之//国医砥柱月刊.-5-16-35

答崔君树森代友征求热病治疗方剂/吴琢之//医界春秋.-3-11-125

答黄君中坤为其宗人德福征求虚劳症之治疗方剂/吴琢之//医界春秋.-3-9-356

读郑却疾君对于提倡国医的几个意见后也贡献几点/吴琢之//医界春秋.-3-9-487

防己黄芪汤拟方解/吴琢之//国医砥柱月刊.-5-16-341

痢疾/吴琢之//国医砥柱月刊.-5-16-257

难经指谬(连载)/吴琢之//医界春秋.-3-12-119,287,346,397,443,497

妊娠脉解之商榷/吴琢之//医界春秋.-3-9-150

题医界春秋百期纪念/吴琢之//医界春秋.-3-12-301

温病条辨意见/吴琢之//医学杂志.-2-18-147

温疟其脉如平拟解/吴琢之//国医砥柱月刊.-5-15-616

血证概论/吴琢之//医界春秋.-3-13-207

研究霍乱证之贡献(连载)/吴琢之//医界春秋.-3-10-51,95,141

竹叶石膏汤拟解/吴琢之//国医砥柱月刊.-5-15-619

吴子东

流行性慢脾夹热之验案/吴子东//中医世界.-3-36-305

胎衣衣胎及胎衣缓下之生理研究/吴子东//杏林医学月报.-3-23-195

吴子廉

征求答案四则/林长春,吴子廉,五之园//医界春秋.-3-6-311

吴子祯

卫生常识(连载)/吴子祯//北京医药月刊.-5-21-503,547

吴自雄

代友问病/吴自雄//三三医报.-2-32-450

吴宗城

各地民间疗法实录十/吴宗城//现代中医.-4-43-236

人参之代用品/吴宗城//现代中医.-4-43-306

吴宗濂

民国急宜设卫生行政专部注意全国公共卫生议/吴宗濂//中西医学报.-1-29-103

吴宗圣

医学与天人之关系/吴宗圣//铁樵医学月刊.-4-44-745

中国医学与西国科学/吴宗圣//铁樵医学月刊.-4-44-555

吴作元

读中医指导录有感即尘伯未学长先生/吴作元//中医指导录.-4-4-343

自题小照/吴作元//中医指导录.-4-4-378

芜城憨生

问身部患癣治法/芜城憨生//绍兴医药学报星期增刊.-1-21-373

芜湖县中医公会

吴县中医公会国医节纪念大会/芜湖县中医公会//北平医药月刊.-5-9-363

芜湖医学研究社

神州医药总会请愿书批准祝辞/芜湖医学研究社//神州医药学报.-1-43-451

五　魁

鸡汁之功效/五魁//三三医报.-2-33-174

五之园

征求答案四则/林长春,吴子廉,五之园//医界春秋.-3-6-311

伍璧光

铁樵函授医学学员课艺选刊:热高而脉数者其病易治脉反弱者难治试言其故(其五)/伍璧光//铁樵医学月刊.-4-44-28

铁樵函授医学学员课艺选刊:伤寒论所称六经其定义云何(三)/伍璧光//铁樵医学月刊.-4-44-20

伍彩玑

请兴医学以张国权说/伍彩玑//医学公报.-1-7-146

伍崇隽

沃度丁几对于耳科之应用(连载)/[日]细谷雄太(述);伍崇隽(译)//中西医学报.-1-26-101,179

伍囫囵

今之科学家……而已!/伍囫囵//广东医药月刊.-3-24-216

伍况甫

食物新论/帕孙兹(原著);伍况甫(译)//德华医学杂志.-1-39-303

伍兰瑞

心之合脉也其荣色也其主肾也说/伍兰瑞,区金浦//中医杂志(广东).-3-4-409

伍连德

防鼠疫论/伍连德//中西医学报.-1-40-263

论中国当筹防病之方实行卫生之法/伍连德//中西医学报.-1-31-173

论中国急宜谋进医学教育/伍连德//中西医学报.-1-31-89.-1-36-327

上政府拟改组全国医学教育之条陈/伍连德//中西医学报.-1-29-441

收回海口检疫权提议/伍连德//德华医学杂志.-1-40-97

伍连德自传/伍连德//中西医学报.-1-41-71

中国医学史序/伍连德//绍兴医药学报.-1-16-337//中西医学报.-1-37-195

伍律宁

科学论(连载)/伍律宁//广东医药月刊.-3-24-81,318,376

时代与中医/伍律宁//广东医药月刊.-3-24-139

伍廷芳

卫生新法撮要/伍廷芳//中西医学报.-1-24-137

伍廷芳演说灵魂/伍廷芳//中西医学报.-1-33-14

延寿新法(续)/伍廷芳//中西医学报.-1-30-171

延寿新法/伍廷芳//中西医学报.-1-30-87

延寿新法序(代论)/伍廷芳//中西医学报.-1-30-13

伍耀扬

肺痨病之研究/伍耀扬//医界春秋.-3-11-263

霍乱病之研究/伍耀扬//医界春秋.-3-12-325

新旧医学评议/伍耀扬//医界春秋.-3-11-69

中国医药之危机与自救/伍耀扬//光华医药杂志.-4-36-351

伍治成

针灸治愈奇喘症/伍治成//针灸杂志.-4-32-443

武宝卿

内经九针十二原篇云刺之而气不至无问其数刺之而气至乃去之勿复针究竟作何解释/武宝卿//医学杂志.-2-13-194

武步瀛

征求目疾之治法/武步瀛//医界春秋.-3-9-27

武昌质学会

武昌质学会章程/武昌质学会//利济学堂报.-1-1-352

武进国医学会

武进国医学会呈请解释中医审查规则之疑义/武进国医学会//光华医药杂志.-4-40-298

武进国医学会代电/武进国医学会//光华医药杂志.-4-35-269

武进国医学会快邮代电/武进国医学会//文医半月刊.-5-14-192

武进县国医学会来函/武进国医学会//医学杂志.-2-18-173

武镜谈

二十日愈脑膜炎六十余人霍乱三百余人/武镜谈//针灸杂志.-4-28-179

武镜溪

问病四则/武镜溪//针灸杂志.-4-28-264

武老良

产后昏厥谵语诸证/武老良//医学杂志.-2-8-333

伤寒无脉症/武老良//医学杂志.-2-8-209

武林下工

虎列拉血清治疗注射/武林下工//绍兴医药学报.-1-17-211

武庭珺

脑风/武庭珺//光华医药杂志.-4-40-181

武同文

咳嗽原委考证(连载)/武同文//医学杂志.-2-8-56,181

悟 盦

谈谈寸关尺三部脉理所以不同之实在情状/悟盦//医界春秋.-3-6-35